中国科学院教材建设专家委员会规划教材
全国高等医药院校规划教材
供中医、中西医结合专业用

医学影像学

主　编　张闽光
主　审　张国桢
副主编　张东友　王　嵩　侯　键
编　委（按姓氏笔画排序）

丁承宗（山东中医药大学附属医院）
王芳军（广州中医药大学第一附属医院）
王　嵩（上海中医药大学附属龙华医院）
尹志伟（黑龙江中医药大学附属第一医院）
邢东炜（上海中医药大学附属市中医医院）
刘　波（广州中医药大学第二附属医院）
刘　斌（山东中医药大学）
孙前谱（江西中医学院附属医院）
李传富（安徽中医学院第一附属医院）
李振龙（福建中医学院附属厦门中医院）
何　峥（上海中医药大学附属曙光医院）
张东友（湖北省武汉市中西医结合医院）
张国桢（上海市华东医院）
张闽光（上海中医药大学附属市中医医院）
周　晟（甘肃中医学院附属医院）
侯　键（成都中医药大学附属医院）
耿　坚（上海中医药大学附属曙光医院）
夏淦林（江苏省南通市肿瘤医院）
黄学菁（上海中医药大学附属曙光医院）
黄海青（南京中医药大学附属医院）
黄德健（江苏省中西医结合医院）
常时新（上海中医药大学附属岳阳中西医结合医院）
程蓉岐（上海中医药大学附属市中医医院）
童仙君（上海中医药大学附属岳阳中西医结合医院）

科学出版社
北　京

内 容 简 介

本教材共分9篇。第1篇总论简述了X线、CT、DSA和MRI成像原理和方法以及医学影像信息学与PACS等有关内容,并介绍了影像检查方法的优选及图像解读思维。第2～6篇分别介绍了全身各系统的影像学检查方法和正常、基本病变的影像学表现和常见疾病的影像学诊断。第7篇的介入放射学和第8篇的超声成像独立成篇。第9篇介绍医学影像学与中医结合研究相关知识。本教材图像均为黑白灰阶图像。彩色图像视频可在配套发行的多媒体教材中观看。

本教材适合医药院校中医、中西医结合专业使用。

图书在版编目(CIP)数据

医学影像学 / 张闽光主编. —北京:科学出版社,2012.4
中国科学院教材建设专家委员会规划教材
ISBN 978-7-03-033727-6

Ⅰ. 医… Ⅱ. 张… Ⅲ. 医学摄影-医学院校-教材 Ⅳ. R445

中国版本图书馆CIP数据核字(2012)第036671号

责任编辑:胡治国 / 责任校对:包志虹
责任印制:徐晓晨 / 封面设计:范璧合

科学出版社出版
北京东黄城根北街16号
邮政编码:100717
http://www.sciencep.com
北京盛通商印快线网络科技有限公司 印刷
科学出版社发行　各地新华书店经销
*
2012年4月第　一　版　　开本:787×1092　1/16
2019年10月第六次印刷　　印张:24 1/4
字数:608 000
定价:79.80元
(如有印装质量问题,我社负责调换)

前　言

由于电子计算机的发展以及分子生物学的进展，使影像诊断设备不断改进，检查技术不断创新。影像诊断也从单一的形态学成像发展为形态成像、功能成像和代谢成像并举的综合诊断。越来越多的证据表明医学影像学的范畴还在随着相关学科的不断进步而扩大，使医学影像学成为生物医学领域里近三十年来仅次于分子生物学发展最快的学科。随着CT、MRI、超声、介入放射学应用于临床，医学影像学已经涉及临床的方方面面。

中医院校的医学影像学教学除了存在与西医院校类似的问题而需要探讨、改革外，还有其特殊性。比如，由于课程设置的原因，中医、中西医结合专业学生的解剖学、病理学等基础知识普遍不足，医学影像学课堂教学课时偏少等。最为明显的是目前尚没有一本针对中医、中西医结合专业本科学生知识结构特点的影像学教材，大部分采用的是西医院校教材。

本教材编写指导思想主要有两点，一是针对教学对象不同于西医院校的特征在内容编排上结合中医院校特点，有的放矢，有针对性对中医疗效确切的病种详细介绍，二是介绍医学影像学与中医结合的相关研究成果，提高学生学习本课程的主观能动性。在编排体例上，针对本专业学科的特点，增加图片篇幅，减少文字篇幅，便于学生“看图识字”，全书图片800多幅。作为本教材创新点的视窗内容重点介绍医学影像学与中医结合研究相关成果。为此，我们邀请了全国多所中医院校工作在医疗、教学一线的医学影像专家参与编写。值得一提的是为保证教材质量，我们还邀请著名放射学家张国桢教授为本教材主审。期望在保证教学课时的前提下，学生通过本教材的学习，掌握和熟悉本专业基本知识，能通过毕业临床技能考试、执业医师考试，满足毕业后临床工作对影像学知识的基本需求。

本教材共分9篇。第1篇总论简述了X线、CT、DSA和MRI成像原理和方法以及医学影像信息学与PACS等有关内容，并介绍了影像检查方法的优选及图像解读思维。第2～6篇分别介绍了全身各系统的影像学检查方法和正常、基本病变的影像学表现和常见疾病的影像学诊断。第7篇的介入放射学和第8篇的超声成像独立成篇。第9篇介绍医学影像学与中医结合研究相关知识。本教材图像均为黑白灰阶图像。彩色图像和视频可在配套发行的多媒体教材中观看。

医学影像学发展迅速，各种新的技术、新的应用如雨后春笋不断涌现，我们很难做到在较少的篇幅内都能一一介绍，只希望和大家一起共享科学技术进步带给人类的成果。限于编者学识，本教材难免有疏漏和不妥之处，敬请广大教师、同学、所有读者批评指正，便于再版时修正。

感谢我国著名放射技术专家曹厚德教授对本教材部分内容的精心指导。

张闽光　张东友　王　嵩　侯　键

2011年11月

目　　录

第一篇　总　　论

第二篇　骨关节和肌肉系统

第三篇　胸　　部

第四篇　腹　　部

第五篇 中枢神经系统

第六篇 头、颈部

第七篇 介入放射学

第八篇 超声成像

第九篇 中西医结合影像学

第一篇　总　　论

1895 年德国科学家伦琴(Wilhelm Conrad Röntgen)发现 X 线以后不久,X 线即被用在医学上进行人体检查、疾病诊断,形成了 X 线诊断学(diagnostic radiology)。X 线诊断学在疾病的诊断、鉴别诊断、疗效观察及预防医学方面具有广泛的应用,而且在医学研究,包括中医药学研究方面也具有重要应用价值。X 线诊断学也奠定了医学影像学(medical imaging)的基础。

与 X 线诊断学相同,将图像运用于临床检查、疾病诊断和医学研究的还有 γ 闪烁成像(γ-scintigraphy)、超声成像(ultrasonography, USG)、X 线计算机体层成像(computed tomography, CT)、磁共振成像(magnetic resonance imaging, MRI)、单光子发射体层成像(single photon emission computed tomography, SPECT)、正电子发射体层成像(position emission tomography, PET),以及将 CT 或 MRI 和 PET 进行同层图像融合的 PET-CT 或 PET-MRI 等等。上述等等成像技术,形成包括 X 线诊断学的影像诊断学。加上 20 世纪 70 年代发展起来的利用影像引导进行标本采集或对某些疾病进行治疗的介入放射学(interventional radiology),就形成了医学影像学。

本篇主要介绍 X 线成像、CT、数字减影血管造影(digital subtract angiography, DSA)、MRI 和数字化 X 线成像、图像存档和传输系统、信息放射学等。有关超声成像技术和临床应用在本教材专门章节介绍。

医学影像学成像还包括 SPECT、PET 等与核医学有关的成像技术以及在 CT、MRI 和 PET 基础上发展起来的 PET-CT 和 PET-MRI 影像融合技术。PET-CT 和 PET-MRI 的临床应用开辟了医学影像学的新领域,为功能成像和分子影像学的发展奠定了基础。由于篇幅有限以及该部分内容主要在核医学课程中介绍,故本教材不介绍该部分内容。

(张闽光)

第一章　X 线成像

尽管医学影像学发展到今天已经形成集多种成像技术的诊断和介入放射治疗于一体的学科,但 X 线诊断学仍然是医学影像学的基础。

第一节 X线的产生及X线特性

一、X线的产生

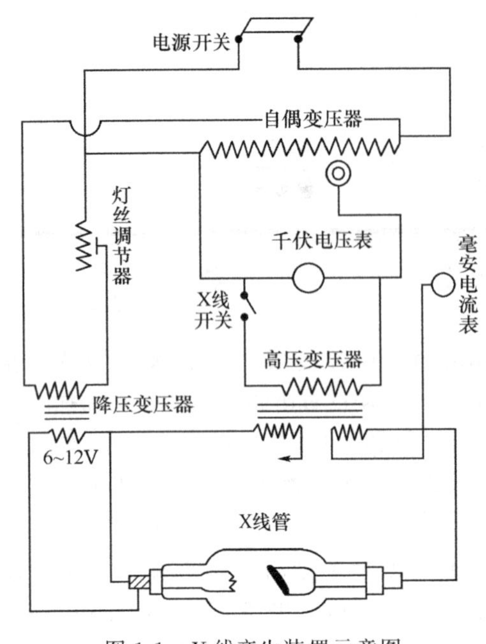

图 1-1 X线产生装置示意图

X线是由在真空中高速行进的电子束撞击靶面时产生的一种肉眼不可见的、波长极短的电磁波。由此，产生X线须具备下列装置：①可保证电子束高速运行的高真空电子管，称为X线管，其阴极灯丝通过6～12V低电压电流发热而产生可自由活动的电子群，阳极靶面由金属钨或钼铑构成。②以保证灯丝产热供低压电的降压变压器和保证电子束高速运行的施加于阴极管两端高压电(40～150kV)的升压变压器。③用于控制、调节阴极灯丝电流、阳极两端电压和施加时间(即曝光时间)的控制装置(图1-1)。

二、X线的特性

X线波长范围为0.0006～50nm，在电磁波谱中介于γ射线与紫外线之间。用于常规诊断的X线波长范围为0.008～0.031nm(钨靶阳极)，除具有光的一般物理性质之外，还具有下列与X线成像相关的特性。

1. 穿透性 因X线波长很短，故具有很强的穿透力。X线波长与管电压密切相关，管电压越高，X线波长越短、穿透力越强。穿透的X线量与被照物体的密度和厚度有关，密度越大、物体越厚吸收X线越多、穿透的X线越少。X线穿透性是X线成像、用于医学的基础。

2. 荧光效应 X线能激发荧光物质(如硫化锌镉、钨酸钙、碘化铯等)产生荧光，使波长很短的X线转换成波长较长的、肉眼可见的荧光，即为荧光效应。荧光效应是X线透视检查的基础。目前利用荧光物质直接进行X线透视检查的暗室透视技术已经基本淘汰，现常用的数字成像技术，包括CCD、DR平板探测器大多数亦是利用X线的荧光效应。

3. 摄影效应 与可见光一样，X线亦可以使溴化银感光，产生潜影，经显影、定影，感光的溴化银离子(Ag^+)被还原成黑色金属银(Ag)颗粒沉淀于胶片的药膜内，而未感光的溴化银定影、冲洗时被洗去，产生黑白影像，即为摄影效应。摄影效应是X线摄影的基础。由于X线数字化成像的全面应用，X线摄影效应已与成像过程无关。

4. 电离效应 X线穿透任何物质均可使之产生电离，即为电离效应。X线穿透生物体产生电离，导致生物学方面的改变，这种改变主要是损害作用，称为生物学效应。利用X线生物学效应，可以用于放射治疗，同时也是需要对X线进行防护的原理。

第二节　X线诊断基本原理

一、X线成像的基本原理

X线诊断依赖的是黑白程度不一的X线影像。而黑白对比的形成有赖于被照物体密度、厚度的差异所造成的对X线吸收(衰减)程度的不一致。密度高、厚度大的物体吸收X线多，到达成像介质(包括透视荧屏、X线胶片、CCD、DR平板等)的X线就少，在正片上呈白色，在负片上呈黑色；反之密度低、厚度小的物体吸收X线少，到达成像介质的X线就少，在正片上呈黑色，在负片上呈白色，由此形成由黑到白具有一定灰度层次的黑白图像(图1-2～图1-4)。

黑白对比是X线诊断的基础。人体组织结构基于密度、厚度的差别，可产生X线对比，这种自然存在的差别，称之为自然对比；对于缺乏自然对比的组织和器官，人为引入在密度上高或低的物质，使之产生对比，称之为人工对比。

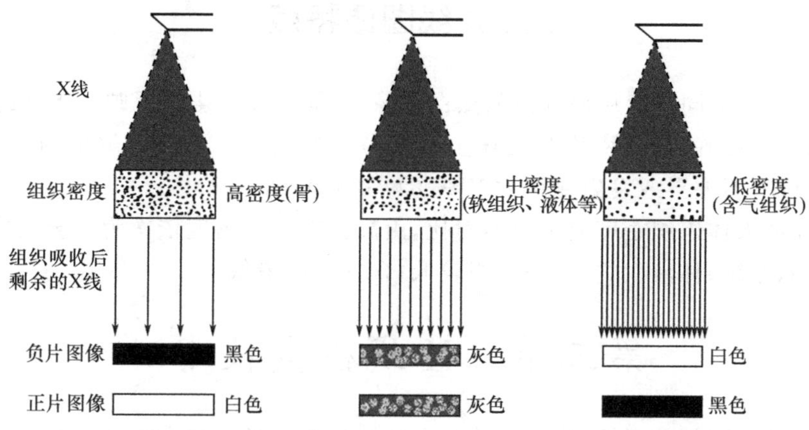

图1-2　不同密度(厚度相同)组织与X线成像的关系示意图

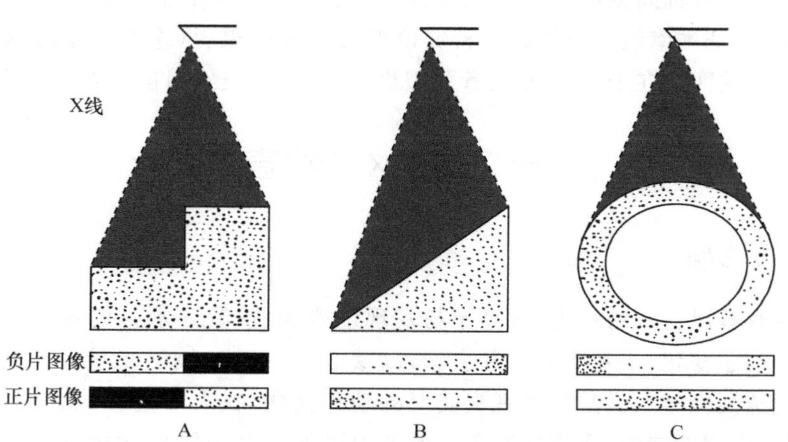

图1-3　不同厚度(密度相同)组织与X线成像的关系示意图

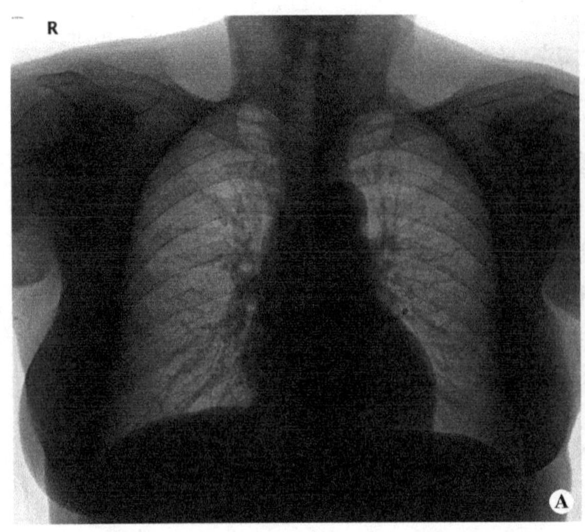

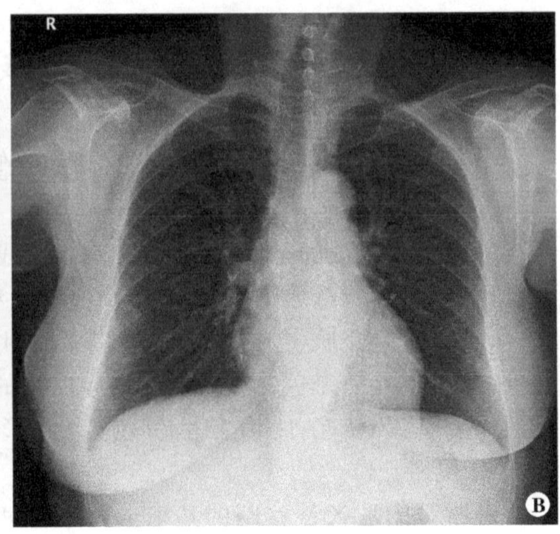

图 1-4 胸部正位 X 线负片图(A)和正片图(B)

二、X 线图像特点

X 线图像是由不同灰度从黑到白的黑白图像,不同灰度的影像反映了人体组织、器官的密度和厚度,在厚度确定时,密度是临床上主要考虑的因素。不同的解剖结构和病理状态下,组织的密度有所差异或发生变化为 X 线诊断疾病基础。

天然存在的人体组织密度差为自然对比,由高密度到低密度依次为含金属成分的骨骼、钙化灶最高;软组织、体液次之;脂肪组织较低;含气组织最低。

第三节 X 线检查技术

X 线检查技术包括普通检查、特殊检查和造影检查三类。其中特殊检查有体层摄影、放大摄影、荧光摄影(或称间接摄影)、高电压摄影、记波摄影等等,因 DR、CT、MRI 等现代成像技术的应用,已基本淘汰。也被归入特殊检查的软 X 线摄影(主要用于乳腺摄影)与普通检查和造影检查的区别在于所用 X 线管的阳极材料不同而已,目前还在广泛应用。

一、普通 X 线检查

(一) X 线透视

由于透视有难以克服的缺点,包括不易发现细微病变;缺乏永久的客观记录,不便于观察病变的长期动态变化,不利于对比和会诊;以及不易控制 X 线射线量等。所以,临床上已基本取消常规透视检查。但其可以观察实时的动态变化,在大多造影检查的摄片前还需透视辅助,比如胃肠钡剂造影、血管造影等。此外也可作为其他影像学检查的一种补充方法,如需了解器官动态变化时。

（二）X线摄影检查

X线摄影依然是目前使用最为广泛的X线检查之一。其对比度好，易于发现密度、厚度较大组织的细微病灶；图像可以永久保存，有利于病变的对比，观察长期的动态变化；尤其是数字化图像便于存储和传输，有利于远程会诊；X线摄影可以将X线量控制在一定范围内。

一般X线摄影检查需要摄正、侧位或正、斜位（图1-5，图1-6），以便对照分析。

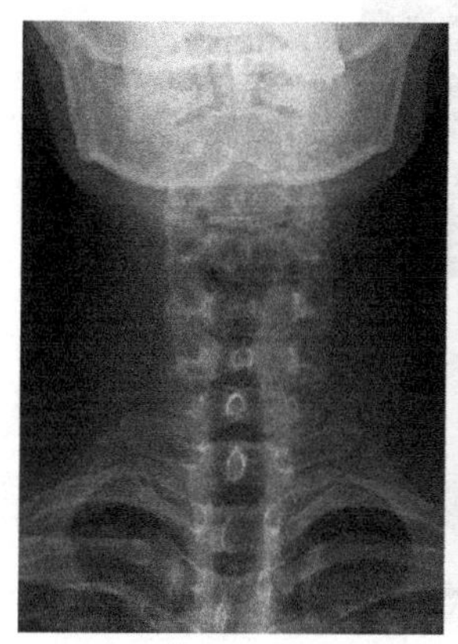
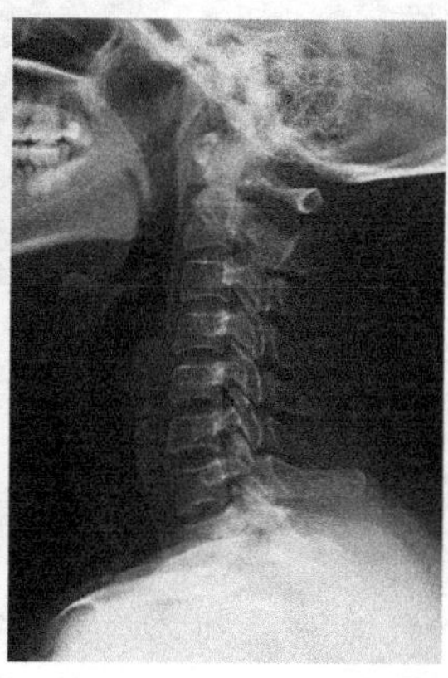
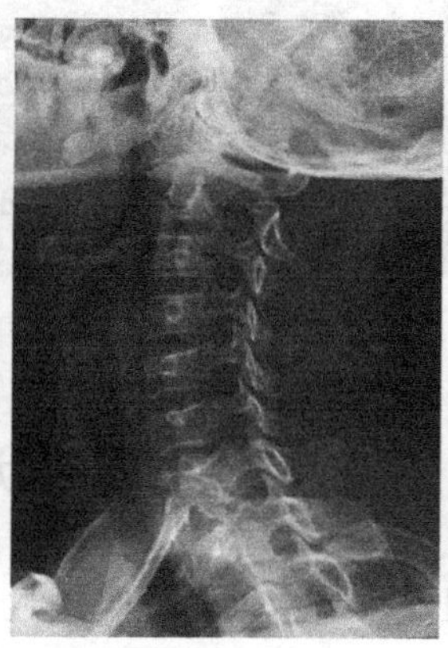
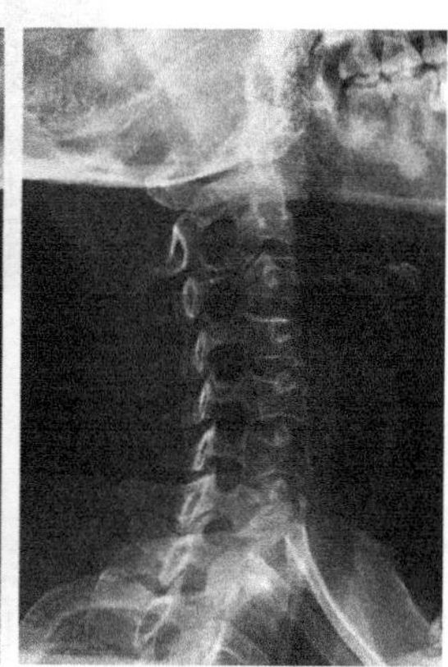

图1-5 颈椎正侧位、左右斜位片

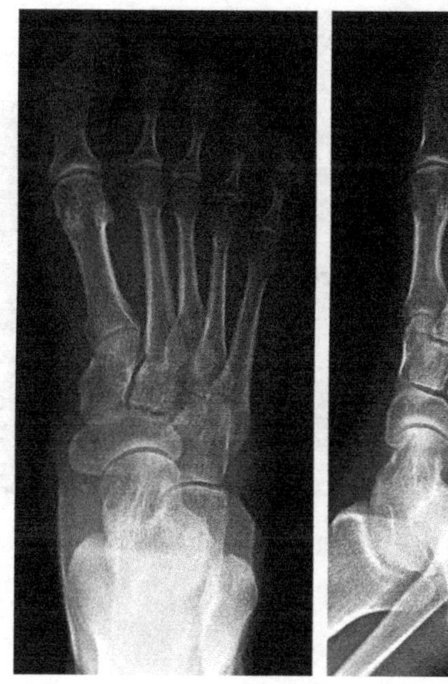
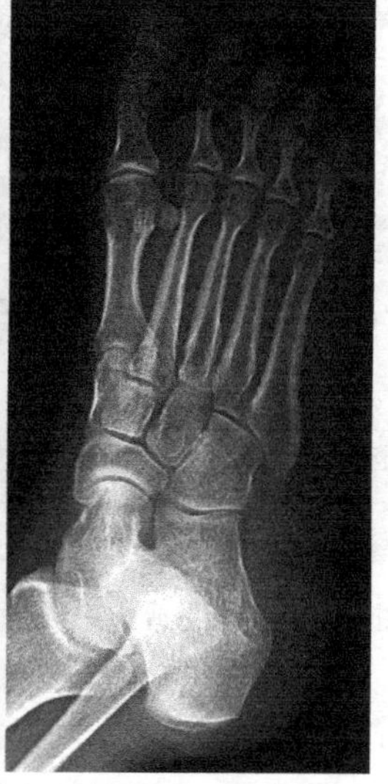

图1-6 左足正斜位片

软X线摄影是以钼或钼-铑、钼-钨合金代替钨作X线管阳极靶面，X线球管的管电压较低，约20～40kV，产生的X线波长较长（波长0.063～0.071nm），穿透力弱，故又称软X线摄影。对软组织的密度差别分辨力高。主要适用于软组织病变如乳腺疾病等检查（图1-7）。铑靶产生的波长介于两者间，穿透力较钼靶强，对致密型腺体显示效果优于钼靶。

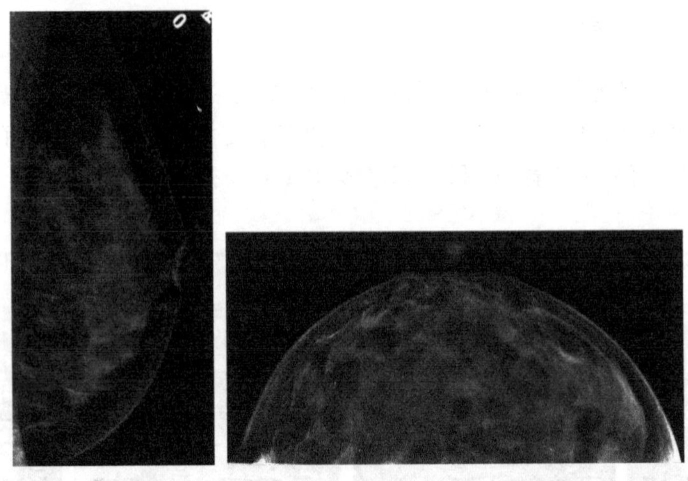

图 1-7　乳腺软 X 线摄影侧斜位、头尾位片

二、X 线造影检查

对于缺乏自然对比的组织和器官，如软组织、体液之间，人为地将密度较高或低的一定量的物质(称为对比剂或造影剂)引入其内或其周围，形成对比从而形成 X 线影像，称为人工对比，这种检查方法称为 X 线造影。如胃肠造影、尿路造影、血管造影等(图 1-8)。

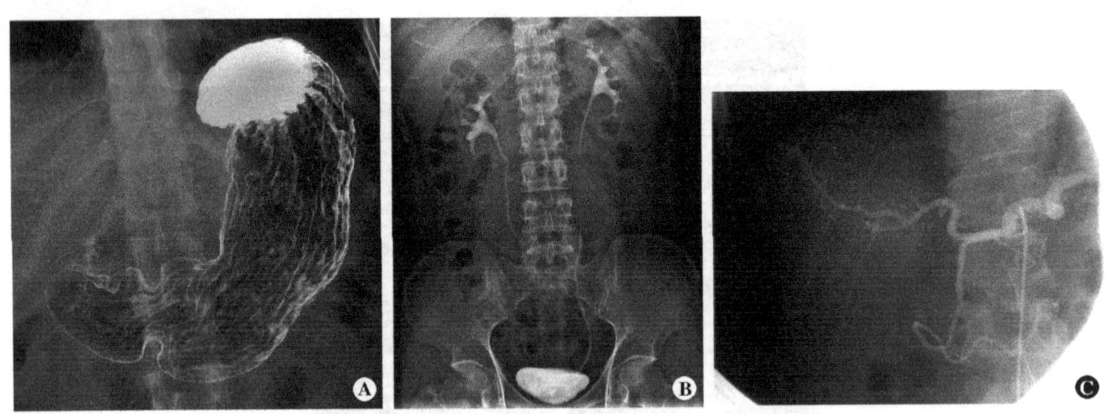

图 1-8　胃钡餐造影(A)、血管造影(B)、尿路造影(C)

(一) 对比剂

对比剂又称造影剂，分为高密度和低密度 2 类。临床上常用的高密度对比剂主要有钡剂和碘剂。低密度对比剂临床上已较少使用，主要为气体。临床上消化道造影时口服产气粉作上消化道气钡双重造影(图 1-8A)，或通过导管注入气体作大肠气钡双重造影。

1. 钡剂　为医用硫酸钡，主要经口服或插管(胃管、肛管)灌注，用于消化道造影检查。

2. 碘剂　无机碘类已基本淘汰，现临床上常用的为碘化油和水溶性有机碘类。

(1) 碘化油：为植物油与碘结合的一种有机碘化合物，含碘(Ⅰ)为 37.0%～41.0%(g/g)。可用于支气管造影、子宫输卵管造影、鼻窦、腮腺管以及其他腔道和瘘管造影，也用于预防和治疗地方性甲状腺肿、地方性克汀病及肝恶性肿瘤的栓塞治疗。

（2）水溶性有机碘剂：包括离子型和非离子型两类。

1）离子型：临床常用的为泛影葡胺，渗透压高、毒副反应较多、易发生过敏反应。血管内应用将越来越少。主要用于腔道造影，如胆道T形引流管造影，肠梗阻时的消化道造影，窦道、瘘管造影等。

2）非离子型：目前临床上使用的有碘海醇、碘佛醇、碘比醇、碘帕醇等，碘浓度有300mg/ml、320mg/ml、350mg/ml和370mg/ml等，具有渗透压低、黏度低、毒性低、过敏反应发生率低的优点，临床上血管内应用非离子型将逐渐取代离子型。

（3）碘剂的毒副反应及防治

1）碘剂的毒副反应：碘对比剂化学性质稳定，尤其是非离子型碘剂，毒性低，临床上毒副反应发生率不高，致死事件罕见。轻度反应常见为荨麻疹、面色潮红、打喷嚏、恶心、呕吐等。严重反应可出现咽喉和肺部水肿、支气管痉挛、哮喘或呼吸困难、面色发白、出冷汗、昏厥、血压下降、循环衰竭，甚至死亡。

2）碘剂使用前的注意事项：①严格掌握碘剂造影的禁忌证，了解患者有无过敏史，对有过敏史者禁忌使用离子型碘剂。对甲亢、心肝肾功能不全者，慎用碘剂；②离子型碘剂使用前做好碘过敏试验；③尽量选用非离子型碘剂；④做好抢救严重过敏反应的准备，在进行造影检查的机房备好抢救车。

3）碘剂严重反应的处理：注射碘剂时应注意观察患者的反应，一旦发生过敏反应应立即停止碘剂注射，轻度反应一般不需处理，严重反应主要是碘过敏所致，应立即给予吸氧、在通知急诊医生的同时，针对下列4种情况就地抢救：①支气管痉挛、鼻咽、口、舌及肺部水肿等，患者出现呼吸困难、甚至窒息。可以静注氯苯那敏10mg、糖皮质激素（如地塞米松10mg等）；皮下注射肾上腺素0.5mg。必要时气管插管给氧。②神经系统症状，如抽搐、癫痫等。可静注地西泮10mg（可重复多次给药）、地塞米松10mg等。③循环系统可出现血压下降、循环衰竭症状，如头晕、昏厥、出冷汗、四肢发冷等。应将患者平卧、足部抬高，保持静脉通道通畅，补充血容量。④严重者出现心脏停搏应进行心脏按压；呼吸停止应进行口对口人工呼吸。

（二）造影方法

1. 直接引入法　包括①经与外界相通的孔道直接引入对比剂进行的造影，如口服钡餐食管造影、上消化道造影（图1-8A），钡剂灌肠大肠造影，经内窥镜逆行胆胰管造影（ERCP），逆行尿路造影，子宫输卵管造影，窦道或瘘管造影，支气管造影等。②经穿刺直接注入或插管后再注入对比剂进行的造影，如囊肿或脓肿腔穿刺造影、心血管造影（图1-8C）等。

2. 间接引入法　先将对比剂引入某一特定的器官或组织，经吸收和/或排泄而积聚于欲造影的器官内，使之形成对比。如临床上常用的静脉尿路造影（图1-8B）等。

第四节　X线的防护

接受X线的生物体将产生生物电离效应，这种效应主要是损害作用，对于代谢旺盛、更新较快的组织器官，以及孕妇、儿童尤其如此。临床上，孕妇应尽量避免X线检查；儿童应慎用X线检查。在进行X线检查时注意应采用铅防护服，保护患者的非投照部位，尤其是生殖腺、甲状腺等部位，减少不必要的照射。长期接触放射线的工作人员亦是防护的重点。

放射防护应该遵循屏蔽防护、距离防护和时间防护的原则。应遵照国家有关放射防护卫生标准的规定制定放射工作人员防护措施，执行保健条例。

（张闽光）

第二章　计算机体层成像(CT)

普通X线成像是把三维的解剖结构呈现在二维的平面图像上，组织结构相互重叠，且X线图像的密度分辨力较低。体层摄影虽可以部分解决组织结构重叠的问题，但还是难以克服影像相对模糊、分辨力不高的缺点。1969年Hounsfield成功设计出计算机体层摄影(computed tomography，CT)装置，Ambrose应用于临床且在1972年英国放射学会学术会议上发表，1973年英国放射学杂志报道。1979年Hounsfield因此获Nobel生理学或医学奖。CT装置的成功设计及应用于临床是医学影像学史上的一个里程碑。

第一节　CT成像设备与基本原理

一、CT成像设备简介

CT装置主要包括产生X线和控制X线质量的部分；探测穿透机体后X线量的探测器；将收集到的X线信息进行存储、运算、重建图像的计算机系统；以及显示、传输、存储、打印图像的辅助设备。

X线产生和控制部分的进展主要是施加于X线管两端高压输入由高压电缆改变成高压滑环，这是CT设备由逐层扫描装置演变成螺旋容积扫描装置的关键技术变化。X线管在高压滑环上作连续圆周运动，扫描床上的人体作连续的直线平移，构成螺旋形扫描轨迹，快速得到容积成像数据。

探测器的进展主要在材料和数量、宽度上。材料由钨酸镉晶体探测器到闪烁晶体探测器，再逐渐演变成目前各厂家普遍采用的固态稀土陶瓷探测器，X线的利用率由原来的50%左右提高到99%以上，转换效率极高且余辉极短，适合螺旋CT需要高效率、短时间反复采集信号的要求。宝石探测器是继稀土陶瓷探测器发明近20年来的革命性的突破，对X射线的初始响应速度提高了150倍，余辉效应缩短了10倍，且与光电二极管的响应曲线一致性更好。探测器数量、宽度由数个、单排，演变到每排912个，16～256排，甚至更多。加大了X、Y轴上信息采集量，提高了图像空间分辨力，Z轴空间分辨力亦提高，达到各向同性；一次扫描Z轴覆盖长度增加，缩短了扫描时间。

计算机系统进步加快了运算速度，使图像显示时间越来越短，越来越接近实时显示，也显著缩短了检查时间。

CT图像为数字图像，可存储在服务器中；通过网络、光盘、或激光照相机打印成胶片等传输；其阅读可通过打印的胶片实现，但由于经显示器阅片的软读片具有可调节图像的对比、可放大、可测量等明显的优势，随着技术、经济的发展，软读片将成为趋势。

二、CT成像原理简介

利用X线束对人体的一定层厚的断面进行多次不同角度旋转扫描，由探测器获得每次照射(即扫描)后该层面各线条上透过组织的X线,综合多角度多次扫描获得各点吸收X线的信息,转变为可见光、由光电转换器转变为电信号,再由计算机经模拟/数字转换,即得到X线衰减系数或称吸收系数,X线衰减系数反映物质密度。再将该系数对比增强、数字/模拟转换等过程获得CT数字图像(图2-1)。

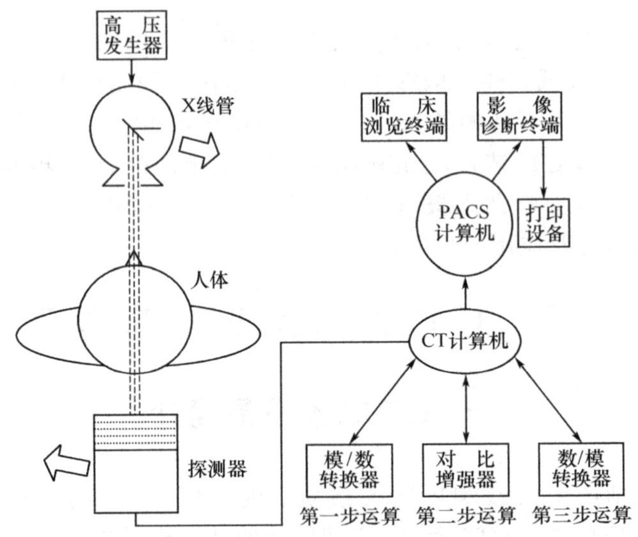

图2-1 CT成像原理、装置示意图

一定层厚CT断面图像是由一定数目、体积相同的立方体,即所谓体素(voxel)的基本单元构成。X线从多方向扫描,透过体素,综合探测器从各个方向探测到的信息,计算出每一个体素的X衰减系数,再排列成数字矩阵(digital matrix)。每个矩阵的数字经过数字/模拟转换,转变为不同灰度的黑白方形单元,即为像素(pixel),并按原有矩阵顺序排列,即形成CT图像。矩阵大小决定了体素大小,也决定像素大小,一定面积内的矩阵越大,体素、像素越小,空间分辨力越高,图像越清晰。

多层螺旋CT使用锥形X线束、多排探测器,X线球管旋转一圈可获得较宽的Z轴覆盖范围,X线球管连续多圈扫描可以快速得到大范围容积成像数据,进而重组出各种层厚不等的横断面多层图像,也为获得高质量三维立体重组CT图像及多方位(如冠状面、矢状面等)CT重组图像奠定了基础。多层螺旋CT进一步缩短了单次检查或全身检查的扫描时间,改善了患者依从性和图像质量。

第二节 CT图像特点及常用概念

一、CT图像特点

CT图像是数字图像,像素的大小决定了图像的空间分辨力,随着CT硬件、计算机技术的进步,CT图像的矩阵已达到512×512或1024×1024。

CT图像是以不同灰度反映了组织对X射线的衰减或称吸收程度。CT图像另一特点是组织密度分辨力高,显著高于普通X线成像,除能显示密度差较大的组织间对比,如骨骼与软组织、软组织与脂肪、脂肪与含气组织。还能够显示密度差异小的组织间的对比，如软组织与体液、大多数病变组织与正常组织等。

利用高组织密度分辨力，CT 平扫和增强图像对比观察可以分析组织(正常或病理组织)的血液供应情况，对判断组织病理性质具有一定作用。

二、CT 常用概念简介

1. CT 值　CT 值是反映组织对 X 线衰减或称吸收系数，即量化密度的相对值。为纪念 CT 的设计者，其单位为 HU(Hounsfield unit)。规定以水为 0HU，密度高于水者为正值，低于水者为负值。计算公式如下：CT 值$=(\mu_m-\mu_w)/\mu_w\times1000$，其中 μ_m 为体内某一组织的 X 线衰减系数，μ_w 为水的衰减系数，将水的衰减系数设为 1，那么骨为 1.9～2.0，空气为 0.0013。体内没有纯水，体液的 CT 值为＋10HU 左右，高于体液的软组织(包括肌肉、肝、脾、胰、肾等)为＋40HU 左右，骨骼密度最高，为 1000HU 左右；低于体液的脂肪组织为－100HU 左右，含气组织密度最低，为－1000HU 左右。

2. 窗概念　窗概念包括窗宽和窗位。人体组织的 CT 值范围约为－1000HU 到＋1000HU，人的肉眼一般仅能分辨 16 个灰阶。所谓窗位，又称为窗中心，应设定为欲观察组织的 CT 值。如观察脑时窗位多设为＋35HU 或＋40HU；观察上腹部时应兼顾肝、脾、胰、肾等实质性脏器，窗位多设为＋40HU 左右。

所谓窗宽是显示图像时最大和最小 CT 值范围。比如，当窗宽为 1600HU，窗位为＋40HU 时，则 CT 值高于＋840HU 的组织为全白色，低于－760HU 的组织为全黑色，组织 CT 值差大于 100HU 的，人肉眼才能分辨。而当窗宽为 160HU，窗位为＋40HU 时，则 CT 值高于＋120HU 的组织为全白色，低于－40HU 的组织为全黑色，组织 CT 值差大于 10HU 的，人肉眼即能分辨。也就是说，在最大和最小 CT 值范围以外的组织为全白色或全黑色，无法分辨。在范围之内，窗宽较宽时，肉眼能看到的组织较多，但分辨能力降低；而窗宽较窄时，肉眼能看到的组织较少，但分辨能力提高。

3. 部分容积效应　从微观上看，CT 图像上每个像素的 CT 值代表相应体素组织的密度，如该体素包含 2 种以上组织结构时，其 CT 值代表 2 种或多种组织密度的平均 CT 值。

从宏观上说，每层图像代表一定厚度组织的密度，薄至 0.5mm，厚至 10mm，其间可为 1、3、5mm 等。当某一层面 Z 轴上含有 2 种以上密度的组织时，则其 CT 值不能如实反映其中任何一种组织的密度，即称为部分容积效应。如病变密度低于周围正常组织，且其厚度小于层面厚度时，测得的 CT 值比实际高，反之则低。此外，当层面内不同密度组织的交界呈斜形的话，则组织间的境界将表现为模糊不清，此亦为部分容积效应所致(图 2-2)。

4. 周围间隙现象　两种密度不同的相邻结构边缘的密度表现不真实。高密度边缘测得的 CT 值小，低密度边缘测得的 CT 值大，一般来说，相邻物质密度差越大，则此现象越严重。

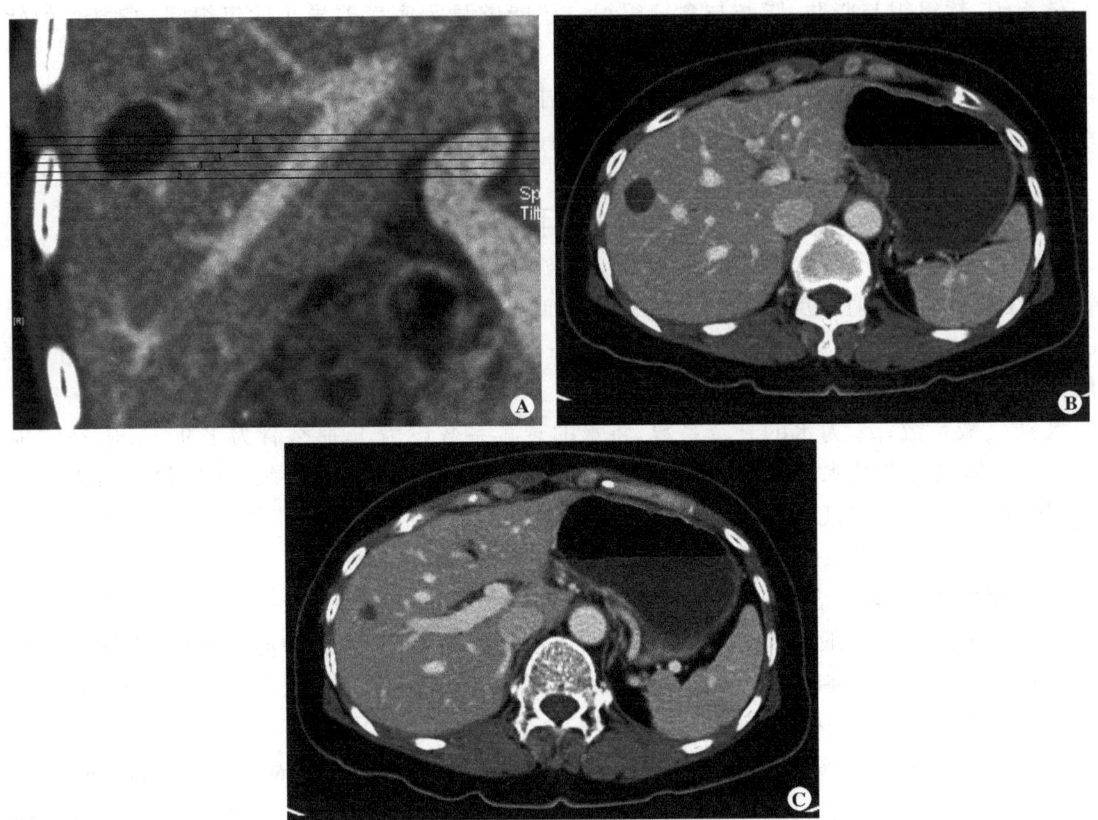

图 2-2 部分容积效应示意图

A. 肝囊肿 CT 冠状面重组、横断面扫描层面示意图；B. 肝囊肿中间层面图；C. 肝囊肿最下部边缘层面图。C 为肝囊肿最下部边缘层面，其中有部分为囊肿结构，部分为正常肝脏结构，CT 值高于图 B 中囊肿结构，低于正常肝脏组织。边缘不清

第三节 CT 检查技术

CT 检查方法主要有 CT 平扫和增强扫描、CT 造影扫描、CT 灌注成像以及 CT 图像后处理技术。

一、CT 平扫和增强扫描

1. CT 平扫 CT 平扫即不使用对比剂的扫描。在某些部位或器官某些疾病的诊断可作为 CT 检查的首选和单独进行。比如脑部、肺部、骨关节某些病变。平扫还是增强扫描的先行程序。

CT 平扫大多进行横断面扫描，在垂体需直接使用冠状面扫描，其他部位可用重组获得其他平面图像。扫描范围应包括整个器官，发现病变应将病变范围包含在扫描视野内。重建层厚不应大于 10mm，多层螺旋 CT 大多采用 7.5mm、5mm 层厚，对于小器官，如垂体、肾上腺等，或小病变，则应采用 1～3mm 的薄层扫描，以减少部分容积效应。扫描时应摆正患者体位，尽量保持两侧对称，以便对照。为减少移动伪影，扫描时患者需制动、屏气。

2. CT 增强扫描 CT 增强扫描是经周围静脉注入水溶性有机碘对比剂后进行 CT 扫描

的检查方法。目的是增加病变组织与正常组织的密度差,显示平扫未能显示或显示不清的病变。通过分析病变组织是否强化、强化时间、程度、方式来判断病变组织的血供情况,从而有助于病变的诊断。

CT 增强扫描对比剂注射部位常选择在肘静脉或足背静脉。使用高压注射器,采用团注法,速度注射常为 3～5ml/s,可根据患者静脉情况作适当调整。注射后根据检查部位、患者的循环时间在适当时间选择进行动脉期、静脉期和延迟期扫描。

CT 增强扫描使用的平面、体位、范围、重建层厚等技术应与先行的平扫保持一致,以便对照分析。

二、CT 造影扫描

CT 造影扫描是在对某一器官或结构做造影后进行扫描,再作三维重组。可以更好地显示造影效果。常用的如 CT 尿路成像(CT urography, CTU),CT 血管成像(CT angiography, CTA),等。

三、CT 灌注成像

CT 灌注成像(CT perfusion imaging)是经静脉团注水溶性有机碘对比剂后,对被检查器官,如脑、心肌、肝、胰腺、前列腺等,或选定层面进行连续扫描。以获得扫描范围内的每个体素的时间一密度曲线(time-density curve, TDC),并根据此曲线通过不同的数学模型转换和计算机伪彩处理,得到局部血流量(blood flow, BF)、血容量(blood volume, BV)、平均通过时间(mean transit time, MTT)、对比剂达峰值时间(time to peak, TTP)等血流动力学参数和灌注图像,以评价组织的血流灌注状态。

CT 灌注成像在显示形态学变化的同时反映生理功能的改变,因此是一种功能成像。目前主要用于急性脑缺血的诊断以及观察脑肿瘤新生血管,协助判断胶质瘤的恶性程度。而心肌缺血、肝硬化、各脏器肿瘤的 CT 灌注处于研究阶段。

四、CT 图像后处理技术

随着 CT 机性能的提高和功能软件的开发,图像后处理功能越来越多样化,主要包括 CT 图像测量、CT 图像简单后处理以及 CT 图像重组技术。CT 图像测量技术内容主要包括:CT 值、角度、直线长度、周长、面积、体积(容积)等数据的测量;CT 图像简单后处理技术主要包括图像放大、滤过,窗宽、窗位调节等。上述操作是分析图像时临时、随时使用、比较简单。

多层螺旋 CT 扫描可获得容积数据,带来图像显示方式的变化。经计算机后处理可得到高分辨力的三维立体图像。常用的 CT 图像重组技术有:①有图像再重组(retrospective reformation);②多平面重组(multi-planner reformation, MPR);③表面遮盖显示法(shacled surface display SSD);④容积再现技术(volume rendering technique, VRT);⑤最大密度投影(maximum intensity projection, MaxIP)和最小密度投影(minimum intensity projection, MinIP);⑥CT 仿真内镜技术(CT virtual endoscopy, CTVE)等。

(张闽光)

第三章　数字减影血管造影(DSA)

数字减影血管造影(digital subtraction angiography，DSA)是血管造影术与电子计算机处理技术相结合的产物。DSA是在血管造影过程中通过计算机处理技术形成将不含对比剂结构影像减去的一系列图像。本节主要介绍目前临床上常使用的DSA为时间减影技术。减影技术还有能量减影、混合减影。

第一节　DSA成像原理

将造影时摄取的一系列数字图像中出现对比剂前的某一幅图像进行黑白反转，作为蒙片，与出现对比剂的图像进行精确重合叠加，形成只显示含对比剂结构(血管或组织染色)的图像，即减去不含对比剂结构影像的图像。将上述一系列连续的过程分解为如下几个简单步骤(图3-1～图3-3)：

(1) 摄取未注射对比剂时的普通X线片。

(2) 将上述X线片进行正负片翻转，制备蒙片(mask片)。

(3) 摄取与蒙片同部位、同摄影条件的注射对比剂后的血管造影片。

(4) 将蒙片与血管造影片进行重合叠加减影，即在血管造影片上减去蒙片的数字信号，只显示含对比剂的血管影像。

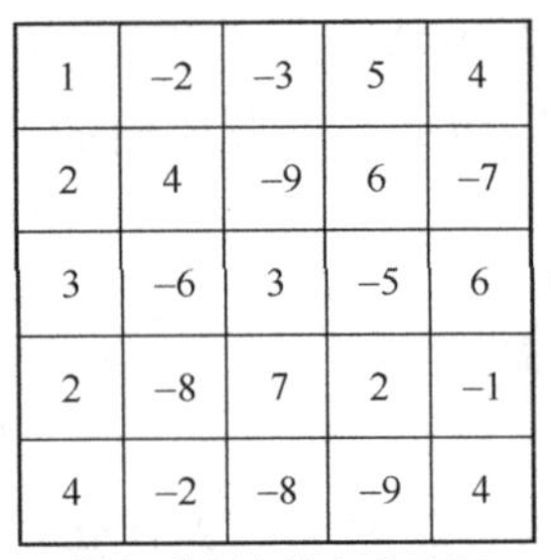

1	−2	−3	5	4
2	4	−9	6	−7
3	−6	3	−5	6
2	−8	7	2	−1
4	−2	−8	−9	4

蒙片(将原负片变成正片)

+

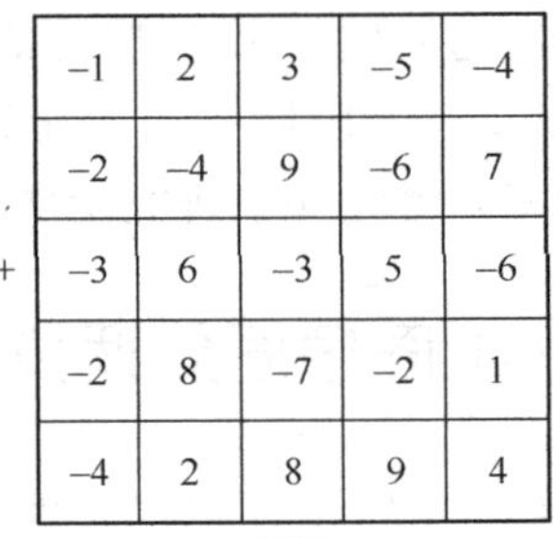

−1	2	3	−5	−4
−2	−4	9	−6	7
−3	6	−3	5	−6
−2	8	−7	−2	1
−4	2	8	9	4

原片

=

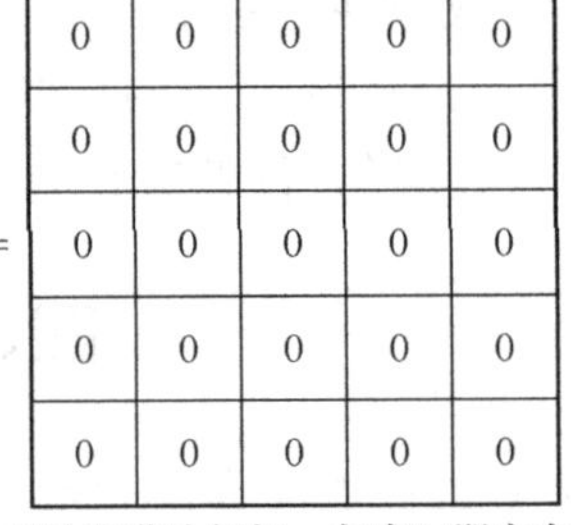

0	0	0	0	0
0	0	0	0	0
0	0	0	0	0
0	0	0	0	0
0	0	0	0	0

原片和蒙片相加，变成0(即空白)

图3-1　DSA成像原理示意图(1)

1	−2	−3	5	4
2	4	−9	6	−7
3	−6	3	−5	6
2	−8	7	2	−1
4	−2	−8	−9	4

蒙片(将原负片变成正片)

+

−1	2+6	3	−5	−4
−2	−4	9+6	−6	7
−3	6	−3	5+6	−6
−2	8	−7	−2	1+6
−4	2	8	9+6	4

造影片：灰色数字为原片基础上的变化——加入对比剂

=

0	0+6	0	0	0
0	0	0+6	0	0
0	0	0	0+6	0
0	0	0	0	0+6
0	0	0	0+6	0

造影片和蒙片相加变成0(即空白)+对比剂

图3-2　DSA成像原理示意图(2)

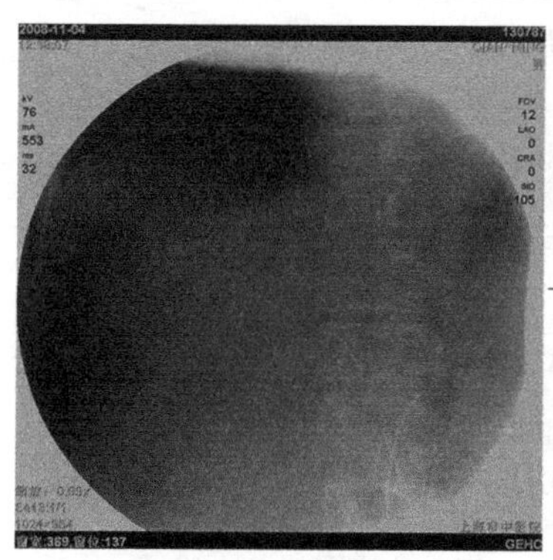
蒙片（将原负片变成正片）

+

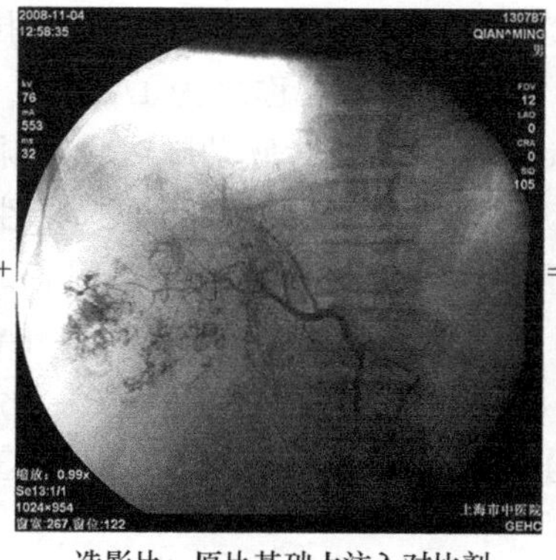
造影片：原片基础上注入对比剂

=

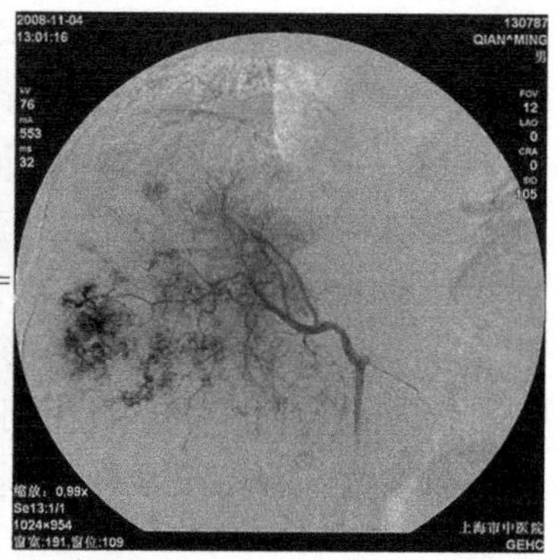
造影片和蒙片相加变成0（即空白）+对比剂

图 3-3　DSA 成像效果图

这种成像技术的关键在于通过减影方法消除了血管以外组织结构(如骨骼、异物、软组织等)的影像。除具有数字图像的所有优点外,DSA 图像显示成分单纯,无其他结构干扰,图像清晰;可以使对比剂的用量大大减少和浓度降低,而不影响图像质量,扩大了造影检查的使用范围,开拓了一些治疗新领域。

第二节　DSA 成像设备简介

DSA 成像系统主要包括一台大中型 X 光机、X 线信号探测装置、图像处理及显示装置和辅助设备。

1. X 线机　用于 DSA 成像的 X 线机机架形似英文字母“C”,因此称之为 C 臂机(图 3-4)。检查床一端或侧方从 C 臂开口处插入。C 臂的两端为 X 线球管和成像平板或影像增强器。C 臂可以以检查床为中心做多方向、多角度旋转,以获得多角度投照的图像。X 线发生装置包括 X 线球管、高压发生器、X 线控制器。

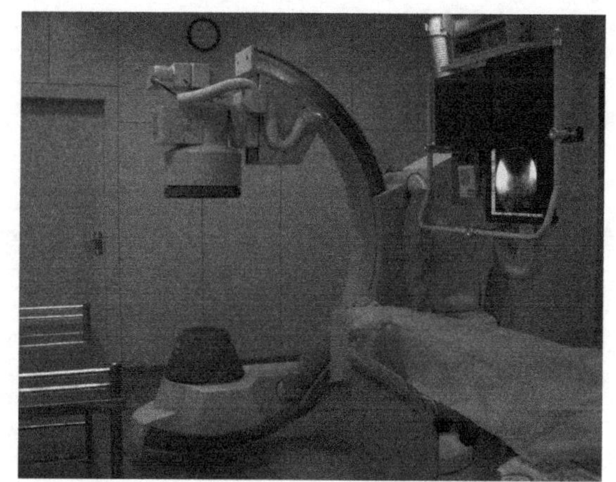
图 3-4　C 臂机外形图

2. X 线信号探测装置　该装置包括光栅(虑线器)、成像平板或影像增强器。

3. DSA 图像处理及显示装置　DSA 图像处理装置包括对数变换处理装置、时间滤波处理装置和对比度处理增强处理装置。DSA 图像显示装置包括显示器。

4. DSA 成像系统的附属设备　该设备主要是可以控制对比剂注射总量、压力、流速等参数的高压注射器。

第三节　DSA 成像方法

动脉法 DSA(IADSA)为常用的 DSA 成像方法。静脉法 DSA 因效果差基本淘汰。动脉法 DSA 主要基于对比剂跟踪和 C 臂旋转采集图像的工种技术。

经动脉途径注入对比剂行 DSA 检查者，称之为 IADSA。分为非选择性和选择性。采用 Seldinger 法或改良 Seldinger 法经股动脉、肱动脉或桡动脉插管方法（具体见介入放射学章节）。如将导管头端置于主动脉内行造影者称之为非选择性 IADSA。多用于需要显示两侧肾动脉、髂动脉者或需要显示的一级动脉分支情况不明者。如将导管头端进一步插入靶动脉主干或主干的分支行造影者称之为选择性或超选择性 IADSA。

IADSA 优点：①对对比剂浓度的要求低，用量小；②对比剂不需要长距离（时间）传输；③注射参数选择的灵活性大；④血管影像显示重叠少、清晰；⑤受病人因素影响小。

第四节　DSA 检查中的注意事项

在 DSA 检查中，为了使蒙片与造影片能完美重叠，得到高质量的 DSA 图像，摄取与蒙片同部位的血管造影片时，受检部位的制动非常重要，患者自主或不自主的移动将造成减影伪影，会严重影响血管成像质量。故在检查前应告知患者在对比剂注入时有咽部和相应注入部位有热感，勿做吞咽动作；作胸、腹部检查者应反复作屏气训练；头部、四肢检查者可用绷带适当固定受检部位。

此外，应尽量选用副作用小的非离子型碘对比剂，可以减少对比剂引起的刺激性疼痛、热感或不适，从而减少移动伪影。其次应尽量缩短造影时间。

（张闽光）

第四章　磁共振成像(MRI)

磁共振成像(magnetic resonance imaging, MRI)是利用生物体内某种物质(如氢原子核,即质子)在磁场中受到射频(radiofrequency, RF)脉冲的激励,发生磁共振现象,从而产生的磁信号重建图像。1946 年 Bloch 和 Purcell 发现了物质的核磁共振现象,1973 年 Paul C Lauterbur 发明了 MRI 技术。MRI 技术明显促进了医学的发展,2003 年 Paul C Lauterbur 和 Peter Mansfield 因此而获 Nobel 生理学或医学奖。MRI 技术的发明及应用于临床改变医学成像依赖人体组织密度及放射线的历史,是医学影像学史上的又一个里程碑。

第一节　MRI 设备与基本原理

一、MRI 设备简介

MRI 装置主要包括主磁体、梯度系统、射频系统、计算机系统以及辅助设备。

主磁体:即静磁场,有常导型、永磁型、超导型 3 种类型磁体,磁场强度一般从 0.35～3.0 特斯拉(tesla, T),常用超导型 1.5～3.0T。磁场均匀性、稳定性也是反映磁体性能的主要参数。

梯度系统:主要由 X、Y、Z 三组梯度线圈组成,产生微弱的梯度磁场与主磁场重叠,可以根据磁场的梯度差别明确层面的位置,为人体 MRI 信号提供空间定位三维编码,决定图像的空间分辨力。

射频系统:包括射频发射器、发射线圈以及接受线圈等。该系统发射射频脉冲,使磁化的氢质子吸收能量而产生共振,并采集弛豫过程中释放能量发出的 MR 信号。

计算机系统:主要有模拟-数字信号转换器、阵列处理机及计算机,作用有数据采集、处理和图像传输、显示等。与 CT 设备相同,计算机技术的进步使 MRI 接近实时显示图像,也使软读片成为现实。

辅助设备:主要有配电、冷却等设备。

二、MRI 基本原理简介

人体内含有大量的氢质子(H),自然状态下 H 核自旋和进动(即自旋轴又绕着另一轴旋转)是杂乱无章的,磁性相互抵消(图 4-1)。将人体置于一个稳定的静磁场(即主磁体)中,H 核磁矩发生规律性排列,正负方向的磁矢量相互抵消后,少数正向排列(处于低能态)的 H 核形成纵向的磁化矢量 M(图 4-1)。

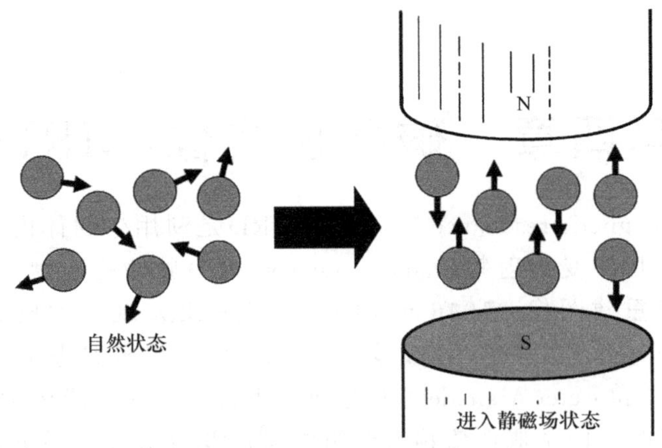

图 4-1 质子排列状态

质子由杂乱无章排列的自然无序状态到进入静磁场的有序状态

此时，在沿主磁场垂直的方向上加上某一频率的射频脉冲，该进动频率的氢质子吸收能量，磁化矢量由纵向变为横向，处于高能级状态。这一吸收能量的过程称为激励(图 4-2 A→B)。射频脉冲撤除后，即发生从高能级状态恢复到低能级状态(静磁场状态)的能量释放过程称为弛豫(图 4-2 B→E)。上述质子吸收、释放能量的过程称为核磁共振。

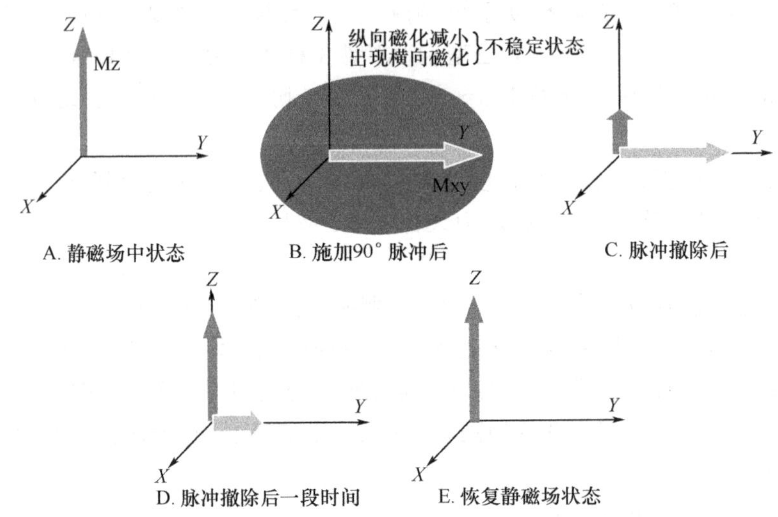

图 4-2 射频脉冲与磁化矢量的变化

A. 射频脉冲施加前纵向磁化；B. 施加射频脉冲后以横向磁化为主；C、D. 射频脉冲撤除后纵向磁化逐渐恢复(T_1 弛豫)，并逐渐失相位(T_2 弛豫)；E. 完全恢复到射频脉冲施加前状态

T_1 弛豫是 90°的射频脉冲停止后，能量开始释放，纵向磁化恢复率是以纵向弛豫时间(T_1)表示，1 个 T_1 弛豫时间单位是沿静磁场方向的纵向磁化恢复 63%所需的时间，3 个 T_1 时间恢复可达 95%。

90°的射频脉冲停止时所有氢质子的进动频率一致，即相位一致，此时信号最强。90°脉冲停止后相位即逐渐失去一致性，信号逐渐衰减至完全丧失，衰减到原来值的 37%所需的时间即为 T_2 弛豫时间。

人体各种组织均有固有的各不相同的 T_1、T_2 值，T_1、T_2 值的差异形成了信号强度不同，是图像黑白灰度对比的基础。

MRI 过程简述如下：人体进入静磁场被磁化→施加射频(RF)脉冲、吸收能量、H 质子磁矢量发生 90°偏转→撤除射频脉冲、释放能量和失相位(MR 信号)、弛豫过程开始→接受信号→计算机利用 MR 信号成像。

第二节　MRI 图像特点与常用概念

一、图像特点简介

1. 利用氢质子信号强度成像　MRI 图像是基于人体组织氢质子在核磁共振中信号强度高、低而产生由白到黑不同灰度对比的灰阶图像(表 4-1，图 4-3)。高信号为白色；低信号为黑色；中等信号为深浅不等灰色；混杂信号为白、灰、黑色混合存在。无 X 射线对人体的辐射影响。

表 4-1　正常人体组织在 T_1WI、T_2WI 上的信号强度与影像灰度

		脑白质	脑灰质	体液	肌肉	脂肪	骨髓	骨皮质	长 T_1	短 T_1	长 T_2	短 T_2
T_1WI	信号强度	较高	中等	低	中等	高	高	低	低	高		
	黑白灰度	白灰	灰	黑	灰	白	白	黑	黑	白		
T_2WI	信号强度	中等	较高	高	中等	较高	中等	低			高	低
	黑白灰度	灰	白灰	白	灰	白灰	灰	黑			白	黑

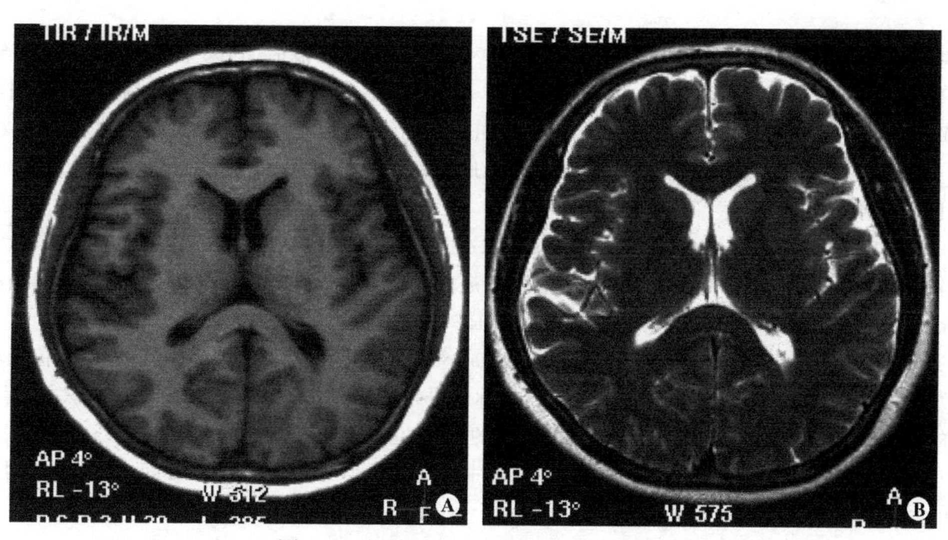

图 4-3　颅脑 MRI T_1WI(a)、T_2WI(b)

2. 多序列多参数成像　MRI 是利用脉冲序列进行的，按照采集信号类型脉冲序列又分为自由感应衰减(free induction decay, FID)类序列(目前已不常用)、自旋回波(spin echo,

SE)类序列、梯度回波(gradient echo，GRE)类序列和杂合序列，以及由此衍生出的纷繁复杂的成像序列。同一部位、同一层面有 T_1WI、T_2WI 和 PDWI 图像等。同一组织结构不同加权图像上信号强度可以不同，如体液在 T_1WI 上为低信号(黑色)、T_2WI 为高信号(白色)。T_1WI 可很好显示解剖结构，T_2WI 有利于显示病变。此外，随着 MRI 技术的发展，产生了越来越多的成像序列和参数的变化，为临床诊断提供更多的信息。

3. 多方位成像 由 X、Y、Z 轴三个线圈组成的梯度线圈进行 MRI 信号空间定位编码，MRI 可以直接得到横断面、矢状面、冠状面的二维断层图像。还可对整个成像体积同时激励，再启动 2 个方向的梯度磁场同时进行相位编码，最后在采集数据时由读出梯度磁场(另一方向)作频率编码，获得二维图像。多方位成像较为直观，有利于显示解剖结构、病变与周围结构的关系等。

4. 流动效应(flow effect)

(1) 流空效应：快速流动的液体垂直于扫描层面的液体，因为其中的氢质子在选定的扫描层面内停留时间太短，一个完整的射频脉冲尚未结束，尚未激发出 MR 信号，氢质子已流出该层面，因此，在 MR 成像过程中采集不到信号，如血管内的血流。此外涡流由于水分子不规则运动，氢质子相位一致性丧失，也不能产生较强的 MR 信号。

(2) 流动相关增强：血液在下列情况下可表现为高信号：①应用比较短的 TR。②流速非常缓慢的血液。③在 SE 序列多回波成像时的“偶回波效应”。

二、MRI 常用概念简介

1. 加权 在成像过程中，组织各方面的特性，如质子密度、T_1、T_2 值均对 MR 信号有所贡献，为了使图像主要反映组织某方面的特性，可以调整成像参数，尽量抑制组织的其他特性对 MR 信号的影响，即为加权。

如果选择突出组织纵向弛豫差别的扫描参数(脉冲重复时间和回波时间)来采集图像，即可得到以 T_1 为主的图像(含少量 T_2 成分)，称为 T_1 加权成像(T_1 weighted imaging，T_1WI)。如果选择突出组织横向弛豫差别的扫描参数，称为 T_2 加权成像(T_2 weighted imaging，T_2WI)。质子密度加权成像(proton density weighted imaging，PDWI)则主要反映组织的质子含量的差别。

2. 时间的相关概念

(1) 重复时间(repetition time，TR)**和回波时间**(echo time，TE)：MR 的信号很弱，为提高 MR 的信噪比，倍噪比要求重复使用同一种脉冲序列，这个重复激发的间隔时间即两个脉冲中点的时间间隔称 TR。TE 是脉冲中点至回波中点的时间间隔，即开始施加 RF 脉冲组合至信号采集的时间。

为了获得 T1WI 和 T2WI 或 PDWI 图像，在 MR 成像过程中，必须调节成像参数 TR、TE(单位为 ms)。

(2) 激励次数(number of excitation，NEX)：也称信号采集次数。多次重复激发同一组织，取得多次激发获得的信号的数学平均值，提高信噪比，改善图像的质量，但也延长了信号采集时间。

(3) 采集时间(acquisition time，TA)：指整个脉冲序列完成信号采集所需的时间，也称扫描时间。影响 TA 的因素主要是 TR 长短和重复总次数。

3. 空间分辨力的相关概念

(1) 层厚(slice thickness)：由层面选择梯度场强和 RF 脉冲的带宽决定。在二维成像中，层厚即激发层面的厚度。层厚越薄，空间分辨力越高，但信噪比降低。

(2) 层间距(slice gap)：指相邻 2 个层面之间的距离。与 CT 的 2 个层面之间没有间隔不同，MR 成像时如果层厚为 10mm，层间距为 5mm，即 2 层之间有 5mm 组织没有成像。

(3) 矩阵和视野:决定体素大小的除上述层厚外,还有矩阵和视野所决定的像素大小,在其他参数不变的情况下,像素与矩阵成反比、与视野成正比。像素越小,空间分辨力越高,但会延长采集时间。

4. 偏转角度　RF 脉冲使组织的宏观磁化矢量偏离平衡状态,将偏离角度称为偏转角度或激发角度。偏转角度(flip angle)取决于 RF 脉冲的能量,增加能量可以通过增加脉冲的强度和(或)持续时间实现。偏转角度越小,所需能量越小,激发后组织纵向弛豫(释放能量)所需的时间时间越短。MRI 常用的偏转角度为 90°、180°和梯度回波的小角度(<90°)。

第三节　MRI 检查技术

一、序列技术

1. 自旋回波序列　90°RF 脉冲激发后,180°脉冲聚焦,消除主磁场不均匀造成的横向磁化矢量衰减。是 MR 成像的基本序列。调节 TR 和 TE 可得 T_1WI、T_2WI 和 PDWI。其采集时间较长,尤其是 T_2WI,目前多用于获取 T_1WI。为了加快成像速度,在一次 90°RF 脉冲激发后利用多个 180°聚焦脉冲采集多个自旋回波(spin echo, SE),序列需要重复执行的次数将明显减少,加快成像速度,称为快速自旋回波序列,简称 turbo SE(TSE)或 fast SE(FSE)序列。

2. 梯度回波(gradient echo, GRE)序列　首先采用小角度(<90°)脉冲使磁矩部分翻转,继而先后施加 2 个大小相同、方向相反的梯度磁场(离相位、聚相位梯度场)代替 180°脉冲产生回波。小角度脉冲使磁矩恢复所需时间缩短,有效缩短了 TR,加快了成像速度。扰相 GRE 序列和普通稳态自由进动序列是目前临床上应用最为广泛的 GRE 序列。GRE 序列成像速度快,图像质量好。为常用序列。快速梯度回波(turbo GRE)序列成像速度更快。

3. 反转恢复及快速反转恢复序列　反转恢复(inversion recovery, IR)序列是 SE 序列前加一个 180°脉冲。一般作为 T_1WI 序列,在临床上主要用于增加脑灰、白质之间的 T_1 对比。快速反转恢复(fast inversion recovery, FIR)序列则是一个 FSE 序列前加一个 180°脉冲,与 IR 序列相比成像速度大大加快。

IR 序列可用作脂肪抑制和水抑制,但因扫描时间太长,一般采用 FIR 序列完成:①短时间反转恢复(short time IR, STIR)序列:用 FIR 序列完成 STIR 序列可用于 T_2WI 的脂肪抑制,较适用于低场强 MRI 机。②液体衰减反转恢复(fluid attenuated IR, FLAIR)序列:常用于 T_2WI 抑制脑脊液信号,避免脑脊液附近的小病灶被掩盖。

4. 平面回波成像　平面回波成像(echo planar imaging, EPI)依赖高性能梯度线圈。利用单次激发序列可在数十毫秒内完成 1 幅图像采集。扫描和成像时间短,图像质量高,主要适用于心脏和受呼吸运动影响大的腹部器官成像和 MR 功能成像。

二、MR 对比增强技术

MR 对比剂可以改变组织固有的 T_1、T_2 值,改善组织结构的信号对比,判断组织的血供信息。通过对比剂在不同组织中的选择性分布判断某些组织结构的生物学特性,甚至可了解某些分子水平的信息。

经周围静脉注入 MR 对比剂后进行 MR 扫描的检查方法称为 MR 增强检查。

目前常用的 MR 对比剂为离子型非特异性细胞外分布对比剂，即钆喷替酸葡甲胺（Gd-DTPA）。可以有效地缩短组织的 T_1 弛豫时间，使之在 T_1WI 上呈高信号。细胞外分布的非离子型 MR 对比剂也正在陆续开发并上市。

器官组织特异性对比剂包括肝细胞特异性对比剂、网状内皮细胞性对比剂、血池性对比剂等。

三、MR 脂肪抑制技术

1. 频率选择饱和法 特点：①高选择性。主要抑制脂肪组织信号，对其他组织的信号影响较小。②可用于多种序列。③场强依赖性较大，中高场强下使用可取得好的脂肪抑制效果。④对磁场的均匀度要求很高。⑤进行大 FOV 扫描时，因梯度场存在，视野周边区域脂肪抑制效果较差。⑥增加了人体吸收射频的能量。⑦预脉冲将占据 TR 间期的一个时段，因此会延长扫描时间，并有可能影响图像的对比度。⑧运动区域脂肪抑制效果差。

2. STIR 技术（图 4-4） 特点：①场强依赖性低，低场 MRI 仪也能取得较好的脂肪抑制效果。②与频率选择饱和法相比，磁场的均匀度要求较低。③大 FOV 扫描能取得较好的脂肪抑制效果。④信号抑制的选择性较低。如果某种组织的 T_1 值接近于脂肪，其信号将被抑制，故一般不能应用增强扫描。⑤由于 TR 延长，扫描时间相对延长。

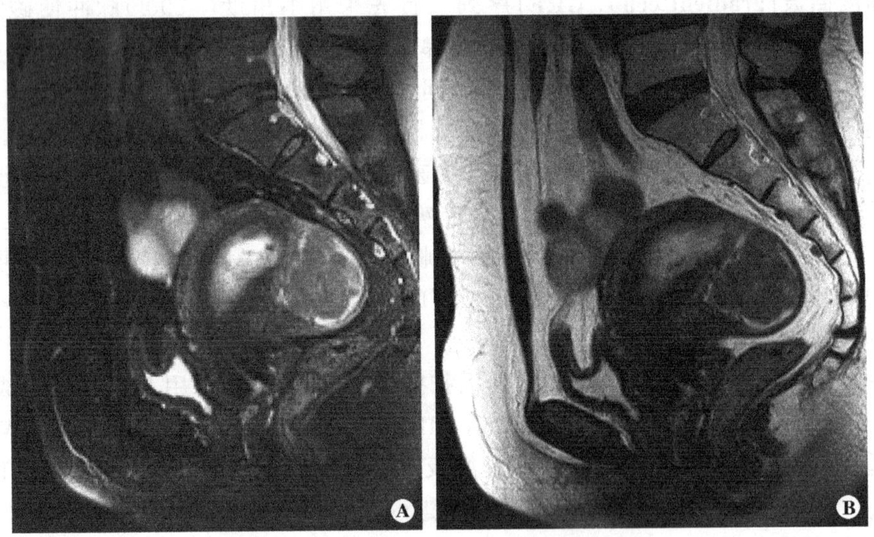

图 4-4 STIR 技术 MRI T_2WI 脂肪抑制

A. 盆腔 STIR 序列 MRI T_2WI 脂肪抑制矢状面图；B. 常规盆腔 MRI T_2WI 矢状面图

3. 频率选择反转脉冲脂肪抑制技术 特点：①仅少许增加扫描时间。②一次预脉冲激发即完成三维容积内的脂肪抑制。③几乎不增加人体射频的能量吸收。④对场强的强度和均匀度要求较高。

4. Dixon 技术 一种水脂分离成像技术，调整序列的 TE，获得水脂相位一致（同相位）图像和水脂相位相反（反相位）的图像。如果把两组图像信息相加或相减可得到水质子图像和脂肪质子图像。把同相位图像加上反相位图像后再除以 2，即得到水质子图像；把同相位图像减去反相位图像后再除以 2，将得到脂肪质子图像。

四、MR 血管成像技术

MR 血管成像(MR angiography, MRA)已普及应用(图 4-5),主要用于血管性疾病包括动脉瘤、动静脉畸形,静脉窦血栓形成等疾病的诊断,也可用于显示肿瘤与血管的关系。目前临床常用的 MR 血管成像方法包括时间飞跃法(time of fly, TOF)、相位对比法(phase contrast, PC)和对比增强 MRA(contrast enhancement MRA, CE-MRA)等 3 种,其中前两种方法不需要对比剂,而采用附加的双极梯度脉冲(正向和反向梯度)用来增强流体的信号强度,并限制流体产生的干扰,采用薄层和三维数据重建方法,可以在一个较长距离内清楚显示血管结构。后者需注射钆对比剂,有利于显示小血管、小病变,适用范围广,实用性强。其他 MRA 技术还有黑血法 MRA、稳态自由进动(steady-state free precession, SSFP)序列 MRA、T2 准备快速 GRE MRA 等。

五、MR 水成像技术

利用水的长 T_2 特性,采用 T_2 权重很重的 T_2WI 序列,选择很长的 TE、TR 提高液体信号,其他组织信号衰减至几乎没有信号,形成良好对比,使含液体器官或间隙呈高信号,效果形同造影,即 MR 水成像,多与脂肪抑制技术联合应用,以提高 MR 水成像效果。MR 水成像主要有 MR 胰胆管造影(MR cholangiopancreatography, MRCP)(图 4-6)、MR 尿路造影(MR urography, MRU)、MR 脊髓造影(MR myelography, MRM)以及内耳水成像等。

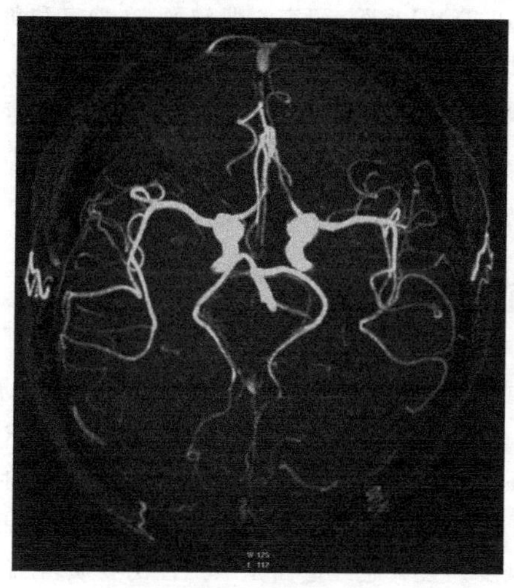

图 4-5　MRA 图

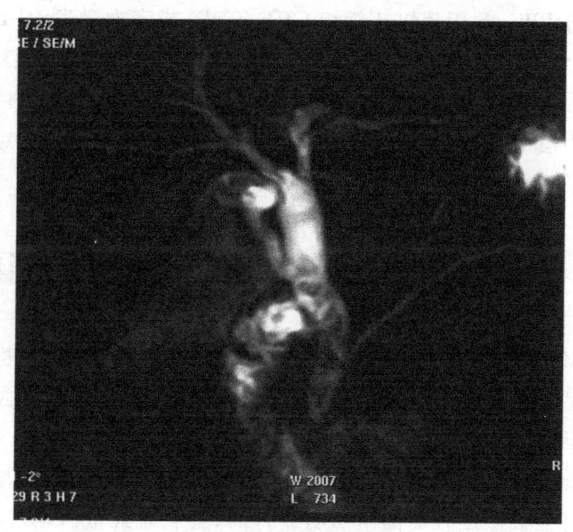

图 4-6　MRCP 图
胆囊、胆总管结石

六、MR 电影成像技术

MR 电影成像技术(MR cine, MRC)是运用 MR 快速成像序列,动态显示运动器官。MRC 具有很高的时间分辨率。主要用于评价心脏大血管运动功能。

七、弥散加权成像技术

弥散加权成像(diffusion weighted imaging, DWI)是以图像显示分子微观运动的 MR 成像技术。

临床上常用的DWI序列有中高场强MR设备的单次激发SE-EPI DWI序列和低场强MR设备的SE线性扫描DWI序列。主要用于超急性脑梗死的诊断和鉴别诊断;对其他病变的DWI意义也有不少研究。

水分子在体内的弥散运动总是受到一定程度的限制,如水分子在各个方向上的限制是对称的,称为各向同性,如不对称则称为各向异性。各向异性弥散在体内是普遍存在的,其中典型的就是脑白质神经纤维束,水分子在神经纤维长轴方向上弥散运动相对自由,而在与神经纤维长轴垂直的各个方向上则明显受到细胞膜和髓鞘的限制。如果在多个(6个以上)方向上分别施加弥散敏感梯度场,则可较为准确地显示每个体素水分子弥散的各向异性,这种MRI技术称为弥散张量成像(diffusion tensor imaging, DTI)。利用DTI技术可以显示脑白质神经纤维束的生理、病理状态,主要用于脑科学研究和为临床制定治疗方案提供信息。

八、灌注加权成像技术

MR灌注加权成像(perfusion weighted imaging, PWI)属于功能成像的范畴。反映组织中微观血流动力学信息。较常采用的方法主要有两种:

1. 对比剂首次通过法 基本原理是经周围静脉快速注入的MR对比剂首次通过毛细血管床时,可导致成像组织的T_1、T_2(T_2*)值缩短。此时采用超快速MR成像序列可测量这种信号的快速变化,得到组织的信号强度—时间曲线,以及计算如组织血容量(CBV)、血流量(CBF)、平均通过时间(MTT)等半定量信息。目前临床上研究较多的有①脑组织PWI:常用单次激发GRE-EPI T_2WI序列,研究脑缺血、脑肿瘤。②心肌PWI:常用超快速扰相GRE T_1WI或多次激发IR-EPI T_1WI序列,研究心肌缺血,在静息和负荷状态下分别作PWI可检测心肌灌注储备,有助于早期发现心肌缺血。③肾脏PWI。④肝脏PWI。

2. 动脉自旋标记法 无需引入外源性对比剂,利用血液作为内源性示踪剂,采用反转脉冲预先标记动脉血中质子,当其进入成像层面时因被标记而被测得,或对成像层面施加饱和脉冲,通过检测流入的未饱和质子获得灌注信息。

九、MR脑功能成像技术

MR脑功能成像(functional MRI, fMRI):是利用快速或超快速MR成像技术检测人脑在思维、视觉、听觉活动或肢体运动时脑组织的灌注状态以及血氧含量发生变化的区域和变化情况,并显示在MR图像上。前者即PWI。后者使用血氧水平依赖(blood oxygen level dependent, BOLD)法。神经元活动时,局部脑血流量和耗氧量均增加,但是两者增加程度不一,即脑血流量的增加多于耗氧量,这种差异使活动区的静脉血氧浓度较周围组织明显升高,去氧血红蛋白相对减少。去氧血红蛋白是顺磁性的物质,在血管和其周边产生局部梯度磁场,使质子快速去相位,因而具有缩短T_2的作用。脑区激活时,由于去氧血红蛋白减少,缩短T_2的作用也减少,同静息状态相比,局部脑区的T_2或T_2*相对延长,因而在T_2加权或者T_2*加权的功能磁共振成像图上表现为信号相对增强,从而反映脑组织局部活动状态,可用来研究脑的活动功能。

十、MR波谱技术

MR波谱(MR spectroscopy, MRS)技术:是目前唯一能够进行活体组织内无创检测化学物质的方法,可提供活体组织的代谢信息。有利于疾病在发生形态学之前的早期诊断。

目前应用于临床的MRS主要是^{1}H、^{31}P的波谱,一般用于①脑肿瘤的诊断和鉴别诊断(图4-7);②代谢性疾病的脑改变;③脑肿瘤治疗后复发与肉芽组织的鉴别;④脑缺血疾病的诊断和鉴别诊断;⑤前列腺癌的诊断和鉴别诊断等;⑥弥漫性肝病;⑦肾脏功能分析和肾移植排斥反应等。

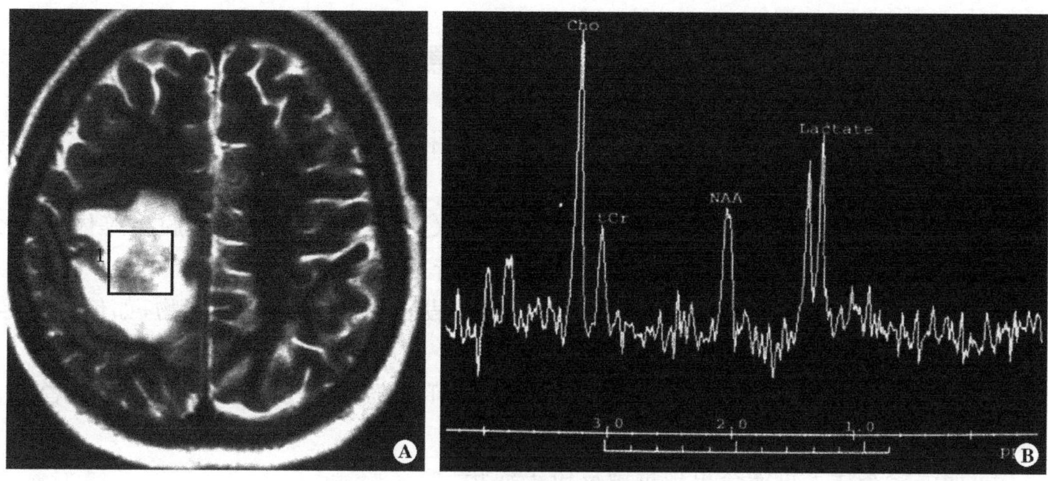

图 4-7　脑肿瘤单体素 MRS 图
A. 定位图;B. 谱线图

第四节　MRI 质量控制及检查应注意的问题

一、MRI 质量控制

MR 图像质量指标主要包括噪声、信噪比、对比信噪比、对比度、分辨力、图像均匀度、伪影等。本节主要介绍临床上比较关注的信噪比、对比度、空间分辨力和图像伪影。

1. 信噪比　信噪比(signal to noise ratio, SNR)是 MRI 的基本质量指标,为组织感兴趣区(region of interesting, ROI)平均信号强度与背景噪声强度之比。

2. 对比度　在 SNR 一定时,保证 MR 图像质量的另一指标为对比度,即 2 种组织信号强度的相对差别,差别越大则对比度越好。对比度常用对比噪声比(contrast to noise ratio, CNR)表示。CNR 是 2 种组织信号强度差值与背景噪声的标准差之比。SNR 足够时,CNR 受下列 3 方面因素影响:①组织间信号的固有差别;②包括场强、序列、成像参数等成像技术;③使用对比剂的对比成像。

3. 空间分辨力　决定图像显示解剖细节的能力,缩小体素可以改善空间分辨力。但应注意空间分辨力与 SNR 的关系,实际上,提高空间分辨力将损失 SNR,应该权衡二者对图像质量的影响。

4. 图像伪影　伪影是指 MR 图像中与实际解剖结构不相符的信号,包括图像变形、重叠、缺失、模糊等,造成①图像质量下降,甚至无法分析;②病灶显示不清,造成漏诊;③出现假病灶,造成误诊。

常见伪影有:①设备伪影:主要有化学位移伪影、卷褶伪影、截断伪影、部分容积效应、层间干扰(或层间污染);②运动伪影:随机自主运动伪影(如吞咽、眼球运动、肢体运动等)、呼吸运动伪影、心脏搏动伪影、大血管搏动伪影;③磁化率伪影及金属伪影:磁化率差别较大的组织界面上(如脑脊液与颅骨、空气与组织之间、金属异物等)会出现信号明显减弱或增强伴有变形的伪影。

二、MRI 检查应注意的问题

因为 MR 设备主磁体的高磁性及 MRI 检查时间相对较长，故在作 MRI 检查时应注意一下问题。

(1) 带有神经刺激器、心脏起搏器，脑动脉瘤介入后，人工心脏金属瓣膜生等体内有金属或磁性物植入史的病人及早期妊娠的患者不宜进行检查，以免发生意外。

(2) 所有金属物，包括手机、打火机、硬币、钥匙、假牙、拐杖等以及磁性物，如信用卡等，不得带入检查室，以免发生意外或消磁而失效。

(3) 作腹部检查者，应禁食 4 小时左右，检查中可能需要屏气，检查前要训练患者配合呼吸。

(4) 增强检查病人可能会出现过敏反应等症状。

(5) 作头颅、颈部检查者，检查时不得做眨眼、吞咽的动作。

（张闽光）

第五章　医学影像信息学与图像存档和传输系统

第一节　医学影像信息学

医学影像信息学(medical imaging informatics, MII)是医学影像数字化与计算机科学结合而派生出来的医学影像学的新领域。主要涉及科室的管理、质量控制(quality control, QC)、质量评价(quality assessment, QA)、图像和影像报告等信息的存档和传输以及远程影像学会诊等。对改善医疗流程、提高医疗、教学、科研的管理水平和效率有着重要意义。

放射信息系统(radiology information system, RIS)、医院信息系统(hospital information system, HIS)及图像存档和传输系统(picture archiving and communication system, PACS)相互连接构成医学影像信息系统(medical imaging information system, MIIS)。RIS 的功能主要包括①通过登记工作站从 HIS 获取或人工录入患者的信息,连入影像设备和诊断工作站;②患者病史、各种辅助检查结果等诊断参考资料的获取及诊断报告的完成;③患者信息的管理、查询;④医生、技师工作量的统计、质量督查记录及查询;⑤科室电子管理文件(如科室规章制度、岗位职责、操作常规等)的归档、查阅;⑥医务人员业务培训、医、教、研资料的管理等。

第二节　图像存档和传输系统

图像存档和传输系统(picture archiving and communication system, PACS):以计算机技术为核心技术,由保存和传输图像的设备与软件构成的医学影像信息管理系统,是医学影像信息学的一部分。

一、PACS 组成与框架

除生成数字图像的影像设备外,PACS 主要由传输图像的电缆或光纤、控制系统运行的服务器、存储设备和浏览终端组成。图像输出主要为医用显示器和打印设备。组成框架见图 5-1。

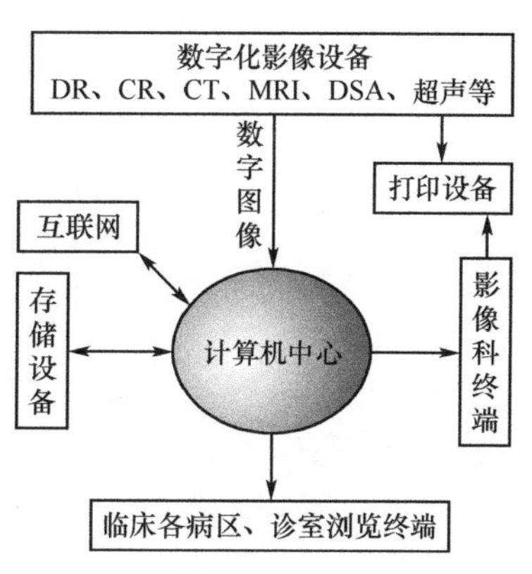

图 5-1　PACS 组成框架示意图

PACS 的核心技术在于存储技术和接口技术。在存储方面主要是大容量分级存储、预提取机制,技术已经比较成熟。在接口方面,技术、标准在不断发展。主要有以下几种:模拟接口、网络接口和 DICOM 接口。由于各种新医疗影像设备的不断涌现,提出了如何更好地管理、利用影像数据的问题。在美国放射学会(ACR)和电器制造协会(NEMA)1985 年制定的数字化医学影像格式标准，即 ACR-NEMA 1.0 和 1988 年升级为 ACR-NEMA 2.0 的基础上，1993 年发布了 DICOM(digital imaging and communications in medicine，医疗数字成像和通信)3.0 标准。DICOM 标准是设备互联的基础，完全兼容 DICOM 标准的产品是 PACS 发展的必然趋势。

二、PACS 功能与应用

PACS 是应用在医院影像科室的系统，主要的任务就是把日常产生的各种医学影像(包括 DR、CR、CT、MRI、超声、显微仪器等设备产生的图像)通过各种接口(模拟、网络、DICOM)以数字化的方式保存起来，在需要时通过特定的授权能够很快的调出使用，同时增加一些辅助诊断的图像处理功能。

PACS 在医院的应用是多方面的，包括产生医学图像并以此作出诊断的科室和调阅这些图像的临床诊室和病区。

PACS 应用带给医院的好处：①降低材料成本：PACS 中图像均采用数字化存储，节省了大量的介质(纸张、胶片等)及存放空间；②降低管理成本：数字化存储图像管理自动化、不失真，节省管理人力；③提高工作效率：医院有网络的地方均可调阅图像，取消借片环节，缩短工作流程，大大提高医生工作效率；④有助于提高医院的医疗水平：PACS 简化了医生工作流程，医生可在浏览终端上获取图像，进行软读片，按照需求进行窗宽和窗位调节、图像测量和放大等各种图像后处理技术的使用，及时、方便地调阅老片，方便了解病史，使得医生读片诊断能力提高，漏诊、误诊减少。图像数字化存储还使得远程医疗成为可能，有助于提高医院的诊断水平；⑤有助于提高医院的教学、科研水平：医学图像的长期保存、便利的检索为教学、科研提供宝贵的资源积累；⑥充分利用本院资源和其他医院资源：通过远程医疗，可以促进医院之间的技术交流，同时互补互惠互利，促进双方发展。

(张闽光)

第六章　医学影像检查方法的优选及图像解读思维

第一节　医学影像检查方法的优选

医学影像检查方法优选的原则首先应该是无创性、无害性，其次是有效性，再其次是经济、简便，最后应该考虑各种检查方法的、综合应用，相互印证作出判断。

一、无创性、无害性

检查方法的无创性是选择的首要因素，虽然目前有创的影像学检查大多为微创，比如影像学引导下的穿刺活检、血管造影，但是微创的风险还是大于无创性检查。血管性病变的诊断应首选CTA、MRA，虽然CTA、MRA有可能出现假阳性，DSA仍为诊断血管性病变的金标准，但是DSA作为介入治疗前确认病变的程序，已经称为共识。而肿块性病变首选超声、X线摄片、CT和MRI检查，影像学引导下的穿刺活检应该是在穷尽无创检查后的选择。

X线检查(包括X线摄片、CT、DSA)均有X线的放射损伤，尽管随着设备的进步，射线量在减少，对于孕妇，X线检查还是禁忌的，对于儿童、育龄期女性(尤其是准备怀孕的女性)应该慎用X线检查。对于适用超声、MRI检查的病变，应该作为首选。比如心脏、肝脏、胆囊、脾脏、肾脏、盆腔组织等部位的病变应首选B超和MRI检查，神经系统应首选MRI检查。

二、有　效　性

有效性是检查方法优选的又一重要原则。比如，对比好的组织、器官，如呼吸系统、骨关节等，应该首选X线摄片、CT，对于软组织病变，如肌肉、关节软骨、韧带、神经系统、软组织器官等应首选软组织分辨力高的MRI检查，上述除神经系统外，B超检查亦为主要选择。

三、经济、简便性

B超检查是目前最为经济、简便的检查方法。其次为X线摄片，再次为CT和MRI，DSA为影像检查中最为昂贵、复杂的检查。但目前超声检查相对欠标准化，受检查者的主观因素影响较大，超声图像切面角度、层面等参数的标准化是临床研究的重要方向。

四、多种影像检查的综合利用

对于利用一种影像检查不能明确诊断的病变，应用2种或以上影像检查成为必然。尤其是在良恶性病变定性困难时，方法的有效性成为首要考虑因素。如肺部肿块CT诊断难以定性时，其CT引导下或支气管镜下的穿刺活检即成为必需。各种检查方法应该被合理选择、组合使用，对检查结果进行综合分析，结合临床、实验室检查，才能作出正确判断。

第二节　影像诊断思维与图像解读

图像是进行影像学诊断的基本元素，按照一定的步骤、遵循一定的原则对图像进行解读才能完成诊断。

一、影像诊断思维

不管是传统的X线图像，还是CT、MRI和超声，都是利用不同的原理显示人体正常解剖结构和病理结构的形态医学。区分正常和异常影像是影像诊断的关键。首先要掌握人体解剖知识，认识正常影像解剖和正常变异，才能发现异常。从图像中发现了异常的表现，结合病理学知识，通过病变在发生、发展、转归演变过程中的病理变化特点去推演，作出诊断。解剖学和病理学是与影像诊断最为密切的、必须掌握的基础知识。

多种影像学检查结果的相互印证，可以提高影像学诊断的准确性。

影像学诊断初步形成后，还需结合实验室检查、临床表现、治疗经过以及随访复查情况，才能作出正确的诊断。在临床实践中，不同疾病可有相同或相似的影像学表现，即所谓的“异病同影”。比如，癌肿、结核球、炎性团块都可表现为肿块影。同一疾病可因不同期相和病理类型而有不同表现，即所谓的“同病异影”。比如，肺癌早期可以在肺内表现为密度较淡的小结节状毛玻璃样影，也可为中空的小环形影，中晚期可为实体肿块，也可出现坏死空洞。在影像学诊断中，除分析肿块的影像学表现外，还需结合患者年龄，有无咯血、发热、结核病史以及实验室检查中有无血白细胞、中性粒细胞增高，有无相关肿瘤指标增高等，作出综合判断。

二、图像解读方法

获得良好的、完整的图像是解读图像的关键，既能知道图中包含那些组织结构，又能看清组织结构的细节。对呈现在胶片上的图像(硬拷贝)，首先要判断图像质量，在解读质量较差的图像时，要慎重作出诊断。在进行X线摄片时要求选择合适的摄片条件。软读片要在高质量的显示器进行。在制作硬拷贝或软读片时要求呈现出较高的清晰度和对比度，根据观察目标结构调节图像的窗宽和窗位，比如在用较窄的窗宽观察软组织脏器时，要区分低密度区中的体液、脂肪、气体时，应使用较大的窗宽。对病变进行大小、密度的测量，对较小的病灶做适当的放大等后处理均有利于疾病的诊断。

三、图像解读内容

图像的解读主要是对病灶的观察，应对其部位、数目、大小、形态、边缘轮廓、内部结构、增强后病灶的强化表现以及对邻近结构的影响等一一描述。

1. 部位　某些病变有特定的发生部位或好发部位，某些部位好发某些病变，如听神经瘤只发生在桥小脑角区和内听道；肺结核好发于两肺上叶尖后段和下叶背段；骨巨细胞瘤好发于股骨远端、胫骨近端的骨端；后纵隔好发神经性肿瘤等等。

2. 数目 病灶的数目对原发性、转移性肿瘤的鉴别具有较大的帮助。对多发的神经性肿瘤需考虑神经纤维瘤病或某种综合征。确定病变是局灶性、还是弥漫性的，是单器官、还是多器官的对病变性质的判断具有重要价值。

3. 大小 较小的病灶相对较难定性，而侵犯多脏器的较大病灶相对较难定位。对病灶大小应进行测量。病灶大小的变化及变化速度对病灶的定性具有很大的帮助。

4. 形态 肺炎一般表现为片状，大叶性肺炎肝变期往往与肺叶或肺段形状一致。癌肿多为结节状、肿块状，肺癌常有分叶。

5. 边缘 边缘光滑整齐的多为良性病变，癌肿边缘多有毛刺、不规则。

6. 密度、信号强度或回声改变 密度、信号或回声利用不同原理反映病变内部成分、结构。利用X线的成像(X线摄片、CT)病变显示高密度的为钙化或含金属异物，低密度的为液体、脂肪或气体。在磁共振图像上，体液表现为T_1WI低信号、常规T_2WI高信号；脂肪组织在T_1WI、T_2WI上均为高信号，而脂肪抑制序列上信号衰减明显；骨骼或钙化在T_1WI、T_2WI上均为低信号。病灶在CT或MRI增强后的强化情况，反映病灶血供丰富程度。在超声成像上骨组织、钙化或结石可以形成很强的回声；实质性脏器一般为较均匀的低回声；含体液的空腔脏器或囊肿为弱回声或无回声。

7. 邻近结构改变 病变对邻近结构有无侵蚀对于良恶性的判断有很大帮助。邻近结构的受压、侵蚀均对治疗方案的制定有一定的参考意义。

8. 重要阴性征象的观察和描述 阴性征象的观察和描述有助于疾病的鉴别诊断。比如“病灶内无钙化”有助于癌肿与结核球的鉴别；“心脏大小、形态未见异常”有助于肺部弥漫性感染与心力衰竭所致肺淤血、肺水肿的鉴别等。

四、影像学诊断及其评价

影像诊断是影像学报告中最为重要的。一般来说，影像医生须根据知识、经验仔细分析所有影像学表现，包括阳性和阴性征象，结合实验室检查结果和临床表现，当认为肯定的概率在85%～90%或以上时，可以作出肯定“是”或“不是”的诊断；概率在70%～80%或其左右时，作出“是”或“不是”可能性较大的诊断；概率在40%～60%时，则作出不能肯定“是”或“不是”的诊断。如为后2种情况则应：①进行鉴别诊断，最多不宜超过4个；②提出建议，根据价值大小，建议进一步检查，可以是其他影像学检查、实验室检查或穿刺活检，或建议试验性治疗，如炎症或结核可能性大时，建议抗炎或抗结核治疗后复查，以明确诊断。

对于肿瘤性疾病的诊断，除必须作出定位、定性诊断外，最好还能作出分级和分期诊断。所谓分期，即TNM分期诊断，作局部(如肺、腹)放射学检查者，病灶的分期诊断也即其“T”分期或部分“T”分期诊断，至于“N”、“M”分期则只能是不全面的。

如有可资比较的既往放射学检查者，应根据现在与过去的对照比较作出结论和进一步建议；如“与一周前CT平扫所见比较，炎症已大部消散，建议一月后CT复查”。

诊断结果应简明扼要。根据重要性排序书写，如“1. 左肺下叶肺癌。2. 两上肺陈旧性肺结核”。性质相同的疾病可合并书写，如“右下肺癌，伴右肺门和纵隔淋巴结转移”。

(张闽光)

第二篇 骨关节和肌肉系统

第七章 骨 骼

骨组织含有大量的钙盐，密度高，与周围组织有良好的自然对比。X线平片具有较高的空间分辨力，能显示骨和关节细微的骨质结构，至今仍是首选的检查方法。CT是断面成像，避免了各种解剖结构的重叠，能清楚显示各种骨结构，而且密度分辨力高，可以显示X线难以发现的轻度骨化和钙化影。MRI具有良好的软组织对比，能很好地显示软组织、软骨的解剖形态，加之其各种方向的切面图像，能显示X线平片及CT不能显示或显示不佳的一些组织和结构如软骨和骨髓等。

第一节 骨的发育

骨起源于中胚层，骨的发育包括骨化及生长和成形两个过程。

一、骨 化

骨化有膜内化骨和软骨内化骨两种形式。

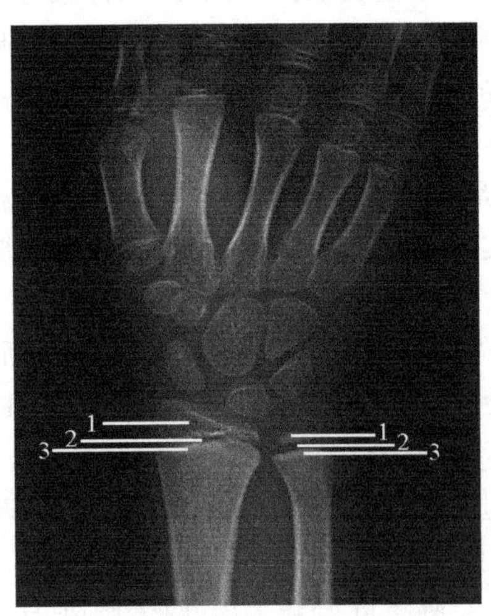

图7-1 小儿腕部X线图像
1. 骨骺的继发骨化中心；2. 骨骺板；3. 干骺端

膜内化骨见于颅盖诸骨、面骨以及锁骨和下颌骨的一部分。

颅底、躯干和四肢骨均来自软骨内化骨。

二、骨骺板与骨生长

骨骺板是骨骺的继发骨化中心和干骺端之间软骨的投影。儿童期显示为一较宽的透亮带，称骨骺板；随年龄增长，骨骺板逐渐变窄，以至表现为一透亮线，称为骨骺线（图7-1）。

三、骨 龄

在骨的发育过程中，每一个骨的骺软骨内继发骨化中心出现时的年龄和骺与干骺端完全结合，即骨骺线完全消失时的年龄，称为骨龄。估计骨龄是了解被检查者实际骨发育的年龄，并与正常儿童骨龄标准相比。如果骨龄与被检查者实际年龄不符，且相差超出一定范围，常提示骨发育过快或过迟，对某些疾病的诊断有一定的价值。健康儿童的骨发育速度有个体差异，同一个体两侧肢体的骨化中心的出现亦非完全一致，但骺愈合的时间却绝大多数是两侧对称的。一般而言男性骨化中心出现时间和干骺愈合时间皆晚于女性 1～2 岁。以上因素在分析时均应加以考虑。

第二节 影像学检查方法和正常影像学表现

一、骨骼 X 线检查方法及正常 X 线表现

（一）骨的解剖

1. 骨的形态 人体有 206 块骨，按其形态的不同可以分为四类：

（1）长管状骨：呈长管状，两端较粗，逐渐向中央移行变细。上肢的肱骨、尺骨、桡骨、锁骨，下肢的股骨、胫骨、腓骨属于长管状骨。

（2）短管状骨：形态与长管状骨相似，但较短且直径较细，手足骨多属此类。短管状骨有指骨、掌骨、趾骨、跖骨。

（3）扁骨：形态扁平，如颅骨、肩胛骨、胸骨、肋骨和髂骨等。

（4）不规则骨：形状不规则，不能归于上述三类的都属于这一类，如脊椎骨、颞骨、腕骨和跗骨等。

2. 骨的大体结构

（1）密质骨和松质骨：密质骨构成的骨皮质在 X 线片上显示密度高而均匀。松质骨由多数骨小梁形成网状，小梁间充以骨髓。

（2）骨膜和骨内膜：除软骨被覆骨性关节面外，绝大多数骨皮质表面都被有骨膜。骨膜分为内外两层，外层为致密纤维组织，内含血管、淋巴管及神经；内层为富含血管的结缔组织，内有成骨细胞。骨内膜衬于骨皮质髓腔面和骨小梁的表面，与骨外膜内层的构造相似，但较薄。

（3）骨髓腔：骨的中央为骨髓腔，包括骨干段缺乏骨小梁的中空部分和骨端部分的骨小梁间隙。骨髓腔内充有骨髓。

（二）骨骼 X 线检查方法

1. X 线平片 平片是骨骼系统最常用的检查方法。摄片应注意以下几点：①一般部位摄片要包括正、侧位或正、斜位两个位置，如四肢长、短骨。②平片应包括所摄骨及周围的软组织，四肢长骨片至少应包括邻近的一个关节。③两侧对称的部位，若要加照对侧时，应采用相同条件摄片，以便对比。

2. 透视 透视在以下方面仍有应用价值：①寻找高密度异物及其定位；②移位骨折和关节脱位复位时的观察。

（三）正常骨骼 X 线表现

新生儿管状骨只分为骨干和骺软骨。儿童骺软骨中出现继发骨化中心后即分为骨干、

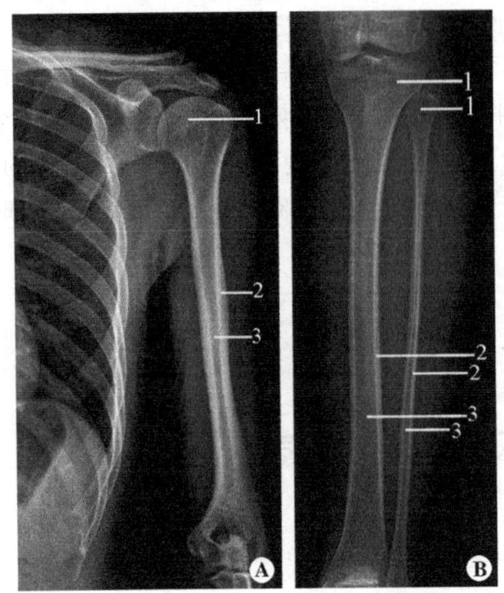

图 7-2 长骨 X 线图像

肱骨(A)和胫腓骨(B)正位 X 线片图像;1. 骨端骨松质;2. 骨干骨皮质;3. 骨干骨髓腔

干后端、骺核和骺软骨四部分。至成年骺线闭合后,即形成骨干、骨端和关节软骨。

1. 长、短管状骨 X 线表现 长管状骨和短管状骨只是长短、粗细有所不同,其结构基本相同。

(1) 骨干:包括骨膜、骨皮质、骨松质、骨髓腔。正常骨膜和骨周围的软组织密度相同,在 X 线片上不能辨认。骨皮质为密质骨,密度均匀致密,在骨干中段最厚,向两端逐渐变薄。骨的滋养动脉穿过骨皮质时形成一条纤细的隧道,较大的管状骨的滋养血管的走行方向(由骨外向骨内)在上肢均朝向肘关节,在下肢均背离膝关节,勿将后者误为骨折线。骨松质的影像由骨小梁和其间的骨髓所构成,在 X 线片上显示为网络样骨纹理,密度低于骨皮质。骨小梁的排列、粗细和数量因人和部位而异;其排列方向与负重、肌肉张力及特殊功能有关。骨髓腔:常因骨皮质和小梁的遮盖而显示不清,骨髓腔的骨干段可显示为边界不清、较为透亮的带状区(图 7-2)。

(2) 骨端:横径大于骨干,骨皮质一般较菲薄且多光滑锐利,并能见到较清楚的骨小梁。骨端往往有局部突起,形成粗隆或骨嵴,为肌腱或韧带附着点(图 7-2)。

2. 扁骨 X 线表现 与大体解剖形态相似。

3. 不规则骨的 X 线表现

(1) 脊椎骨见脊柱相关章节。

(2) 腕骨:腕骨共八块,排成远近两列,但并不在同一平面上,而是背侧面凸隆,掌侧面凹陷形成腕骨沟,各腕骨的相邻面都有关节软骨覆盖,彼此形成腕骨间关节。

(3) 跗骨:共有 7 块,每块有多个面,其中相邻的面关节面,覆盖有关节软骨。分为前中后 3 列,后列有距骨与下方的跟骨相关节。中列为位于距骨前方的足舟骨,其内下方的隆起称舟骨粗隆,是重要的体表标志。前列为内侧、中间、外侧楔骨及跟骨前方的骰骨。

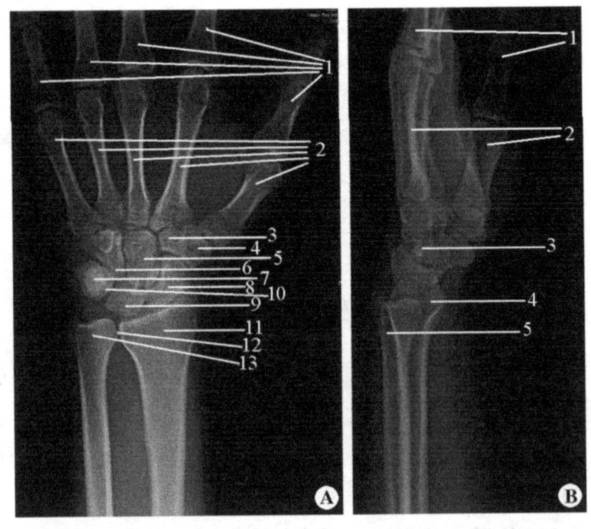

图 7-3 腕部 X 线图像

A. 腕部正位片:1. 指骨;2. 掌骨;3. 大多角骨;4. 小多角骨;5. 头状骨;6. 钩骨;7. 豌豆骨;8. 手舟骨;9. 月骨;10. 三角骨;11. 桡骨;12. 桡尺远侧关节;13. 尺骨;B. 腕部侧位片:1. 指骨;2. 掌骨;3. 腕骨;4. 桡骨;5. 尺骨

(四) 四肢骨关节正常 X 线表现

图 7-2~图 7-8,分别显示肩、肘、手腕、髋、膝和足、踝部 X 线表现。

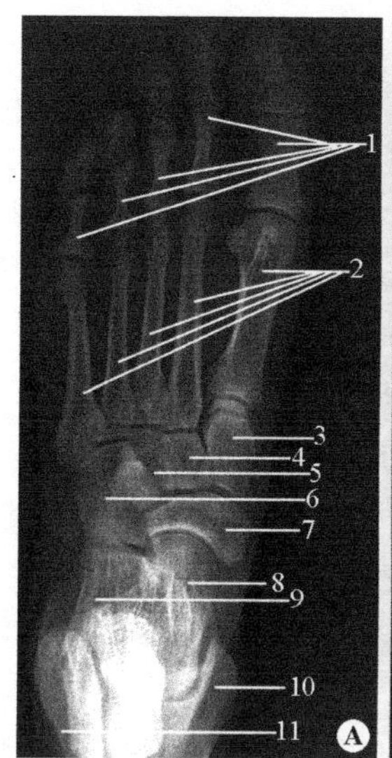

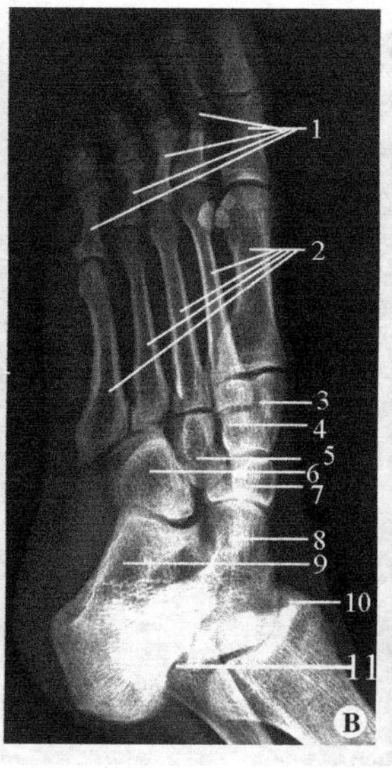

图 7-4 足部 X 线图像

足部X线正位片(A)和斜位片(B):1. 1～5 近节趾骨;2. 1～5 跖骨;3. 内侧楔骨;4. 中间楔骨;5. 外侧楔骨;6. 骰骨;7. 足舟骨;8. 距骨;9. 跟骨;10. 胫骨内踝;11. 腓骨外踝

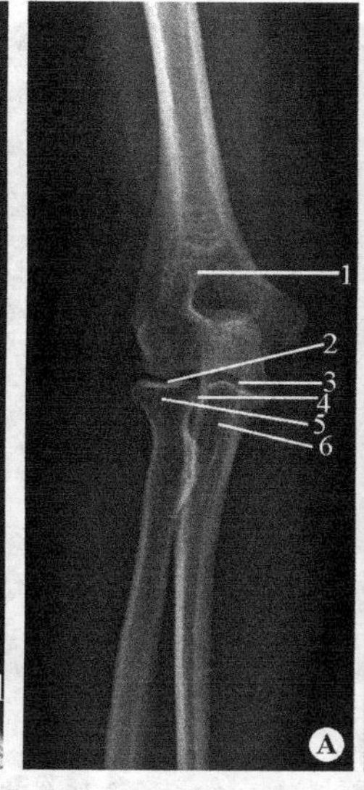

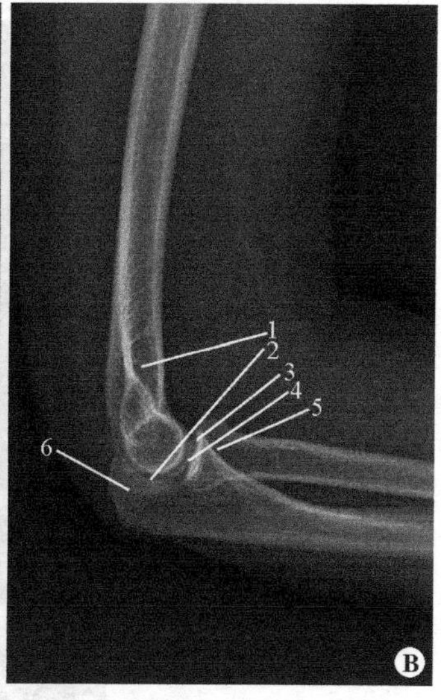

图 7-5 肘部 X 线图像

A. 肘部正位片:1. 肱骨;2. 肱桡关节;3. 肱尺关节;4. 桡尺近侧关节;5. 桡骨头;6. 尺骨;B. 肘部侧位片:1. 肱骨;2. 肱尺关节;3. 尺骨冠突;4. 肱桡关节;5. 桡骨头;6. 尺骨鹰嘴

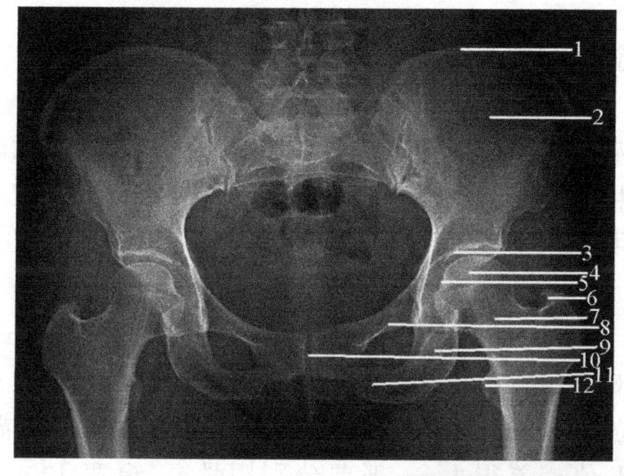

图 7-6 髋部 X 线图像

1. 髂嵴;2. 髂骨;3. 髋臼;4. 股骨头;5. 股骨头凹;6. 股骨大粗隆;7. 股骨颈;8. 耻骨上支;9. 坐骨;10. 耻骨联合;11. 耻骨下支;12. 股骨小粗隆

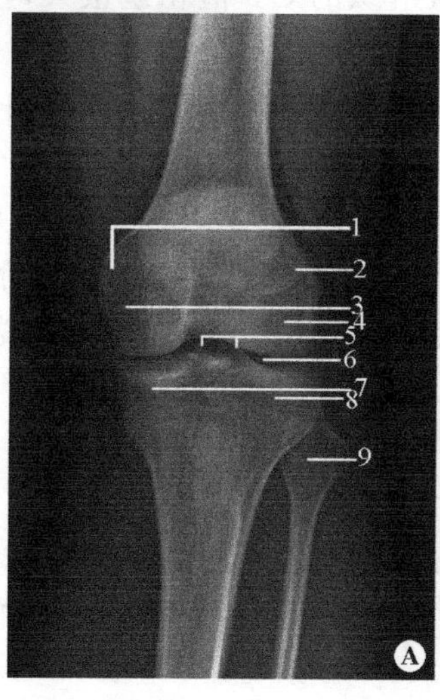

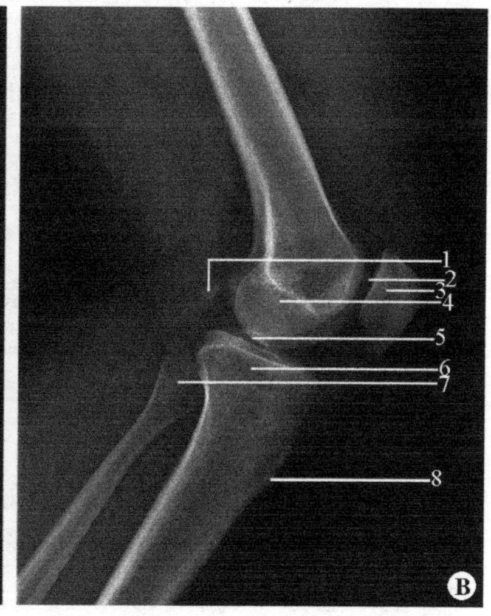

图 7-7 膝部 X 图像

A. 膝关节正位片:1. 股骨内上髁;2. 股骨外上髁;3. 股骨内侧髁;4. 股骨外侧髁;5. 胫骨髁间隆起;6. 膝关节间隙;7. 胫骨内侧髁;8. 胫骨外侧髁;9. 腓骨头;B. 膝关节侧位片:1. 籽骨;2. 髌股关节间隙;3. 髌骨;4. 股骨髁;5. 膝关节间隙;6. 胫骨髁;7. 腓骨头;8. 胫骨粗隆

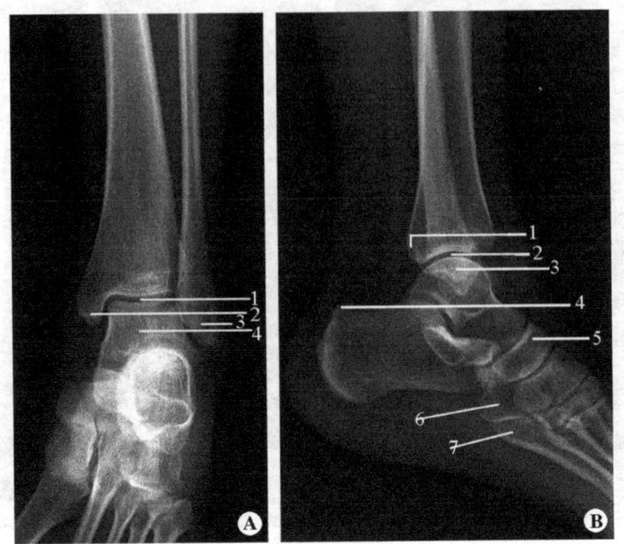

图 7-8 足踝部 X 线图像

A. 踝关节正位片：1. 胫距关节间隙；2. 内踝；3. 外踝；4. 距骨；B. 踝关节侧位片：1. 后踝；2. 胫距关节间隙；3. 距骨；4. 跟骨结节；5. 足舟骨；6. 骰骨；7. 第五跖骨基底部

二、骨骼的 CT 检查及正常 CT 表现

CT 是断面成像，能清楚显示各种骨结构而且密度分辨力高，可以显示 X 线难以发现的轻度骨化和钙化影以及区分不同性质的软组织。另外，可以通过对比剂增强 CT 检查进一步了解病变的血供情况和区别正常和病变组织，为诊断提供更多的信息。

（一）CT 检查

1. 平扫 检查时尽量将病变部位与其对侧相应部位同时扫描，以便两侧对照观察。患者体位可根据具体情况选择仰卧位或俯卧位，以患者舒适为原则。一般行横断面连续扫描，层厚 3～5mm。由于骨组织和软组织的 CT 值相差很大，一般要分别用骨窗（窗宽 1000～2000HU，窗位 200～500HU）和软组织窗（窗宽 300～500HU，窗位 0～50HU）分别观察。

2. 增强扫描 对于骨病变的软组织肿块需进行增强扫描，以进一步确定病变的范围和性质。

3. 图像后处理 螺旋 CT（SCT），特别是 MSCT 具有强大的图像后处理功能，其中图像二维、三维重组技术对骨骼软组织病变具有重要的诊断价值。二维重组可以进行冠状面、矢状面和任意斜位的多方位观察，清楚的了解骨折和关节脱位情况，特别是脊柱和骨盆等复杂部位的异常。

（二）正常 CT 表现

在骨窗上，CT 图像可以很好地观察骨皮质和骨小梁。前者表现为致密的线状或带状影，而后者表现为细密的网状影。骨髓腔因含脂肪成分而表现为低密度影。正常骨膜在 CT 上不能分辨（图 7-9）。

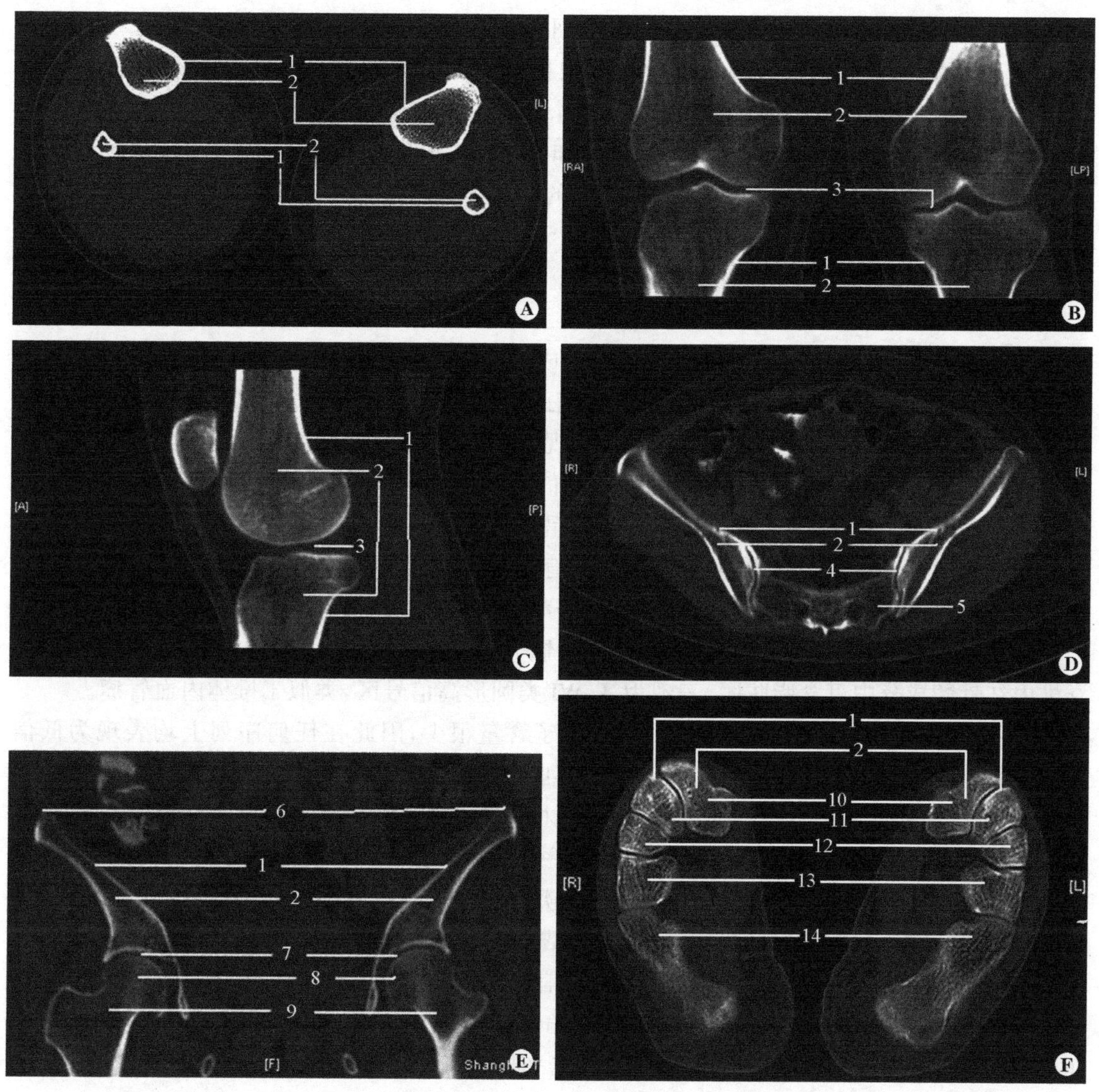

图 7-9 骨关节 CT 图像

A. 胫腓骨上段 CT 横断面图像；B. 膝部 CT 冠状面重组图像；C. 膝部 CT 矢状面重组图像；D. 骨盆 CT 横断面图像；E. 髋部 CT 冠状面重组图像；F. 足冠状面重组图像；1. 骨皮质（致密骨）；2. 骨小梁（松质骨）；3. 膝关节间隙；4. 骶髂关节间隙；5. 骶骨；6. 髂嵴；7. 髋关节间隙；8. 股骨头；9. 股骨颈；10. 内侧楔骨；11. 中间楔骨；12. 外侧楔骨；13. 骰骨；14. 跟骨

三、骨骼 MRI 检查及正常 MRI 表现

MRI 是检查骨骼疾病的重要手段之一，对各种正常组织如肌腱、软骨、骨髓等以及病变如肿块、坏死、出血、水肿等均能良好显示。MRI 对钙化和细小骨化的显示不如 X 线和 CT，因此对多数骨病变的 MRI 诊断应在平片的基础上进行。

（一）MRI 检查

1. 平扫 MRI 检查需根据受检部位而选择不同的体线圈或表面线圈，目的是提信噪比，使图像更清晰。常用扫描序列有自旋回波、快速自旋回波和脂肪抑制的 T_1WI 和 T_2WI。层面方向可依部位和病变情况而选用横断、冠状、矢状或各种方向的斜切面。一个部位至少应有包括 T_1WI 和 T_2WI 在内的两个不同方向的切面检查。

2. 增强扫描 骨 MRI 增强扫描的目的和意义与 CT 增强扫描相同。MRI 动态增强扫描可以显示不同的组织以及病变内不同成分的信号强度随时间的变化情况，据此可以了解它们的血液灌注，有利于对病变定性。

（二）正常 MRI 表现（图 7-10）

1. 骨髓 骨髓由造血细胞及脂肪组织构成，松质骨骨小梁构成骨髓组织的支架。依据骨髓成分比例不同，可以分为红骨髓和黄骨髓两类。由于黄骨髓所含脂肪比例较红骨髓高，其 T_1 较短。正常情况下，T_1WI 上黄骨髓表现为与皮下脂肪相似的高信号，红骨髓信号介于皮下脂肪和肌肉之间；T_2WI 上，红、黄骨髓信号相似，其信号高于肌肉而低于水。在高分辨率 MRI 上，愈合的骨骺线和较大骨小梁可呈髓内条状低信号影而被识别。

新生儿大部分骨髓为红骨髓，随着生长发育的进行，四肢骨骨髓自远端向近端顺序转化为黄骨髓。儿童期，骨髓中脂肪与造血细胞混合分布，T_1WI 信号可不均匀，呈斑片状高低混杂信号。青春期，仅中轴骨及股骨、肱骨近端有红骨髓分布。成年人，上述部位均可转换为黄骨髓。脊椎内红骨髓成分中可含脂肪团，表现为 T_1WI 类圆形高信号区，类似于椎体内血管瘤。

2. 皮质骨和关节软骨 由于皮质骨中质子含量很少，因此在任何序列上均表现为低信号。骨膜正常情况下 MRI 不能显示。SE 序列 T_1WI、PDWI 上，关节软骨呈介于肌肉和脂肪之间的中等强度信号，T_2WI 上关节软骨为相对低信号，与高信号关节内液体形成对比。脂肪抑制 T_1WI 是观察关节软骨较为理想的序列，可以增加关节软骨和邻近结构的对比度，此时关节软骨为高信号，关节积液中等信号，软骨下骨板及骨髓为低信号。

3. 纤维软骨、肌腱和韧带 关节内支持结构如关节盘、半月板及关节唇都由纤维软骨构成。正常纤维软骨在绝大多数序列上呈低信号。除信号特征外，正常纤维软骨尚有一定的形态特征。如：膝关节半月板的断面呈三角形（图 7-10）或弯弓状；肩胛盂唇通常亦呈三角形，可因关节伸展和旋转程度不同而呈圆或平板状。

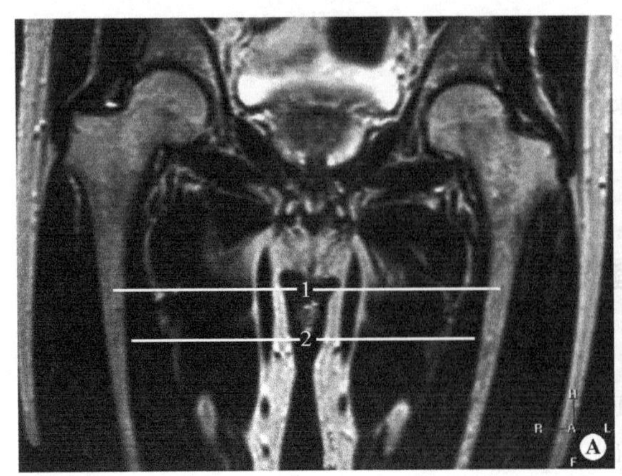

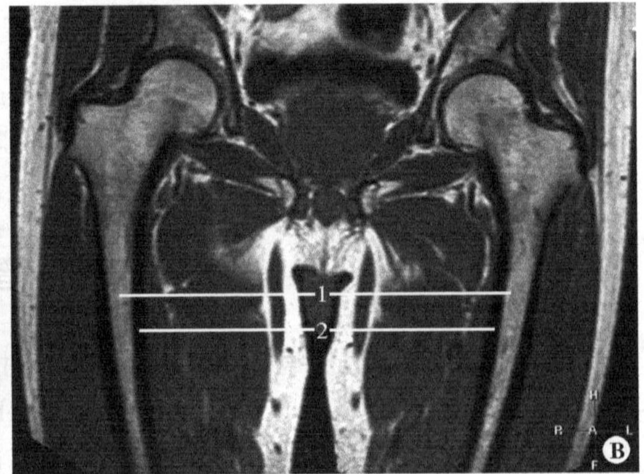

图 7-10 髋股 MRI 图像

A. MRI T_1WI 图像；B. MRI PDWI 图像；1. 骨髓表现为高信号；2. 骨皮质表现为低信号

第三节　基本病变的影像学表现

(一) 骨质疏松

骨质疏松是指单位体积内骨组织的含量减少,即骨组织的有机成分和无机成分都减少,但两者的比例仍正常。骨质疏松使骨的结构脆弱,骨折的危险性增加。组织学变化是骨皮质变薄、哈弗管和伏克曼管扩大和骨小梁减少、变细甚至消失。

骨质疏松分全身性和局限性两类。全身性骨质疏松主要原因有:①先天性疾病,如成骨不全;②内分泌紊乱,如甲状旁腺功能亢进;③医源性,如长期使用激素治疗者;④老年及绝经后骨质疏松;⑤营养性或代谢障碍性疾病,如维生素C缺乏病;⑥酒精中毒;⑦原因不明,如青年特发性骨质疏松等。局限性骨质疏松多见于肢体失用、炎症、肿瘤等。

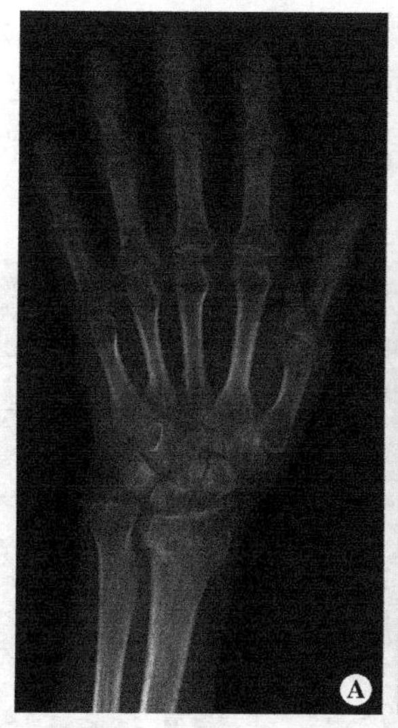

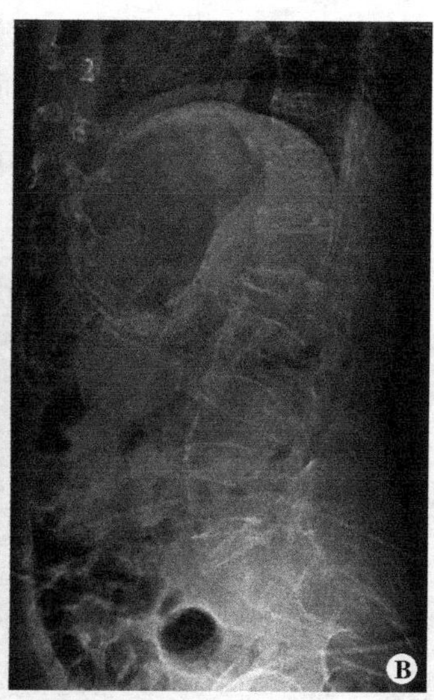

图 7-11　骨质疏松 X 线图像

A. 手腕部正位示桡骨远段骨折后废用性骨质疏松;B. 腰椎侧位示老年性骨质疏松。表现为质密度降低,与周围软组织对比度下降。皮质变薄,骨小梁稀疏。腰椎体变扁,呈双凹状

1. X 线表现　骨质疏松的 X 线表现主要是骨密度减低。在长骨可见骨小梁变细、数量减少、间隙增宽,骨皮质变薄和出现分层现象(图 7-11A)。在脊椎,皮质变薄,横行骨小梁减少或消失,纵行骨小梁相对明显,多呈不规则纵行排列。严重时,椎体内结构消失,椎体变扁,其上下缘内凹,椎体呈双凹状,且常因轻微外伤而压缩呈楔状;椎间隙增宽,呈双凸状(图 7-11B)。

骨内钙盐丢失达 30%～50%时才能显出阳性 X 线征,由于常规 X 线检查简单易行,仍不失为首选的检查手段。

2. CT 表现　骨质疏松的 CT 表现和征象评价与 X 线平片基本相同。

3. MRI 表现　老年性骨质疏松由于松质骨内小梁变细和数量减少以及黄骨髓增多,导致骨髓在 T_1WI 和 T_2WI 上信号增高;骨皮质的疏松表现为皮质变薄及皮质内出现较高信号区,代表哈氏管扩张和黄骨髓侵入。炎症、肿瘤和骨折等周围的骨质疏松区因局部充血、水肿而表现为边界清楚或模糊的长 T_1、长 T_2 信号影。

近年来多采用骨矿物质定量换测骨质疏松,较常用的有定量 CT 法(quantitative computed tomography,QCT),双光子吸收法(dual photon absorptiometry,DPA),双能 X 线吸收法(dual X-ray energy absorptiometry,DXA);新近还有学者利用 MRI 和超声法来测量骨矿含量。

（二）骨质软化

骨质软化是单位体积内骨组织有机成分正常而钙化不足，因而骨内钙盐含量降低，骨质变软。组织学显示未钙化的骨样组织增多，常见骨小梁中央部分钙化而外面围一层未钙化的骨样组织。骨质软化是全身性骨病，发生于生长期为佝偻病，于成人为骨质软化症。

骨质软化的X线表现：骨质软化的X线表现与骨质疏松有相类似之处，如骨密度减低、骨皮质变薄和骨小梁减少变细等，所不同的是骨小梁和皮质因含大量未钙化的骨样组织而边缘模糊。由于骨质软化，承重骨骼常发生各种变形，形成"O"形腿或"X"形腿（图7-12A）。在儿童可见干骺端和骨骺的改变。此外，还可见假骨折线，表现为宽约1～2mm的光滑透明线，与骨皮质垂直，边缘稍致密，好发于耻骨支、肱骨、股骨上段和胫骨等（图7-12B）。

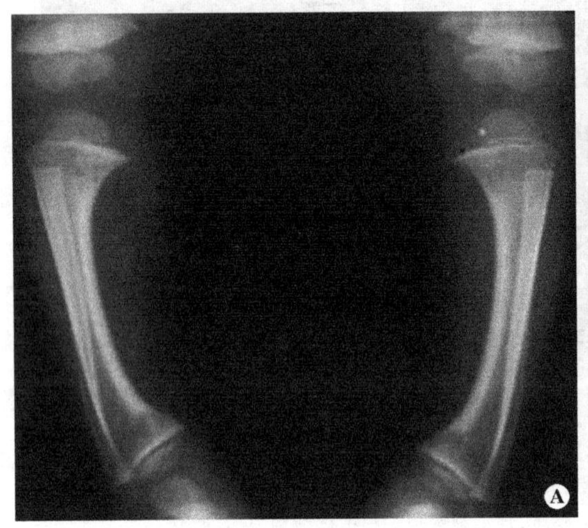

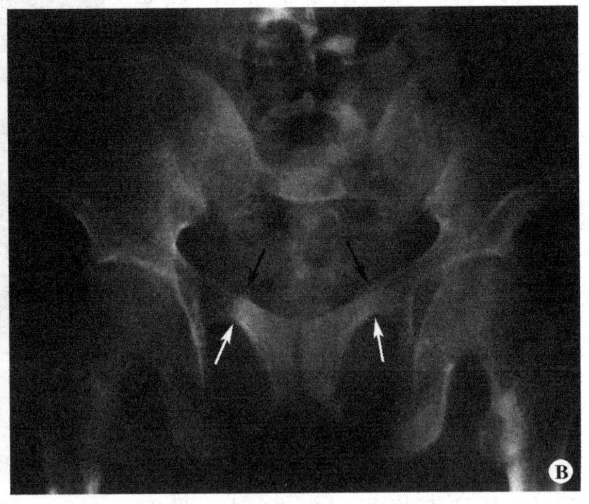

图7-12 骨质软化X线图像

A. 小腿X线正位片显示两侧胫骨变形，形成"O"形腿；B. 骨盆正位片示骨密度减低、骨皮质变薄和骨小梁减少变细且边缘模糊。耻骨上支见假骨折线（↑）

骨质软化的CT表现和征象评价与X线平片基本相同，对骨质软化的MRI表现详细报道较少。

（三）骨质破坏

骨质破坏是局部骨质为病理组织所取代而造成的骨组织的缺失。它可以由病理组织本身直接溶解骨组织使之消失，或由病理组织引起的破骨细胞生成和活动亢进所致。骨皮质和骨松质均可发生破坏。

1. X线表现 在X线片上骨质破坏表现为局部骨质密度减低、骨小梁稀疏和正常骨结构消失。骨松质的早期破坏，可形成斑片状的骨小梁缺损。骨皮质的破坏可早期发生于哈氏管，造成哈氏管的扩大，X线上呈筛孔状，骨皮质内外表层的破坏，则呈虫蚀状。当骨质破坏进展到一定程度时，往往有骨皮质和骨松质的大片缺失（图7-13）。

骨质破坏见于炎症、肉芽肿、肿瘤或肿瘤样病变。由于病变的性质、发展的快慢和邻近骨质的反应性改变不同，不同病因造成的骨质破坏在X线表现上具有一定的特点。如在炎症的急性期或恶性肿瘤，骨质破坏常较迅速，轮廓多不规则，边界模糊，可称为溶骨性破坏(图7-13A)。而炎症的慢性期或良性骨肿瘤，则骨质破坏进展较缓慢，边界清楚，在骨破坏区边缘往往可见一致密的骨质增生硬化带围绕；如造成骨轮廓的膨胀，可称为膨胀性骨破坏(图7-13B)。

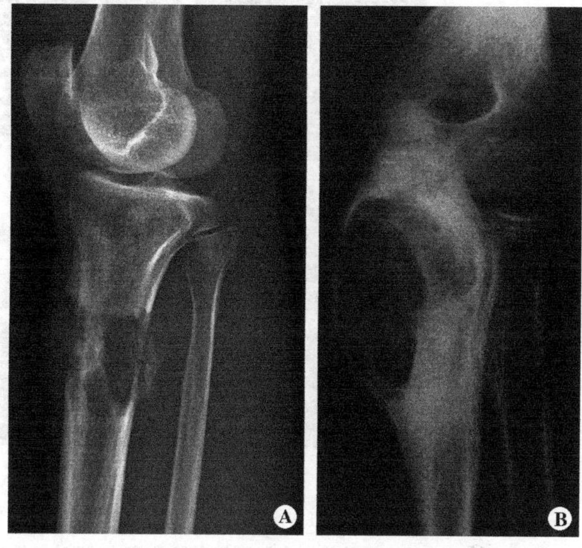

图7-13 骨质破坏X线图像

A. 膝部X线侧位片示胫骨上段不规则溶骨性破坏，局部见软组织肿块；B. 肘关节正位片示尺骨上段膨胀性骨质破坏，边缘骨质硬化，无软组织肿

2. CT表现 CT易于区分松质骨和皮质骨的破坏。松质骨的破坏早期表现为局部的骨小梁稀疏，骨小梁破坏区的骨髓被病理组织取代，其CT值常在软组织范围内。以后发展为斑片状甚至大片松质骨缺损(图7-14A)。皮质骨的破坏表现为骨皮质内出现小透亮区，此为扩大的哈氏管；或表现为骨皮质内外表面的不规则虫蚀样改变、骨皮质因内外面的侵蚀破坏而变薄，或者出现范围不等的全层骨皮质缺损(图7-14B)。CT较X线平片更易于显示良、恶性骨质破坏的特点。

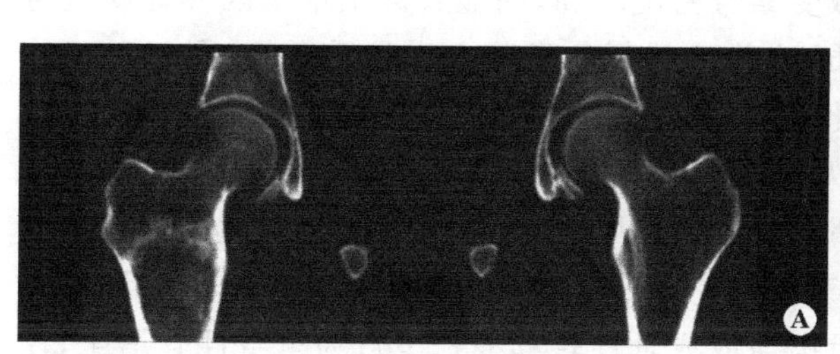

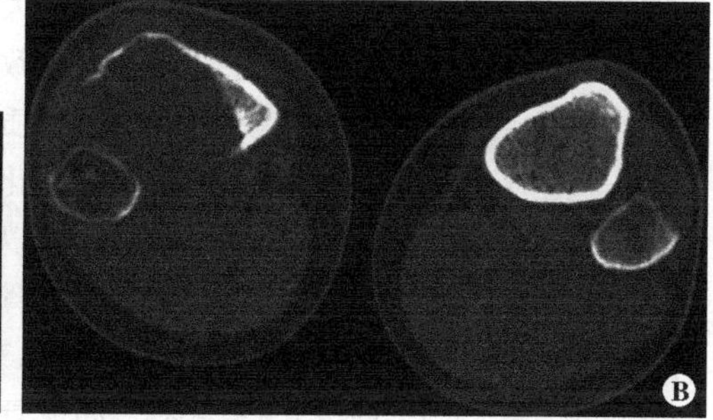

图7-14 骨质破坏CT图像

A. 髋股部CT冠状面重组图像示右股骨上段骨髓腔内骨质破坏，呈膨胀性改变，周围骨质硬化；B. 小腿上段CT横断面图像示右侧胫骨大片骨质破坏、缺损，局部软组织肿块

3. MRI表现 松质骨的破坏常表现为高信号的骨髓为较低信号或混杂信号所代替(图7-15)。骨皮质的破坏表现与CT相同。骨破坏区周围的骨髓可因水肿而表现为模糊的长T_1长T_2异常信号。

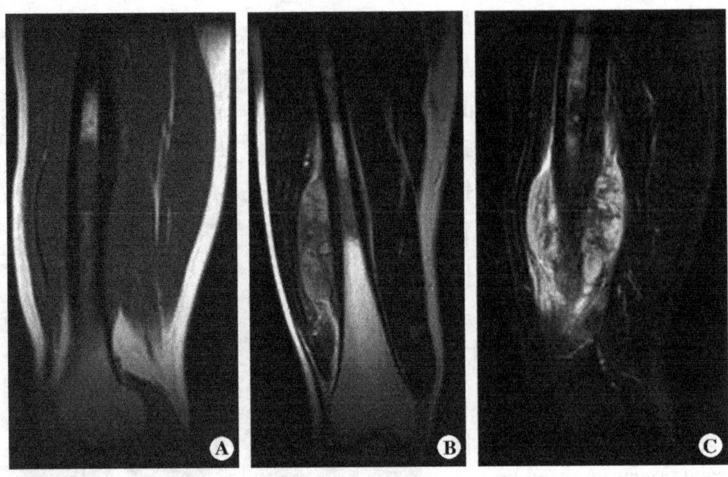

图 7-15　骨质破坏 MRI 图像

股骨中下段 MRI T_1WI 矢状面(A)、T_2WI 冠状面(B)和 T_2WI 矢状面脂肪抑制(C)图像示股骨下段髓腔内多发不规则异常信号(相对于骨髓)，软组织肿块，为骨肉瘤

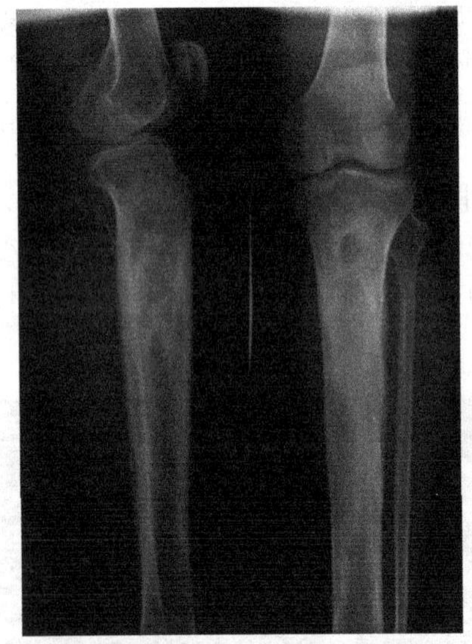

图 7-16　骨质硬化 X 线图像

小腿上段正侧位 X 线片示胫骨上段骨质密度增高，骨质增生硬化，其内见骨质破坏区

(四) 骨质增生硬化

骨质增生硬化是单位体积内骨量的增多。组织学上可见骨皮质增厚、骨小梁增粗增多，是成骨活动增多或破骨活动减少或两者同时存在所致。大多是因病变影响成骨细胞活动所造成，少数是因病变本身成骨，如成骨肉瘤的肿瘤骨形成。

1. X 线表现　骨质密度增高，伴有或不伴有骨骼的增大变形；骨小梁增粗、增多、密集；骨皮质增厚，这些都导致受累骨密度增高，明显者甚至难于区分骨皮质与骨松质，这种 X 线征象可称之为骨质硬化(图 7-16)，骨质硬化在组织学上可以是有机成分和无机成分均增加，也可以是单纯无机成分的增高。

骨质增生硬化见于多种疾病。多数是局限性骨质增生，见于慢性炎症、外伤后的修复和某些成骨性骨肿瘤，如成骨肉瘤或成骨性转移瘤。少数为全身性骨增生，往往因代谢性骨病、中毒或遗传性骨发育障碍所致，如肾性骨硬化、氟中毒、铅中毒、石骨症等。

在肌腱、韧带和骨间膜的附着部位，因创伤、慢性劳损或炎症修复等原因常可形成一些骨性赘生物，按其形状的不同被称为骨刺、骨桥、骨唇等，这种现象也称为骨质增生。

骨质增生硬化的 CT 表现与其 X 线平片的表现相似。

2. MRI 表现　增生硬化的骨质本身在 T_1WI 和 T_2WI 上均呈低信号影，增生的骨小梁间骨髓组织相对较少，与正常骨松质相比呈现较低信号。

(五) 骨膜增生

骨膜增生又称骨膜反应，是因骨膜受到刺激，骨膜内层的成骨细胞活动增加所产生的骨膜新生骨。组织学上，可见骨膜内层成骨细胞增多，形成新生的骨小梁。

1. X线表现 在X线片上，骨膜增生的早期表现为一段长短不一，与骨皮质平行的细线样致密影，它同骨皮质之间有一个很窄的透亮间隙。骨膜新生骨逐渐增厚。由于新生骨小梁排列的形式不同而表现各异，常见的有与骨皮质表面平行的线状、层状或花边状骨膜反应。骨膜增生的厚度与范围同病变发生的部位、性质和发展阶段有关。一般发生于长骨骨干的较明显，炎症所致的较广泛而肿瘤引起的较局限。随着病变的好转与痊愈，增生的骨膜可变得致密，逐渐与骨皮质融合，表现为骨皮质增厚。痊愈后，骨膜新生骨还可逐渐被吸收，使受累骨恢复原来的形态。如引起骨膜反应的病变进展，已形成的骨膜新生骨可重新被破坏，破坏区两端的残留骨膜反应呈三角形或袖口状，称为Codman三角(图7-17)。

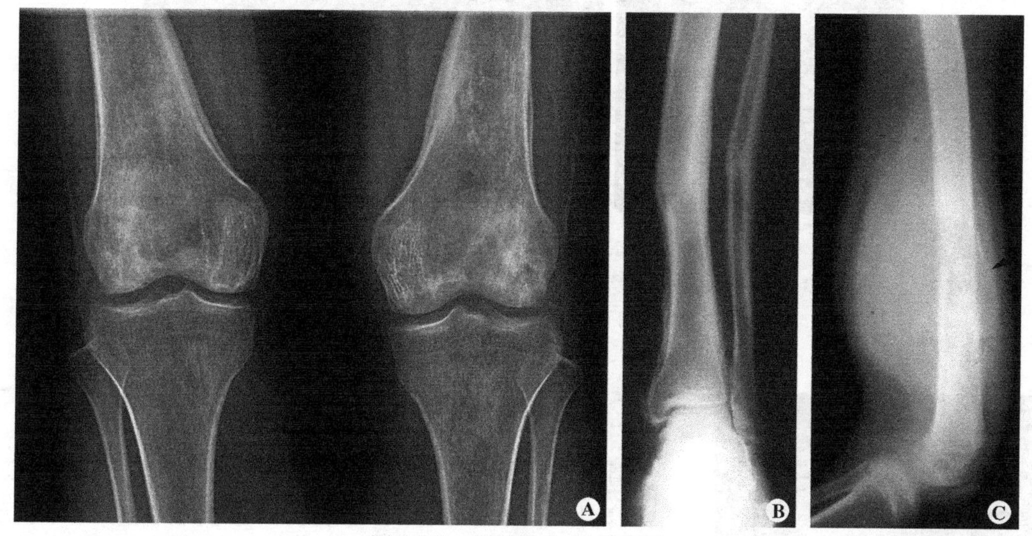

图7-17 骨膜增生X线图像

A. 膝部X线正位片示两侧股骨下段内外侧均见与骨皮质表面平行的线状骨膜增生；B. 小腿下段X线正位片示胫骨下段内侧花边样骨膜增生；C. 股骨下段X线侧位片示局部骨质破坏、骨膜掀起，形成骨膜三角(↑)，软组织肿块

骨膜增生多见于炎症、肿瘤、外伤、骨膜下出血等，也可继发于其他脏器病变(如继发性肥大性骨关节病)和生长发育异常等。仅据骨膜增生的形态不能确定病变的性质，需结合其他表现才能作出判断。

2. CT表现 骨膜增生的CT基本表现与X线平片表现相同(图7-18)，但有其特殊性。CT能显示平片不易显示的扁平骨如肩胛骨和髂骨的骨膜增生。

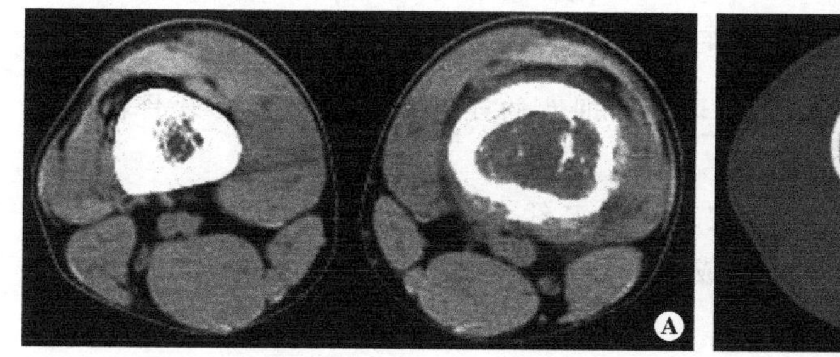

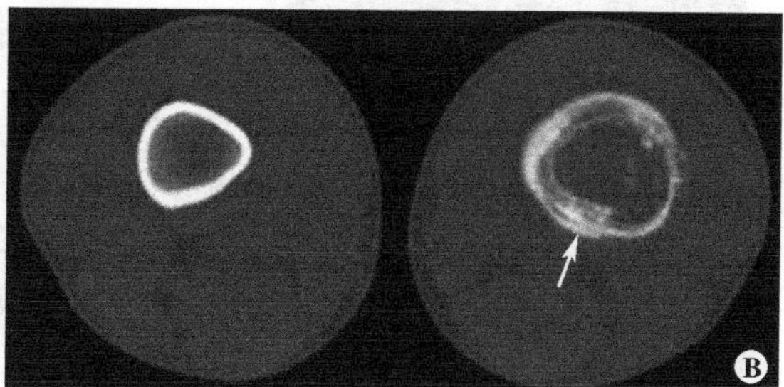

图7-18 骨膜增生CT图像

软组织窗(A)和骨窗(B)显示左侧股骨下段骨皮质破坏，髓腔扩大，后外侧骨膜增生(↑)

3. MRI 表现 MRI 对骨膜增生的显示要早于 CT 和 X 线平片。骨膜受刺激初期，在矿物质沉积之前，先有骨膜内层细胞增生、肥大，骨膜增厚，在 T_1WI 上呈中等信号而在 T_2WI 上呈高信号的连续线样影。有明显的矿物质沉积后，在各序列上一般呈低信号(图 7-19)。

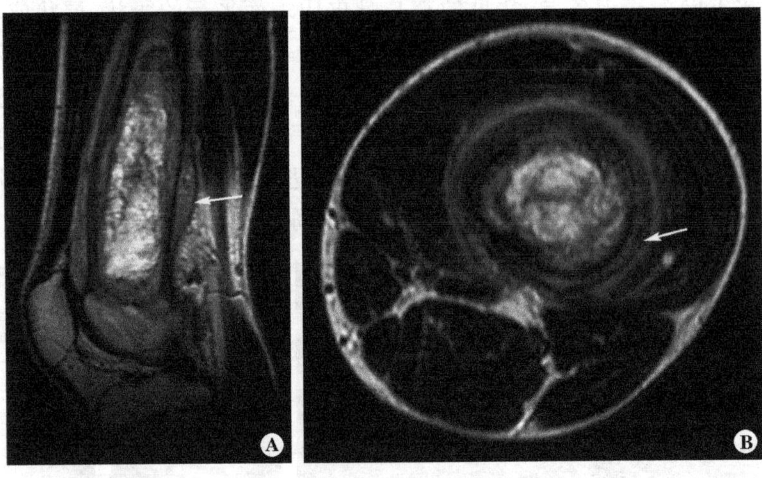

图 7-19 骨膜增生 MRI 图像

T_2WI 矢状面(A)和横断面(B)显示左侧股骨下段骨皮质破坏，髓腔信号不均匀，骨膜增生呈细线样低信号(↑)，局部软组织肿块

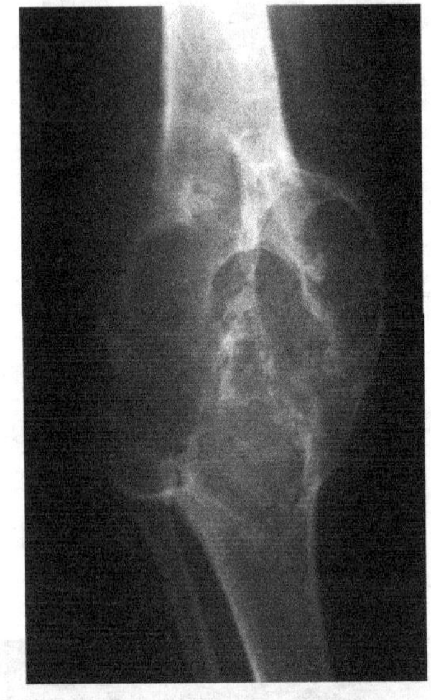

图 7-20 骨骼变形 X 线图像

膝部正位片示股骨下端与胫、腓骨上段膨大、变形，内部不规则泡状分隔

(六) 骨骼变形

骨骼变形多与骨骼的大小改变并存，可累及一骨、多骨或全身骨骼(图 7-20)。局部病变和全身性疾病均可引起，如骨的先天性发育异常、创伤、炎症以及代谢性、营养性、遗传性、地方流行性和肿瘤性病变等。局部骨骼增大可见于血供增加和发育畸形等病变，如软组织和骨血管瘤、巨肢症和骨纤维异常增殖症等。全身性骨骼短小可见于内分泌障碍，如垂体性侏儒等。骨骺和骺软骨板的损伤可使肢体骨缩短。骨肿瘤可导致骨局部膨大凸出。脊椎的先天畸形如半椎体、蝴蝶椎可引起脊柱侧弯、后突。骨软化症和成骨不全可引起全身骨骼变形(图 7-12A)。

(七) 软骨钙化

软骨钙化可为生理性的或病理性的。肿瘤软骨钙化是病理性的钙化。

1. X 线表现 在 X 线片上，瘤软骨钙化表现为大小不同的环形或半环形高密度影，钙化可融合成片状而呈现蜂窝状影，此表现较为特征(图 7-21A)。

2. CT 表现 由于避免了组织的重叠，CT 能较平片更好地显示瘤软骨钙化的特征(图 7-21B)。对分化较低的软骨肿瘤的少数小点状钙化，CT 也常能发现。

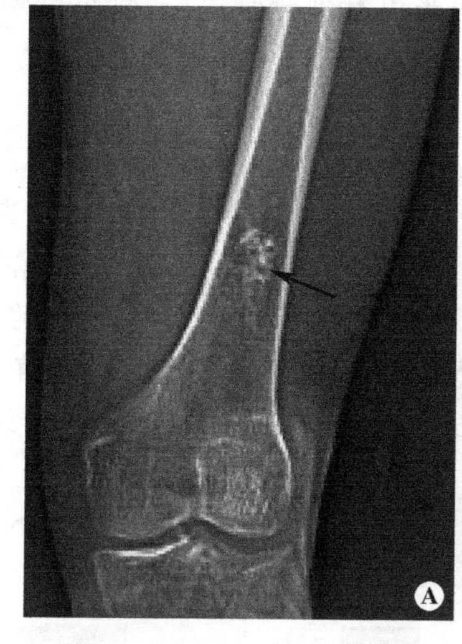
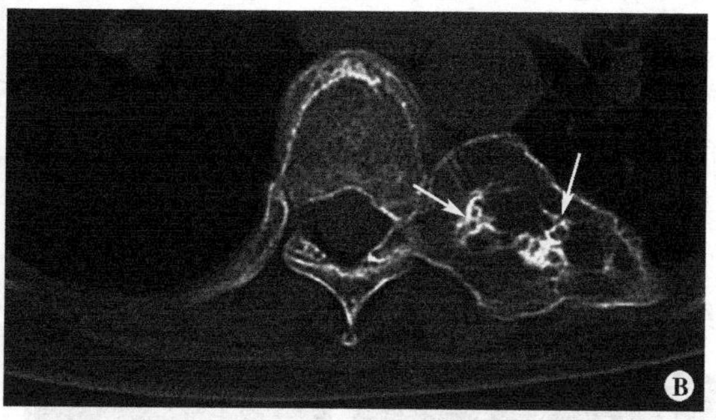

图 7-21　软骨钙化 X 线、CT 图像

A. 股骨下段 X 线正位片示股骨下段髓腔内多发环形钙化影（↑）；B. 胸部 CT 横断面骨窗示左侧肋骨头膨大，内部低密度区内见环形钙化影（↑）

第四节　常见疾病的影像学诊断

一、骨折与骨挫伤

骨折是指骨的连续性中断，包括骨小梁和（或）骨皮质的断裂。

骨挫伤是一种 X 平片难以显示的骨的隐匿性创伤，一般认为是骨小梁的微骨折造成的骨髓水肿和出血。

根据病因的不同，骨折可分为创伤性骨折、疲劳骨折和病理骨折。儿童可以发生骨骺板骨折。根据骨折整复后是否容易发生再移位分为稳定骨折和不稳定骨折。

（一）创伤性骨折

1. 病理与临床　创伤性骨折即直接或间接暴力引起正常骨的断裂。骨折后局部出现血肿，机化，肉芽组织形成，进一步形成骨痂，产生新骨。骨痂范围扩大，使骨折的连接牢固，骨折线消失而达到骨性愈合。临床表现为骨折局部肿痛、变形、患肢缩短、保护性姿势及功能障碍等。活动患肢可听到或触知骨的摩擦音（感）。本病常合并局部软组织撕裂，有时出现相邻脏器或神经损伤。

2. 影像学表现

（1）X 线表现

1）骨折类型：平片诊断骨折主要根据骨折线和骨折断端移位或成角。骨折线为锐利而透明的骨裂缝。成人的骨折多为骨的完全性中断，称为完全骨折。根据骨折线的形态又可分为横形骨折、斜形骨折和螺旋形骨折等。肌腱、韧带牵拉造成其与骨的附着点发生骨的撕裂、分离，称为撕脱骨折。骨折断裂成三块以上者称为粉碎性骨折。椎体骨折常表现为压缩性骨折。颅骨骨折表现为凹陷、线形或星芒状骨折。而当仅有部分骨皮质、骨小梁断裂时，称为不完全性骨折，X线表现为骨皮质的皱褶、成角、凹折、裂痕、和骨小梁中断，多见于儿童四肢长骨骨干，又称为青枝骨折(图7-22)。

2) 移位和成角：骨折断端移位有以下几种情况：①横向移位：为骨折远侧断端向侧方或前后方移位；②断端嵌入：多半发生在长骨的干骺端或骨端，为较细的骨干断端嵌入较宽大的干骺端或骨端的松质骨内，多方位观察可以和断端重叠区别；③重叠移位：骨折断端发生完全性移位后，因肌肉收缩而导致断端重叠，肢体短缩；④分离移位：骨折断端间距离较大，称为分离移位，多为软组织嵌入断端间或牵引所致；⑤成角：远侧断端向某一方向倾斜，两断端中轴线交叉成角称为成角；⑥旋转移位：为远侧断端围绕骨纵轴向内或向外旋转。上述横向移位、纵向移位(分离和重叠)称为对位不良。成角称为对线不良(图7-23)。

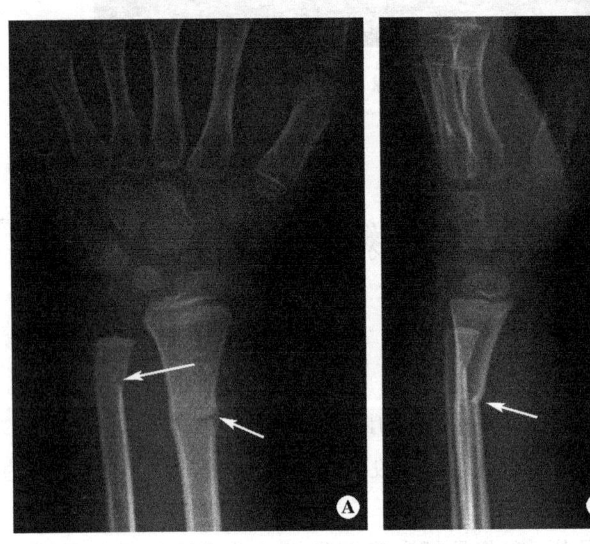

图7-22 右尺桡骨远端青枝骨折X线图像

正位(A)和侧位(B)片显示尺、桡骨远段前外侧骨皮质皱褶、轻度成角(↑)

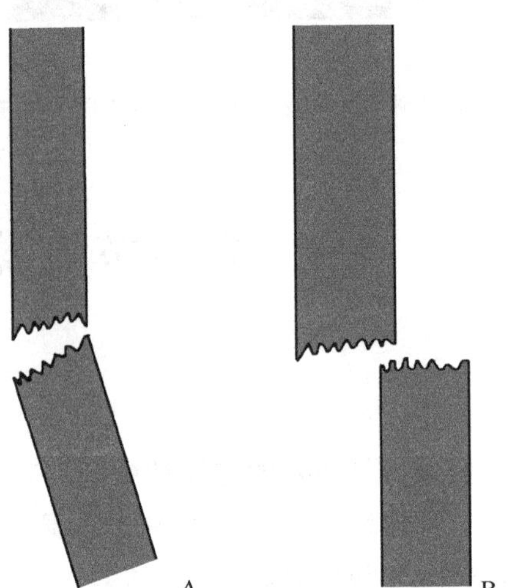

图7-23 骨折成角、移位示意图

A. 成角，对线不良；B. 横向移位，对位不良

骨折愈合的观察：骨折1周内形成的纤维骨痂及骨样骨痂，X线平片不能显示；约2～3周后，形成骨性骨痂，表现为断端外侧与骨干平行的梭形高密度影，即为外骨痂。同时可见骨折线模糊，主要为内骨痂、环形骨痂和腔内骨痂的密度增高所致。骨折愈合后塑形的结果与年龄有关，在儿童最后可以看不到骨折的痕迹。

(2) CT表现：CT是平片的重要补充，可发现平片上不能发现的隐匿骨折。对于结构复杂和有骨性重叠部位的骨折，CT比平片能更精确显示骨折移位情况。但当骨折线与CT扫描平面平行时，则可以漏诊骨折，因此不能单凭CT就排除骨折，一定要结合平片。不易观察骨折的整体情况也是其缺点，但三维重组可以全面直观地了解骨折情况(图7-24)。

(3) MRI表现：MRI比CT更敏感地发现隐匿骨折，能更清晰地显示软组织及脊髓的损伤。骨折在T_1WI上表现为线样低信号影，与骨髓的高信号形成明显的对比，T_2WI上为高信号影，代表水肿或肉芽组织；根据骨折断端间出血的时间及肉芽组织形成与演变也可表现为多种信号。

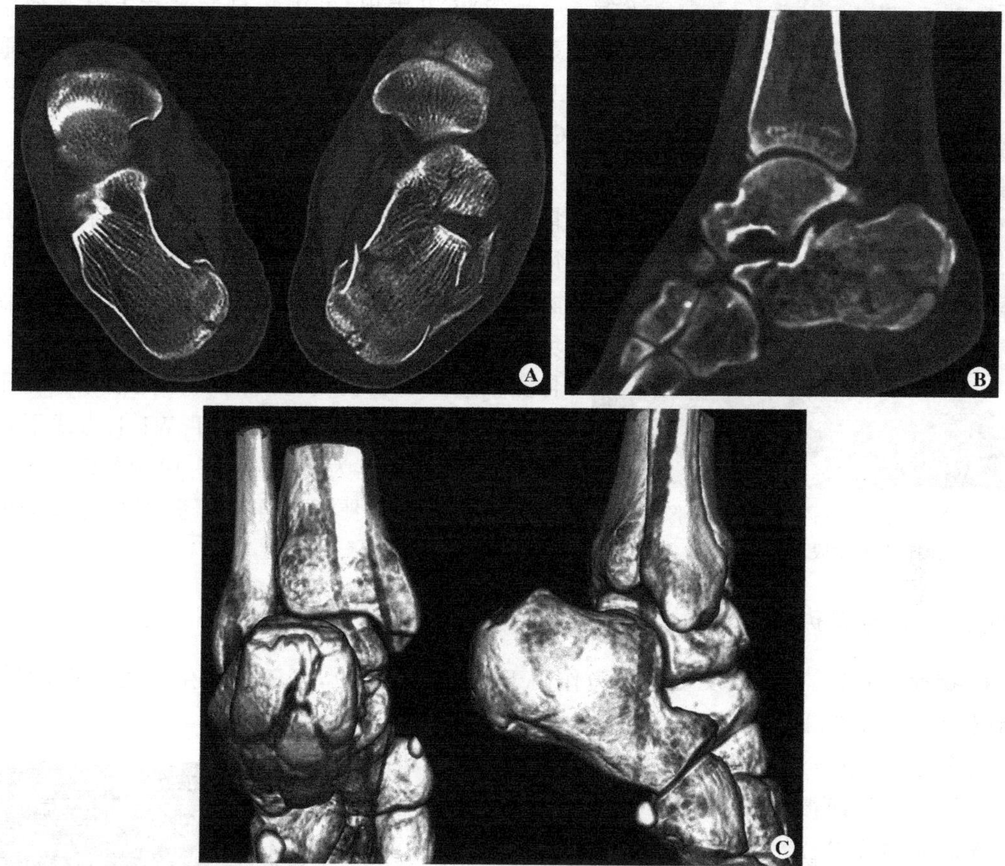

图 7-24 双侧跟骨骨折 CT 图像

A. 横断面图显示双侧跟骨粉碎性骨折，左侧严重；B. 矢状面重组图像除显示左侧跟骨骨折线外，还显示跟距关节间隙异常；C. 三维表面重组图像从不同角度显示骨折及肌腱，更为直观

MRI 上，骨挫伤表现为黄骨髓内 T_1WI 地图样或网状分布低信号区，相应 STIR 或脂肪抑制 T_2WI 为高信号。

3. 鉴别诊断 根据外伤病史和 X 线平片可以诊断出绝大多数骨折，但股骨颈、腕舟骨等部位骨折无移位时，平片可能显示不出骨折线而漏诊，应仔细搜寻骨小梁和皮质是否有中断；CT 特别是 MRI 可以非常敏感地发现隐匿性骨折，也可以帮助避免将正常结构误认为骨折。

（二）骨骺损伤

1. 病理与临床 骨骺损伤为干、骺愈合之前骨骺部发生的创伤，也称骨骺分离。约 30％的骨骺损伤继发肢体短缩或成角畸形等后遗症。影像学能显示损伤的情况，并指导治疗，避免畸形愈合。

2. 影像学表现

（1）X 线表现：大多数骨骺损伤可由 X 线平片根据骨骺的移位（图 7-25）、骨骺板增宽及临时钙化带变模糊或消失等表现做出诊断。

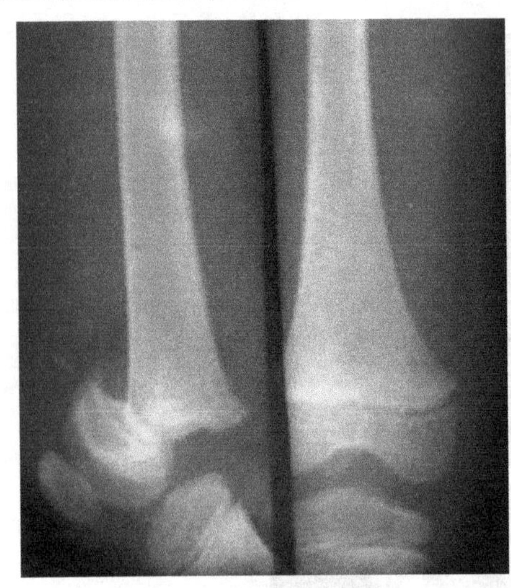

图 7-25 骨骺损伤 X 线图像

膝部正侧位片显示股骨下端骨骺向前移位

(2) CT 表现：可用于显示平片上有其他结构重叠的骨骺移位情况；如扫描平面与骨骺板垂直或 16 层以上螺旋 CT 做 MPR 薄层图像重组，则 CT 可比平片更清晰地显示骨骺板的骨桥。

(3) MRI 表现：可以直接显示软骨、软组织和骨成分，显示损伤全貌更精确，主要用于临床高度怀疑而 X 线平片正常的病例。MRI 能直接显示骨骺软骨的损伤。T_2WI 显示骨骺板较好，骨骺板表现为高信号，与周围低信号的骨形成明显的对比。骨骺板急性断裂表现为局灶线性低信号影。干骺端及继发骨化中心骨折则在 T_1WI 上为线形低信号影，在 T_2WI 上为高信号影。而骨骺板纤维桥和骨桥表现为横跨骨骺板连接干骺端和骨骺的低信号区。

(三) 疲劳骨折

1. 病理与临床 长期、反复的外力作用于骨的某一部位，可逐渐发生慢性骨折，到临床诊断时骨痂已形成，称为疲劳骨折或应力骨折。

长途行军、跑步运动员与舞蹈演员常发生跖骨和胫腓骨疲劳骨折。长期慢性咳嗽可引起肋骨骨折，称为咳嗽骨折。骨折起病缓慢，最初仅感局部疼痛，以后逐渐加重，影响功能。体检，局部可摸到固定骨性包块，压痛明显，无异常活动，表面软组织可有轻度肿胀。

2. 影像学表现 发病 1～2 周内 X 线检查易漏诊，有时仔细观察可见到压痛部位有一裂隙，无移位。发病 3～4 周后，骨折线周围已有梭形骨痂包围。骨折线的特点是横形的，常见于一侧骨皮质，周围有明显不规则硬化，有时需要摄高电压片或 CT 扫描才能发现骨折线。一般根据病史和 X 线表现容易诊断，但有时需与恶性骨肿瘤鉴别(图 7-26)。

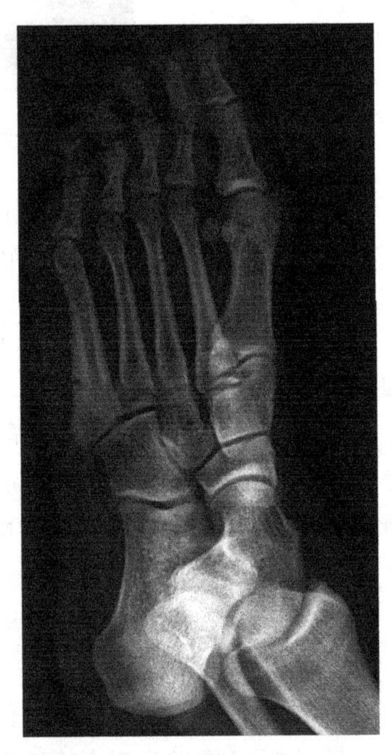

图 7-26 疲劳骨折 X 线图像

足斜位片示第 5 跖骨近段骨折，骨折线清晰，少许骨痂形成

(四) 病理性骨折

1. 病理与临床 由于先已存在骨的病变使其强度下降，即使轻微的外力也可引起骨折，称为病理性骨折。骨病变既可以是局限性病变，也可以是全身性病变。前者有肿瘤、肿瘤样病变、炎性病变；后者有骨质疏松、骨质软化和骨发育障碍(如成骨不全)等。

2. 影像学表现 X 线上除有骨折的征象外还有原有病变的特点。根据原发疾病病史和轻微外伤史，可以诊断为病理性骨折。局部病变大多与单纯骨折容易鉴别，如肿瘤所致的可见骨质破坏征象，但有时仅凭 X 线鉴别困难。CT 发现骨质破坏比 X 线敏感。MRI 显示骨髓的病理改变及骨质破坏更为敏感，有助于病理性骨折诊断。

（五）常见的长骨骨折

1. Colles 骨折　是指桡骨的远段距离远端关节面 2.5cm 以内的横形或粉碎性骨折，骨折远侧端向背侧移位、向掌侧成角（图 7-27）。

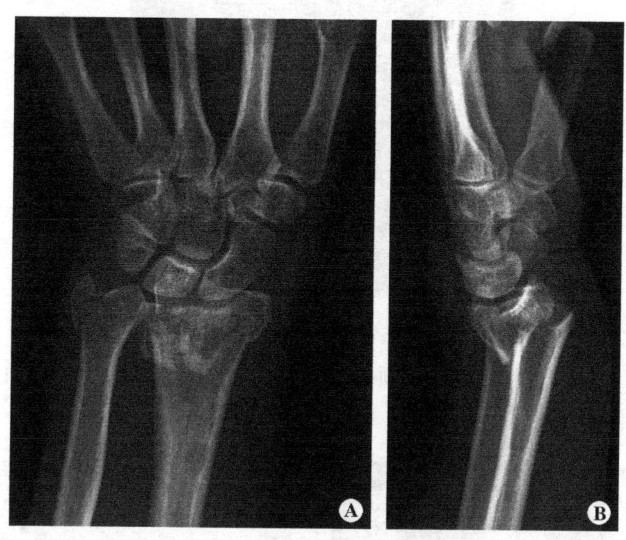

图 7-27　Colles 骨折 X 线图像

正位（A）侧位（B）片示桡骨远段骨折，骨折远端向背侧移位、向掌侧成角，合并尺骨茎突骨折

2. 肱骨髁上骨折　骨折分为伸直型（图 7-28）和屈曲型。

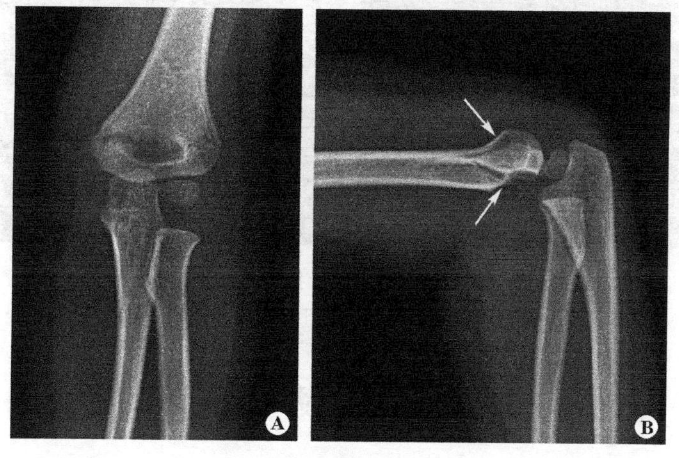

图 7-28　肱骨髁上骨折 X 线图像

正位（A）和侧位（B）片显示肱骨髁上伸直型骨折，脂肪垫征阳性（↑）

3. 肱骨外科颈骨折　骨折分为裂隙样骨折、外展骨折和内收骨折三型，常合并大结节撕脱骨折（图 7-29）。

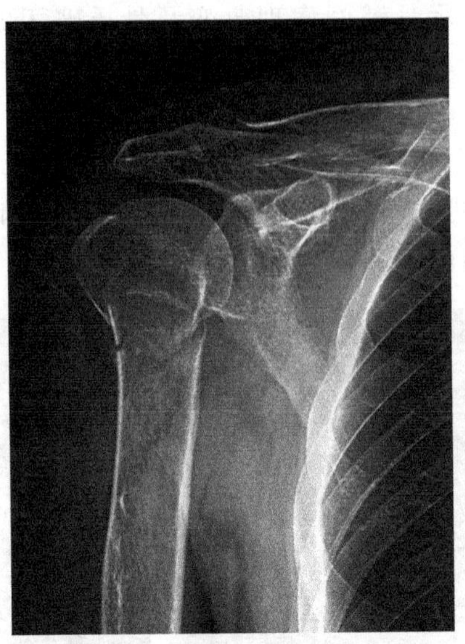

图 7-29 肱骨外科颈骨折 X 线图像

4. 股骨颈骨折 （图 7-30）。股骨颈骨折极易损伤股骨头的供血血管，骨折愈合缓慢，易并发股骨头缺血性坏死。

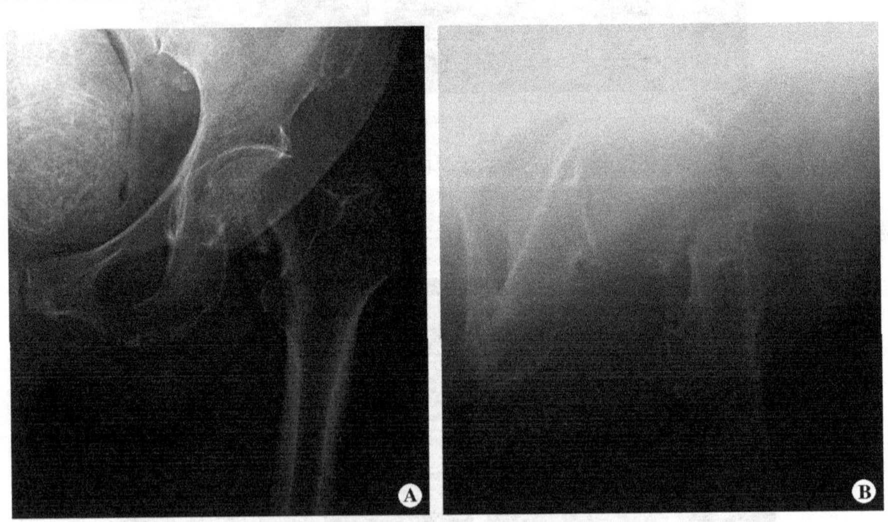

图 7-30 股骨颈骨折 X 线图像

正位(A)和侧位(B)片示股骨颈骨折，骨折远端向外上前方移位

二、骨 髓 炎

（一）急性骨髓炎

1. 病理与临床 化脓性骨髓炎是指涉及骨髓、骨和骨膜的化脓性炎症。较多见于 2～10 岁的小儿。致病菌多为金黄色葡萄球菌，偶可见肠道杆菌、链球菌、伤寒杆菌及布氏杆菌引起的骨髓炎。多侵犯长骨，发病率依次为胫骨、股骨、肱骨、桡骨。

儿童血行感染时，细菌栓子经滋养动脉进入骨髓，常较多停留在邻近骨骺板的松质骨区域，形成局部化脓性炎症。因为在生长期，此区血运丰富，血流缓慢，细菌易于在此处停留、繁殖。早期病灶小，若病菌毒力较弱，机体抵抗力强和及时治疗，感染可被控制而痊愈。否则病灶蔓延发展，甚至涉及整个骨干。因髓腔内压升高，炎症可经骨皮质哈佛管和伏克曼管穿过骨皮质，形成骨膜下脓肿骨膜掀起和血栓性动脉炎，使骨质血供发生障碍而出现骨质坏死，与相邻活骨分离形成死骨。死骨内可存留细菌，抗生素不易渗入其内，阻挠病变愈合，致炎症转为慢性经过。

骨髓炎发病约10天后开始出现修复改变，即坏死骨吸收和新生骨形成。存活的骨外膜和骨内膜受到炎症刺激逐渐增生骨化增厚，可将未被吸收的死骨包在其内并使骨髓腔闭塞，称为骨包壳。

骨骺板软骨对化脓性感染有一定阻挡作用，故在儿童感染极少穿过骨骺板而侵及关节。但成年人骨骺板愈合，感染较容易侵入关节而引起化脓性关节炎。

临床上发病多突然，急性期可有全身中毒症状，如高热、寒战、血液白细胞增高，患肢剧痛，检查可见局部皮肤红肿、灼热，压痛显著。成人急性炎症表现可较轻。

2. 影像学表现

（1）X线表现

1）软组织肿胀：骨髓炎发病7～10天内，骨质改变常不明显，主要为软组织肿胀，表现为肌肉间隙模糊、消失，皮下组织与肌肉间的分界不清，皮下脂肪层内出现致密的条纹状和网状阴影。

2）骨质破坏：发病早期，长骨干骺端由于血循环增加可出现局限性骨质疏松。约在发病半个月后，形成多个分散不规则的骨质破坏区，骨小梁模糊、消失，破坏区边缘模糊。随后骨质破坏向骨干发展，小的融合成大的（图7-31），可达骨干大部或全部。骨皮质也遭受破坏。骨破坏的同时，开始出现骨质增生，表现为骨破坏周围密度增高。骨破坏很少跨过骨骺板累及骨骺或穿过关节软骨侵入关节，如发生时，则表现为骨性关节面中断、消失，关节间隙变窄。骨骺板软骨破坏表现为干骺端先期钙化带消失。

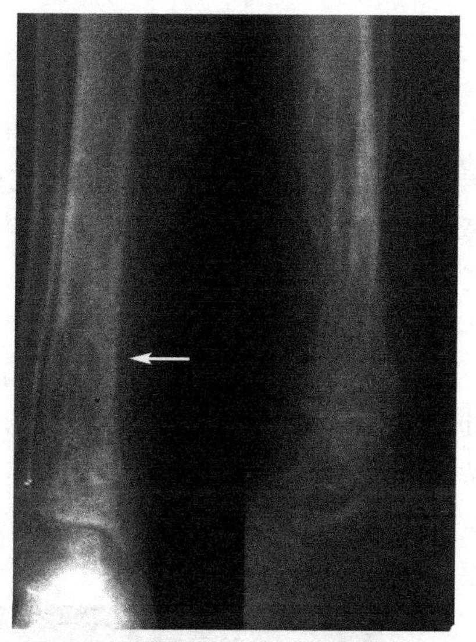

图7-31　急性化脓性骨髓炎X线图像

正侧位片示骨小梁模糊、消失，骨质破坏，边缘不清。线状骨膜增生（↑）

3）死骨：X线表现为小片状或长条状高密度致密影，此因死骨代谢停止不被吸收，而周围正常骨质疏松，死骨呈相对高密度。少数病例整个骨干可大部分发生坏死，常并发病理性骨折。

4）骨膜增生：骨膜下脓肿刺激骨膜，在骨皮质表面形成葱皮状、花边状或放射状致密影（图7-31）。

（2）CT表现：与X线相比，CT更易发现骨内小的侵蚀破坏和骨周软组织肿胀，或脓肿形成。但常难以发现薄层骨膜反应。骨破坏的CT表现与发病部位有关。在骨干，水肿、脓液和肉芽组织的CT值比正常的黄骨髓高；在干骺端，松质骨的破坏为小片状低密度影。脓腔内有时可见高密度的死骨；骨皮质破坏表现为骨皮质的中断，常成为髓腔与周围软组织脓肿的通道。

(3) MRI 表现：在显示骨髓炎和软组织感染上，MRI 明显优于 X 线和 CT，可显示骨质破坏前的早期感染。T_1WI 上破坏灶表现为低或中等信号，与高信号的黄骨髓形成鲜明对比。T_2WI 上炎症组织、水肿、脓液和出血呈高信号，死骨呈低信号。骨膜反应表现为与骨皮质相平行的细线状高信号，外缘为骨膜骨化的低信号线。短时间反转恢复序列(STIR)可抑制软组织及骨髓腔内脂肪信号，而炎症组织、水肿和脓肿呈高信号。增强扫描，T_1WI 炎性病灶信号增强，坏死液化区不增强，脓肿壁强化，壁常较厚且不规则。

3. 鉴别诊断 急性化脓性骨髓炎主要表现为不同范围的骨质破坏，骨膜新生骨形成和死骨。虽然以骨破坏为主，但修复与骨质增生也几乎同时开始，骨质破坏周围骨密度增高是其重要特点。应与恶性骨肿瘤如成骨肉瘤、尤文肉瘤鉴别，需临床、影像学和病理三者密切结合，进行综合分析判断。

（二）慢性化脓性骨髓炎

1. 病理与临床 急性化脓性骨髓炎治疗不及时或不彻底，引流不畅，在骨内遗留感染病变、死骨或脓腔，则可转为慢性化脓性骨髓炎。慢性期因脓肿或死骨的存在其特点为排脓窦道经久不愈，反复发作。因死骨内可积存细菌，抗生素不易渗入，阻碍病变愈合，致炎症演变为长期慢性。

2. 影像学表现

(1) X 线表现：在骨破坏周围有骨质增生硬化现象。骨外膜增生的深层与骨皮质融合，其表面成层状，外缘亦可呈花边状，致骨干增粗，轮廓不规整(图 7-16，图 7-17A，图 7-32)。脓腔周围骨质增生硬化与骨内外膜增生一起使骨密度显著增高，常可遮盖其内的死骨或脓腔。软组织以修复为主，形成局限性软组织肿块，边缘比较清楚，在随访过程中，软组织肿块逐渐缩小，不同于肿瘤。

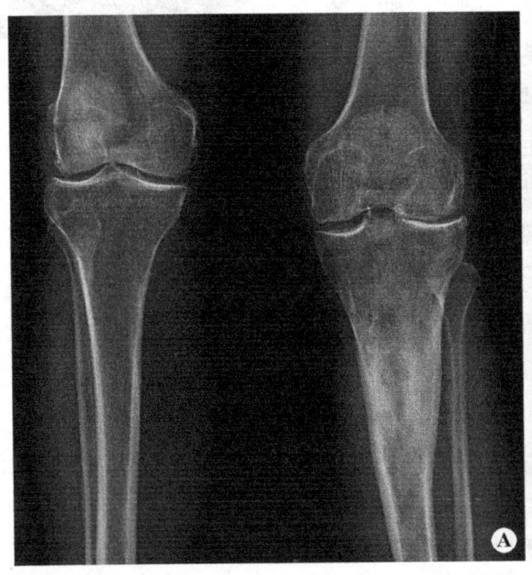

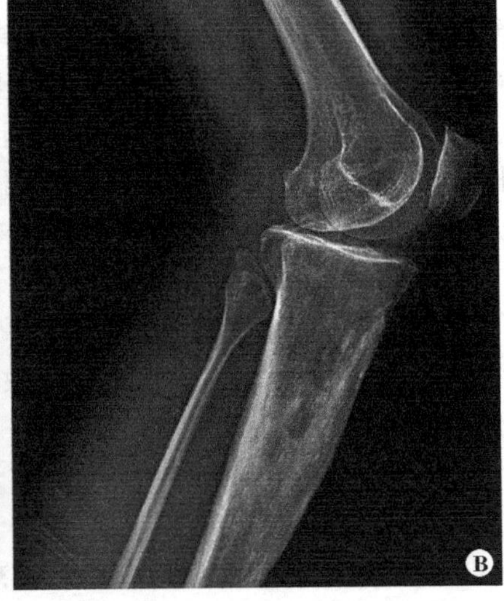

图 7-32 慢性化脓性骨髓炎 X 线图像

正位(A)和侧位(B)片显示左侧胫骨上段增粗、骨质增生硬化，局部骨皮质增厚

(2) CT表现:慢性化脓性骨髓炎在CT的表现与X线表现相似,骨皮质明显增厚、髓腔变窄甚至闭塞,骨质密度增高。

(3) MRI表现:在MRI T_1WI和T_2WI上慢性化脓性骨髓炎的骨质增生、硬化、死骨和骨膜反应均呈低信号。肉芽组织和脓液在T_1WI上为低或稍高信号而在T_2WI上呈高信号。瘘管内因含脓液在T_1WI上常呈稍高信号而在T_2WI上呈高信号。

3. 鉴别诊断 急性化脓性骨髓炎转化而来的慢性化脓性骨髓炎因有明确病史及遗留的急性化脓性骨髓炎的影像学特点容易诊断。

骨皮质或骨膜感染引起局限性不典型骨髓炎应与骨样骨瘤、硬化型骨肉瘤鉴别。骨肉瘤有软组织肿块是重要鉴别点。骨皮质感染的破坏灶在T_2WI上呈明显高信号,而骨样骨瘤一般为中等信号。

三、骨肿瘤及肿瘤样病变

(一) 骨软骨瘤

1. 病理与临床 骨软骨瘤又名外生骨疣,是指在骨的表面覆以软骨帽的骨性突出物。肿瘤由骨性基底、软骨帽和纤维包膜三部分构成。骨软骨瘤是最常见的良性骨肿瘤,据国内统计,占骨良性肿瘤的31.6%,占全部骨肿瘤的17%,居良性者首位。骨软骨瘤有单发和多发之分,单发多见,两者发病率之比约为8～15∶1,多发者往往有家族遗传史。

本病好发于10～30岁,男性多于女性。好发于股骨远端及胫骨近端,也可见于骨盆和肩胛骨等部位。肿瘤生长较慢,至成年时停止生长。肿瘤增大时可有轻度压痛和局部畸形,近关节的可引起活动障碍,或可压迫邻近的神经而引起相应的症状。若肿瘤突然长大或生长迅速,应考虑有恶变的可能。

2. 影像学表现

(1) X线表现:骨性突起附于干骺端,邻近骨骺线,多背离关节生长,肿瘤以细蒂或广基与骨相连,其外缘为与正常骨皮质连续的一层薄的骨皮质,瘤体内可见骨小梁,与载瘤骨的小梁相延续。顶部的软骨帽若钙化则可见不规则点、线、环、片状致密影,如未钙化则不显影。瘤体较大时可压迫邻近骨形成边缘整齐的压迹或引起畸形(图7-33A)。

(2) CT表现:骨性基底的骨皮质和骨松质均与载瘤骨相延续,表面有软骨覆盖,软骨边缘多光整,其内可见点状或环形钙化。增强扫描无明显强化。若在平片显示不够满意,CT可显示骨皮质和骨松质与载瘤骨相延续的肿瘤基底,从而明确诊断(图7-33B)。

(3) MRI表现:骨性基底各部的信号特点与载瘤骨相同,软骨帽在T_1WI上呈低信号,在脂肪抑制T_2WI上为明显的高信号,信号特点与关节透明软骨相同(图7-33C、D)。由于MRI能清楚显示软骨帽,对估计骨软骨瘤是否恶变有一定的帮助,若软骨帽厚度大于2cm,则提示恶变。

3. 鉴别诊断

(1) 骨旁骨瘤:肿瘤来自骨皮质表面,无与载瘤骨相通的髓腔。

(2) 表面骨肉瘤:不具有骨皮质和骨松质结构的基底,基底部与载瘤骨没有骨皮质和骨小梁的延续。

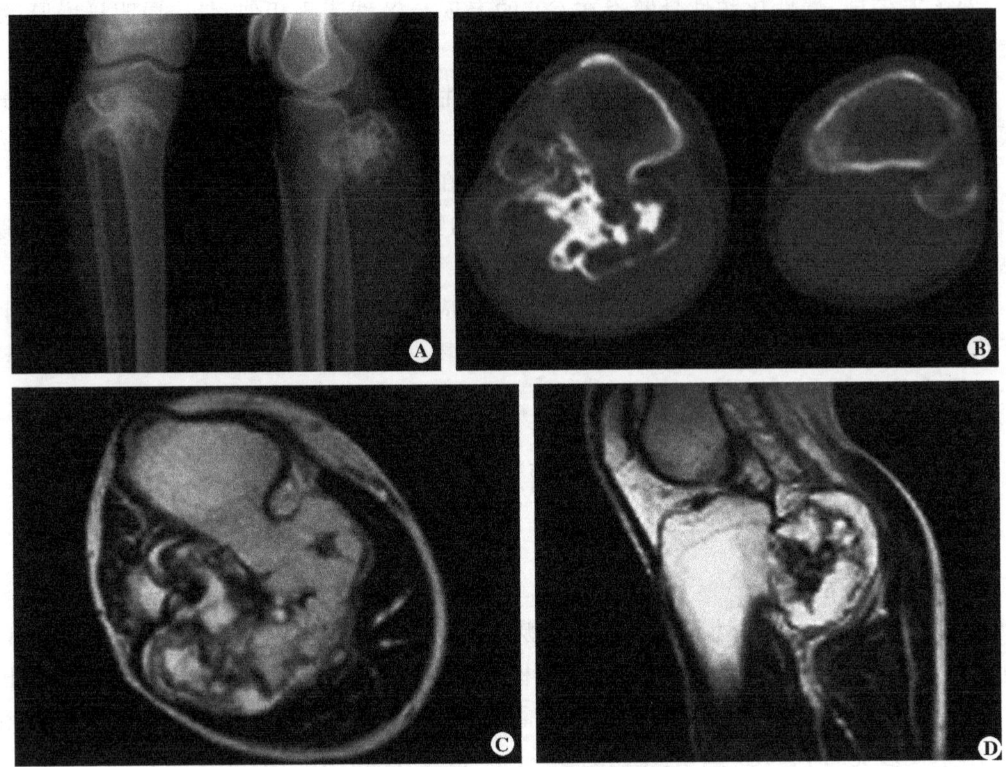

图 7-33 骨软骨瘤图像

骨软骨瘤图像 X 线正侧位片(A)、CT 横断面(B)、MRI T_1WI 横断面(C)和矢状面(D)显示胫骨上端后方一不规则骨性突起,骨皮质与胫骨骨皮质相连续、骨髓腔与胫骨骨髓腔相通

(3) 皮质旁软骨瘤和皮质旁软骨肉瘤:鉴别点同前。

若平片鉴别有困难时,CT 和 MRI 可避免组织结构重叠,清楚显示骨软骨瘤的特征性结构。

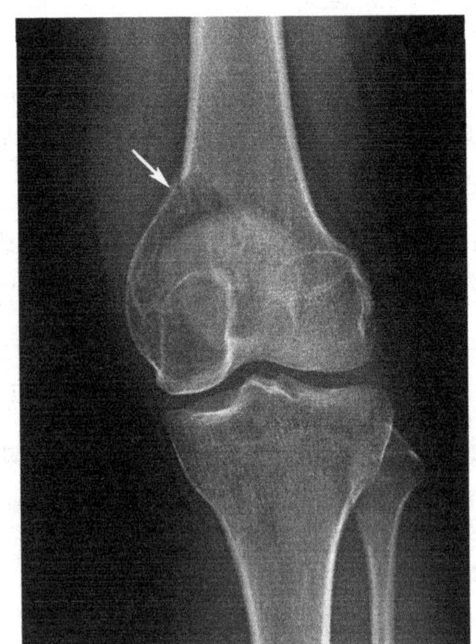

图 7-34 骨巨细胞瘤 X 线图像

膝关节正位片示股骨下端见偏心性、膨胀性骨质破坏,破坏区边缘见骨皮质断裂(↑)

(二) 骨巨细胞瘤

1. 病理与临床 骨巨细胞瘤又称破骨细胞瘤,是一种局部侵袭性肿瘤,来源于骨内成骨的间充质组织,主要由单核基质细胞和多核巨细胞构成。根据组织学特点,可分为三级,Ⅰ级为良性,Ⅱ级为过渡类型,Ⅲ级为恶性。骨巨细胞瘤好发于四肢长骨,最多见于股骨下端、胫骨上端,其次为桡骨远端、骶骨等。20～40 岁为好发年龄,男女之比为 1.2∶1。临床表现是患部疼痛、肿胀和压痛。肿瘤穿破骨皮质形成软组织肿块后,皮肤可呈暗红色,表面静脉曲张。

2. 影像表现

(1) X 线表现:肿瘤好发于骨骺线愈合后的骨端,多呈膨胀性多房性偏心性骨破坏(图 7-34)。骨壳较薄,其轮廓一般完整,其内可见纤细骨嵴,构成分房状,称为皂泡征，为该肿瘤的特征之一（图 7-35A）。肿瘤常直达骨性关节面下，此亦为其特征之一。肿瘤有横向膨胀的倾向，其最大径线常与骨干垂直。骨破坏区与正常骨的交界清楚但并不锐利，无硬化边。骨破坏区内无钙化和骨化影。一般无骨膜反应，或仅在骨壳与正常皮质交界处可见少量骨膜反应，称为花边样骨膜新生骨。

良、恶性骨巨细胞瘤在 X 线上并无明确差异，以下几点提示恶性：①有较明显的侵袭性表现，如肿瘤与正常骨交界处模糊，有虫噬状、筛孔样骨破坏，骨性包壳和骨嵴残缺不全；②骨膜增生较显著，可有 Codman 三角；③软组织肿块较大，超出骨性包壳的轮廓；④患者年龄较大，疼痛持续加重，肿瘤突然生长迅速并有恶病质。

（2）CT 表现：可清楚显示骨性包壳，甚至平片上显示不清的在 CT 上也可显示。骨壳内面凹凸不平，肿瘤内并无真正的骨性间隔，说明平片上的分房征象实际上是肿瘤内骨嵴的投影（图 7-35B）。肿瘤内密度不均，可见低密度的坏死区，有时可见液-液平面。肿瘤与松质骨的交界多清楚，但无骨质增生硬化。对解剖结构较复杂的部位，CT 能很好地显示上述特点；对侵袭性较强的肿瘤，CT 也能显示其相应的特征，对诊断有很大帮助。

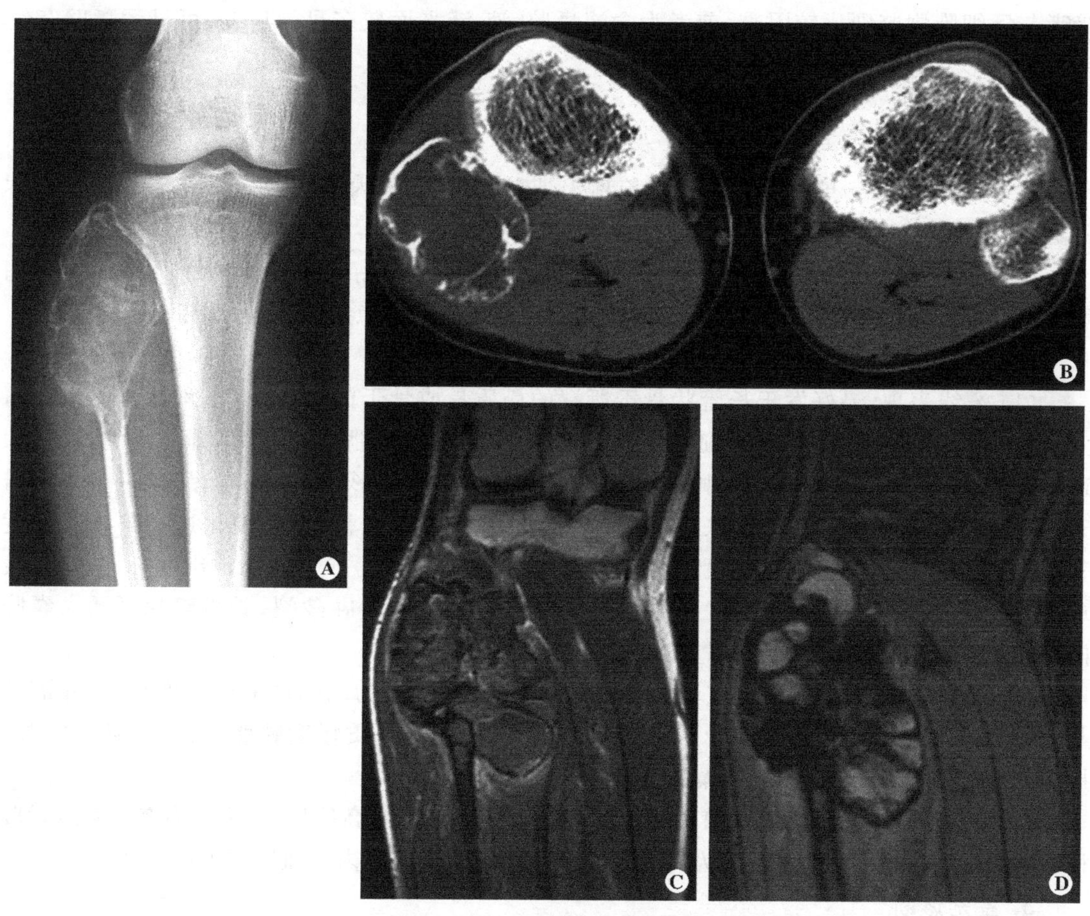

图 7-35 骨巨细胞瘤图像

膝关节 X 线正位片（A）、CT 横断面图（B）和 MRI T_1WI（C）、T_2WI 脂肪抑制（D）像显示右侧腓骨上端皂泡状、膨胀性骨质破坏区

(3) MRI表现:MRI的优势在于显示肿瘤周围的软组织情况,与周围神经、血管的关系,关节软骨下骨质的穿破,关节腔受累,骨髓的侵犯和有无复发等。多数肿瘤在MRI图像上边界清楚,周围无低信号环。瘤体的MRI信号是非特异性的,在T_1WI呈均匀的低或中等信号,高信号区则提示亚急性、慢性出血(图7-35C、D)。在T_2WI信号不均匀,呈混杂信号,瘤组织信号较高,陈旧出血呈高信号,而含铁血黄素沉积呈低信号,出血和坏死液化区可出现液-液平面。增强扫描可有不同程度的强化。

3. 鉴别诊断

(1) 骨囊肿:多在干骺愈合前发生,位于干骺端而不在骨端。骨囊肿膨胀不如骨巨细胞瘤明显且是沿骨干长轴发展。

(2) 骨纤维异常增殖症:表现为囊状膨胀性磨玻璃样区,可为单囊,亦可为多囊,边缘清晰,常有硬化边,皮质变薄,外缘光滑,内缘毛糙呈波浪状。囊内可见散在条索状骨纹和致密斑点为本症的特征性表现。可单骨、多骨、单肢或单侧多发。

(3) 动脉瘤样骨囊肿:发生于长骨者多位于干骺端,常有硬化边。发生于扁骨或不规则骨者与巨细胞瘤鉴别比较困难,前者为含液囊腔,液-液平面较多见,且CT可显示囊壁有钙化或骨化影。

(三) 骨囊肿

1. 病理与临床 单纯性骨囊肿常简称为骨囊肿,是在骨内形成的一个充满棕黄色液体的囊腔,为原因不明的骨内良性、膨胀性肿瘤样病变。

发病年龄在4～42岁,最常见于20岁以下的少年、儿童。好发于长管状骨,尤其是肱骨和股骨上段,两处约占70%以上。患者一般无明显症状,或仅有隐痛,或在运动劳累后酸痛。

2. 影像学表现

(1) X线表现:最好发于长管状骨干骺端的松质骨或骨干的髓腔内,不跨越骨骺板。病变常开始于靠近骨骺板的部位,随骨的生长而渐移向骨干,骨骺线闭合后,即停止生长,病灶远离骨骺板者,常为静止期。囊肿常单发。病灶大多为卵圆形,其长径与骨长轴一致,均居于中心(图7-36)。囊肿向外膨胀性生长,皮质可变薄,外缘光整,并有硬化边。膨胀的程度一般不超过干骺端的宽度。一般囊内无明显骨嵴,少数呈多房样。病灶常出现病理骨折,表现为骨皮质断裂,骨折特点为呈"冰裂"状碎片(图7-36B)。囊肿破裂,骨折碎片可插入囊腔内,即所谓骨片陷落征,此征象对骨囊肿的诊断很有意义。

(2) CT表现:表现为圆形或卵圆形骨质缺损区,病灶内为均匀的液体密度影,边界清楚与正常骨小梁交界处无或轻度骨质增生、硬化。受累区骨皮质轻度膨胀变薄,其骨壳完整,周围软组织无改变。增强扫描,囊内无强化。

(3) MRI表现:囊内容物在T_1WI上为中等信号,T_2WI为高信号,如果其内有出血或含胶样物质则在T_1WI和T_2WI上均为高信号。若病理骨折合并囊内出血则可见液-液平面。

3. 鉴别诊断

(1) 单灶骨纤维异常增殖症:单灶骨纤维异常增殖症病变范围大,髓腔内可呈多弧状改变,其特征性表现为病灶呈磨玻璃样改变。

(2) 动脉瘤样骨囊肿:动脉瘤样骨囊肿多呈偏心生长,膨胀明显,常呈多房状,有时囊内可见点状钙化或骨化。

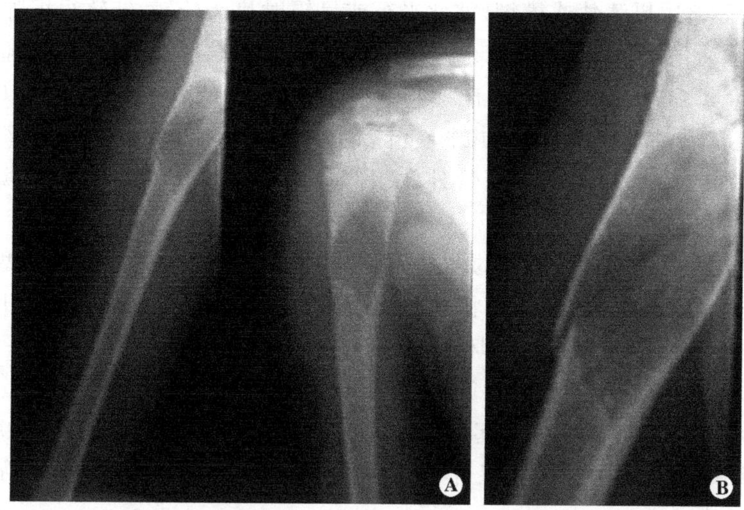

图 7-36 骨囊肿 X 线图像

正侧位片(A)和局部放大图(B)显示右侧肱骨上段近干骺端处膨胀性囊性骨质透亮区，长轴与骨干平行，出现“冰裂”状病理性骨折线

(四) 骨肉瘤

1. 病理与临床 骨肉瘤是指瘤细胞能直接形成骨样组织或骨质的恶性肿瘤。其恶性度高、发展快，是国内最常见的原发性骨恶性肿瘤，发病率约占骨恶性肿瘤的 34%。骨肉瘤按其发生的部位可分为髓性骨肉瘤和表面骨肉瘤，前者发生于髓腔，约占全部骨肉瘤的 3/4，后者发生于骨表面。本节主要讨论髓性骨肉瘤。骨肉瘤也可分为原发性和继发性两种。继发性者是指在原先某种骨疾患的基础上所发生的骨肉瘤，如在畸形性骨炎、慢性化脓性骨髓炎的基础上和骨受放射线照射后所发生者。根据肿瘤中各种组织的多少以及血管腔的有无可将骨肉瘤分为五型：①骨母细胞型；②软骨母细胞型；③纤维母细胞型；④混合型；⑤血管扩张型。肿瘤好发于四肢长骨的干骺端，侵及骨髓腔产生不同程度的骨破坏和增生，病变向一侧或四周骨皮质浸润，可于一处或多处穿透骨皮质将骨膜掀起，并向周围软组织生长而形成肿块，产生不同程度的瘤骨。骨肉瘤主要通过血行转移，最常见的是肺转移，其次为骨转移。

骨肉瘤多见于青少年，男性较多，20 岁以内者占半数以上。主要临床表现为局部进行性疼痛、肿胀和运动障碍，疼痛初为间断性，以后为持续性，夜间尤甚。局部皮温增高、有压痛，并可见静脉扩张和水肿。

2. 影像学表现

(1) X 线表现：骨肉瘤可发生于任何骨。国内统计资料显示最常发生于股骨、其次为胫骨，其余依次为肱骨、颌骨、腓骨及骨盆。肿瘤好发于长骨干骺端，尤其是股骨远端和胫骨近端最多见。

1) 骨质破坏：多始于干骺端中央或边缘部分，松质骨呈小斑片状骨破坏，皮质边缘示小而密集的虫蚀样破坏区，在皮质内呈筛孔状破坏。以后骨破坏区融合扩大形成大片的骨缺损。

2) 肿瘤骨：骨质破坏区和软组织肿块内的肿瘤骨是骨肉瘤本质的表现，也是影像诊断的重要依据。肿瘤骨的形态主要有：①云絮状：密度较低，边界模糊，是分化较差的瘤骨；②斑块状：密度较高，边界清楚，多见于髓腔内或肿瘤的中心部，为分化较好的瘤骨；③针状：为多数细长骨化影，大小不一，边界清楚或模糊，彼此平行或呈辐射状，位于骨外软组织肿块内。

3）肿瘤软骨钙化：表现为小点状、弧形或环形高密度影。一般多位于肿瘤的外围。

4）骨膜增生和 Codman 三角：骨肉瘤可引起各种形态的骨膜新生骨和 Codman 三角，两者虽是骨肉瘤常见的重要征象，但并非特异，也可见于其他骨肿瘤和非肿瘤性病变。

5）软组织肿块：表示肿瘤已侵犯骨外软组织，肿块多呈圆形或半圆形，境界多不清楚。在软组织肿块内可见瘤骨。

在 X 线片上，据骨破坏和肿瘤骨的多寡，骨肉瘤可分为三种类型：①成骨型：有大量的肿瘤新生骨形成。X 线见骨内大量云絮状、斑块状瘤骨，密度较高，明显时呈大片象牙质改变。软组织肿块内也有较多的瘤骨。骨破坏一般并不显著。骨膜增生较明显（图 7-37A）。②溶骨型：以骨质破坏为主。早期常表现为筛孔样骨质破坏，以后进展为虫蚀状、大片状骨破坏（图 7-37B）。广泛的溶骨性破坏易引起病理性骨折。一般仍可见少量瘤骨及骨膜增生，如瘤骨显示不明确，X 线确诊就较困难。③混合型：即成骨型与溶骨型的 X 线征象并存（图 7-37C）。

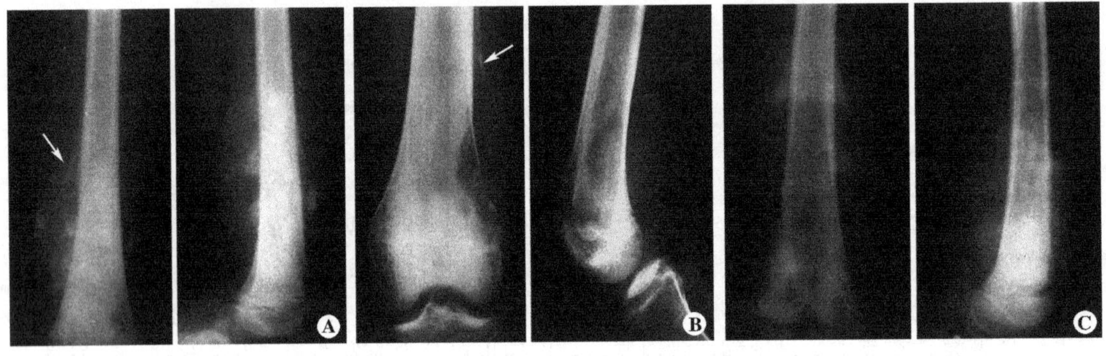

图 7-37　骨肉瘤 X 线图像

A. 成骨型表现为股骨下段骨质增生、硬化，呈象牙质改变，软组织内亦见云絮状、斑块状瘤骨，一侧见骨膜三角征（↑），局部见软组织肿块；B. 溶骨型表现为股骨下段一侧骨质破坏，并见骨膜三角征（↑）及软组织肿块；C. 混合性表现为股骨下段虫蚀状骨质破坏和不规则瘤骨并存

（2）CT 表现：CT 上可清楚显示软组织肿块，常偏于病骨一侧或围绕病骨生长，有时可侵犯周围正常的肌肉、神经和血管而与之分界不清，其内常见大小不等的坏死囊变区（图 7-38）。CT 发现肿瘤骨较平片敏感，瘤骨分布在骨破坏区和软组织肿块内，形态与平片所见相似，CT

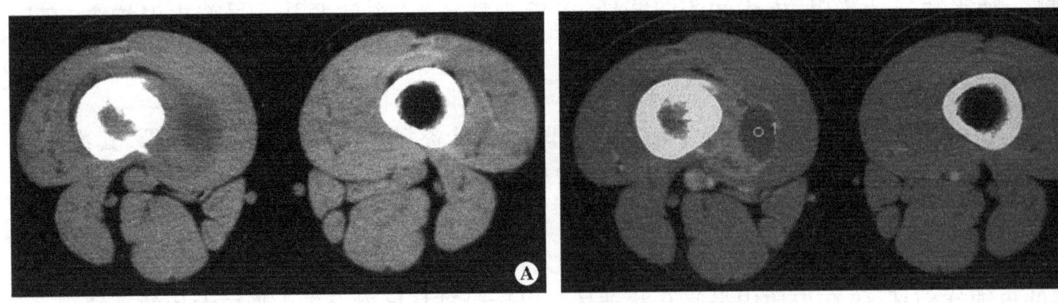

图 7-38　骨肉瘤 CT 图像

平扫（A）表现为右侧股骨下段骨皮质增厚，髓腔缩小，周围密度不均匀软组织肿块，增强后（B）软组织肿块不均匀强化，见坏死区（O）

更易显示。CT能很好显示肿瘤与邻近结构的关系，血管神经等结构受侵表现为肿瘤组织直接侵犯或包绕，两者之间无脂肪层相隔。CT能较好地显示肿瘤在髓腔的蔓延范围，表现为低密度的含脂肪的骨髓为软组织密度的肿瘤所取代。增强扫描肿瘤的实质部分(非骨化的部分)可有较明显的强化，使肿瘤与瘤内坏死灶和周围组织的区分变得较为清楚。

(3) MRI表现：骨质破坏、骨膜反应、瘤骨和软组织肿块在可较好显示，其形态与CT所见相似(图7-19)，但MRI显示细小、轻度的骨化或钙化的能力远不及CT。大多数骨肉瘤在T_1WI上表现为不均匀的低信号，而在T_2WI上表现为不均匀的高信号，肿块外形不规则，边缘多不清楚。增强后表现为不均匀强化(图7-39)。MRI的多平面成像可以清楚地显示肿瘤与周围正常结构如肌肉、血管、神经等的关系，并可清楚显示肿瘤在髓腔内以及向骨骺和关节腔的蔓延，是发现跳跃病灶的较理想的检查方法。

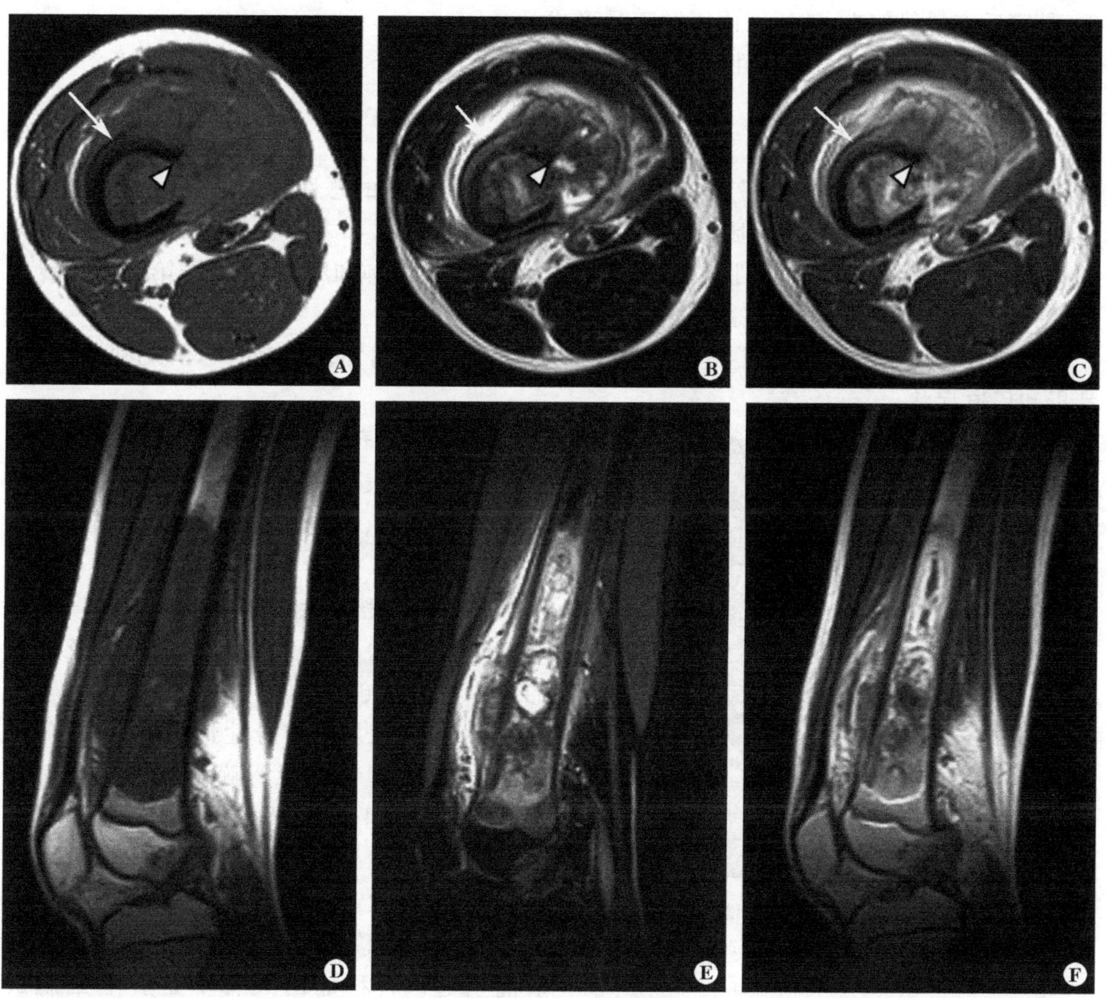

图7-39 骨肉瘤MRI图像

股骨下段MRI显示骨质破坏，骨膜增生(↑)，前侧方软组织肿块，软组织肿块与骨髓相连，局部骨皮质破坏中断(△)。T_1WI(A、D)示骨髓信号降低，软组织肿块呈等、低信号；T_2WI(B、E)骨髓及软组织肿块呈等高混杂信号；T_1WI增强(C、F)示骨髓及软组织肿块呈不均匀强化

3. 鉴别诊断

(1) 化脓性骨髓炎:骨肉瘤与化脓性骨髓炎的征象有很多相似之处,如两者均有弥漫性骨质破坏、较明显的新生骨和广泛的骨膜反应。以下几点有助于鉴别:①骨髓炎的骨破坏、新生骨和骨膜反应从早期到晚期的变化是有规律的,而骨肉瘤的新生骨质又可被破坏,骨膜反应不是趋向修复而是继续破坏。②骨髓炎的骨增生和骨破坏是联系在一起的,即骨破坏的周围有骨增生,而增生的骨中有破坏。骨肉瘤的骨增生和破坏不一定具有这种联系。③骨髓炎早期有较广泛的软组织肿胀,当骨破坏出现后肿胀反而消退;而骨肉瘤在穿破骨皮质后往往形成明显的软组织肿块。④动态观察,骨肉瘤是稳定进展;骨髓炎急性期进展迅速,而在慢性期发展缓慢,经治疗后可处于相对稳定状态。

(2) 骨纤维肉瘤:发病年龄较大(25~45 岁),好发于骨干,呈溶骨性破坏。少见骨质增生,骨膜反应一般较少,破坏区内无肿瘤骨形成。

此外,骨肉瘤还应与转移性骨肿瘤、骨巨细胞瘤鉴别。

(五) 转移性骨肿瘤

1. 病理与临床 转移性骨肿瘤是指骨外其他组织、器官的恶性肿瘤,包括癌、肉瘤和其他恶性病变转移至骨而发病,但不包括原发性多发性骨肿瘤(如多发性骨髓瘤)。转移性骨肿瘤颇为多见,据统计较原发性骨良、恶性肿瘤为多,仅次于肺和肝转移瘤,居第三位。转移性骨肿瘤多见于中、老年人,多数报告以男性为多。

转移性骨肿瘤的临床表现主要是疼痛,多为持续性,夜间加重。有时可出现肿块、病理骨折和压迫症状。

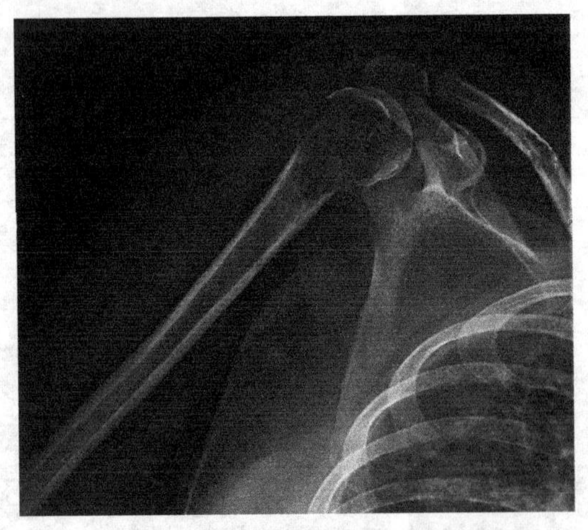

图 7-40 溶骨型骨转移性肿瘤 X 线图像

肱骨上端和锁骨中段骨质溶骨型破坏,无骨膜增生,肱骨上段病理性骨折

2. 影像学表现

(1) X 线表现:转移性骨肿瘤的 X 线表现可分为溶骨型、成骨型和混合型,以溶骨型常见。

溶骨型转移发生在长骨者,多在骨干或邻近的干骺端,表现为骨松质中多发或单发的斑片状骨质破坏。病变发展,破坏区融合扩大,可形成大片状溶骨性骨质破坏区,骨皮质也被破坏,但一般无骨膜增生和软组织肿块,常并发病理骨折(图 7-40)。发生于扁骨者,多表现为大小不等的骨质破坏区,有融合倾向,或可见软组织肿块影。

成骨型转移较少见,多由生长较缓慢的肿瘤引起。转移瘤的成骨不是肿瘤细胞成骨,而是肿瘤引起的宿主骨的反应性成骨或者是肿瘤间质通过化生而成骨。常见的原发肿瘤大多是前列腺癌,少数为乳癌、鼻咽癌、肺癌和膀胱癌。成骨型转移常常多发,呈斑片状、结节状高密度影,密度均匀,位于松质骨内,边界清楚或不清楚而逐渐移行于正常骨结构中,骨皮质多完整,骨轮廓多无改变。

混合型转移瘤则兼有溶骨型和成骨型转移的骨质改变。

(2) CT表现:显示转移性骨肿瘤远较X线平片敏感,还能清楚显示局部软组织肿块的范围、大小以及与邻近脏器的关系。溶骨型转移表现为松质骨和(或)皮质骨的低密度缺损区,边缘较清楚,无硬化,当穿破皮质后常伴有局限性软组织肿块(图7-41)。成骨型转移为松质骨内斑点状、片状、棉团状或结节状边缘模糊的高密度灶,一般无软组织肿块,少有骨膜反应。混合型则兼有上述两型病灶的表现。

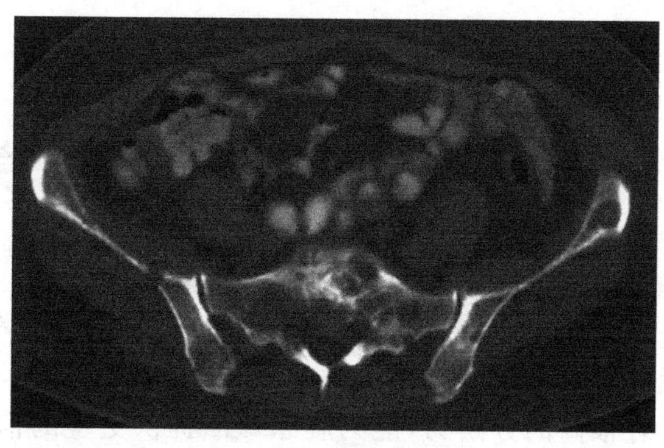

图7-41 混合型骨转移性肿瘤CT图像
两侧髂骨、骶骨多发骨质破坏,骶骨骨质破坏区旁见不规则骨质增生硬化

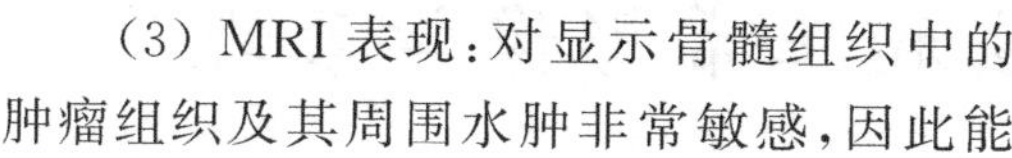

(3) MRI表现:对显示骨髓组织中的肿瘤组织及其周围水肿非常敏感,因此能检出X线平片、CT甚至核素骨显像不易发现的转移灶。大多数转移性骨肿瘤在T_1WI上呈低信号,在高信号骨髓组织的衬托下显示非常清楚;在T_2WI上呈程度不同的高信号,脂肪抑制序列可以清楚显示(图7-42)。

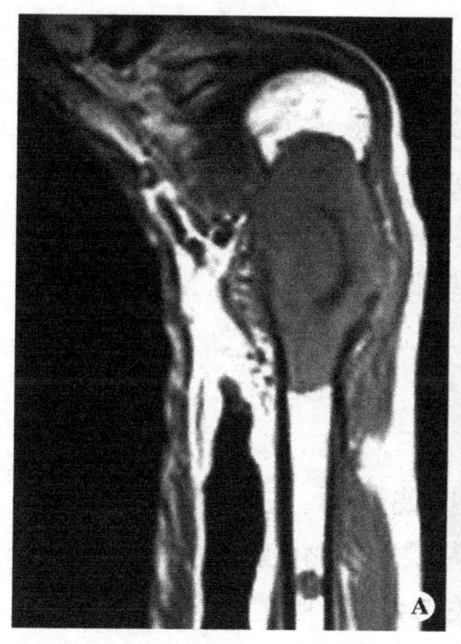

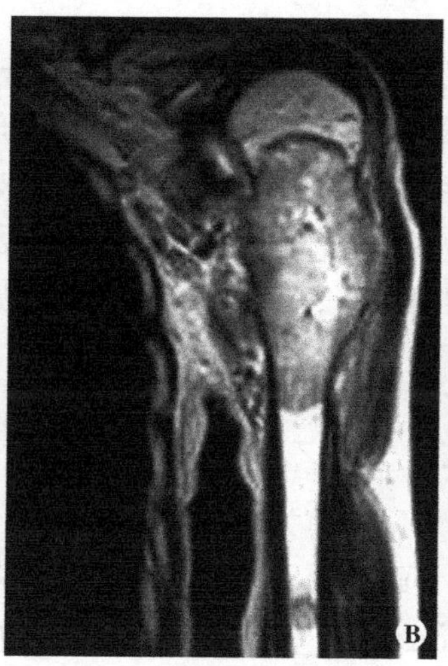

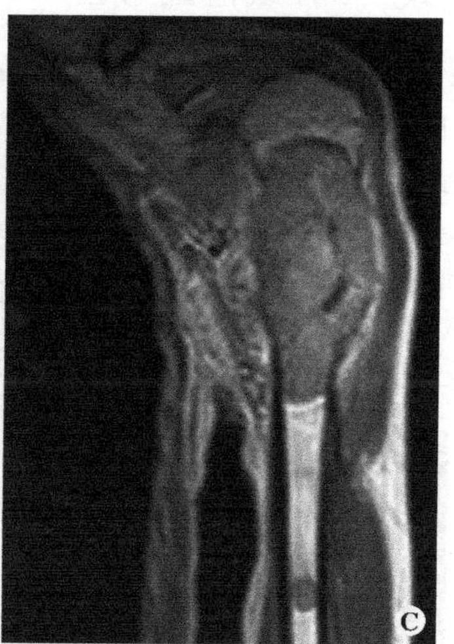

图7-42 肺癌骨转移性肿瘤MRI图像
MRI冠状面T_1WI(A)、T_2WI(B)和T_1WI增强(C)示肱骨上中段骨髓多发信号降低,低信号骨皮质破坏消失,软组织受侵

3. 鉴别诊断 转移性骨肿瘤须与多发性骨髓瘤鉴别。骨转移灶多大小不一,边缘模糊,常不伴明显的骨质疏松,病灶间的骨质密度正常,发生于脊椎者,椎体多先受累,病变发展常常累及椎弓根。而多发性骨髓瘤的病灶大小多较一致,呈穿凿样骨质破坏,常伴有明显的骨质疏松。实验室检查也有助于两者鉴别,多发性骨髓瘤患者血清球蛋白增高,骨髓穿刺涂片浆细胞增多,可找到骨髓瘤细胞,尿中可出现本周氏蛋白。另外转移性骨肿瘤应与骨恶性淋巴瘤的鉴别。

(周 晟 靳金龙)

第八章　关　　节

关节疾病的诊断主要依靠影像学检查。由于关节的骨质结构和周围软组织形成良好的自然对比，X线检查是首选的检查方法，但由于对软组织的分辨力不高，观察受到限制。CT能对骨性关节面作更精确的评估，发现骨性关节面的破坏比X线平片敏感。MRI对软组织具有很高的分辨力，能为临床诊断提供更多的信息。本章以滑膜关节为例讲述。

第一节　影像学检查方法和正常影像学表现

一、关节X线检查及正常X线表现

（一）X线检查方法

X线平片是观察关节首选的影像学检查方法。常规进行正、侧两个位置摄影，摄片要求与四肢骨骼相同。X线平片对关节结构的观察有一定的限度，只能显示关节间隙和关节的骨端，对关节囊、关节软骨等软组织密度的结构因缺乏自然对比而无法显示。对结构较为复杂和重叠较多的部位、早期炎症、细小骨折、仅限于骨髓内浸润的肿瘤及软组织病变的显示不如CT和MRI。对关节病变的观察，一般在X线平片的基础上，选用CT、MRI作进一步检查。

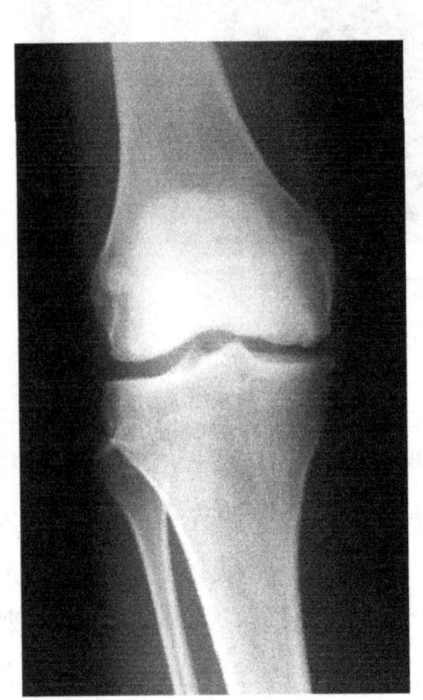

图 8-1　正常膝关节正位X线图像　清晰显示骨性关节面、关节间隙，关节囊、关节软骨等软组织结构显示欠佳

（二）正常X线表现

滑膜关节的基本构造包括关节面、关节囊和关节腔。关节面被覆关节软骨，关节囊内层衬以滑膜，关节腔内有少量滑液。一些关节还有韧带、关节盘、滑膜囊等辅助结构。

1. 关节面　是参与组成关节的各相关骨的接触面，由骨皮质构成，每一关节至少包括两个关节面，一般一凹一凸。在X线平片上表现为线样致密影，边缘光滑整齐（图 8-1）。

2. 关节软骨与关节间隙　关节腔为关节囊滑膜层和关节软骨共同围成的密闭腔隙，腔内呈负压，含有少量滑液。关节间隙在X线平片上表现为两个骨性关节面之间的透亮间隙，为关节软骨、潜在的关节腔及少量滑液的投影，其宽度并不代表真正的关节腔。关节软骨及滑液在X线平片上不显影，当关节软骨发生钙化时，在平片上可显示出来。双侧关节间隙通常是等宽对称的。不同的关节，间隙宽度可不一致。儿童因骺软骨尚未完全骨化，关节间隙较成人宽。

3. 关节囊　关节囊附着于关节的周围，包围关节，封闭关节腔。其外层为纤维膜，内层为滑膜。滑膜富含血管网，能产生滑液。关节囊在 X 线平片上不能分辨。

二、关节 CT 检查及正常 CT 表现

（一）CT 检查方法

关节的 CT 检查方法与骨和软组织的检查相似，但关节结构较为复杂，一般宜采用薄层扫描，层厚 2～5mm。如需进行图像后处理则以 1～2mm 层厚进行扫描。常规进行平扫，为了显示软组织病变可进行增强扫描。关节的 CT 图像常需调节窗宽与窗位分别观察骨骼和软组织。观察骨骼时一般采用窗宽 1000～2000HU，窗位 200～500HU；观察软组织多采用窗宽 300～500HU，窗位 0～50HU。为了多方位的观察病变的范围及与周围组织的关系，常需要进行多平面重组、三维重组等图像后处理。

（二）正常 CT 表现

1. 关节面 CT 表现　为线样高密度，边缘清晰。横断面图像有时不能完整显示关节面，常需要进行多平面重组显示。

2. 关节软骨与关节间隙　横断面 CT 不利于显示关节间隙，在冠状及矢状面重组图像上可直观显示为关节骨端间的低密度间隙（图 8-2）。关节软骨及滑液在 CT 上亦不能分辨。

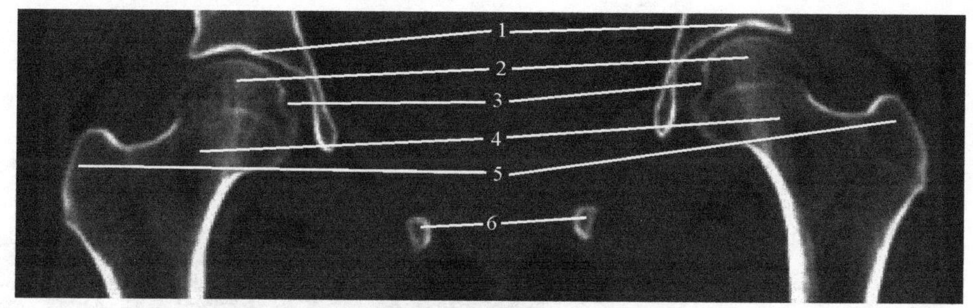

图 8-2　髋关节 CT 冠状位重组图像

1. 髋臼；2. 股骨头；3. 股骨头凹；4. 股骨颈；5. 大转子；6. 耻骨下支

清晰显示双侧髋关节间隙，关节面光整

3. 关节囊　在 CT 上呈窄条状软组织密度影，厚约 3mm。

三、关节 MRI 检查及正常 MRI 表现

（一）MRI 检查方法

关节的 MRI 检查原则和方法与骨及软组织基本相同。应尽量使用表面线圈以获得较好的信噪比。一般先作横断面 T_1WI 和 T_2WI，在此基础上选作冠状和矢状面扫描，必要时应行不同方向的斜位扫描。为了明确软组织病变的性质可做 MRI 增强扫描。

MRI 关节造影：如果关节内积液较多，可采用 T_2WI 扫描序列，由于 T_2WI 上关节腔内液体信号很高，能够达到关节造影的效果。一般情况下也可将稀释的含钆对比剂注入关节

腔后作 T_1WI。

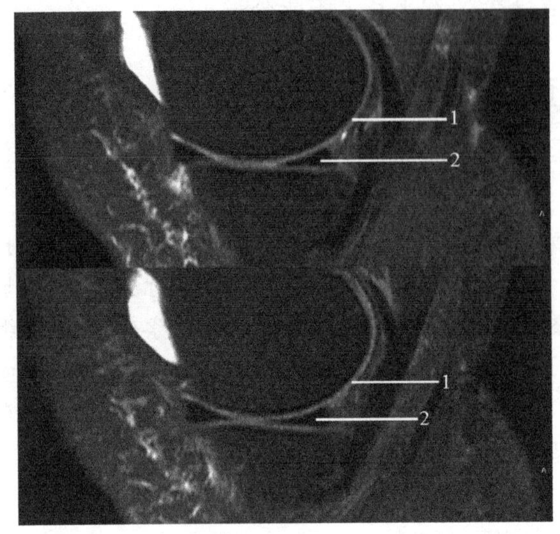

图 8-3 膝部矢状面 MRI T_2WI 脂肪抑制图像

1. 关节软骨表现为线状高信号；
2. 半月板呈三角形均匀低信号

（二）正常 MRI 表现

1. 关节面 骨性关节面在不同 MRI 加权图像上呈一薄层清晰锐利的低信号影。

2. 关节软骨与关节间隙 关节软骨在 SE T_1WI 和 T_2WI 上呈一层弧形中等偏低信号影，信号均匀，表面光滑，在脂肪抑制 T_1WI 上可呈高信号影。滑液在 T_1WI 上呈薄层条状低信号，在 T_2WI 上呈高信号。双侧关节间隙通常是等宽对称的。

3. 关节囊 在 MRI 各序列上均呈光滑连续的弧形线样低信号。韧带在 MRI 表现为条状低信号影。一些关节的关节盘如膝关节的半月板在 MRI T_1WI 和 T_2WI 矢状和冠状面图像上呈低信号三角形结构（图 8-3）。

第二节 基本病变的影像学表现

一、关节肿胀

关节肿胀（swelling of joint）常由于关节积液或关节囊及其周围软组织充血、水肿、出血和炎症所致。常见于关节炎症的早期、关节外伤与关节周围软组织感染。

1. X 线表现 X 线平片不能分辨关节腔内有无积液和（或）关节周围软组织肿胀，只能靠一些间接征象进行推测。表现为周围软组织影膨隆、密度增高，大量关节积液可见关节间隙增宽（图 8-4）。

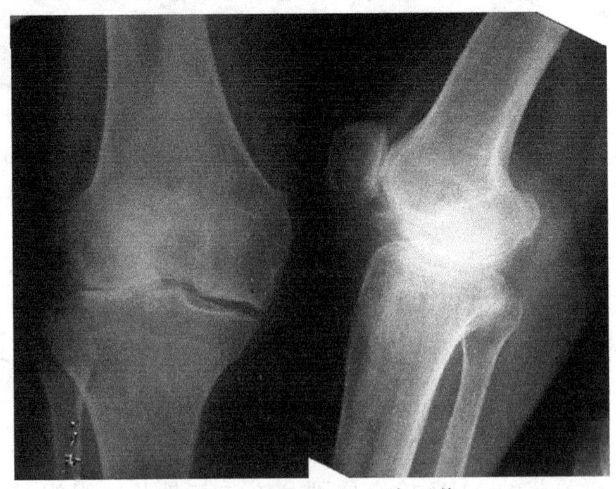

图 8-4 关节肿胀 X 线图像

膝关节正侧位 X 线平片显示膝关节周围软组织肿胀

2. CT 表现 CT 比 X 线平片更易显示关节肿胀，可直接显示关节囊增厚和关节腔内的积液。表现为关节囊肿胀、增厚呈软组织密度影，关节腔内积液一般呈水样密度，如合并出血或积脓时其密度可增高（图 8-5）。

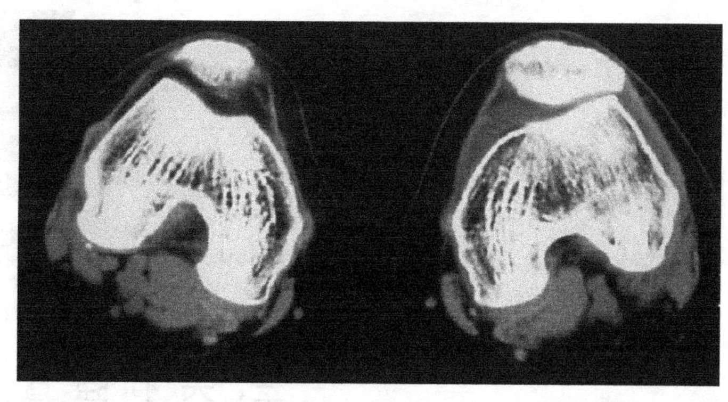

图 8-5 关节肿胀 CT 图像

CT 显示左膝关节腔内积液，关节囊增厚

3. MRI 表现 在显示关节周围软组织肿胀、关节积液方面优于 CT。关节积液一般 T_1WI 呈低信号，T_2WI 呈高信号，合并出血时 T_1WI 及 T_2WI 均可为高信号（图 8-6）。

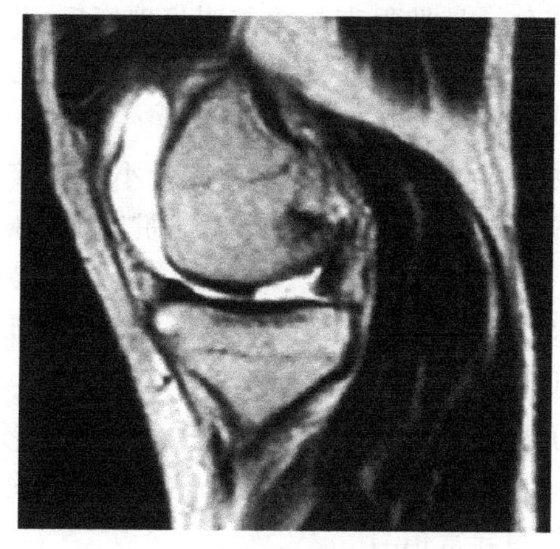

图 8-6 关节肿胀 MRI 图像

MRI T_2WI 显示关节积液呈明显高信号

二、关 节 破 坏

关节破坏（destruction of joint）是指关节软骨及其下方的骨性关节面骨质被病理组织所侵犯、代替。常见于各种急慢性关节感染、肿瘤、痛风及代谢性骨病等。

1. X 线表现 关节破坏早期一般仅累及关节软骨，X 线无法直接显示，仅表现为关节间隙变窄。病变继续发展，侵及软骨下骨质，则在骨端可发生破坏，表现为骨性关节面不光整，形成缺损（图 8-7）。严重者可产生关节半脱位和畸形。

2. CT 表现 显示关节软骨亦有一定的限制，但可清晰地显示关节软骨下骨质的细微破坏，能较早发现细小的骨质破坏（图 8-8）。

3. MRI 表现 MRI 可直接显示关节软骨的破坏情况，破坏早期可见关节软骨表面毛糙、局部变薄，严重时可见关节软骨不连续甚至大部分破坏消失。

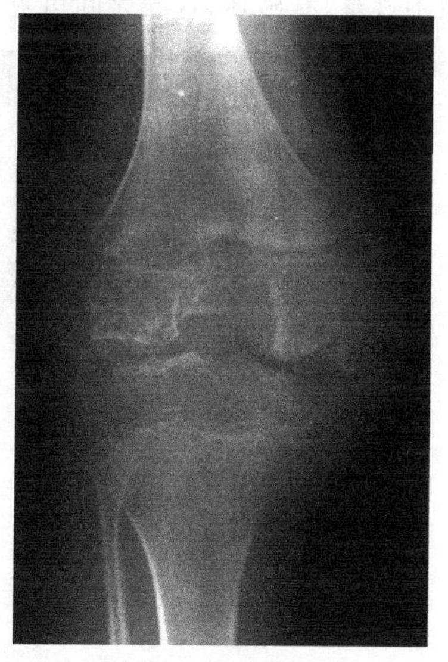

图 8-7 关节破坏 X 线图像

膝关节结核所致关节破坏。关节周围软组织肿胀，关节间隙变窄，关节边缘对称性骨质破坏

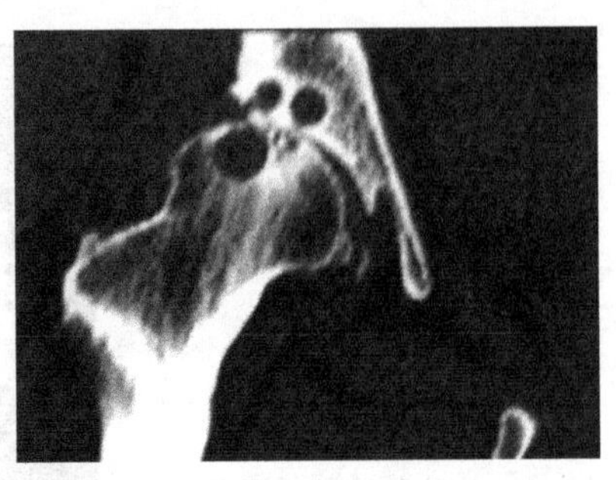

图 8-8 关节破坏 CT 图像

髋关节冠状位重组图像显示右侧髋关节间隙变窄，右侧股骨头及髋臼关节面下见有类圆形低密度破坏

三、关 节 强 直

关节强直(ankylosis of joint)是指由骨或纤维肿胀连接对应关节面的病理变化，是关节破坏的后果，可分为骨性强直和纤维性强直两种。骨性强直是关节明显破坏后，两侧关节面由骨组织连接，多见于化脓性关节炎愈合后。纤维性强直指关节内有纤维组织粘连并失去关节活动功能，多见于关节结核和类风湿关节炎。

1. X 线表现 骨性强直表现为关节间隙明显变窄或消失，并见有骨小梁连接两侧关节面(图 8-9)。纤维性强直表现为关节间隙变窄，其间并无骨小梁跨越或贯穿(图 8-10)，诊断需结合临床。

2. CT 表现 CT 横断面图像显示关节强直的整体性不如 X 线平片，多平面重组图像可清晰显示关节间隙的变窄或消失，有无骨小梁连接两侧关节面。

3. MRI 表现 关节骨性强直时，MRI 可见关节软骨完全破坏，关节间隙变窄或消失，可见骨髓信号贯穿于关节骨端之间；纤维性强直时，尽管关节间隙仍可存在，但关节骨端边缘不规整，有破坏，骨端之间可见有高、低混杂的异常信号。

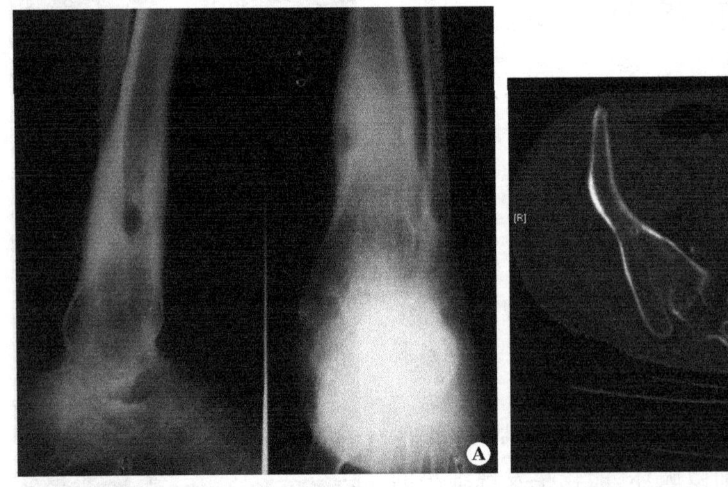

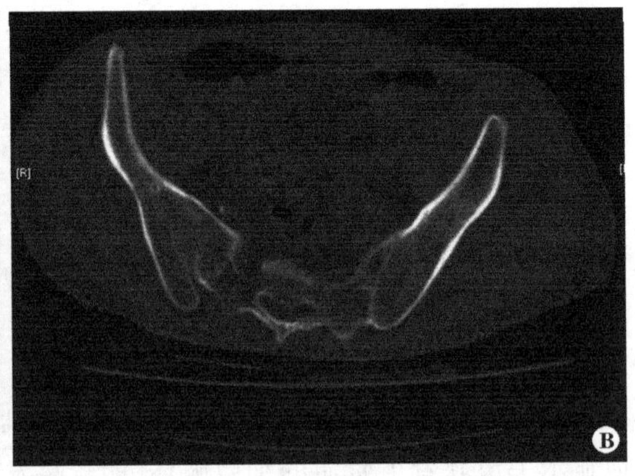

图 8-9 关节骨性强直 X 线和 CT 图像

A. 正侧位 X 线片示左胫腓骨下段及距骨骨质硬化、破坏，慢性骨髓炎、关节炎。左踝关节间隙消失，骨小梁连接；B. CT 平扫示强直性脊柱炎骶髂关节间隙消失，通小梁通过，骨性强直

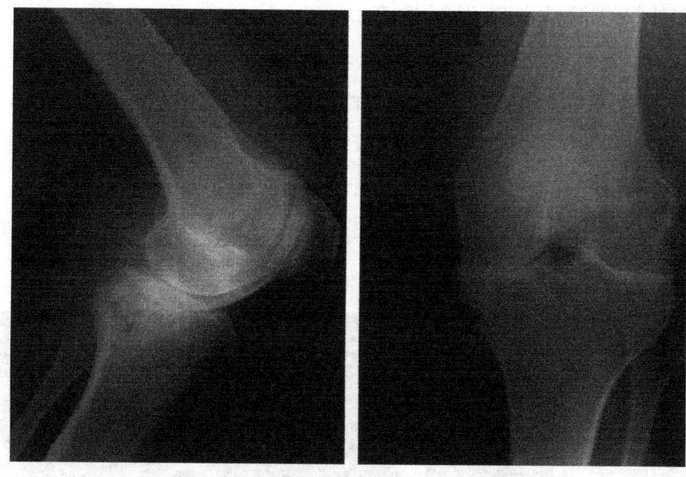

图 8-10 关节纤维性强直 X 线图像

膝关节间隙变窄，尚存在，未见骨小梁连接两侧关节面（诊断需结合临床）

四、关节脱位

关节脱位（dislocation of joint）是指构成关节的两个骨端的正常相对位置的改变或距离增宽，依其程度可分为半脱位（关节面尚有部分接触）或全脱位（关节面完全不接触）两种（图 8-11）。关节脱位临床上大多见于外伤，也可见于先天性或病理性。任何关节疾病造成严重的关节破坏都可能引起不同程度的关节脱位。

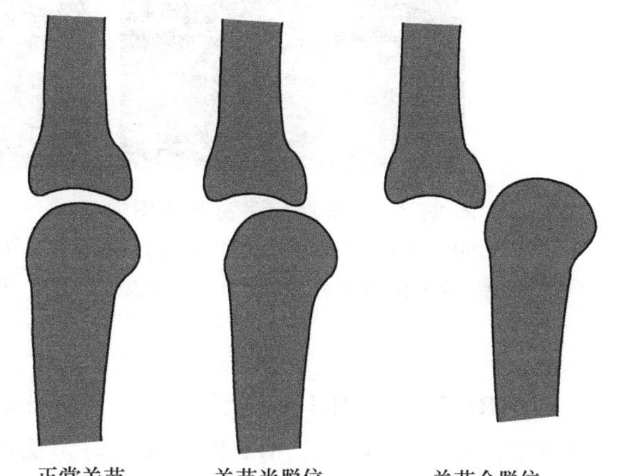

图 8-11 关节脱位示意图

X 线表现：对一般部位的关节脱位 X 线平片即可做出诊断。表现为对应关节面位置改变或关节间隙增宽。

CT 表现：CT 图像有效避免了组织结构的重叠，易于显示一些平片难以发现的脱位，如胸锁关节脱位、骶髂关节脱位。通过多平面重组及三维重组等图像后处理可直观显示关节结构，并可进行有关测量。

MRI 表现：MRI 不但可以显示关节脱位，还可以直观显示关节脱位的合并损伤，如：关节内积血、韧带和肌腱的断裂以及关节周围软组织的损伤。

五、关节退行性变

关节退行性变（degeneration of joint）是指关节软骨变性、坏死和溶解，逐渐被纤维组织替代，继而引起骨性关节面骨质增生硬化，关节边缘骨赘形成，关节囊肥厚、韧带骨化。关节退行性变多见于老年人，是全身退行性变的局部表现，以承受体重较大的脊柱和髋、膝关节最为明显。此外，也常见于运动员和体力劳动者，由于慢性创伤和长期承重所致。不少职业病和地方病也可发引起继发性关节退行性变。

1. X线表现 关节退行性变早期主要表现为关节面模糊、中断、消失。中晚期由于关节软骨破坏,而使关节间隙变窄、软骨下骨质致密、关节面下方骨内出现圆形或不规整形透明区、骨性关节面边缘骨赘形成(图8-12)。关节囊与软组织无肿胀,邻近软组织无萎缩,而骨骼一般也无骨质疏松现象,不发生明显骨质破坏。

2. CT表现 轴位图像结合多平面重组图像可清楚地显示关节间隙变窄、软骨下骨的囊变、关节边缘的骨赘形成(图8-13)。

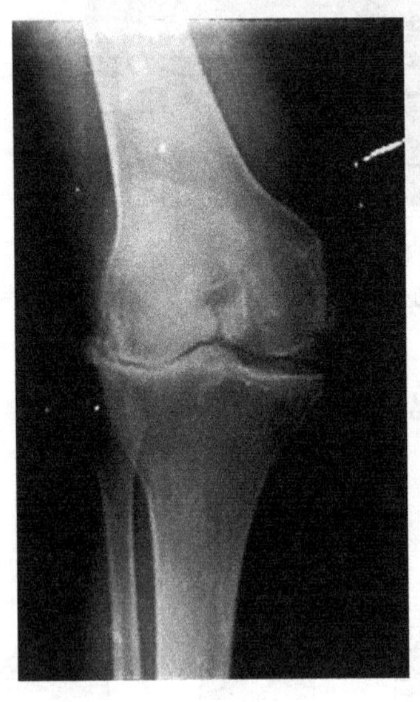

图8-12 关节退行性变X线图像

膝关节外侧间隙明显变窄,相对关节面硬化,关节外侧边缘有骨赘形成

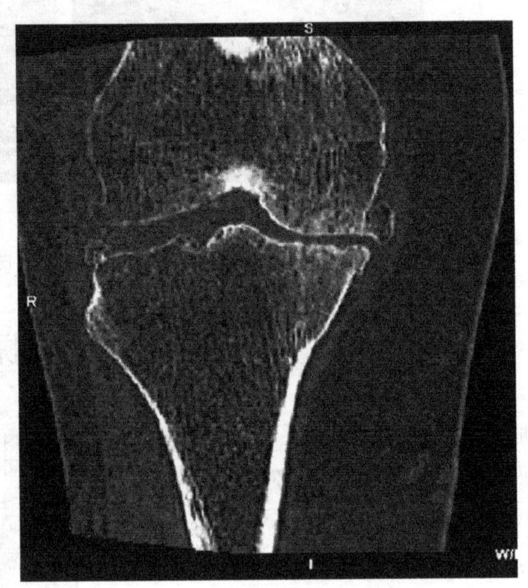

图8-13 关节退行性变CT图像

膝关节冠状位重组图像清晰显示关节间隙局部变窄,相应关节面有硬化,关节面下见有囊状低密度影,关节边缘骨赘形成

3. MRI表现 MRI可早期发现关节软骨的改变,表现为关节软骨变薄、不规则缺损。关节面下的骨质增生在T_1WI和T_2WI均为低信号,骨赘表面的骨皮质表现为低信号,其内的骨髓表现为高信号。关节面下的囊变区在T_1WI为低信号,T_2WI为高信号,边缘清晰。

第三节 常见疾病的影像学诊断

一、关节脱位

关节脱位(dislocation of joint)是关节骨端的脱离、错位。关节脱位的主要原因是外伤,少数为病理性和先天性的。关节外伤性脱位多发生于活动范围较大、关节囊和周围韧带不坚强、结构不稳定的关节。在四肢以肩关节、肘关节常见,而膝关节少见。

(一) 肩关节脱位

1. 病理与临床 肩关节是球窝关节,关节盂浅,活动范围大,故易发生脱位。分为肱骨头前脱位和后脱位两种，因关节囊的前下部缺少韧带和肌腱，故较易发生前脱位，而后脱位少见。肩关节脱位常有明确外伤史，出现肩部疼痛、无力、活动受限，可有方肩畸形。

2. 影像学表现

(1) X线平片：肱骨头前脱位时，常同时向下移位，肱骨头关节面一般都位于肩胛骨外缘的下方，称为盂下脱位(图8-14)；也可向上移位，位于喙突下或锁骨下方，分别称为喙突下脱位或锁骨下脱位。肱骨头后脱位少见，只有侧位才能发现肱骨头在肩胛盂的后方，正位易漏诊。肩关节脱位常并发肱骨大结节或肱骨颈骨折。

(2) CT检查：可发现平片不易发现的并发骨折，多平面重组和三维重组能清晰显示肱骨头的移位情况，避免漏诊。

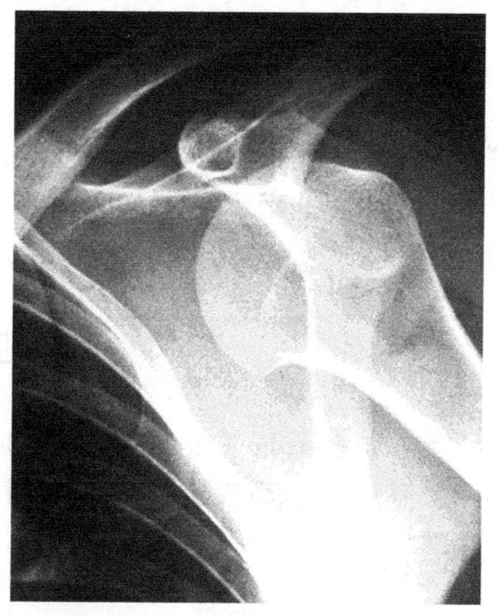

图8-14 肩关节脱位X线图像

肩关节脱位，肱骨头向前下移位，位于肩胛盂下方

(二) 肘关节脱位

1. 病理与临床 肘关节脱位最常见，多因肘关节过伸引起肘关节后脱位，常见于少年和青壮年。肘关节脱位常合并骨折，有时伴有血管、神经损伤。临床表现为肘半曲，肿胀明显，屈伸不能。

2. 影像学表现

(1) X线平片：尺骨与桡骨近端同时向肱骨后方脱位，尺骨鹰嘴半月切迹脱离肱骨滑车(图8-15)。少数可为侧方脱位，尺、桡骨向外侧移位。

(2) CT检查：可清晰显示脱位的情况及有无合并骨折。

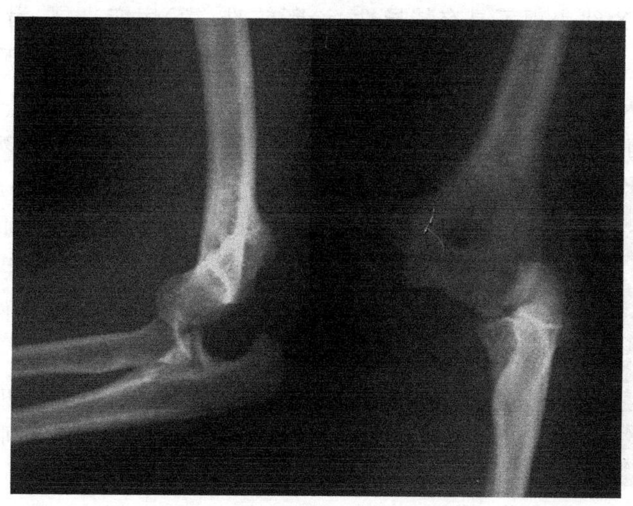

图8-15 肘关节脱位X线图像

肘关节脱位，尺桡骨向后外方移位

(三) 鉴别诊断

关节脱位的影像学诊断主要依靠 X 线平片，复位治疗后仍需 X 线检查，以了解脱位的情况和有无并发骨折。CT 对于显示复杂结构部位的关节半脱位和隐匿性骨折有优势。MRI 不但可以显示脱位，还可以直观显示关节脱位的合并损伤，如：关节内积血、韧带和肌腱的断裂以及关节周围软组织的损伤。

二、关节结核

关节结核(tuberculosis of joint)是一种较为常见的慢性进行性关节炎性疾患，分为滑膜型和骨型两种，以滑膜型多见。结核杆菌经血行先累及滑膜为滑膜型关节结核；继发于骺、干骺端结核，为骨型关节结核。

(一) 病理与临床

关节结核常继发于肺结核或其他部位结核。关节结核肉眼观滑膜充血、肿胀，表面粗糙，常有纤维素性渗出物或干酪样坏死物被覆，形成结核性肉芽肿，后逐渐侵及软骨及其下的骨质。

关节结核多见于少年和儿童，好发于承重的大关节，常单发，最多见于膝关节及髋关节。起病缓慢，有局部疼痛、肿胀，关节活动受限。时间长者病灶常先开始于不持重的关节边缘部分。

(二) 影像学表现

1. X 线平片

(1) 骨型关节结核：在骨骺与干骺端结核的基础上，又出现关节肿胀、关节骨质破坏、关节间隙不对称狭窄等征象。

(2) 滑膜型关节结核：①早期，仅表现为关节囊和关节周围软组织肿胀，密度增高，关节间隙正常或稍增宽，X 线表现不具有特异性，诊断较难。②病变进展，滑膜肉芽组织逐渐侵犯软骨和关节面，先累及承重轻的边缘部分，表现为关节边缘虫蚀状骨质破坏，且上下关节边缘常对称受累。关节软骨破坏较多时，则关节间隙变窄，此时可发生半脱位。邻近骨骼骨质疏松明显，肌肉也萎缩变细。关节周围软组织常因干酪样坏死物液化、聚集形成冷性脓肿。有时可穿破皮肤，形成窦道。③病变愈合，则骨质破坏停止发展，关节面骨质边缘变得锐利，骨质疏松也逐渐消失。严重病例，可出现纤维性关节强直。

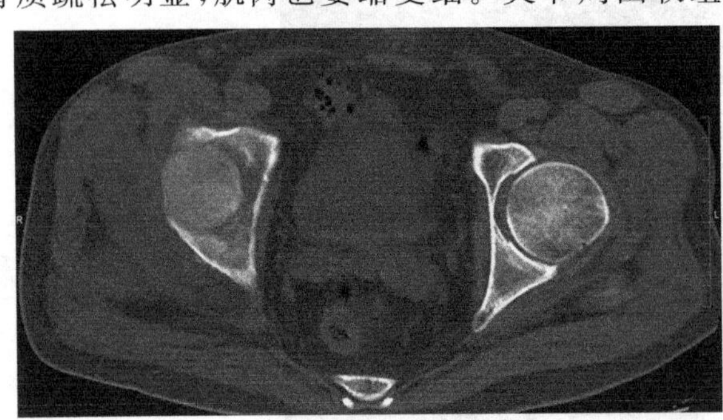

图 8-16 髋关节结核 CT 图像

右髋关节周围软组织肿胀，关节腔内有积液，股骨头及髋臼骨性关节面毛糙，有骨质破坏

2. CT 检查 可显示关节囊增厚、关节周围软组织肿胀及关节腔内积液。骨性关节面毛糙、虫蚀样骨质缺损能早于 X 线平片显示(图 8-16)。关节周围的冷性脓肿表现为略低密度影，增强扫描出现边缘强化。

3. MRI检查 MRI能较细致地显示关节滑膜、软骨和软骨下骨的改变，对关节结核的诊断和鉴别诊断有很大帮助。关节滑膜肿胀、增厚，T_1WI呈低信号，T_2WI为略高信号；关节腔内的肉芽组织在T_1WI为均匀低信号，T_2WI为等高混杂信号；关节腔内积液，T_1WI呈低信号，T_2WI为高信号；关节软骨破坏时，可见软骨高信号带不连续，呈碎片状或大部分破坏消失；软骨下骨质破坏T_1WI呈低信号，T_2WI为高信号；关节周围冷性脓肿在T_1WI为低信号，T_2WI为高信号。MRI增强扫描，充血肥厚的滑膜、肉芽组织及脓肿边缘呈明显强化。

（三）鉴别诊断

滑膜型关节结核多单关节发病，病程进展缓慢。骨质破坏先见于关节面边缘，以后才累及承重部分。关节软骨破坏较晚，以致关节间隙变窄出现较晚，程度较轻。邻近的骨骼骨质疏松、肌肉萎缩明显。本病应与化脓性关节炎鉴别。化脓性关节炎起病急，病程较短，急性炎性症状明显且较严重。关节软骨和骨性关节面破坏迅速，关节间隙早期即变窄，甚至完全消失，关节破坏常出现在承重部位，在骨质破坏的同时，增生硬化显著而骨质疏松多不明显，最后大多形成骨性强直。

三、类风湿关节炎

类风湿关节炎(rheumatoid arthritis)是一种慢性全身性自身免疫性疾病，主要侵犯全身多个关节，受累的关节多呈对称性，常伴有全身症状，病因不明。

（一）病理与临床

本病多见于中年女性。早期症状有低热、疲劳、消瘦、肌肉酸痛和血沉增快等。好发于手足小关节，呈多发性、对称性，常累及近侧指间关节。受侵关节呈梭形肿胀、压痛、可出现游走性疼痛、活动受限、肌肉萎缩和关节半脱位等，部分患者出现较硬的皮下结节。实验室检查血清类风湿因子常呈阳性。

类风湿关节炎是多系统自身免疫病，以慢性、多发性、侵蚀性关节炎为主。病变关节滑膜明显充血、水肿，有较多浆液渗出到关节腔内，有富含毛细血管肉芽组织的血管翳形成，引起关节软骨破坏及软骨下骨质的吸收，出现关节骨质破坏及邻近骨骼的骨质疏松。

（二）影像学表现

1. X线平片 早期关节周围软组织肿胀，小关节多发对称性梭形肿胀；关节面骨质侵蚀多见于边缘，是滑膜血管翳侵犯的结果；骨性关节面模糊、中断，软骨下骨质吸收囊变呈半透明影，是血管翳侵入骨内所致；关节间隙早期可因关节积液而增宽，关节软骨破坏后间隙变窄；关节邻近的骨骼发生骨质疏松，病变进展则延及全身骨骼(图8-17)。晚期可见四肢肌肉萎缩，关节半脱位或脱位，指间、掌指关节半脱位明显，且常造成手指向尺侧偏斜畸形，具有一定特点；骨端破坏后形成纤维性强直。本病还可引起胸腔积液和弥漫性肺炎。

2. CT检查 显示关节周围软组织肿胀、关节积液、关节囊肥厚和软骨下囊状骨质破坏优于X线平片。多平面重组图像可显示关节间隙变窄和关节脱位。

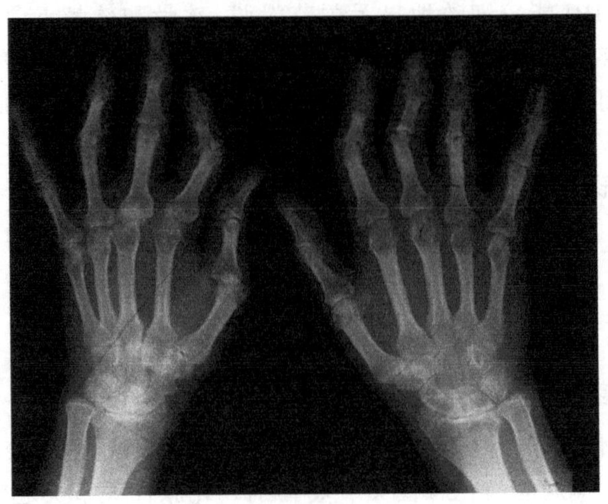

图 8-17　类风湿关节炎 X 线图像

双手多个指间关节及掌指关节间隙变窄，关节面模糊，见有骨质破坏及半脱位

3. MRI 检查　早期显示关节滑膜增厚和关节积液，以 T_2WI 最清晰。Gd-DTPA 增强后，增厚的滑膜被强化，可早期发现病变。关节软骨破坏后，可出现软骨面毛糙和低信号区。骨端软骨下骨缺损显示骨皮质不完整。

（三）鉴别诊断

手足小关节的类风湿关节炎，X 线平片能满足诊断、治疗和随访观察的需要，对于髋、膝等大关节类风湿关节炎，MRI 能多方位显示其病理变化，有较大优势。本病还需要与化脓性关节炎、关节结核、痛风进行鉴别。

化脓性关节炎起病急，短期内出现关节软骨和软骨下骨质破坏，关节间隙早期变窄，常出现骨性强直。关节结核多累及单个大关节，关节软骨和骨质破坏较类风湿关节炎迅速。痛风多侵犯第一跖趾关节，间歇性发作，血尿酸增高，局部软组织可出现痛风结节，无明显骨质疏松，关节可出现边缘锐利的骨质破坏区。

（刘　斌）

第九章　脊　　柱

正常脊柱由33个脊椎骨所构成,依靠椎间盘、韧带和椎小关节连接。除寰椎的结构特殊外,其他均由椎体和椎弓两部分组成。

脊柱疾病的诊断主要依靠影像学检查。由于具有较良好的自然对比,X线检查是常用检查方法。CT检查克服了X线平片中的重叠因素,使脊柱骨质、椎管等结构显示清晰,而MRI因其较好的软组织分辨力,可用于椎间盘和脊髓病变的检查和诊断,因而大大提高了诊断脊柱疾病的水平。

第一节　影像学检查方法和正常影像学表现

一、脊柱X线检查及正常X线表现

脊柱X线检查方法主要是X线摄影,摄影体位包括脊柱正侧位片、左右斜位片和功能位投照,过伸过曲侧位片。

在正位片上椎体呈长方形,从上到下依次增大,主要由松质骨所构成,骨小梁多为纵向走行,外包以薄层致密骨皮质,密度均匀,轮廓光滑。X线解剖详见图示说明(图9-1A)。

侧位片上可以显示颈、腰椎前突,而胸、骶椎后突的脊柱生理弧度。在侧位片上椎体亦呈长方形,椎弓居椎体后方,椎体与椎弓之间显示的纵向半透明区为椎管。X线解剖详见图示说明(图9-1B)。

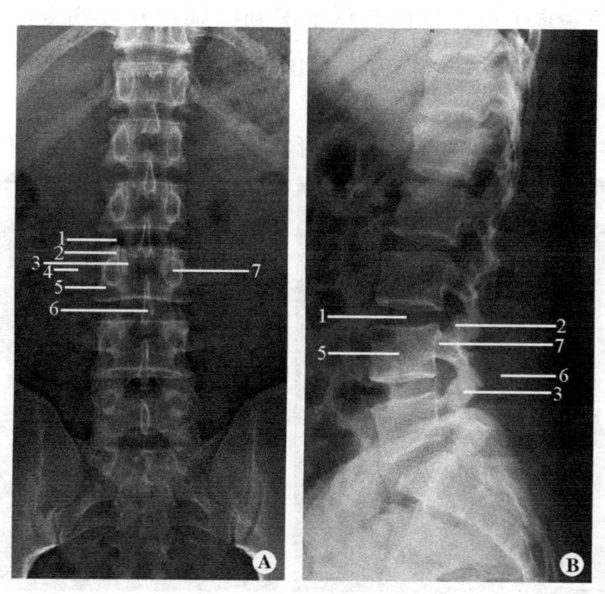

图9-1　正常腰椎摄片

A. 正位;B. 侧位;1. 椎间隙;2. 上关节突;3. 下关节突;4. 横突;5. 椎体;6. 棘突;7. 椎弓根

在斜位片上，颈椎段可清楚地显示椎间孔呈椭圆形半透明影。而在腰椎段可显示正常椎弓的影像，形似一“猎狗”影；X线解剖详见图示说明（图 9-2）。

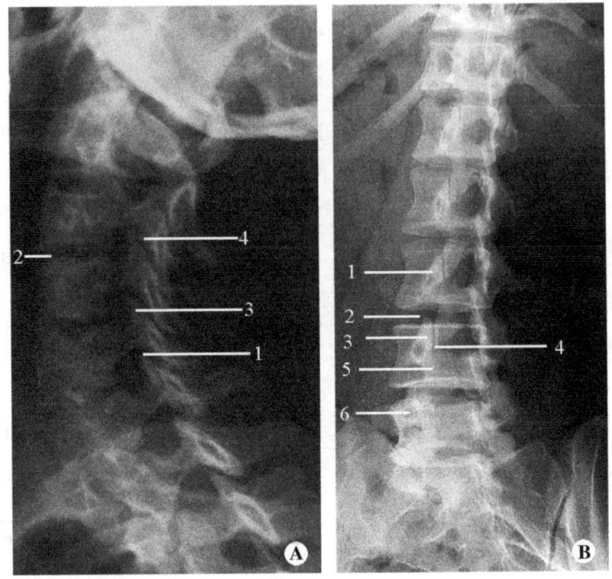

图 9-2　正常脊柱斜位片

A. 颈椎斜位片；B. 腰椎斜位片；1. 关节突关节间隙；2. 椎间隙；3. 上关节突；4. 下关节突；5. 椎弓峡部；6. 椎弓根

二、脊柱 CT 检查及正常 CT 表现

CT 检查方法包括 CT 平扫、CT 增强扫描和 CT 图像后处理技术。

脊柱的 CT 检查一般作横断扫描。脊柱的一般形态除环椎外，椎体的断面几乎呈后缘向前凹的圆形。骨窗可显示周缘薄层的致密皮质骨及椎体内海绵状松质骨的结构。CT 解剖详见图示说明（图 9-3）。

CT 增强扫描可进一步了解病变的血供情况和区别正常及病变组织，为诊断提供更多的信息。主要用于鉴别椎旁、脊柱及椎管内占位性病变，当占位性病变为血管性病灶时，可出现明显增强效果。

CT 图像后处理技术可以得到高质量的冠状面、矢状面图像以及任意平面的重组图像

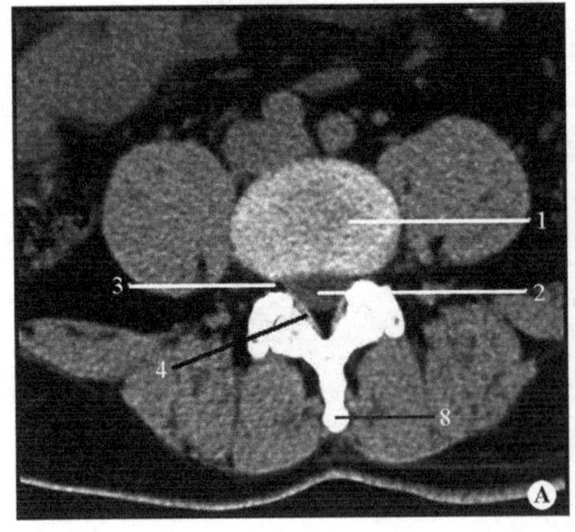

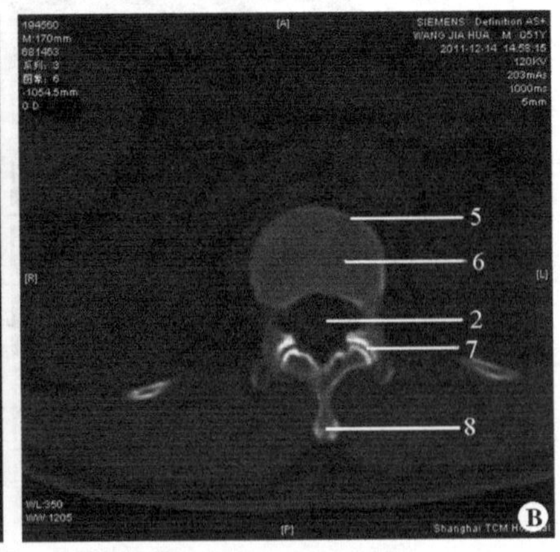

图 9-3　正常脊柱 CT 平扫图

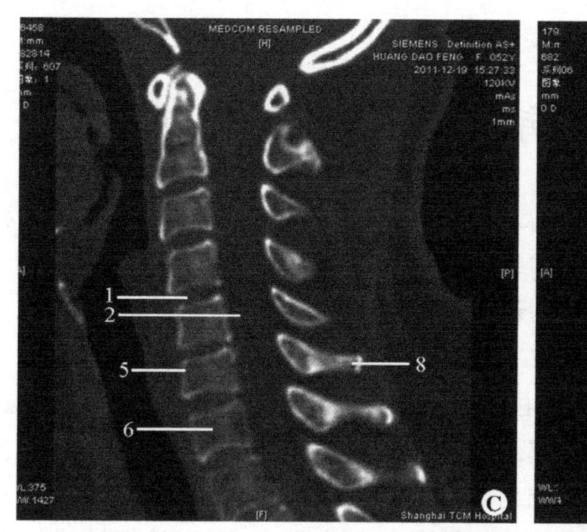

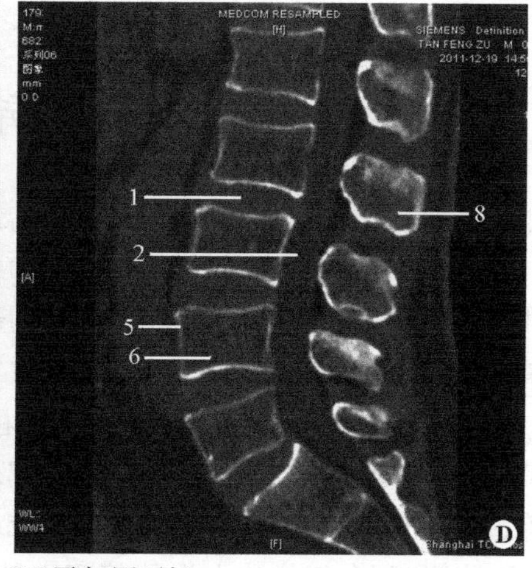

图 9-3 正常脊柱 CT 平扫图(续)

A. 腰椎椎间盘平面横断面图;B. 腰椎椎体平面横断面图;C. 颈椎矢状面重组图;D. 腰椎矢状面重组图

1. 椎间盘;2. 硬脊膜囊;3. 椎间孔;4. 黄韧带;5. 椎体致密骨;6. 椎体松质骨;7. 关节突关节间隙;8. 棘突

(图 9-3C、D)。还可以通过三维重建,得到三维图像。从而更好的显示脊柱外伤的情况,对于脊柱外伤的评价具有重要意义。

三、脊柱 MRI 检查及正常 MRI 表现

MRI 检查方法包括 MRI 平扫、MRI 增强扫描和一些特殊成像技术。

MRI 平扫一般采用矢状面和横断面成像,有时也采用冠状面成像。在矢状面图像上,可显示脊柱的连续解剖结构。

脊柱骨性结构椎体由于大部分由松质骨构成,其内含有骨髓组织,所以椎体 T_1WI 上呈高信号,T_2WI 上呈等至高信号。椎体各骨性结构的骨皮质以及附着于各椎体和椎间盘前、后缘的前、后纵韧带在 T_1WI 和 T_2WI 上均呈低信号。MRI 解剖详见图示说明(图 9-4)。

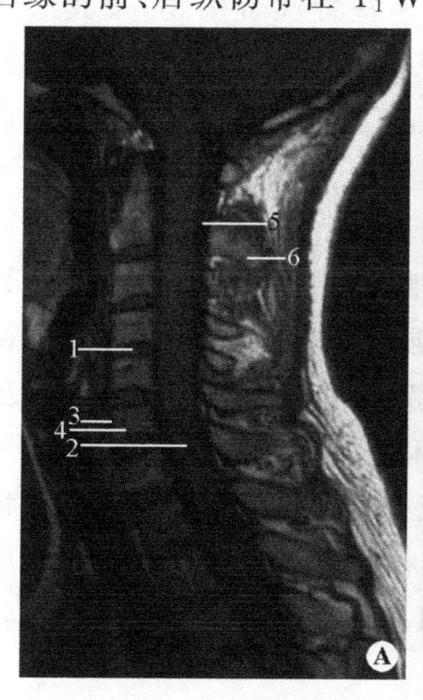

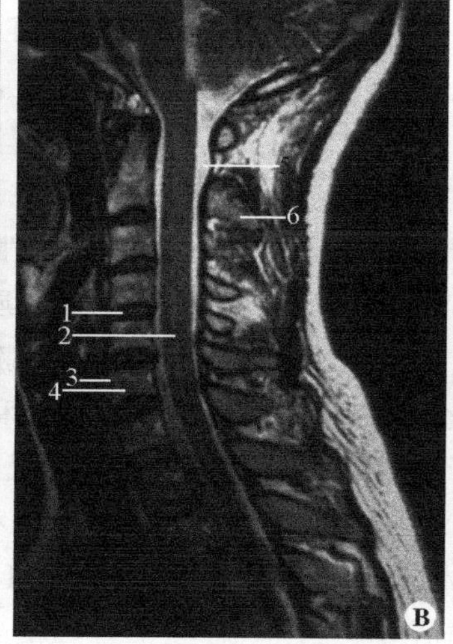

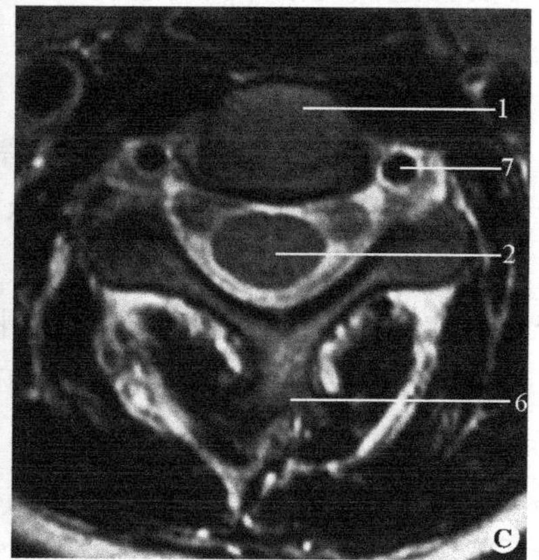

图 9-4 颈椎 MRI

A. 正常颈椎 MRI 矢状位 T_1WI;B. 正常颈椎 MRI 矢状位 T_2WI;C. 通过椎间盘的正常颈椎 MRI 横断面 T_2WI

1. 椎间盘;2. 颈段脊髓;3. 颈椎体致密骨;4. 颈椎体松质骨;5. 蛛网膜下腔;6. 棘突;7. 横突孔(椎动脉)

MRI 增强扫描作用与 CT 类似。

第二节　基本病变的影像学表现

脊柱的异常影像学表现是各种病变的病理改变在影像上的反映。虽然病变多种多样，但大多可归纳为下列一些基本表现。认识和掌握这些基本病变表现，在一定程度上可进一步推断其病理基础，病理演变过程，对疾病的诊断具有很重要的价值。

1. 脊柱的曲度和序列异常

(1) 脊柱生理曲度改变：在侧位像上脊柱原有生理曲度发生改变，出现过伸、过曲、变直，甚至反弓。常见于颈、腰椎退行性变引起的脊椎曲度变直消失，在颈椎甚至出现反弓；椎体结核等造成椎体破坏塌陷引起脊椎后凸成角畸形。

(2) 脊柱侧弯：在正位片上脊柱偏离中轴线，向侧方弯曲形成，可为特发性或继发性。X线检查易于发现引起侧弯的原因，可以记录侧弯的程度，以便观察侧弯有无进展及治疗的效果。常见于脊椎畸形和椎体病变等。

(3) 脊椎脱位：脊柱的生理排序出现异常，在侧位片上表现为上下椎体的前后移位。常见外伤性脱位常伴有骨折。非外伤性的多为半脱位，表现为脊柱滑脱或椎间滑移，多见于颈、腰椎退行性变或脊椎破坏性病变。

2. 脊椎的形状异常

(1) 椎体压缩性改变：由于椎体受间接纵轴性暴力冲击或炎症、肿瘤等的破坏，使相应椎体不堪重负发生塌陷。X 线表现为椎体变扁或楔形变。可单发或多发，同时要注意有无椎体附件的异常，椎间隙有无变窄及椎旁软组织的改变。

(2) 椎体双凹变形：由于骨质疏松或骨质软化使承重的椎体发生变形。X 线表现为椎体变扁密度减低，其上下缘内凹，椎间隙增宽。

(3) 椎体边缘骨刺和骨桥形成：由于椎间盘和脊椎小关节软骨退行性变或椎体炎性改变，造成椎体边缘以及椎体周围韧带附着处骨质增生硬化，形成一些骨性赘生物，按其形状不同称为骨刺或骨桥。X 线表现为椎体边缘骨质密度增高，伴椎体变形，有时在椎体前方和侧方可见连接两椎体间的骨化影即骨桥。多见于化脓性脊椎炎，广泛的骨桥形成见于强直性脊柱炎。

3. 脊椎的密度和信号异常

(1) 脊椎骨质增生硬化：由于脊椎软骨退行性变或椎体炎性、肿瘤等病变，造成椎体骨量增多。X 线表现为椎体均匀或弥散不均匀的密度增高，骨皮质增厚、骨小梁增多增粗密集，甚至骨皮质与骨松质难于区分。MRI 表现为椎体均匀或弥散不均匀的信号减低。多见于氟骨症、石骨症、脊椎退行性变、化脓性脊椎炎、脊椎成骨性转移瘤等。

(2) 脊椎骨质疏松或破坏：由于脊椎炎性、肿瘤等病变，造成椎体骨皮质变薄、骨小梁稀疏、间隙增宽或破坏消失，部分骨小梁可呈粗糙之纵行条纹或网状影像。CT 上表现为密度降低或骨质吸收消失。脊椎骨质疏松因黄骨髓增加，MRI T_1WI、T_2WI 均表现为信号增高；骨质破坏表现为异常的长 T_1 长 T_2 信号。

4. 椎间隙的异常

(1) 椎间隙增宽：由于椎体骨质疏松等造成椎体上下缘呈双凹变形，影像下表现为相邻椎体间隙增宽。

（2）椎间隙变窄：由于脊椎炎性变破坏椎间盘或椎间盘退行变髓核脱出等病变，使相邻椎体间隙变窄，同时伴或不伴有骨质破坏。有时椎间隙内可有钙化。

5. 椎间孔的异常

（1）椎间孔的扩大：多由于椎管内神经源性肿瘤穿过椎间孔引起骨质吸收或破坏，造成椎间孔增大。

（2）椎间孔的缩小：多由于脊柱退行性改变，椎体后缘骨质增生、骨刺形成或椎弓肥大使椎间孔缩小。脊椎脱位或滑移也可使椎间孔缩小。在颈段斜位片上表现为椎间孔失去正常的椭圆形，而呈哑铃形或不规则形。

6. 椎管的异常

（1）椎管扩大：是指脊髓内或椎管内肿瘤引起邻近骨压迫吸收或破坏，造成椎管前后径增大。CT 上表现为相应层面椎体后缘至棘突前缘的距离增大。

（2）椎管狭窄：是指由于先天性或继发性原因造成骨性椎管前后径减小或椎管横断面形状异常，严重时可引起相应神经压迫症状。多因脊柱发育异常或退行性变引起。

7. 脊椎韧带的钙化

脊椎周围韧带由于退变、炎症修复、风湿性疾病等原因引起的钙盐沉积。X 线表现为椎体前、后缘，棘间、棘上以及项部的斑点、条片状高密度钙化影；强直性脊柱炎的韧带钙化可表现为脊柱竹节样改变。

第三节　常见疾病的影像学诊断

一、脊 柱 损 伤

脊柱损伤常见脊柱骨折和脱位，多因高处坠落时足或臀部着地，或高空坠物砸在头肩部等间接暴力所致，易引起相应神经功能障碍。好发于活动度较大的部位，如寰枢椎和胸腰段等，以单个椎体多见。

（一）病理与临床

脊柱损伤多为突然的间接纵轴性暴力冲击引起，依据损伤时脊柱所处的状态不同，可表现为：脊柱骤然过度前屈造成应力的椎体压缩骨折以及相邻椎体之间的后部韧带结构断裂；脊柱骤然过伸造成应力的椎体前下缘出现撕裂骨折、相邻椎体之间的前纵韧带断裂以及脱位等；脊柱在伸直状态下受力造成椎体爆裂骨折以及脊髓损伤。少数可见脊柱围绕一个支点弯曲造成水平方向的椎体、椎板和棘突骨折即 Chance 骨折，又称为“安全带型损伤”或屈曲牵张性骨折。临床主要表现为局部疼痛，活动障碍，甚至出现相应神经损伤症状，部分还可见脊柱轻度后突畸形。

（二）影像学表现

1. X 线表现　脊柱骨折多为屈曲型，在侧位片主要表现为椎体压缩呈楔形，前上缘椎

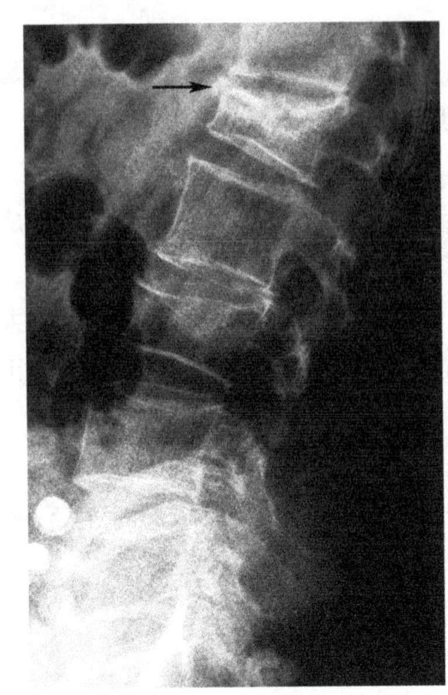

图 9-5 椎体压缩性骨折

侧位见第 1、3 腰椎体楔形变，第 1 腰椎体上缘横行不规则致密带影，前上缘见一小撕脱骨片（↑）

体塌陷，骨皮质中断，后缘多正常。由于断端嵌入，所以仅见横行不规则致密带影（图 9-5）。有时可见椎体前缘撕脱骨碎片。相邻椎间隙一般保持正常。严重者可并发脊柱后突成角或引起上一椎体向前移位滑脱。正位有时可见横突骨折。由于脊柱结构较复杂，平片显示前后结构重叠，对于显示骨折类型、骨碎片移位情况、椎管受累情况等有明显局限性。

2. CT 表现 可以充分显示脊椎骨折类型、附件损伤情况以及椎管受累详细情况，通过对骨折移位以及突入椎管骨碎片的观察可以了解骨折对脊髓和神经根的影响。尤其是 CT 多平面重建以及三维重组图像（图 9-6）对损伤情况的准确判断有重要意义。

3. MRI 表现 主要用以观察椎体挫伤、骨折、椎间盘突出以及韧带撕裂，还可以显示椎管内血肿、脊髓受压以及挫裂伤等情况。椎体挫伤、骨折引起的水肿和（或）出血表现为椎体内长 T_1 长 T_2 的信号影。在矢状面 T_2WI 上可清晰显示椎间盘突出，脊膜囊和脊髓可受压、移位；脊柱周围韧带损伤或断裂后其正常的低信号影失去连续性，反因水肿和（或）出血而呈不同程度的高信号影；突入椎管的游离骨碎片可压迫和损伤脊髓（图 9-7），严重时脊髓横断，还可见神经根撕脱以及脊髓内出血、水肿影。

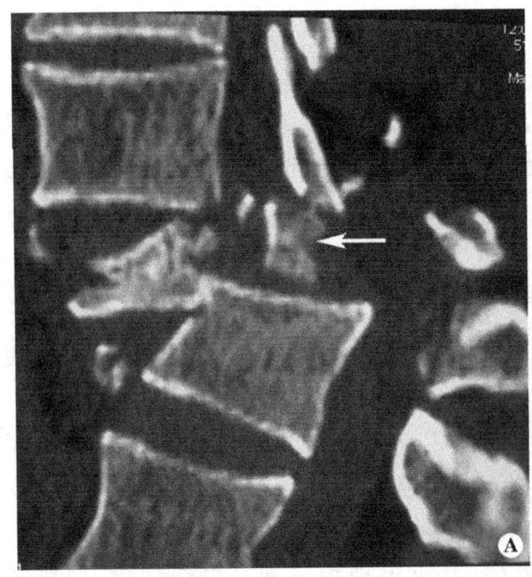

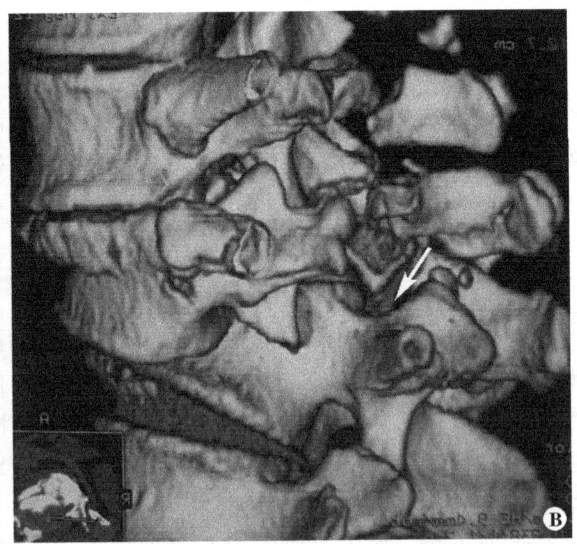

图 9-6 椎体爆裂骨折并滑脱

A. 腰 1 椎体爆裂骨折，见较多不规则碎骨片分离移位，部分进入椎管，椎体滑脱，序列不完整；B. 腰 1 椎体及附件爆裂性骨折椎管明显狭窄（↑）

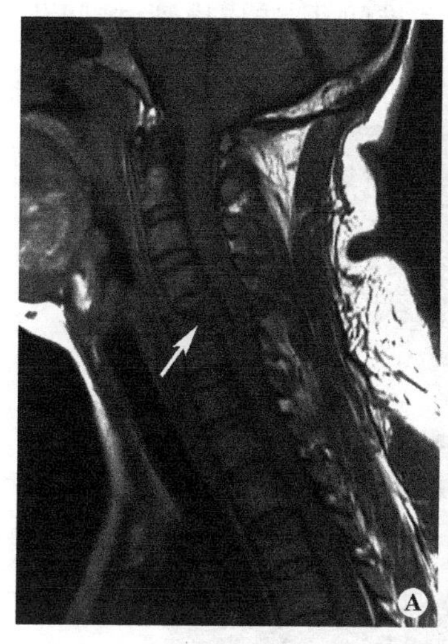
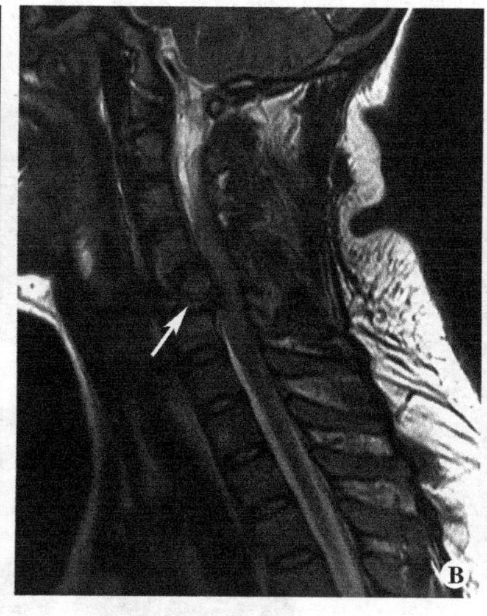
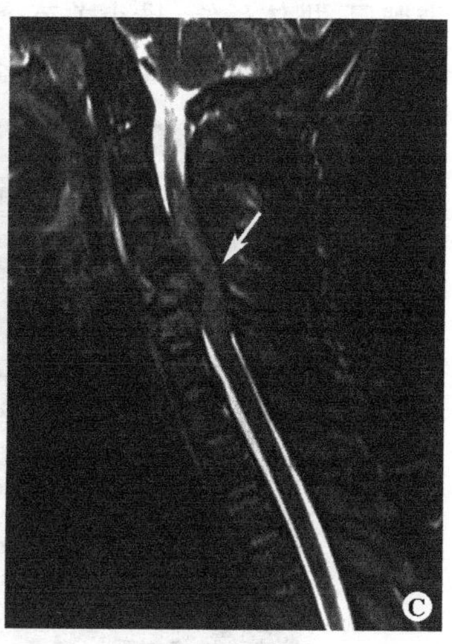

图 9-7 颈椎压缩性骨折 MRI 矢状位图

A. MRI 矢状面 T_1WI,见椎体呈低信号;B. MRI 矢状面 T_2WI,椎体压缩信号增高,后缘突入椎管,脊髓受压移位(↑);C. MRI 矢状位 T_2WI 脂肪抑制成像见椎体和脊髓内出血、水肿呈高信号(↑)

(三) 鉴别诊断

鉴别诊断主要与脊椎结核、肿瘤等其他病变所致的椎体压缩鉴别,后者无明确外伤史,常见于多个椎体,伴骨质疏松或骨质破坏,椎间隙可变窄或消失,椎旁还可见脓肿或软组织肿块等,因而不难鉴别。

二、脊椎退行性变

脊椎退行性变(degenerative spinal diseases)是椎间盘和脊椎小关节、关节软骨退行性改变所引起的一种慢性骨关节病。临床极为常见,好发于活动度较大的下颈段、腰段。

(一) 病理与临床

脊椎退行性变最先发生于椎间盘,由于髓核脱水,纤维环变性并且出现裂隙,导致椎间盘膨出,椎间隙狭窄,椎体边缘骨赘形成以及椎小关节和各韧带发生变性、纤维增生、硬化、钙化或骨化等改变,并可继发引起椎间孔和椎管的狭窄。临床主要表现为颈、腰椎骨质增生、椎间盘膨出压迫脊髓、神经根和血管引起的相应背部僵硬、疼痛症状和体征。

(二) 影像学表现

1. X 线表现 X 线平片为首选检查方法。主要表现为脊柱曲度变直或侧弯;椎体边缘部骨质增生、硬化,致骨赘甚至骨桥形成;椎间隙以及椎间孔变窄;椎小关节骨质增生变尖、肥大,以及关节面骨质硬化;还可见周围韧带不同程度的钙化;甚至引起上下椎体阶梯状移位等(图 9-8)。

2. CT 和 MRI 表现 作为 X 线平片的补充检查,可清晰地显示椎间盘变性膨出,黄韧带肥厚，椎体后缘、椎小关节突骨质增生硬化所致骨赘突入椎管和椎间孔，造成椎管、椎间孔和侧隐窝狭窄并神经根、硬膜囊和脊髓受压等征象（图 9-9）。

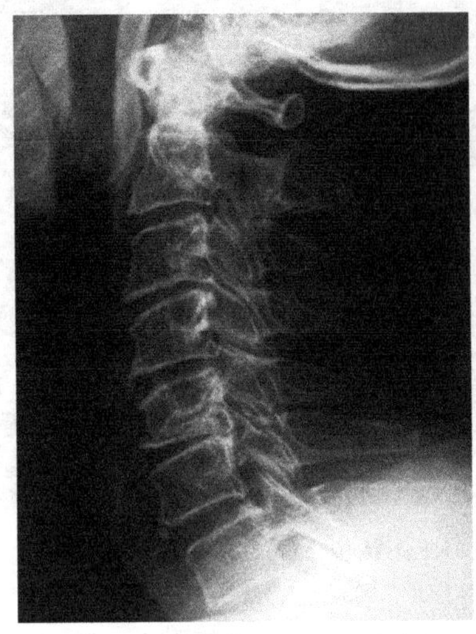

图 9-8 颈椎退行性变（平片）
可见曲度变直，序列不完整呈阶梯状向后移位，椎体边缘骨赘形成

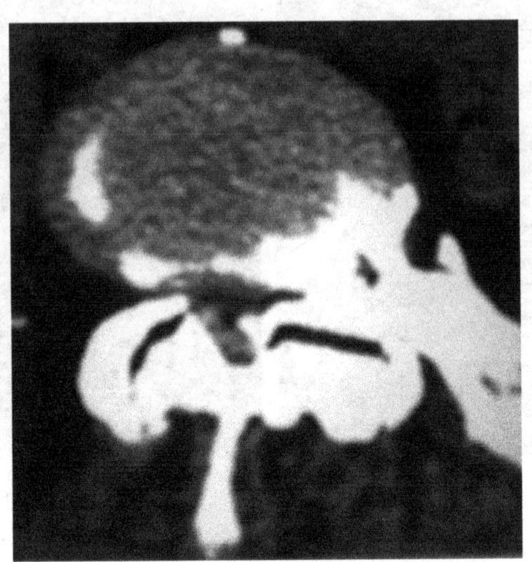

图 9-9 腰椎退行性变（CT）
显示椎间盘膨隆，椎小关节突骨质增生硬化，形成骨赘突入椎管和椎间孔，造成椎管和椎间孔狭窄，相应神经根和硬膜囊受压

（三）鉴别诊断

本病影像表现具有一定特征性，诊断不难，无需与其他疾病鉴别。

视窗 9-1

颈 椎 病

颈椎病是中老年人的常见病和多发病，中医学并无颈椎病的病名，而将其归属于痹证、眩晕、痿证等范围，多因风寒、劳损、外伤等因素造成人体营卫气血、脏腑经络功能失调而导致退行性骨关节病变。《中医骨伤科学》将颈椎病分为以下证型：落枕型（颈型）、痿证型（脊髓型）、痹证型（神经根型）、眩晕昏厥型（椎动脉型）、五官型（交感神经型和食管压迫型）。

影像学检查是颈椎病的主要诊断方法，有学者利用 CT 研究发现落枕型（颈型）均见颈部韧带钙化和骨质增生改变，以椎体前缘增生为主，骨赘状物较小。痿证型（脊髓型）多见骨性椎管狭窄（前后径＜10mm），椎体前后缘增生明显；椎间盘突出多见，并可见髓核钙化和真空现象。痹证型（神经根型）均见椎间孔狭窄，除椎体骨质增生外，钩椎关节增生也比较多见。眩晕昏厥型（椎动脉型）均见横突孔狭窄，左右不对称，为本型特征性改变，另外本型椎体骨质增生以前缘为主。五官型（交感神经型和食管压迫型）除椎体骨质增生、钩椎关节增生和韧带钙化外，还可见脊柱前移、纤维环钙化和椎体前缘骨质增生呈刺状向前突出压迫食管等征象。

三、椎间盘病变

本节所述椎间盘病变(pathological change of intervertebral disc)为椎间盘因外伤或长期反复慢性损伤发生的椎间盘退行性改变和突出。

(一) 病理与临床

椎间盘连接上下椎体,由软骨板、纤维环和髓核三部分组成,发育成熟后即开始变性,软骨板变性出现变薄缺损,纤维环变性出现环状或放射状裂隙是椎间盘突出的病理基础。椎间盘病变一般分为变性、膨出和突出。好发青壮年男性,易出现于活动度较大的下段腰椎间盘,其次为下段颈椎间盘,胸椎间盘较少见。临床表现因椎间盘病变的部位不同而异,主要表现为患部疼痛、运动受限以及相应脊髓、神经根受压症状。

(二) 影像学表现

1. X线表现 椎间盘属软组织密度,X线平片不能直接显示突出的椎间盘,仅能显示椎间盘退行性变,如①脊柱曲度变直或侧弯;②椎体边缘骨质增生,特别是后缘出现骨赘;③椎间隙狭窄,尤其是前窄后宽;④Schmorl结节(图9-10),即髓核穿透椎体软骨板向上、下椎体内突出,形成一圆形或半圆形骨质缺损压迹,边缘见骨质硬化带。以此作为间接征象,推测病变的存在。

2. CT表现

(1) 椎间盘变性:CT表现无特异性。

(2) 椎间盘膨出:表现为均匀地超出椎体边缘的软组织密度影,后缘向前微凹与相邻椎体终板形态一致,也可呈平直或呈轻度均匀两侧对称的外凸弧形(图9-11)。

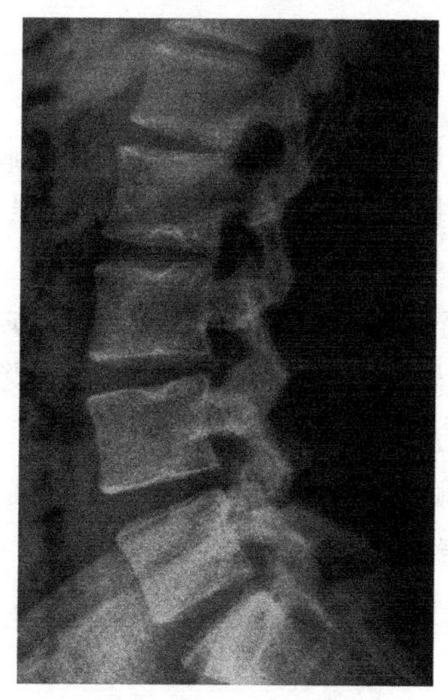

图9-10 Schmorl结节

腰2、3、4椎体下、上缘半圆形骨质压迹,边缘见硬化带,可上下对称出现

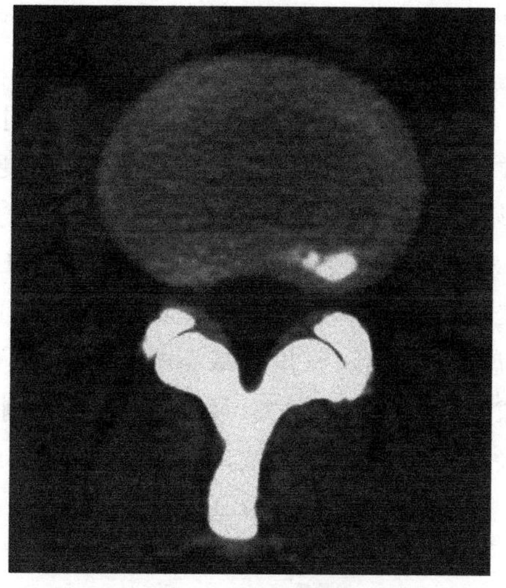

图9-11 腰椎间盘膨出

CT轴位显示等密度椎间盘向周围均匀超出相邻椎体边缘,后缘保持与椎体一致向前微凹

(3) 椎间盘突出：表现为局限性突出于椎体后方或侧后方的弧形软组织密度影，边缘光滑，其内可有钙化；硬膜外脂肪受压、变形或消失，硬膜囊前缘或侧方受压变形，侧隐窝可变窄，一侧神经根可受压甚至移位(图 9-12)。由于颈椎间盘较薄，颈段硬膜外脂肪少，因而颈椎间盘突出较腰椎困难。

3. MRI 表现 MRI 具有良好的软组织对比和多方位成像，信号改变可直接反映椎间盘含水量，因而显示良好，可准确地显示椎间盘变性、膨隆和突出征象。

(1) 椎间盘变性：表现为在 T_2WI 上正常呈高信号的髓核和纤维环的内侧部因其水分丢失而呈现低信号影(图 9-13)，矢状面上还可见椎间盘变扁。

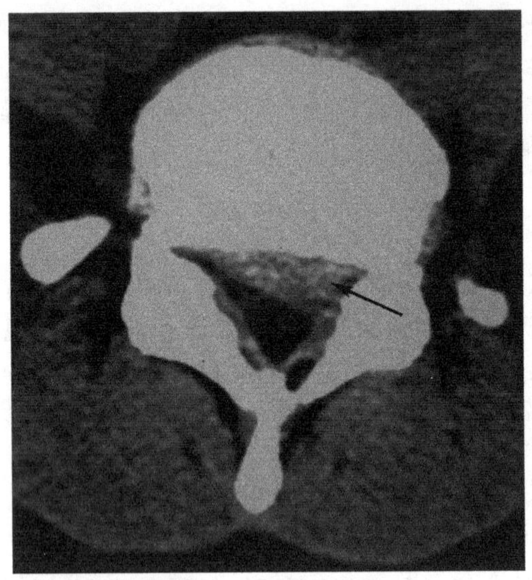

图 9-12 腰椎间盘突出

腰 5 至骶 1 椎间盘 CT 轴位显示椎体左后方弧形软组织密度影突入椎管，致硬膜囊受压并左侧隐窝狭窄(↑)

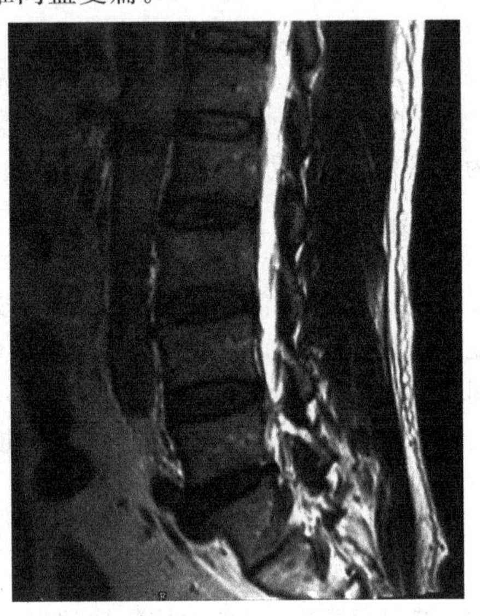

图 9-13 椎间盘变性

MRIT_2WI 显示椎间盘呈低信号

(2) 椎间盘膨出：表现为在椎间盘变性同时，可见椎间盘在矢状面上向前后膨隆。在横断面上椎间盘向四周均匀地超出椎体边缘，硬膜囊前缘和双侧椎间孔脂肪受压，呈光滑、对称的弧形压迹。

(3) 椎间盘突出：表现为在矢状面 T_2WI 图像上，髓核呈半圆形或舌状向后方突出，突出部与其未突出主体部分之间呈窄颈相连，且信号强度与其一致(图 9-14)。在横断面图像上，椎间盘呈半圆形、三角形或不规则形局限向椎体后方或侧后方突出（图 9-14)。硬膜外脂肪间隙受压、变窄或消失，硬膜囊前缘或侧方以及一侧神经根鞘可受压变形、甚至移位。还能直接显示脊髓受压所致的髓内水肿或缺血的异常信号改变。

(三) 鉴别诊断

不典型的椎间盘突出症需与以下病变鉴别。

1. 椎管内硬膜外肿瘤 肿块的形态与病变部位多与椎间盘突出不符，且与椎间盘无联系，常伴有椎体骨质破坏、椎管或椎间孔扩大，增强检查多有强化。

2. 硬膜外瘢痕 有明确椎管内手术史，范围大且边界不清，强化较椎间盘明显。

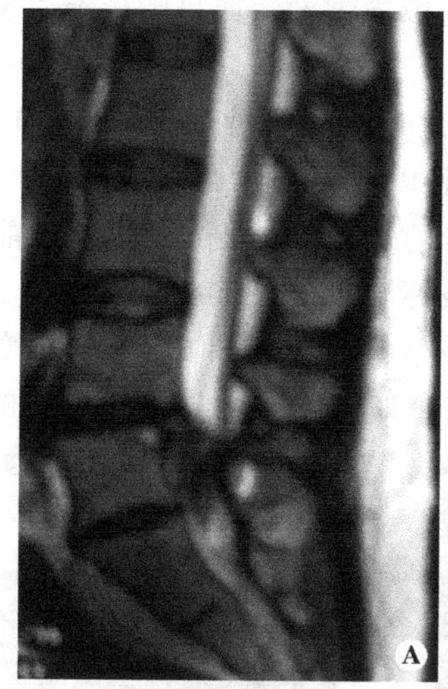

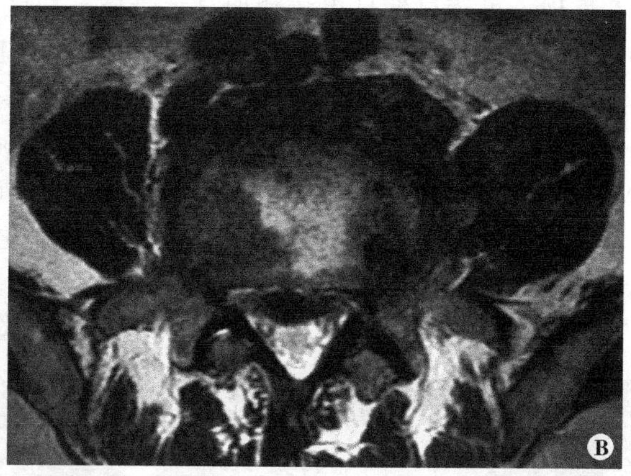

图 9-14　腰椎间盘突出

A. MRI矢状位 T_2WI 显示腰 4、5 椎间盘呈舌状突入椎管，致硬膜囊受压；B. MRI横断面 T_2WI 显示椎间盘呈半圆形突入椎管并硬膜囊受压

四、脊柱结核

脊柱结核(tuberculosis of spine)是肺或其他部位结核杆菌经血行播散到椎体骨松质内引起的以骨质破坏为主的慢性骨病，是最常见的骨结核。好发于胸腰段，其次为颈椎。病变常累及相邻的两个椎体，可跳跃分段发病，附件较少受累。

(一) 病理与临床

脊柱结核的主要病理变化为结核杆菌经椎体前后滋养血管到达椎体，形成结核结节以及干酪样坏死，引起椎体骨质破坏和椎旁脓肿，同时可侵犯周围软骨和韧带，造成邻近椎体的破坏。本病好发于儿童和青年，无性别差异。临床上具有起病隐匿，发展缓慢，症状较轻的特点。全身表现为低热、盗汗、食欲不振、消瘦、乏力等症状。局部表现为钝痛和叩击痛，伴相应部位脊柱活动受限。后期椎体破坏严重引起压缩性骨折和椎旁脓肿，表现为脊柱后突畸形和脊髓受压的相应神经症状等。

(二) 影像学表现

根据骨质破坏最先出现的部位分为椎体中央型、椎间边缘型、椎旁韧带下型和附件型。

1. X 线表现　主要表现为①椎体破坏：椎体中央型多见于胸椎，常引起椎体塌陷变扁或呈楔形，造成受累的脊柱节段常出现脊柱后突畸形或侧弯。椎间边缘型多见腰椎，常造成椎间隙变窄甚至消失，波及邻近椎体致椎体互相融合。椎旁韧带下型多见于胸椎，表现为椎体前缘侵蚀呈凹陷性骨质破坏，累及多个椎体，椎间隙多无异常。附件型较少见，表现为病变部位的骨质破坏和软组织肿胀。②寒性脓肿：骨质破坏时产生的干酪样物质易侵入脊柱周围软组织中而形成的干酪性脓肿。颈椎脓肿位于咽后壁，侧位上呈弧形前突的软组织影像。胸椎脓肿位于胸椎两旁，表现为椎旁局限性梭形软组织肿胀影。腰椎脓肿位于一侧或两侧腰大肌间，并可沿腰大肌向下流注，表现为该侧腰大肌轮廓模糊不清或呈弧形突出影。病程较长的寒性脓肿可见不规则形钙化。

2. CT 表现 可较早地且更清楚地显示骨质破坏区以及寒性脓肿的细节，如范围、细小的死骨和钙化等(图 9-15)，还可以发现椎管内硬膜外脓肿以及椎管狭窄情况。

3. MRI 表现 可以早期显示椎体内的炎性水肿，有助于早期诊断，因而是目前公认的早期诊断脊椎结核最佳的检查方法。①椎体及椎间盘破坏：椎体骨质破坏在 T_1WI 均呈低信号，T_2WI 多为混杂高信号(图 9-16)。因骨破坏区周围骨髓炎性水肿的存在，病变异常信号区显示较实际骨破坏区要大。增强检查呈斑片状强化。如椎间盘受累可表现为椎间隙变窄和 T_1WI 低、T_2WI 混杂高信号，晚期出现椎体强直时，T_1WI、T_2WI 均呈低信号。②寒性脓肿：在 T_1WI 呈低信号、T_2WI 多呈混杂高信号，增强检查呈环形强化。

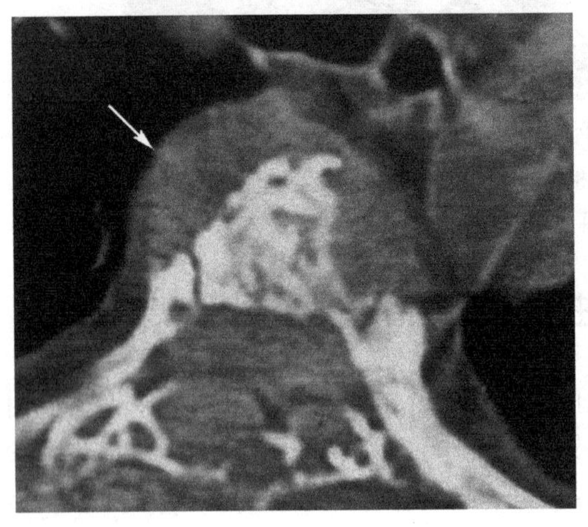

图 9-15 胸椎结核 CT 横断面图

椎体、附件骨质破坏，周围见脓肿形成；(↑)

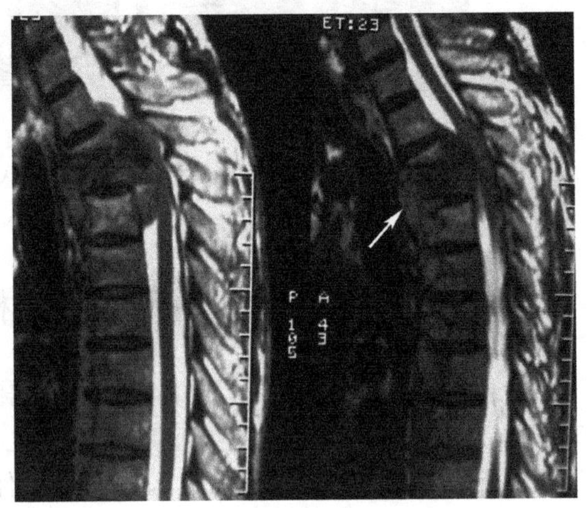

图 9-16 胸椎结核 MRI 矢状面 T_2WI 图

MRI 矢状位 T_2WI 显示胸 3、4 椎体以及椎间盘破坏呈混杂信号，椎体塌陷，椎间隙变窄，前缘寒性脓肿沿椎体前缘向下，造成多椎体前缘骨质破坏(↑)

(三) 鉴别诊断

1. 化脓性脊柱炎 临床具有起病急，症状重，发展快的特点。在影像上，可见骨质破坏同时有明显骨质增生硬化，出现骨赘和骨桥，因而可有椎体变形，却少有椎体严重塌陷。

2. 脊柱转移瘤 常见中、老年，椎体破坏的同时常有椎弓根的破坏，很少累及椎间盘，因而椎间隙并不变窄。

3. 椎体压缩性骨折 有明确的外伤史，多累及一个椎体，呈楔形变，无明显骨质破坏，一般无椎间隙变窄。

五、强直性脊柱炎

强直性脊柱炎(ankylosing spondylitis，AS)是一种不明原因的、以中轴关节骨慢性炎症为主的全身性疾病。主要累及双侧骶髂关节和脊柱，造成脊柱韧带的广泛骨化而导致脊柱强直性改变。

(一) 病理与临床

变化主要病理变化为关节滑膜、关节软骨、软骨关节面下骨质以及邻近韧带、肌腱和软组织的非特异性炎症。本病好发于青少年男性和人类白细胞抗原(human leukocyte antigen, HLA)B27 阳性者。临床具有起病隐匿,发展缓慢,病程长的特点。初期侵犯骶髂关节,表现为下腰部疼痛不适,晨起加重,活动后缓解。随着病变发展,脊柱受累,出现脊柱活动受限。半数以上可见髋、肩等外周大关节受累,出现关节疼痛和功能障碍。晚期表现为脊柱和关节强直。

(二) 影像学表现

早期双侧骶髂关节对称性病变为其特征,随后多数自下而上累及脊柱。

1. X 线表现 主要表现为骶髂关节面模糊,关节周围骨侵蚀破坏,边缘骨质增生硬化,以髂骨侧为主(图 9-17);关节间隙早期假性增宽,随着病变发展,关节间隙变窄,后期出现关节强直。在脊柱表现为椎体前缘上下角骨质硬化形成"方形椎";椎间盘纤维环以及脊柱周围韧带、软组织均可骨化,使脊柱呈竹节状改变(图 9-18);后期广泛骨化造成脊柱强直,脊柱畸形。周围关节受累多双侧对称,表现为关节面侵蚀破坏,关节面下囊性变,关节边缘骨质硬化并骨赘形成,以及关节间隙变窄、消失或骨性强直。

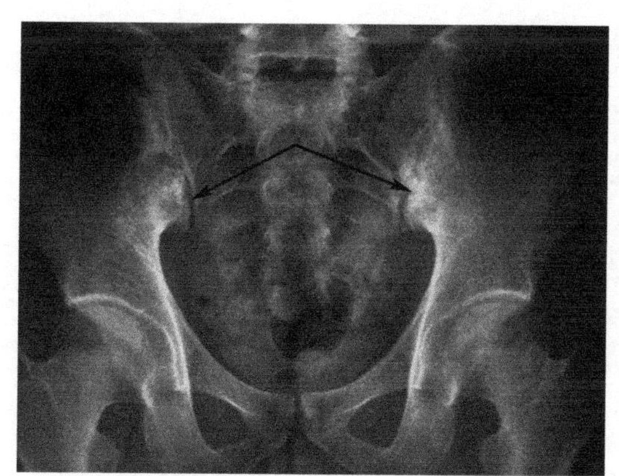

图 9-17 强直性脊柱炎

平片显示双侧骶髂关节面骨侵蚀破坏,边缘骨质增生硬化,以髂骨侧为主;(↑)

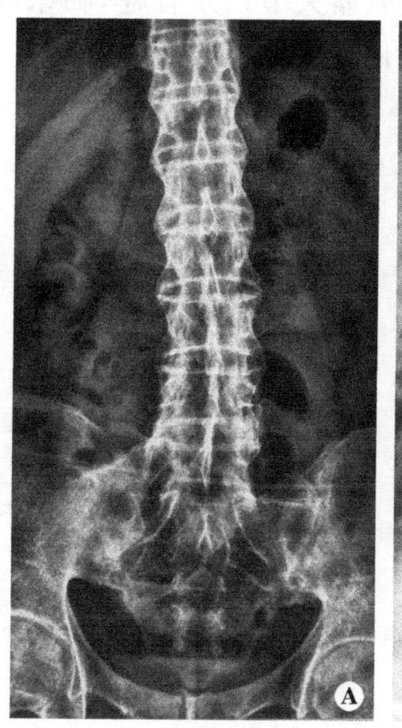

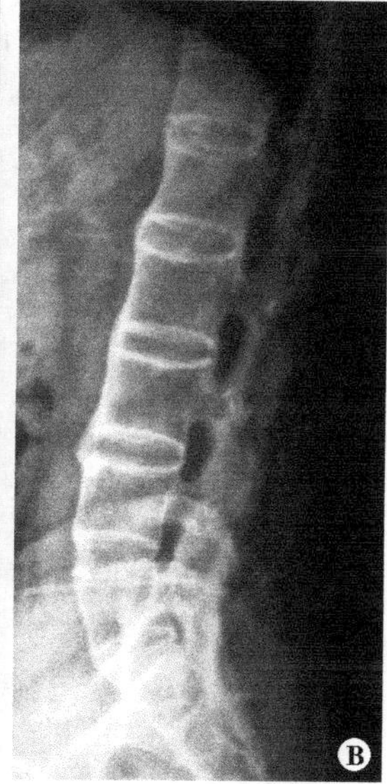

图 9-18 强直性脊柱炎"竹节状脊柱"

A. 腰椎正位显示;B. 腰椎侧位显示

2. CT 表现 主要用于骶髂关节的早期改变,能更清晰地显示关节面的侵蚀破坏灶(图 9-19)。

3. MRI 表现 易显示骶髂关节的早期炎性改变,主要表现为关节面下的小斑片状 T_1WI 低信号、T_2WI 高信号、STIR 呈高信号的骨髓腔水肿影(图 9-20)。

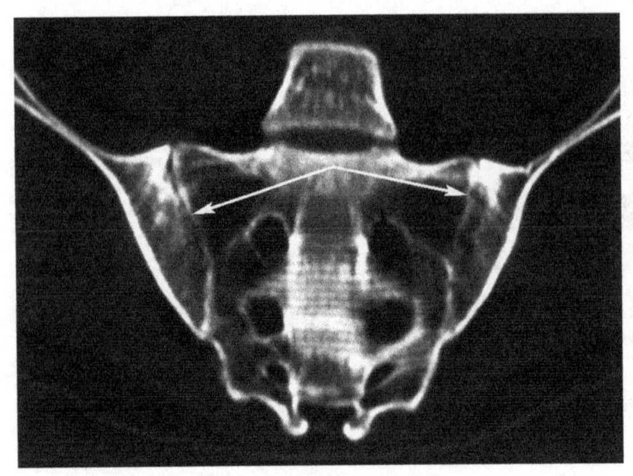

图 9-19 强直性脊柱炎

CT 冠状面重组显示双侧骶髂关节面骨侵蚀破坏，边缘骨质增生硬化，以髂骨侧为主；(↑)

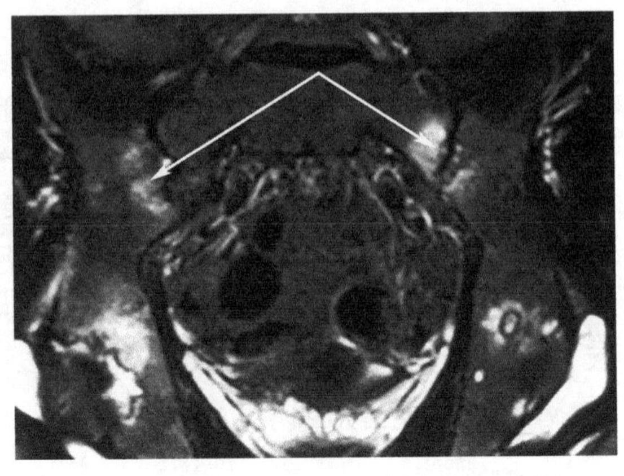

图 9-20 强直性脊柱炎

MRI 冠状位脂肪抑制 T_2WI 显示双侧骶髂关节呈高信号骨髓水肿(↑)

(三) 鉴别诊断

主要与类风湿关节炎鉴别。类风湿关节炎好发于中年女性，多对称性累及双侧近节指关节，较少可累及双侧骶髂关节以及脊柱，临床症状较明显，以广泛性骨质疏松及关节面下骨质破坏为主，骨质硬化程度轻或无。

(孙前谱)

第十章　软　组　织

骨关节和肌肉系统的软组织主要由肌肉、肌腱、韧带、关节囊所构成，依附在相应的骨、关节周围，外覆皮肤和皮下脂肪，其间有血管和神经等组织。由于缺乏良好的自然对比，普通X线难以清楚显示各组织的形态结构和病变特点，CT和MRI具有较高的软组织分辨力，可用于软组织病变的检查和诊断，提高了软组织疾病的诊断水平，尤其MRI已成为软组织肿瘤影像检查方法的首选。

第一节　影像学检查方法和正常影像学表现

1. 软组织X线检查及正常X线表现　软组织一般无常规单独X线检查，仅在骨关节X线平片检查中一并显示。主要表现为在皮下脂肪、肌间隙稍低密度影衬托下的一片灰白中等密度影。

2. 软组织CT检查及正常CT表现　CT为断层图像，具有高密度分辨率等特点，因而在软组织窗能较清楚地显示：皮肤呈线样中等密度影，厚度较均匀；皮下脂肪层和肌间隙脂肪呈较低密度影；各肌层及肌腱、韧带呈中等密度影。血管呈中等密度小类圆形走行于肌间隙脂肪层间，同时通过增强扫描以及CTA还能进一步了解血管的结构。

3. 软组织MRI检查及正常MRI表现　MRI为多参数、多方位、多序列成像，软组织分辨力高，能很好地显示骨、关节周围软组织的解剖形态，对软组织病变的显示较CT更有优势。在MRI图像上，皮下脂肪层和肌间隙脂肪呈高信号影；各肌层呈中等偏低信号影，而肌腱、韧带呈低信号影，血管呈流空信号。同时通过MRA血管造影还能进一步了解血管的解剖结构。

第二节　基本病变的影像学表现

软组织结构多样，病变较复杂，但大多可归纳为下列一些基本表现。

1. 软组织肿胀　软组织肿胀是由于炎症或外伤等造成局部软组织充血、水肿。X线表现为局部软组织的肌肉、皮下脂肪层肿胀，肌间隙模糊，结构层次不清，炎症水肿时密度稍减低，若外伤出血则增高，皮下脂肪层可呈稍高密度网状影。CT显示较X线清晰。炎症水肿时MRI表现为T_1WI低信号、T_2WI高信号，而外伤出血时MR信号改变较复杂，与病程有关，详见相关章节。

2. 软组织萎缩　多由于肢体长期废用或血管性病变造成局部软组织供血不足等引起相应软组织萎缩改变。影像表现为局部软组织的肌肉、皮下脂肪层萎缩变薄，但肌间隙结构层次清楚。

3. 软组织肿块　可见于良性和恶性病变。在CT和MRI上易于观察，表现为形态规则或不规则，边界常较清楚，密度或信号可均匀或不均匀，有时可见液化坏死出现液-液平面或钙化。

4. 软组织钙化和骨化 多由于出血血肿机化或炎症、肿瘤的局部组织坏死等造成钙盐沉积。X线表现为在软组织中出现大小不一,形态不规则,边缘清楚锐利的高密度影。

第三节 常见疾病的影像学诊断

一、局限性骨化性肌炎

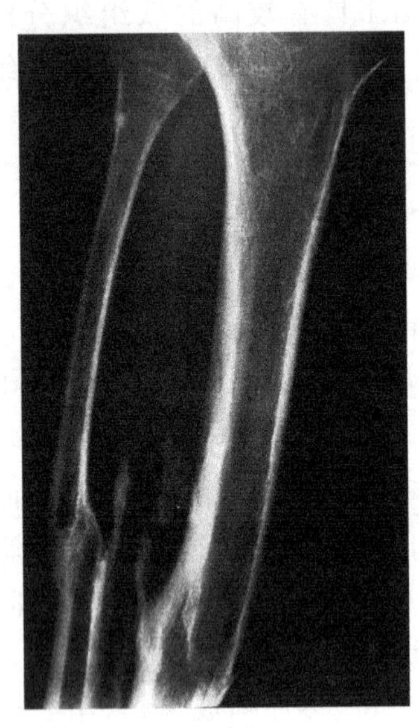

图 10-1 外伤性骨化性肌炎 胫腓骨中段间软组织内条片状高密影,邻近见陈旧性骨折

局限性骨化性肌炎(localized myositis ossificans)是指出现于肌肉及其邻近软组织结构中的异位钙化和骨化性疾病。一般分为外伤性和非外伤性骨化性肌炎,以外伤性常见。

(一) 病理与临床

多见于青年男性外伤骨折后,病因不明。其发展过程为软组织出血、变性、坏死、纤维化形成肿块,而后机化和骨化。临床主要表现为受伤处软组织疼痛、明显肿胀,运动功能障碍,局部可扪及软组织肿块,且数月后渐进性缩小、变硬,随之临床症状逐步减轻或消失。

(二) 影像学表现

随病程的进展X线表现各异。外伤后早期表现为局限性软组织肿块影;数周后血肿机化和钙化,肿块内出现斑点状、斑片状不规则高密影;后期表现为边缘清楚锐利的高密度骨化影(图 10-1)。CT较平片显示更清晰。

二、软组织感染

是由于受细菌入侵造成软组织肿胀以及脓肿形成为主要表现的炎性病变。感染途径一般有经创口直接入侵、邻近感染病灶的蔓延以及全身感染灶的血行播散。

(一) 病理与临床

变化主要病理改变为局部软组织感染细菌后,造成该处明显充血、水肿,中性粒细胞浸润,且发生组织坏死并脓肿形成。临床主要表现为局部红肿、疼痛。感染严重、脓肿形成时,可伴局部跳痛以及全身中毒症状。

(二) 影像学表现

1. X线表现 表现不明显,仅为局部软组织弥漫性肿胀,结构层次模糊不清。

2. CT表现 显示较X线敏感、清晰。早期主要表现为局部软组织肿胀,皮下脂肪层增厚、可呈稍高密度网状影;肌间隙模糊,肌层增厚、层次分界不清,且密度稍减低。脓肿形成后,肿胀的软组织中可见圆形、类圆形或分叶状肿块影,境界较清,密度不均,中央可见低密度坏死区（图 10-2）。有时还可见低密度气体影甚至出现液气平面。增强检查可见脓肿壁环形强化，内部可见分隔。

3. MRI 表现　早期软组织充血、水肿时较 CT 敏感，表现为边缘模糊的长 T_1 长 T_2 信号。脓肿形成后，中央坏死液化区 T_1WI 多呈低信号、T_2WI 多为高信号，有时也可呈低信号，脓肿壁纤维化使脓肿周边见一低信号环，而脓肿周围水肿带呈长 T_1 长 T_2 信号。

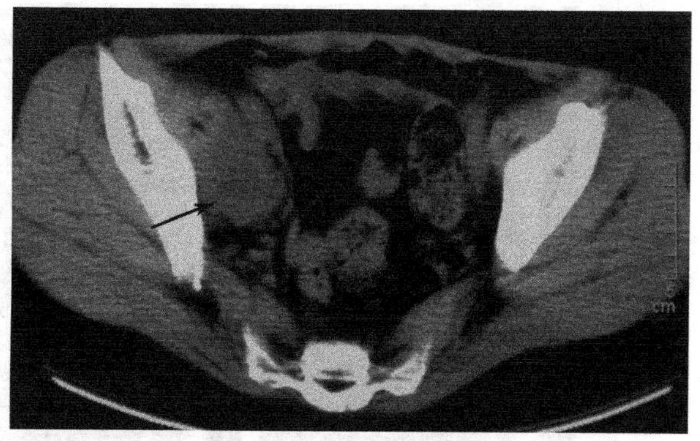

图 10-2　软组织脓肿（CT）

三、软组织肿瘤

（一）血管瘤

血管瘤（haemangioma）多认为是一种由血管组织构成的先天性良性肿瘤，见于人体任何组织，同样也是较常见的软组织肿瘤之一。

1. 病理与临床　病理上，根据血管腔大小以及血管壁内皮细胞的类型可分为：毛细血管瘤、海绵状血管瘤、静脉血管瘤和混合血管瘤 4 型。发病年龄较轻，病程长，一般无明显临床症状。发生于皮肤及皮下等表浅部位时，可见皮色呈紫红或蓝色，较少见，而部位较深的有时可扪及搏动和听到血管杂音。

2. 影像学表现

（1）X 线和 CT 表现：平片对于较小病灶显示困难，较大病灶诊断有一定帮助。CT 显示较 X 线敏感，主要表现为局部软组织肿胀，其内可见形态不规则、密度不均匀、境界较清的软组织肿块影，临近骨骼可见压迫性骨质吸收、破坏，骨皮质变薄。增强检查病灶强化明显。出现静脉石影即可诊断本病。血管造影检查是诊断本病最有效的方法，表现为不规则囊状扩张的血窦影或迂曲扩张、粗细不等的血管样结构影。

（2）MRI 表现：多表现为形态不规则的长 T_1 长 T_2 肿块影，由于肿瘤内常有脂肪、纤维和扭曲扩张的血管，因而信号多不均匀。脂肪抑制 T_2WI 像显示较佳，为高信号影（图 10-3）。

（二）脂肪瘤

脂肪瘤（lipoma）是一种由成熟脂肪组织构成的最常见的软组织良性肿瘤。全身含有脂肪组织的任何部位均可发生，多见于皮下组织内。

1. 病理与临床　病理上，肿瘤由成熟脂肪细胞堆积，呈扁平或分叶状，有包膜，与周围组织分界清楚。软组织脂肪瘤发展缓慢，病程长，一般无自觉症状，可单发或多发，大小不等，质地柔软。

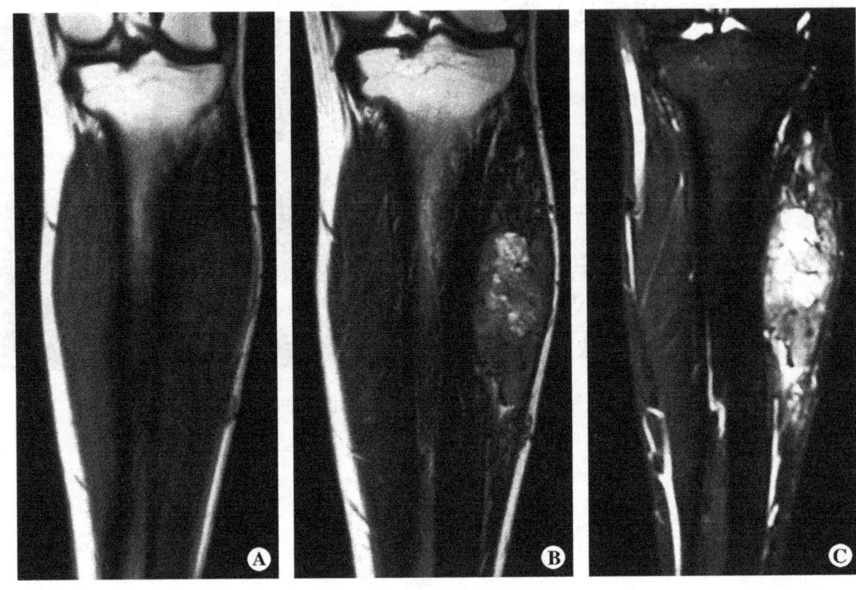

图 10-3 软组织血管瘤

A. MRI 冠状位 T_1WI 显示左腓骨外侧软组织内等、稍高信号肿块影，上下缘可见扭曲低信号血管流空；B. T_2WI 可见肿块呈不均匀高信号，上下部血管流空效应更明显；C. 增强加脂肪抑制 T_2WI 肿块呈不均匀明显强化

2. 影像学表现

(1) X 线表现：平片多显示为边界较清楚的低密度影。

(2) CT 表现：表现为软组织内单个或多个形态规整、边界完整清晰的低密度区，其密度均匀，与皮下脂肪密度相似(图 10-4)。增强扫描强化不明显。

(3) MRI 表现：表现具有特征性，信号强度与皮下脂肪一致，部分内可见低信号的纤维分隔(图 10-5)。

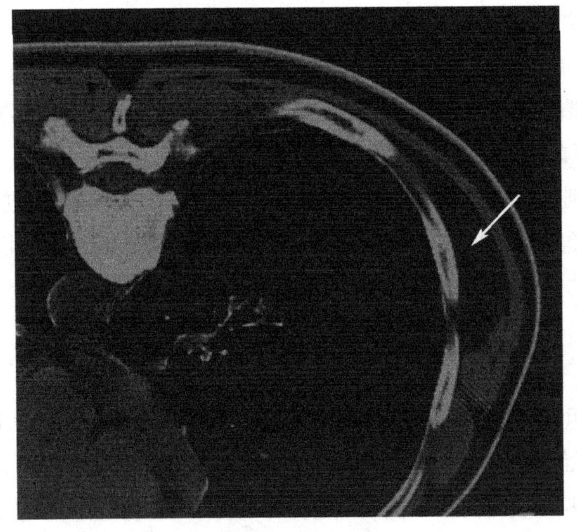

图 10-4 软组织脂肪瘤

CT 平扫显示右侧背阔肌下与肋骨和肋间肌之间扁平形脂肪样密度影，边缘清晰，内见稍高密度分隔(↑)

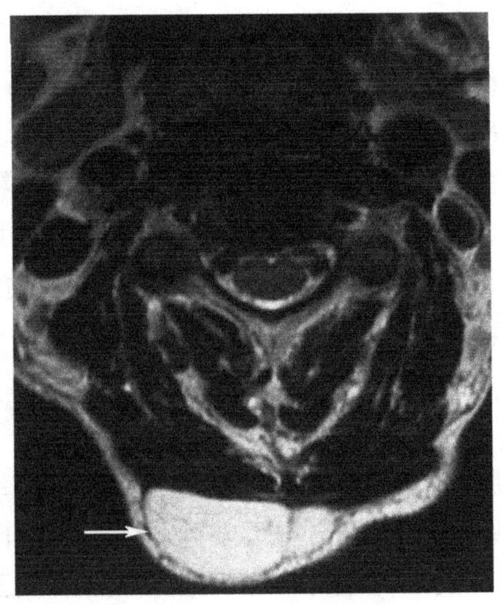

图 10-5 项部皮下脂肪瘤

MRIT_1WI 显示项部皮下高信号肿块影，内见低信号纤维分割(↑)

（三）脂肪肉瘤

脂肪肉瘤(liposarcoma)是一种较少见的起源于原始间质细胞的软组织恶性肿瘤。多见于中老年深部软组织内，最多见于大腿和腹膜后间隙。

1. 病理与临床 肿瘤多为原发，瘤细胞多样，很少由脂肪瘤恶变而来。一般有假包膜，体积较大，不均匀，内可见出血、坏死和囊变。发生于肢体者，临床多表现为边界不清部分固定的无痛性肿块；发生于腹膜后者，多表现为继发症状。

2. 影像学表现

(1) X 线表现：平片显示不清，可见软组织肿胀以及不均匀软组织肿块影。

(2) CT 表现：根据肿瘤的分化程度不同，由高分化到低分化，表现为软组织内形态规则或不规则、境界清或不清、密度低或高、呈膨胀或浸润性生长的软组织肿块影，增强检查可见实性部分呈不均匀强化。

(3) MRI 表现：肿块信号强度也与其分化程度有关。分化良好的脂肪肉瘤中成熟的脂肪成分较多，因而在 T_1WI 呈高信号、T_2WI 为不均匀较高信号；分化差的脂肪肉瘤中成熟的脂肪成分极少或无，在 T_1WI 呈低或等信号、T_2WI 呈不均匀高信号，病灶内可伴有出血、坏死和囊变区，抑脂扫描仍呈高信号。增强检查呈不均匀强化，病灶内坏死和囊变区不强化(图 10-6)。

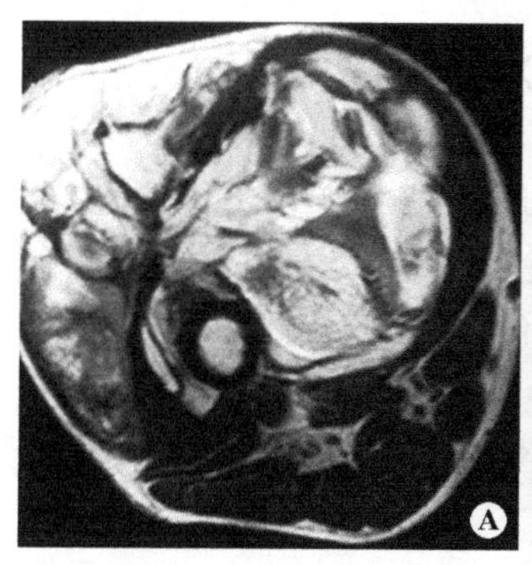

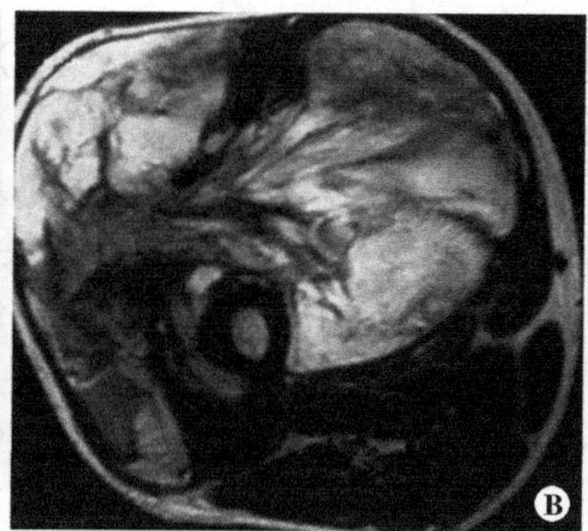

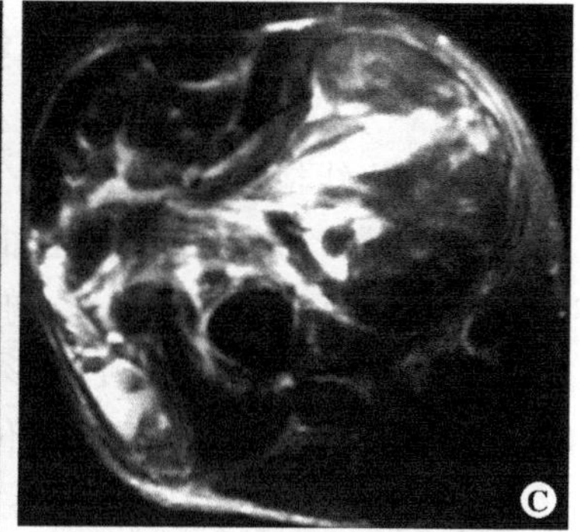

图 10-6 软组织脂肪肉瘤

A. MRI 轴位 T_1WI 显示右侧股骨前方巨大、形态不规则、边界尚清的不均匀混杂高信号软组织肿块影；B. T_2WI 呈不均匀混杂较高信号；C. 增强扫描呈不均匀强化

3. 鉴别诊断

(1) 脂肪瘤：少数分化良好的脂肪肉瘤与良性脂肪瘤表现相似需进行鉴别。良性脂肪瘤好发于皮下组织内，各种影像检查的密度和信号均与皮下脂肪相同，部分在 MRI 中还可见低信号纤维分隔，这有助于与脂肪肉瘤鉴别。

(2) 其他类型的软组织肿瘤：分化较差的脂肪肉瘤由于脂肪含量极少，因而与其他类型来源的软组织恶性肿瘤如纤维肉瘤、平滑肌肉瘤等难以鉴别。若 CT 薄层扫描或 MRI 检查发现肿块内有脂肪密度或信号，这将有助于脂肪肉瘤的诊断，若无则建议组织学检查明确。

（孙前谱）

第三篇　胸　　部

第十一章　呼吸系统

呼吸系统疾病的诊断主要依靠影像学检查。胸部因支气管及肺内充满空气，各组织间在密度上具有良好的自然对比，因而X线摄片和CT检查是胸部最常用的影像学检查方法。MRI因其具有较高的软组织分辨力，可用于纵隔病变的检查和诊断。超声检查主要用于胸膜腔积液的诊断和治疗。

第一节　影像学检查方法和正常影像学表现

一、呼吸系统X线检方法查及正常X线表现

胸部X线检查主要包括X线透视、摄片。呼吸系统病变首选摄片，即CR、DR检查，因其具有简便、经济、辐射剂量少的优势，目前在临床上仍较广泛使用，透视仅在需要动态观察时作补充使用。需注意的是，胸部摄片为胸腔内、外组织、器官（包括软组织、骨骼、胸膜、肺、膈肌及纵隔等）与病灶的复合影像，因而多数病例可选择CT进一步检查。

胸部平片投照位置以后前位与侧位（图11-1）为主。如需观察肋骨则摄取胸部斜位片。

正常胸部X线表现如下：

（一）胸廓

胸廓主要包括胸廓软组织、骨骼（图11-1）。

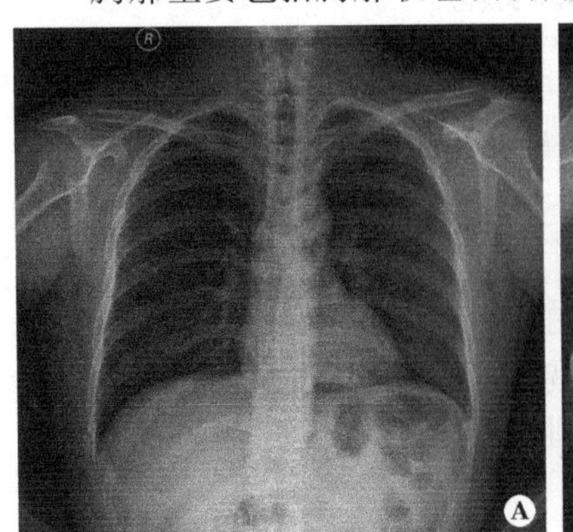

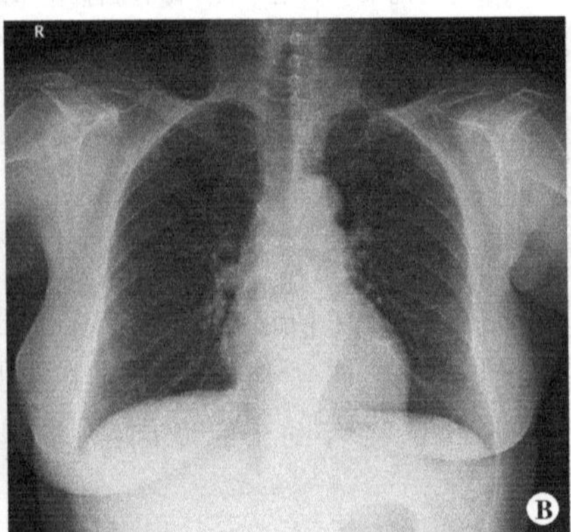

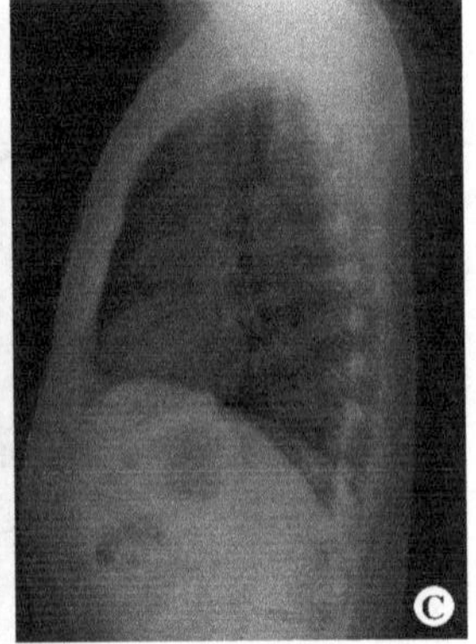

图11-1　胸部正、侧位X线图像

男性（A）和女性（B）正位胸片显示胸部软组织和骨骼结构；C. 胸部侧位片

1. 胸廓软组织

（1）胸锁乳突肌及锁骨上皮肤皱褶：胸锁乳突肌起于胸骨柄和锁骨胸骨端，汇合后斜向后外止于乳突。在两肺尖的内侧缘形成条带状均匀稍高软组织密度影，其外缘锐利。锁骨上皮肤皱褶为沿着锁骨上缘并与之平行的薄层软组织密度影，宽约 3～5mm。该投影为锁骨上缘的皮肤及皮下组织的共同投影。

（2）胸大肌：胸大肌覆盖于胸廓前部，扁阔而厚，男性较发达。在两肺野中外带呈扇形软组织密度影。

（3）乳房及乳头：女性乳房常在两下肺野形成对称性、半球形密度增高影，其下缘较清晰并向外侧与腋部皮肤相连续，上部密度逐渐降低、消失。乳头一般位于第 5、6 前肋间隙水平，呈两侧对称的小圆形致密影，多见于女性，男性亦可显示。

2. 骨骼

（1）锁骨：位于胸廓的前上方，第一前肋水平，呈横“S”形。内 2/3 凸向前，外 1/3 凸向后。锁骨内侧下缘菱形韧带附着处可见一半圆形凹陷，称为菱形窝，易误认为骨质破坏。

（2）肩胛骨：位于胸廓后上外侧方三角形扁骨。在标准胸部后前位片上，为将肩胛骨投影应于肺野之外，投照时要求患者两上肢内旋。

（3）胸骨：位于胸前正中的扁骨，从上至下依次是胸骨柄、胸骨体和剑突。胸骨柄上缘正中凹陷为颈静脉切迹，两侧有与锁骨相连的锁切迹。胸骨柄与胸骨体的接合处稍向前突起称为胸骨角，其两侧连接第 2 肋软骨，是重要的体表定位标志。平静呼吸时，胸骨角后方正对第 4、5 胸椎椎间盘。标准后前位片胸骨大部分与纵隔影相重叠，仅在上纵隔两侧可见部分胸骨柄影像。

（4）肋骨：共 12 对，呈弓形。第 1～7 对肋骨与胸骨相连称为真肋。第 8～10 对肋骨依次相连形成肋弓称为假肋，为重要体表标志。第 11、12 对为浮肋。肋骨环绕胸廓，从后上斜向前下走形，借肋软骨与胸骨相连。后肋较窄、厚，骨皮质较厚，近水平方向走形，借胸肋关节与胸椎相连续。肋软骨 25～30 岁左右开始钙化。

肋骨先天性变异较多，常见的有①颈肋：多发生于第 7 颈椎，呈短小肋骨表现，可发生于一侧，也可两侧同时出现。②叉状肋：肋骨前端宽大，并分叉呈叉状。③肋骨联合：相邻肋骨局部融合畸形，肋间隙消失或变窄。

（5）胸椎：标准后前位片上，由于胸椎与纵隔结构相互重叠，仅在上纵隔透过气管透亮影可显示 1～4 胸椎椎体及椎间隙，余胸椎隐约显示。

（二）气管、支气管

1. 气管　位于上纵隔中部，食管前方，上自环状软骨下缘（相当于第 6、7 颈椎体平面）与喉相连，向下至第 5 或 6 胸椎体平面分叉为左、右主支气管，长约 11～13cm，宽约 1.5～2cm。分叉角度一般为 60°～85°，不超过 90°。

2. 支气管及其分支　胸部正、侧位片上隐约可显示支气管分叉和左、右主支气管及部分分支。因右主支气管较粗且与气管中线延长线角度较小，异物经气管进入右侧较多见。左、右支气管进入肺叶后逐渐分出叶、段支气管，经多次分级后与肺泡相通。叶、段支气管与相应的肺叶、肺段同名。

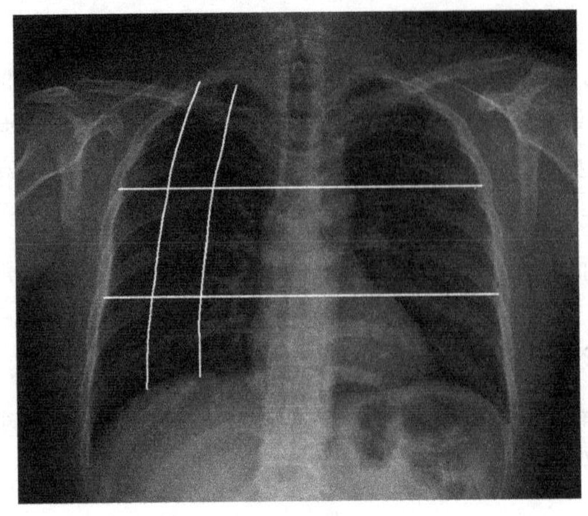

图 11-2 肺野划分图

（三）肺

1. 肺野 指含有空气的肺组织在胸片上显示的透亮区域。吸气时，肺腔内气体增多，透亮度增加；呼气时则透亮度减低。为了方便对病灶的定位，人为将肺野分为 9 个区域，以第 2、4 前肋端下缘分别作水平线，将肺野分为上、中、下 3 野。纵向分为 3 等份，称为外、中、内带（图 11-2）。第 1 肋骨以内的部分称为肺尖。

2. 肺门 肺门指肺根部位的综合投影，主要由肺动脉、肺静脉、支气管与淋巴组织、神经及周围结缔组织构成，其主要成分为肺动脉和肺静脉。一般肺门影位于第 2～4 前肋水平，左侧较右侧高约 1～2cm。以下 3 个有关肺门的概念较为重要：①右下肺动脉：自肺门下方 1cm 处横径不超过 1.5cm，否则提示肺动脉高压。②肺门角：右肺门上部主要由右上肺动脉、上肺静脉组成，下部主要由右下肺动脉干构成，上、下部之间夹角称为肺门角，正常为钝角，不应外凸。③胸部侧位片上，两侧肺门阴影大部分重叠。

3. 肺纹理 自肺门向外呈树枝状分布的阴影。由肺动脉、肺静脉、支气管、淋巴管及少量的结缔组织组成，但主要由肺动脉、肺静脉构成。肺纹理自肺门向肺野外带延伸，逐渐变细。

4. 肺叶 两肺由叶间胸膜分割成 5 个肺叶。每一肺叶均由一肺叶支气管及其所属肺组织构成。左肺以自后上斜向前下的斜裂分为上、下两叶；右肺以水平裂及斜裂为界分为上、中、下 3 个肺叶。正位胸片上除右肺上、中叶之间有水平叶间裂分界清楚外，其他肺叶之间均有重叠。而侧位胸片上各叶之间的界限借各叶间裂显示清楚，但两侧重叠（图 11-3）。

肺内额外的肺叶称为副叶，为副裂深入到肺叶内形成，为肺脏先天发育异常。常见副叶有：①奇叶：为奇静脉发育异常，奇静脉与周围的胸膜反折形成奇副裂，分隔右肺上叶内上部分为奇叶。②下副叶：又称心后叶，呈楔形。位于内侧基底段内侧，尖端指向肺门，右肺较多见，其外缘为下副裂。

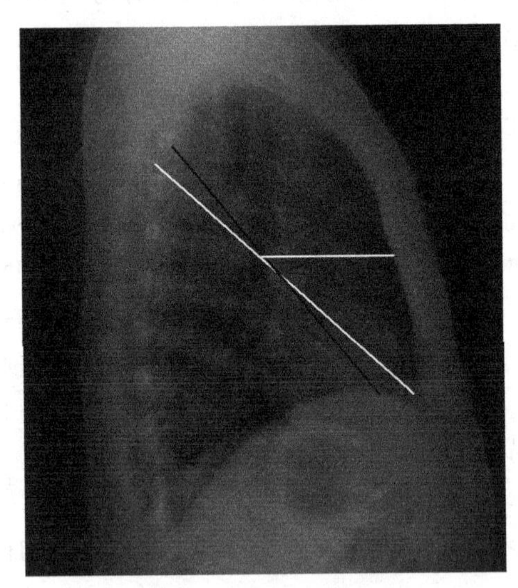

图 11-3 示意叶间裂分割肺叶的胸部侧位片图
白色水平线代表右侧水平裂、白色斜线代表右侧斜裂，将右肺分为上、中、下叶；黑色斜线代表左侧斜裂，将左肺分为上下叶

5. 肺段及肺小叶 肺段为圆锥形的肺组织，尖端指向肺门，底部朝向肺表面。每一肺段内有相应的段支气管、动脉、静脉伴行。一般左肺有 8 个肺段，右肺有 10 个肺段（表 11-1）。肺段名称与其相应的段支气管名称一致。肺段由多个肺小叶构成。肺小叶为具有纤维间隔的最小肺组织单位，它既是解剖单位又是功能单位。小叶间隔由疏松结缔组织构成，其内有淋巴管及小叶静脉走行。正常时影像学难以显示，当发生纤维结缔组织增生、间质纤维化时可显示。肺小叶呈多边形，直径约 1～2.5cm。肺小叶支气管又分

出3～5支终末细支气管，其远端肺组织成为呼吸小叶（又称肺腺泡），直径约4～7mm。肺腺泡又依次分支为肺泡管、肺泡囊、肺泡。

表11-1 肺叶及肺段的划分

<table>
<tr><th colspan="2">右肺</th><th colspan="2">左肺</th></tr>
<tr><td rowspan="3">上叶</td><td>尖段</td><td rowspan="5">上叶</td><td rowspan="2">尖后段</td></tr>
<tr><td>后段</td></tr>
<tr><td>前段</td><td>前段</td></tr>
<tr><td rowspan="2">中叶</td><td>外侧段</td><td>上舌段</td></tr>
<tr><td>内侧段</td><td>下舌段</td></tr>
<tr><td rowspan="5">下叶</td><td>背段</td><td rowspan="5">下叶</td><td>背段</td></tr>
<tr><td>内基底段</td><td rowspan="2">内前基底段</td></tr>
<tr><td>前基底段</td></tr>
<tr><td>外基底段</td><td>外基底段</td></tr>
<tr><td>后基底段</td><td>后基底段</td></tr>
</table>

（四）胸膜

胸膜为浆膜，分为互相移行的脏层胸膜（覆盖于肺脏表面，并形成肺叶间的斜裂、水平裂）和壁层胸膜（贴附于纵隔两侧、胸廓内面、膈上方）两层。脏、壁层胸膜在左、右胸腔周围形成两个完全封闭的潜在腔隙，即胸膜腔，其内含有少量浆液，以减少呼吸时胸膜之间的摩擦。正常情况下胸膜一般不显影，但在胸膜反褶处及叶间胸膜与X线走形相平行时可显影。

（五）膈肌

膈肌为胸、腹腔之间的薄层膜状肌。边缘借肌束附着于胸骨、肋骨及腰椎。分左右两叶向胸腔凸入呈圆顶状，膈顶偏内前方。正位片上，膈肌与胸壁相交形成肋膈角，内侧与心脏形成心膈角。侧位片上，膈肌与前后胸壁分别形成前、后肋膈角，以后肋膈角位置最低。

正常情况下右侧膈顶位于第9、10后肋水平，右侧膈肌较左侧高约1～2cm，呼吸运动范围约1～3cm，深呼吸可达3～6cm，两侧运动基本对称。当部分膈肌发育薄弱或膈肌的张力不均时，于膈上缘可见局限性半球形凸起，称为局限型膈膨隆。需与膈下局灶性占位性病变鉴别。有时膈肌可呈波浪状，称为“波浪膈”，系因深吸气时，附着于不同肋骨的膈肌受肋骨牵拉所致。

膈肌的形态、位置、运动除与膈肌发育有关外，还会因胸腹腔压力而发生变化。胸腔压力增加（气胸、肺气肿、大量胸腔积液等）可使膈肌下降；胸腔压力降低（肺不张）及腹腔压力增高（妊娠、腹水等）可使膈肌升高。此外膈神经损伤致膈肌麻痹也会出现两侧膈肌高低不对称及矛盾运动。

膈肌有3个主要裂孔：①主动脉裂孔：有主动脉、奇静脉、胸导管及神经通过；②腔静脉裂孔：通行下腔静脉；③食管裂孔：通行食管及迷走神经。另外，还有胸骨旁裂孔及胸腹膜裂孔。病理状态下，腹腔脏器可通过上述区域突出于胸腔，形成膈疝。

（六）纵隔

两肺之间的结构为纵隔，请参见纵隔一章。

二、呼吸系统 CT 检查方法及正常 CT 表现

（一）CT 检查方法

1. CT 常规检查 CT 平扫为呼吸系统疾病常用的检查方法之一。患者仰卧位，于吸气末状态下由肺尖扫描至肋膈角。对于大多数病变，平扫基本能满足诊断要求。增强扫描用于了解病变的血供情况、病变与周围组织或血管的关系、血管与非血管性病变的鉴别等。

胸部 CT 需用肺窗（窗宽 1200～1500HU，窗位 −600～−800HU）、纵隔窗（窗宽 300～400HU，窗位 30～50HU）分别观察肺部及纵隔情况，辅以骨窗（窗宽 1200～1500HU，窗位 200～500HU）观察骨骼病变。

2. HRCT 薄层（1～1.5mm）扫描，高分辨率算法重建的 HRCT 可以获得良好的空间分辨力，清晰显示肺组织的细微结构。常用肺窗进行支气管扩张、局灶性孤立性小结节及肺部弥漫性病变的诊断和鉴别诊断。

3. CT 灌注成像 CT 灌注成像是在动态扫描的基础上，增加对感兴趣区扫描的频率，获得时间－密度曲线，并利用各种数学模型进行计算，得出各种灌注参数值，量化地反映局部组织的血流灌注情况。

4. CT 图像后处理技术 利用 CT 螺旋扫描获得的三维容积数据，经计算机处理后可得到冠状面、矢状面或任意方位的重组断层图像，还可以通过三维重组，得到 CT 血管（肺动脉、肺静脉）成像、气管和支气管 MinIP 和仿真内窥镜图像等。

（二）正常 CT 表现

正常胸部肺窗 CT 表现（图 11-4）。

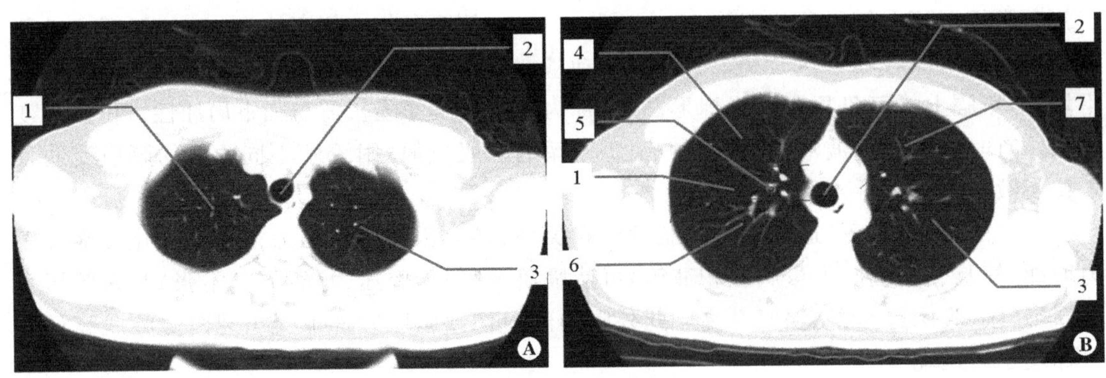

图 11-4 正常肺部 CT 肺窗图

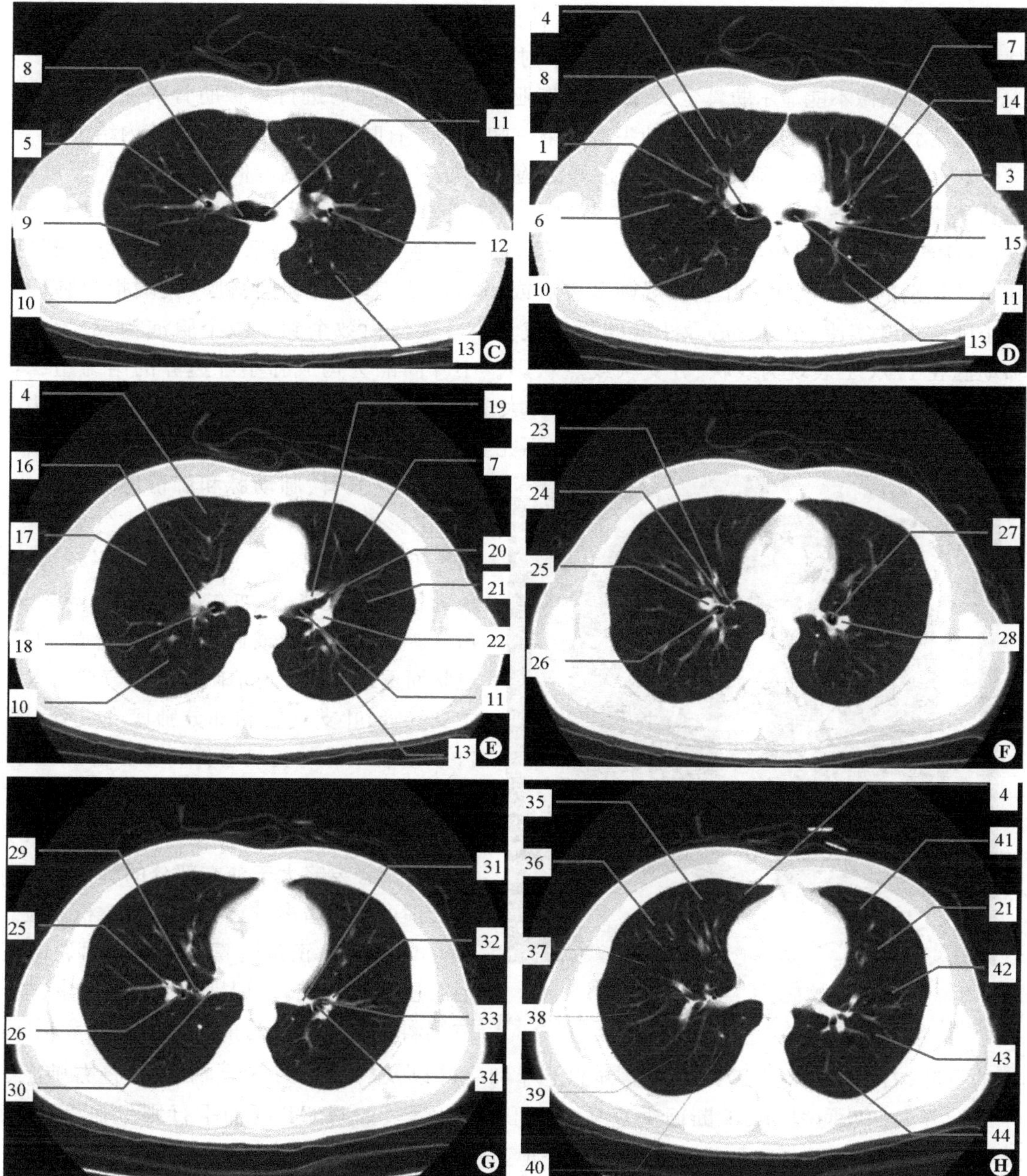

图 11-4 正常肺部 CT 肺窗图(续)

1. 右上叶尖段;2. 气管;3. 左上叶尖后段;4. 右上叶前段;5. 右上叶尖段支气管;6. 右上叶后段;7. 左上叶前段;8. 右主支气管;9. 右侧斜裂;10. 右下叶背段;11. 左主支气管;12. 左上叶尖后段支气管;13. 左下叶背段;14. 左上叶前段支气管;15. 左肺动脉;16. 右下肺动脉干;17. 水平裂乏血管区;18. 中间段支气管;19. 左肺上静脉;20. 左上叶舌段支气管;21. 左上叶上舌段;22. 左下肺动脉;23. 右中叶动脉;24. 右中叶支气管;25. 右下肺动脉;26. 右下叶支气管;27. 左下叶支气管;28. 左下肺动脉;29. 右下叶内基底段支气管;30. 右下肺静脉;31. 左下静脉;32. 左下内前基底段动脉;33. 左下内前基底段支气管;34. 左下后基底段支气管;35. 右中叶内侧段;36. 右中叶外侧段;37. 右下叶前基底段;38. 右下叶外基底段;39. 右下叶后基底段;40. 右下叶内基底段;41. 左上叶下舌段;42. 左下叶内前基底段;43. 左下叶外基底段;44. 左下叶后基底段

1. 胸壁 纵隔窗可显示胸壁的软组织，骨窗更有利于观察骨骼病变。观察胸部 CT 图像时需注意以下几点：①两侧软组织、骨骼基本对称；②腋窝为脂肪密度，要注意其内淋巴结影；③单一层面图像不能显示肋骨全长，故必须作亚毫米薄层重建后进行单根肋骨的曲面图像重组才能显示单根肋骨的全长；④在肺尖层面第一胸肋关节有时突入胸廓内，类似肺内结节。

2. 肺 CT 是显示肺内微细结构最好的检查方法。肺叶可依据叶间裂划分。肺段可依据其相应的段支气管及伴随血管分布来判定。常规 CT 平扫一般对段支气管显示差异较大。HRCT 不仅可以较准确地显示段支气管，而且对亚段支气管显示率也较高，可达到对肺小叶级别的观察。肺小叶呈不规则多边形或呈角锥状，基底部朝向胸膜，尖端指向肺门。肺小叶由小叶实质、小叶核心及小叶间隔组成。小叶实质由数个到十数个腺泡构成。小叶肺动脉在 HRCT 表现为线状、分支状或点状影。小叶间隔为构成肺小叶边界的结缔组织，HRCT 上呈长约 10～25mm 的均匀线样影。大多数具有完整结构的肺小叶位于肺的周边，中央的肺小叶其小叶间隔发育不完全，结构不完整。

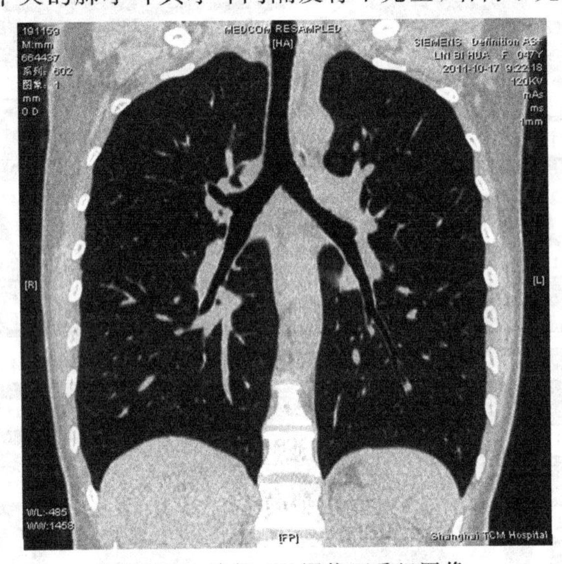

图 11-5 胸部 CT 冠状面重组图像

清晰地显示气管分叉、主支气管、叶支气管和部分肺段支气管

3. 支气管、肺动脉和肺静脉 支气管在 CT 影像上依据扫描层面同支气管走形角度不同而表现不同。与之近似平行者显示为长轴管状结构，如右上支气管；与之呈角度者表现为圆形或椭圆形环状断面。CT 冠状面重组图像上可清晰地显示气管分叉、主支气管、叶支气管和部分肺段支气管（图 11-5）。肺动脉与支气管伴行。肺静脉位于肺段与亚段之间。一般不与支气管伴行。仰卧位检查时，由于重力作用下胸部后方的肺血管管径要略大于前方部分的肺血管，局部纹理可显示增多、模糊，称之为坠积效应。

4. 胸膜 正常胸膜菲薄。叶间裂由 2 层脏层胸膜构成，是识别肺叶的重要标志。左侧斜裂将左肺分为前上方的上叶和后下方的下叶；右侧斜裂将右肺分为前上方的上叶和中叶以及后下方的下叶，水平裂将右肺上、中叶分开。如叶间裂与 CT 断面垂直呈一线形高密度影，如与 CT 断面平行则呈血管纹理稀少的乏血管区域，矢状面重组图像能较好地显示叶间裂胸膜。

5. 膈肌 膈肌由于大部分紧贴心脏、肝脏和脾脏等邻近器官，通常在 CT 上不能显示。膈肌与脊柱前纵韧带相连的肌腱部分为膈脚。

三、呼吸系统 MRI 检查方法及正常 MRI 表现

（一）MRI 检查方法

采用体部相控阵线圈或体部线圈。常用自旋回波、快速自旋回波、反转恢复及饱和恢复序列检查。此外还可采用呼吸触发相位编码模式、心电门控技术、流动补偿技术以减少呼吸运动

及其他伪影。常以横轴面和冠状面为主，辅以矢状面。由于肺部含气量较多，氢质子含量相对较少，因此一般不用于肺部疾病的检查，但由于磁共振具有较高的软组织分辨率，而且不用对比剂也能显示心脏及大血管，因此对肺门肿大淋巴结、纵隔肿瘤及心脏大血管疾病具有较高的诊断价值。

（二）正常 MRI 表现

1. 胸壁　依据各组织结构成分不同，信号各异。胸壁皮下脂肪组织在 T_1WI 及 T_2WI 均呈明显的高信号。肌肉在 T_1WI 呈中等信号，T_2WI 呈稍低信号，而肌腱、韧带由于含有氢质子较少，故在 T_1WI 及 T_2WI 均呈低信号。肌间隙可见脂肪及流空血管影。骨骼中骨皮质一般在 T_1WI 及 T_2WI 呈低信号，骨髓腔内一般富含脂肪成分，呈高信号。

2. 肺实质　由于肺泡内氢质子含量较低，MRI 上肺脏基本呈无信号，肺纹理显示较差，仅在肺门周围可见大血管及支气管形成的分支状影像。一般情况下不用 MRI 做肺脏病变检查。

3. 肺门及淋巴结　肺门为肺部气管及血管起始部，也富含淋巴组织。普通 CT 平扫由于血管影与淋巴结密度相似，难以区分。MRI 扫描由于血管的流空效应，在自旋回波序列呈低信号，快速梯度序列呈高信号，故可与表现为软组织信号的淋巴结及管状无信号的支气管相区分。

4. 胸膜　由于 MRI 空间分辨率较 CT 低，且肺部扫描容易受心脏及呼吸运动的干扰，一般胸膜在 MRI 上难以显示。但在发生病理性变化时，可较清晰显示。

视窗 11-1

中医对肺的认识为影像医学介入中医肺脏理论研究打开方便之门

中医学认为肺为五脏之一，位于胸腔之内，膈之上，左右各一。其主要生理功能是主气、司呼吸、主宣发肃降、通调水道、朝百脉而主治节。肺在五脏六腑中位置最高，覆盖诸脏，故有“华盖”之称。肺叶娇嫩，不耐寒热燥湿诸邪之侵，肺又上通鼻窍，外合皮毛，与自然界息息相通，易受外邪侵袭，故有“娇脏”之称。从上述中医对肺的论述可以看出，古代先贤对肺的认识和西医对肺的认识极其相似。西医对肺部疾病的诊断主要依赖影像医学，这为影像医学研究中医肺脏疾病或理论打开了方便之门。

第二节　基本病变的影像学表现

一、肺基本病变的影像学表现

（一）渗出与实变

实变是指肺泡、细支气管内的气体被渗出物（液体、蛋白、纤维素、细胞等）或病理组织所替代。多见于各种炎症、浸润性肺结核、肺水肿、肺出血和真菌病等。最常见的是炎性渗出。由于病理性液体可沿着肺泡孔向邻近肺泡扩散，因而病灶呈逐渐移行状态，与正常肺组织分界不明显（图 11-6）。

当病灶处于渗出性病变时可见单发或多发斑片状、云絮状磨玻璃样稍高密度影，大小不等，密度不均，边缘模糊。当病灶进展至实变期时，密度较高且均匀。大片实变的肺组织内可见含支气管影，称之为空气支气管征或支气管气像(图 11-7)。MRI 上由于肺泡内的气体被液性物质所取代，故在 T_1WI 呈较低信号，T_2WI 呈较高信号。临床上渗出与实变常见于肺炎、肺结核、肺出血、肺水肿等。

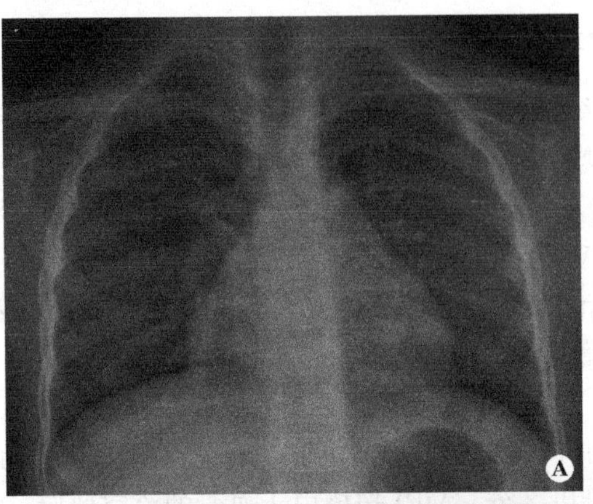

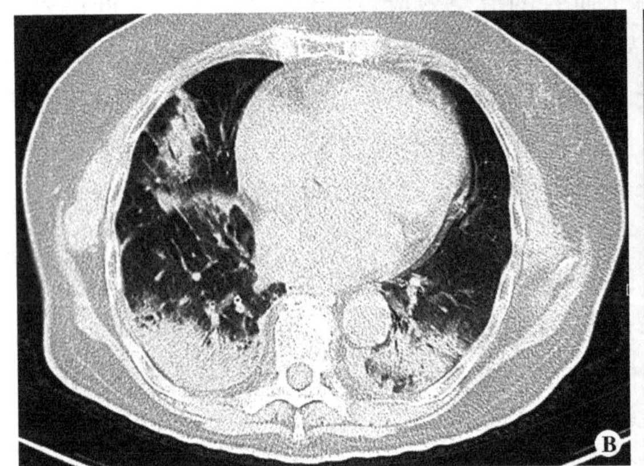

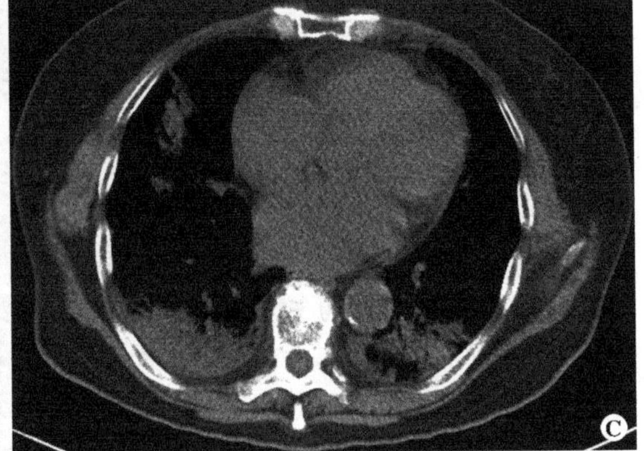

图 11-6 渗出性病变 X 线及 CT 图像

胸部 X 线正位片(A)示左肺纹理增多、模糊；CT 肺窗(B)和纵隔窗(C)示两下肺片状高密度影，边缘模糊

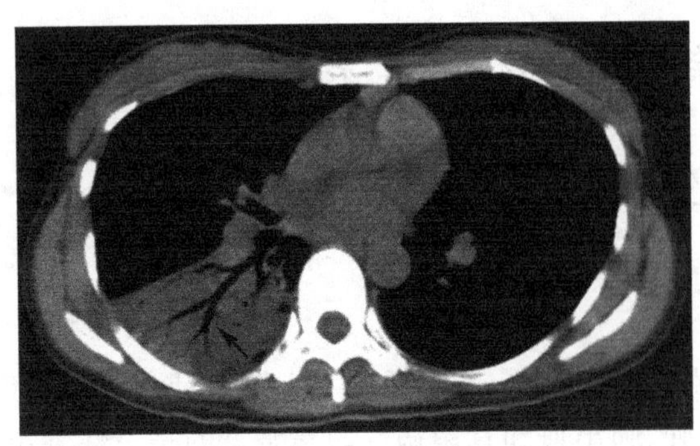

图 11-7 右肺下叶实变 CT 图

显示空气支气管征(↑)

(二) 空洞与空腔

空洞为肺内病变组织坏死、液化后经引流支气管排出后形成。多见于肺结核(图 11-8)、肺癌(图 11-9)、肺脓肿(图 11-10)等。空洞内如有液化坏死组织可形成气-液平面，多见于肺脓肿。空洞壁可为坏死组织、肉芽组织、纤维组织或肿瘤组织等。依据空洞壁厚薄可分为虫蚀样无壁空洞、薄壁(厚度≤3mm)空洞及厚壁(厚度>3mm)空洞。

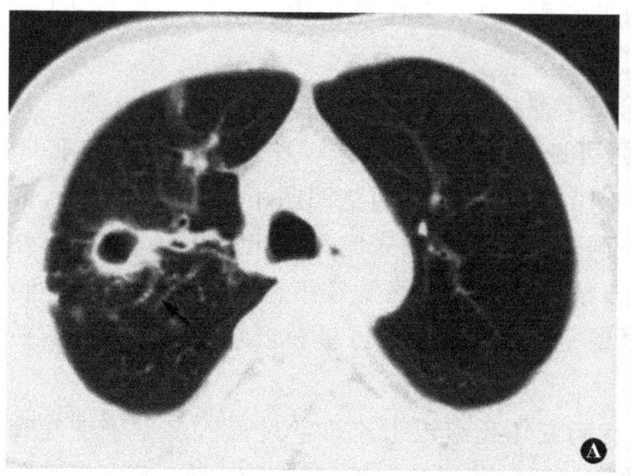
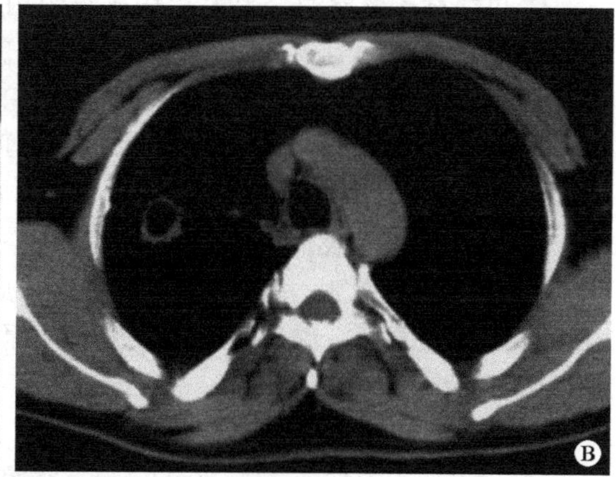

图 11-8 肺结核空洞 CT 图

A. 肺窗;B. 纵隔窗,显示右上肺薄壁空洞(↑)

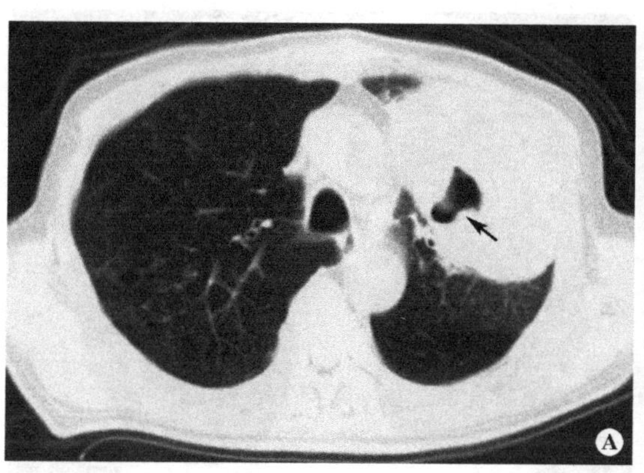
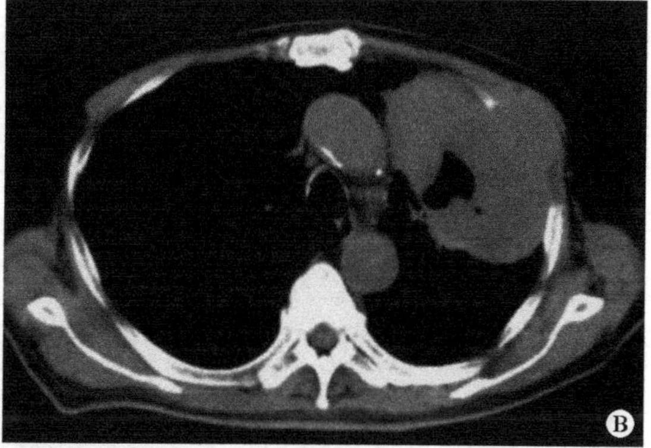

图 11-9 肺癌空洞 CT 图

A. 肺窗;B. 纵隔窗,显示左上肺厚壁空洞(↑),内壁不规则,见壁结节

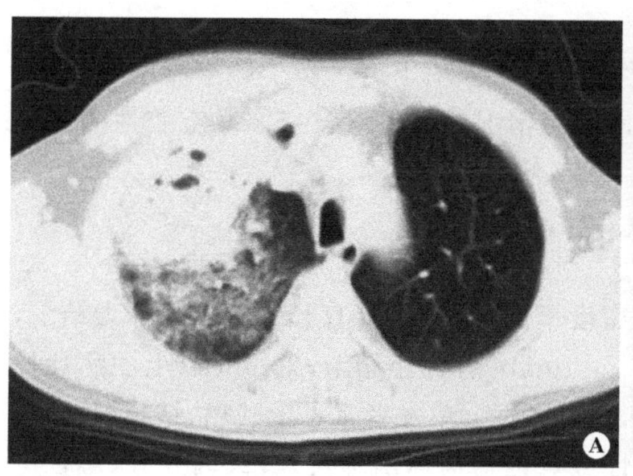
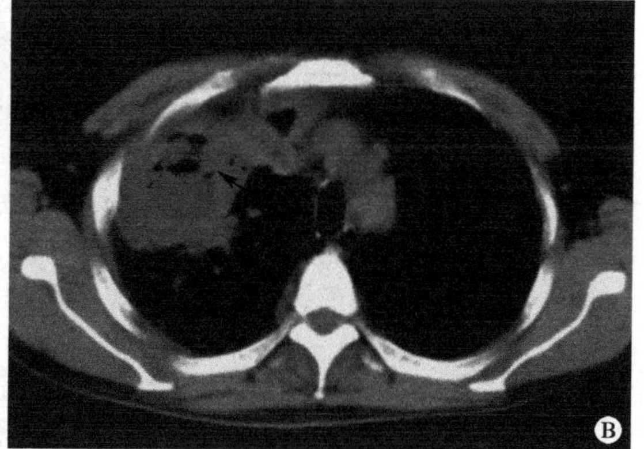

图 11-10 肺脓肿空洞 CT 图

A. 肺窗;B. 纵隔窗,显示右上肺厚壁空洞(↑)周围见大片状模糊影

1. 虫蚀样无壁空洞 为大片坏死组织内的空洞，洞壁为坏死组织。空洞一般较小、多发、边缘不规则呈虫蚀状，多见于干酪性肺炎。

2. 薄壁空洞 洞壁由肉芽组织、纤维组织及干酪样组织构成，厚度≤3mm（图 11-8）。一般边界较清晰，壁厚度均匀，内壁光滑，周围肺野可见斑点状、索条状影，多见于结核性空洞。

3. 厚壁空洞 壁厚＞3mm（图 11-9，图 11-10），边界欠清，内壁凹凸不平或光滑整齐，多见于肺结核、肺脓肿及周围型肺癌。结核性空洞干酪样坏死物未完全排出时为厚壁空洞，外壁光整，内壁可不规则，排出后呈薄壁空洞。肺脓肿空洞壁外缘常较模糊，内缘多光整，空洞内多形成液-气平面。癌性空洞常为偏心性厚壁空洞，空洞外壁可呈分叶状，内壁凹凸不平或可见结节状腔内突起。

空腔是肺内生理腔隙的病理性扩大，它没有病变坏死组织引流排空过程。多见于支气管扩张、肺大泡及先天性肺囊肿（图 11-11）。空腔壁一般由薄层纤维组织（如肺大泡）或支气管黏膜上皮（支气管扩张）及纤维组织（如先天性肺囊肿）构成。空腔壁一般薄（＜1mm）而均匀，周围无实变，腔内无液体。合并感染时，空腔壁可增厚，内可见气-液平面，空腔周围亦可见实变影。

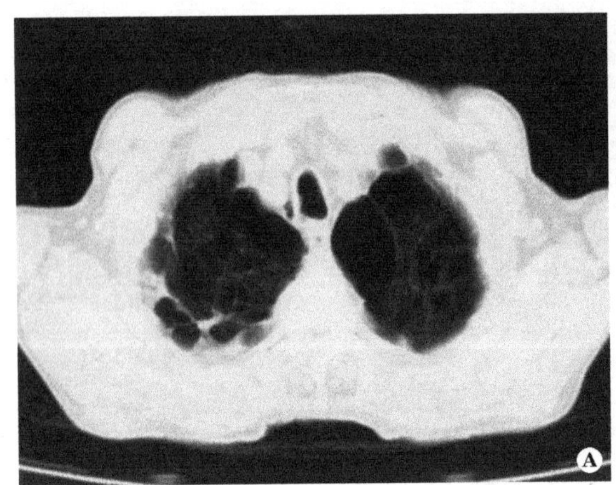

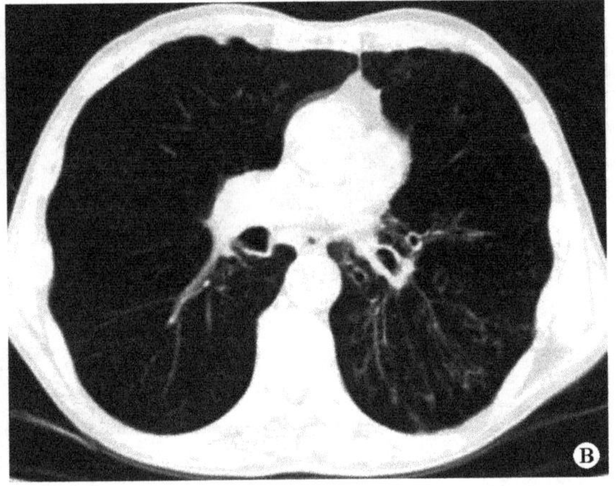

图 11-11 肺空腔 CT 图

A. CT 肺窗显示两上肺大泡；B. CT 肺窗显示左下支气管扩张

X 线平片可显示空洞型病变的基本形态学特征，CT 可用于进一步了解空洞壁的厚度、空洞壁的形态特点、空洞洞腔内容物及空洞周围肺野情况的观察等。空洞及空腔性病变一般不适合做 MRI 检查。

（三）结节与肿块

结节或肿块呈圆形、类圆形或不规则形的密度增高影，一般将直径≤20mm 称为结节，其中＜5mm 称粟粒结节，5～10mm 称微结节，＞10mm 者称小结节；20mm 以上的病灶称为肿块，结节和肿块仅为大小的区别。可单发，亦可多发。单发者常见于肺癌、结核球、错构瘤、炎性假瘤；多发者常见于转移性肺癌，血源性金黄色葡萄球菌肺炎、韦氏肉芽肿、恶性网织内皮细胞增殖症等。

CT 对结节或肿块的显示明显优于 X 线摄片，对病灶的良恶性鉴别具有重要价值。具体应从病灶的密度、形态、边缘、内部结构及病灶周围表现等几个方面分析影像学表现（图 11-12）。

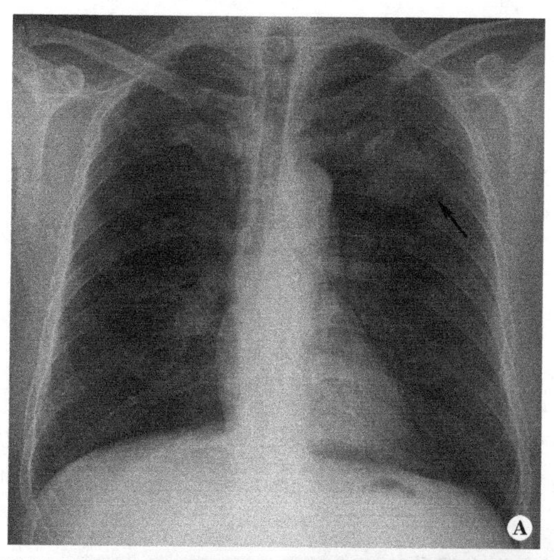

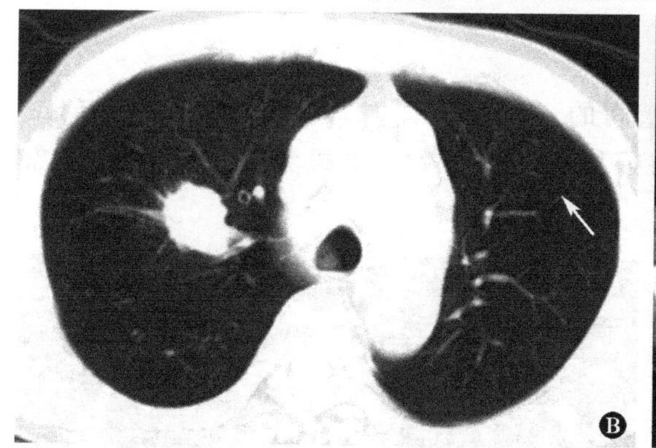

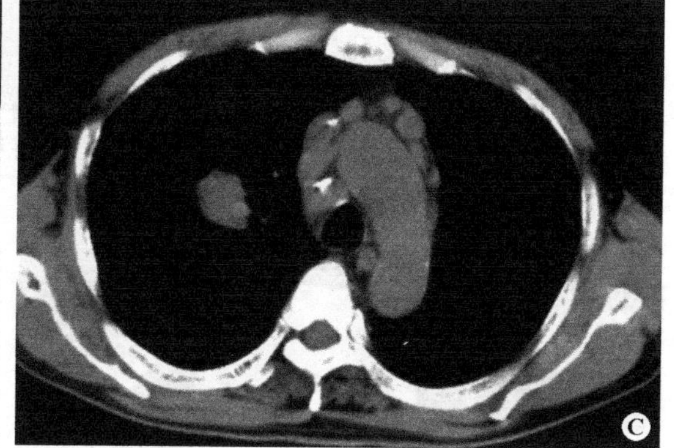

图 11-12　肺部肿块 X 线胸部正位、CT 图

A. X 线胸部正位片示左上肺肿块(↑)；B 和 C. 胸部 CT 肺窗和纵隔窗示右上肺肿块，纵隔淋巴结肿大

1. 密度　根据 CT 平扫肺内结节密度可分为实性结节、磨玻璃样密度结节及混合密度结节。同时，肺内肿块性病变早期密度一般较均匀，中晚期恶性病变或是脓肿等炎性病变可出现不同程度的液化、坏死呈低密度。良性病变内常可见爆米花样、蛋壳样钙化，恶性病变钙化少见，呈沙砾样钙化。另外也应观察平扫与增强后动脉期、静脉期结节密度变化情况。

2. 分叶征　指肿块的边缘呈凹凸不平的多个弧形。可分为深分叶和浅分叶。其病理基础为病变组织在生长过程的不均匀增长，同时由于较大血管、支气管或小叶间隔纤维性增生对病灶生长的阻挡所致。深分叶对周围型肺癌诊断意义较大，良性肿瘤、结核球、转移性肿瘤等也可出现分叶，但以浅分叶多见。

3. 毛刺征　指自肿块边缘向周围呈放射状分布的线状影。粗短毛刺常提示其为恶性，是肿瘤细胞沿周围结构浸润性生长所致。慢性炎性病变多表现为长毛刺，是结缔组织反应性增生的一种表现(图 11-13)。

4. 空泡征　指病灶内 1～3mm 大小的点状透亮影(图 11-14)，可单发亦可多发。多见于直径在 3cm 以下的早期肺癌。其病理基础是尚未被肿瘤组织破坏的肺泡及扭曲未闭的细支气管。

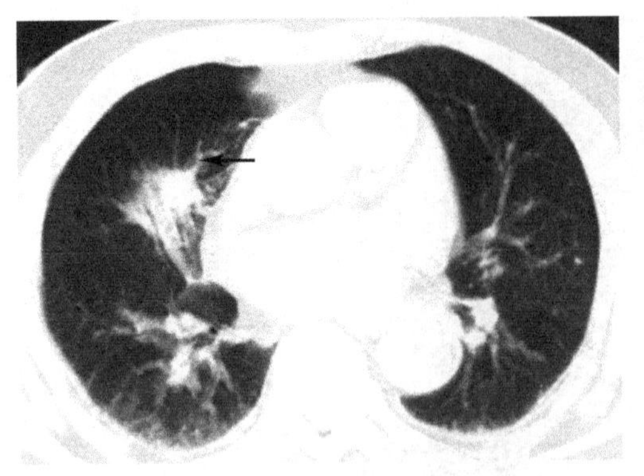

图 11-13 胸部 CT 肺窗图
显示毛刺征(↑)

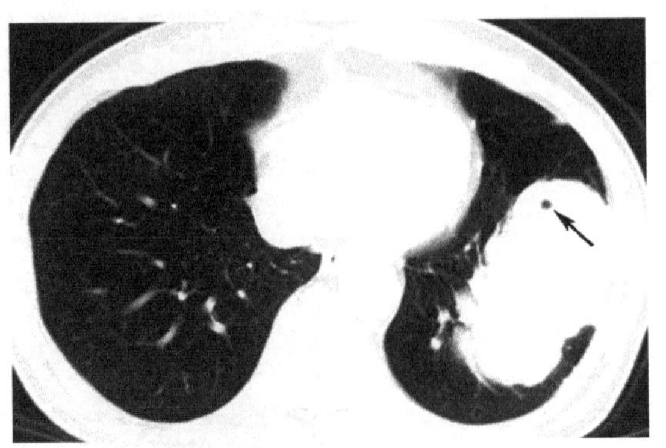

图 11-14 胸部 CT 肺窗图
显示空泡征(↑)

5. 空洞 见“空洞与空腔”部分。

6. 钙化 见“钙化”部分。

7. 胸膜凹陷征 表现为肿块与邻近胸壁间的三角形或喇叭口状影，其尖端指向或深入病灶内。为病变瘢痕收缩牵拉邻近胸膜所致，肿瘤及炎性病变皆可出现此征象(图 11-15)。

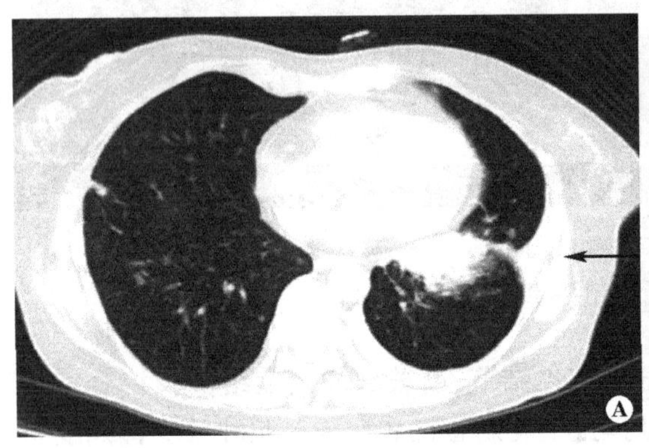

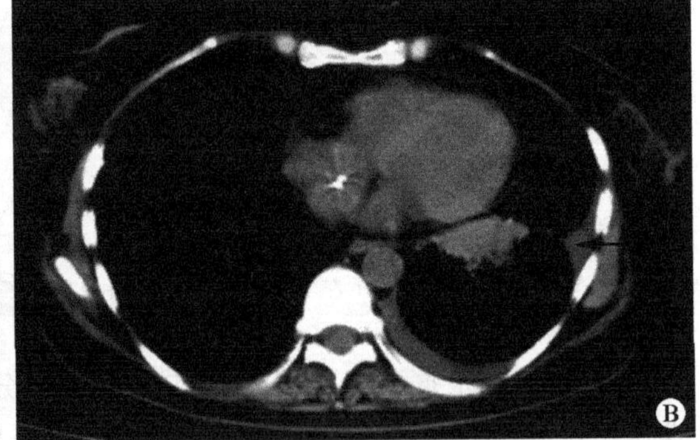

图 11-15 胸部 CT 图
A. 胸部 CT 肺窗；B. 纵隔窗显示胸膜凹陷征(↑)

8. 周围卫星病灶 结核性肿块邻近肺野常可见斑片状、索条状卫星病灶。周围出现多发结节，多考虑恶性肿瘤已发生转移。

(四) 增殖与纤维化

增殖为纤维母细胞、血管内皮细胞和组织细胞增生，内有淋巴细胞、浆细胞形成的浸润病灶。常见于慢性炎症形成的肉芽肿、干酪样病灶等。结核、矽肺结节均为肉芽肿性病变，表现为边界清楚的斑点状、结节状高密度灶；炎性假瘤为增生性炎变，多呈球形或肿块形状，慢性肺炎则多表现为小于肺段或肺叶的病灶，其变化均较为缓慢，几个月甚至几年无吸收，或可缓慢长大。

纤维化是指纤维组织取代病灶中的细胞成分，成为病变组织的主要成分。分为局限性和弥漫性两种。局限性纤维化常见于慢性炎性、结核修复、愈合期表现。表现为索条高密度影，边界清晰。严重者可引起肺门牵拉移位，胸廓塌陷，纵隔向患侧移位等。

弥漫性纤维化常见于弥漫性间质性病变，病理上以肺间质为主的渗出或漏出、炎性细胞或肿瘤细胞浸润、纤维结缔组织和肉芽组织增生。影像学表现根据病理学改变的性质、范围、时间的不同而不同。常见表现为近肺门部肺纹理增粗、条索状影，肺野外围细线状、网状或蜂窝状影。广泛的小叶间隔增厚，相邻增厚的小叶间隔相连形成胸膜下 1cm 以内与胸壁平行的弧线线状影，称为胸膜下线（图 11-16）。小叶间隔的淋巴贮留、间质水肿或纤维化，可在肋膈角区形成长约 1～3cm、宽约 1～2mm 的水平横线，大致与胸膜面垂直，外侧与胸膜相接触，称为小叶间隔线 B 线（Kerley's B 线）。CT，尤其是 HRCT 对早期轻微肺间质纤维化非常敏感，可显示小叶间隔增厚等细微变化，对肺间质病变的诊断具有重要价值。常见疾病有慢性支气管炎，系统性红斑狼疮、结节病、类风湿关节炎等免疫性结缔组织病，尘肺、矽肺等职业病以及癌性淋巴管炎等。

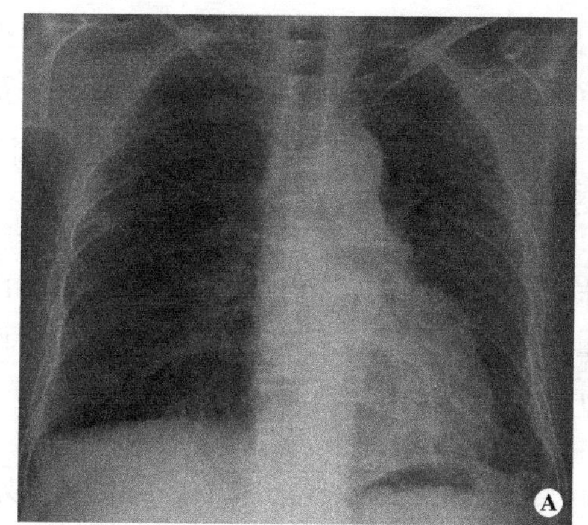

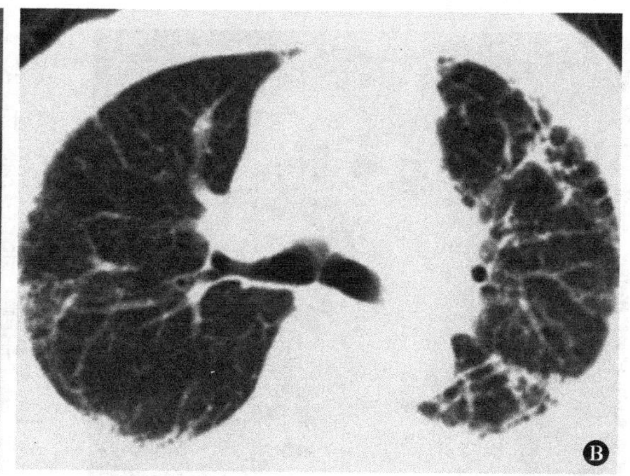

图 11-16　两肺间质性改变 X 线胸部正位片（A）、CT 肺窗（B）图

（五）钙化

钙化为钙盐在肺内的异常沉积，多发生在退行性变或坏死组织内。常见于肉芽肿性病变，如结核。肺内肿瘤组织及囊肿壁也可出现钙化。影像学上钙化的大小、形态、分布各异，X 线平片或 CT 显示效果较好，MRI 由于在 T_1WI 及 T_2WI 上钙化均呈低信号，因而显示较差。肺内肿块的钙化特点在病灶良、恶性判断中具有一定价值。钙化多，蛋壳样、爆米花样钙化，常为良性病灶（图 11-17），蛋壳样、弧形钙化提示囊性病变，爆米花样钙化提示错构瘤或骨肉瘤肺转移。肺癌的钙化发生率低，且多表现为细小砂粒状钙化，成簇状分布。

（六）肺门改变

1. 肺门增大　一侧肺门增大常见于结核及转移性淋巴结肿大、中央型肺癌及一侧肺动脉或肺静脉的扩张。两侧肺门肿大常见于结节病及淋巴瘤。X 线表现为肺门密度增高，范围增大，肺门可见局限性外凸或呈分叶状肿块。CT 及 MRI 较 X 线检查优势明显。特别是利用 MRI 的血管流空效应，不需使用对比剂即可较好的区分肿块、血管及气管等结构。

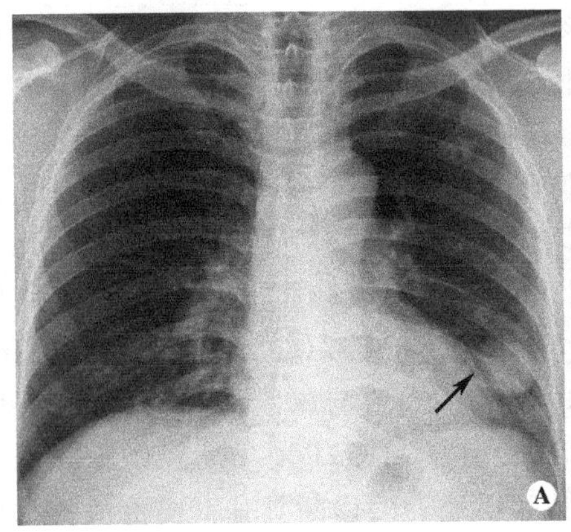

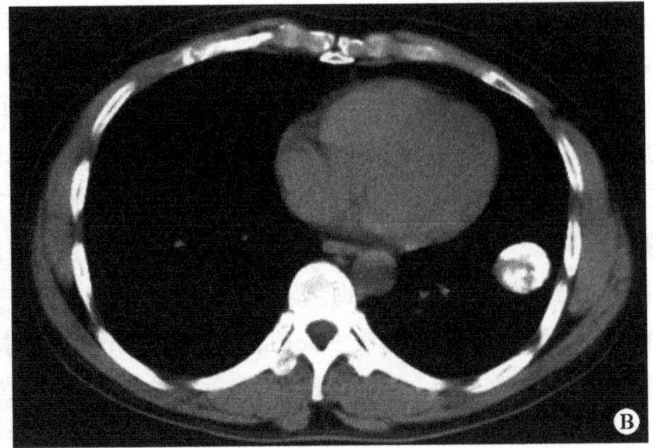

图 11-17 左肺结核球 X 线胸部正位片、CT 纵隔窗图

A. X 线胸部正位片；B. CT 纵隔窗示钙化(↑)

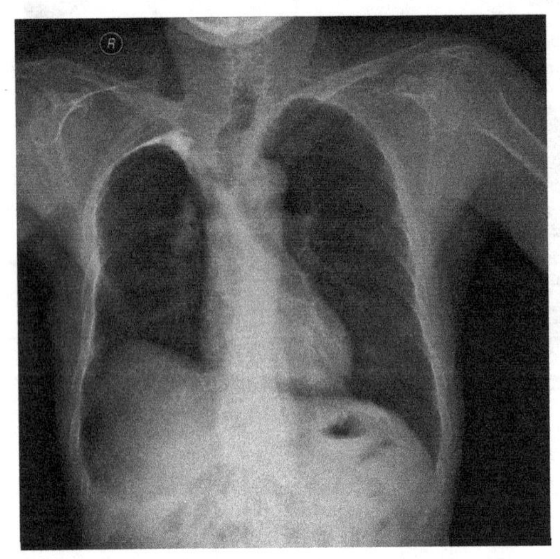

图 11-18 右侧肺门上抬 X 线胸部正位片图

2. 肺门缩小 常见于右心室输出量减少或右室流出道梗阻性病变。一侧肺门缩小常见于肺动脉分支先天异常；两侧肺门缩小可见于法洛四联症。X 线表现为肺门影变小。

3. 肺门位置的改变 肺门移位常见于肺不张及结核纤维瘢痕牵拉。上叶不张或肺内大量纤维化可使患侧肺门升高(图 11-18)，而下叶肺不张或纤维化可使肺门下移。

二、支气管基本病变的影像学表现

腔内肿块、异物、分泌物或血块淤积，黏膜炎症，壁的水肿或痉挛，先天性狭窄，腔外压迫等因素，均可造成支气管不同程度的狭窄或完全闭塞，从而引起不同结果。

(一) 支气管单纯狭窄——含气量减少

支气管单纯狭窄引起吸气相所属肺含气量减少，X 线平片或 CT 上表现为肺密度增高，体积缩小。如果所属肺范围较大，则可引起纵隔摆动，即吸气时吸入的气体减少，将引起纵隔向患侧移位，呼气时两侧肺吸入的气体均能呼出，达到平衡，纵隔回复原位。此征象多见于支气管狭窄早期，如支气管异物等。

(二) 支气管活瓣性狭窄——肺气肿

支气管狭窄产生活瓣性效应可引起阻塞性肺气肿，即吸入的气体呼气时不能完全呼出，造成所属肺组织过度充气、膨胀，表现为肺野密度降低，体积增大。可分为局限性和弥漫性两种。

局限性阻塞性肺气肿可为某个肺段、肺叶或一侧肺的含气量增加。X 线及 CT 表现为肺局限性透亮度增加，肺纹理稀疏。纵隔可向健侧移位，患侧膈肌低平。多见于支气管异物、肿瘤早期等。

弥漫性肺气肿表现为胸廓呈桶状，两侧肺野对称性透亮度增高，两肺纹理稀疏、纤细，膈肌低平且活动度差，肋膈角变钝，两侧肋骨平举，肋间隙增宽，心影狭长呈垂直位。多见于慢性支气管炎、支气管哮喘等。

（三）支气管完全阻塞——肺不张

支气管完全阻塞或管腔外压迫常引起阻塞性肺不张。阻塞后肺泡内的气体被吸收，相应肺组织塌陷。不张的部位、范围和程度取决于阻塞的部位。常见于异物吸入、支气管肿瘤、浓厚的黏痰及炎性渗出物等。

根据阻塞范围可分为①一侧性肺不张：X 表现为患侧肺野均匀致密影，CT 可见不张的肺组织影，肋间隙变窄，纵隔向患侧移位。健侧肺脏可有代偿性肺气肿表现。②肺叶不张：相应肺叶区域密度增高，CT 可见尖端指向肺门的不张肺组织（图 11-19）；同侧膈肌上抬，邻近肺叶可出现代偿性肺气肿。③肺段不张：以右肺中叶内侧段不张多见，X 线表现为尖端指向肺门的三角形致密影；CT 上可见心缘旁类三角形软组织影。④小叶不张：多表现为小片状影，与邻近肺炎并存，多见于支气管肺炎。

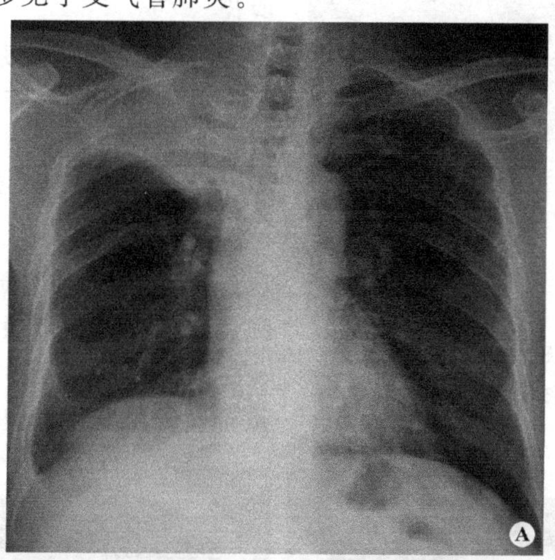

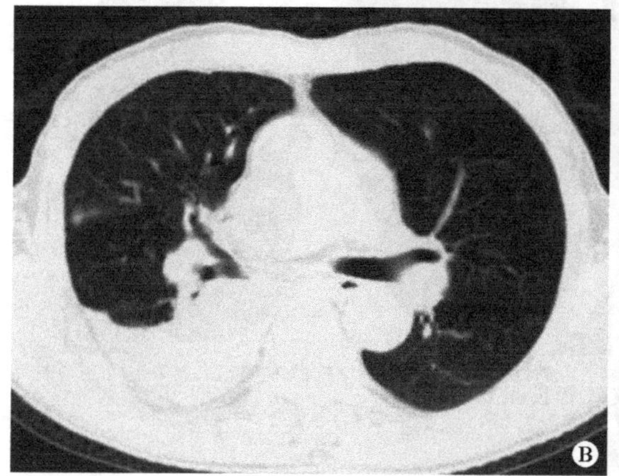

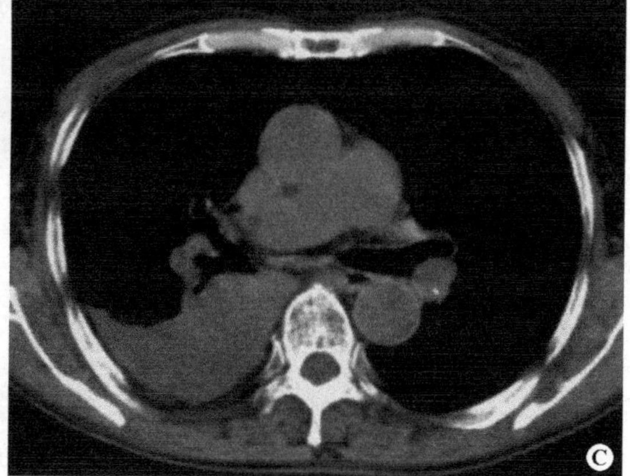

图 11-19 肺不张 X 线胸部正位片和 CT 图

A. 胸部正位显示右肺上叶不张；B 和 C. 胸部 CT 肺窗和纵隔窗显示右肺下叶肺不张

(四) 阻塞性肺炎

为支气管阻塞后,阻塞支气管远端的肺泡腔因引流不畅所致的炎症。影像学表现为相应部位的斑片、云絮状稍高密度影,边界不清。多见于慢性支气管炎、中央型肺癌支气管阻塞早期。

(五) 支气管扩张

支气管扩张是支气管内径异常增宽,是一种常见的慢性支气管病变。分先天性和继发性两种,以两肺下叶及左肺舌叶多见。

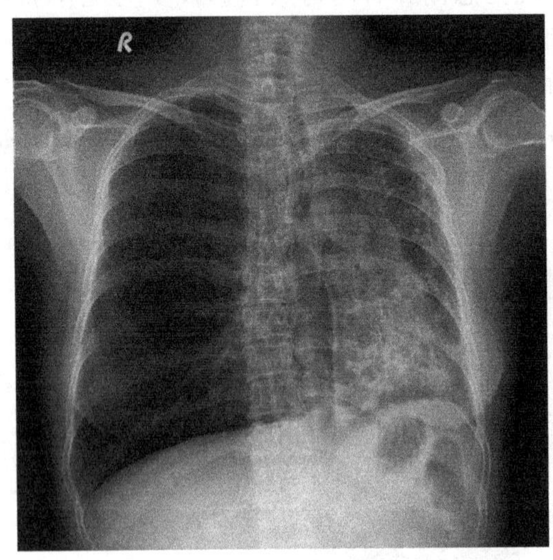

图 11-20 右侧支气管扩张合并感染 X 线胸部正位片图

X 线检查早期表现不明显。严重的支气管扩张可表现为肺纹理增多、增粗、紊乱,其间可见杵状、囊状、管状或蜂窝状阴影(图 11-20)。支气管造影可确诊,但由于其操作相对复杂且患者有明显不适,现已被 HRCT 所取代。

HRCT 是现阶段诊断支气管扩张的首选检查方法。当支气管内径大于其近侧支气管内径时即可诊断为支气管扩张。具体可表现为:①柱状支气管扩张:表现为管状、环状及椭圆形影(图 11-21)。②囊状支气管扩张:表现为多发、散在或呈簇状、葡萄串状影。③静脉曲张型支气管扩张:支气管呈不规则串珠状扩张。当支气管扩张合并感染时,可于扩张支气管内显示气液平面。

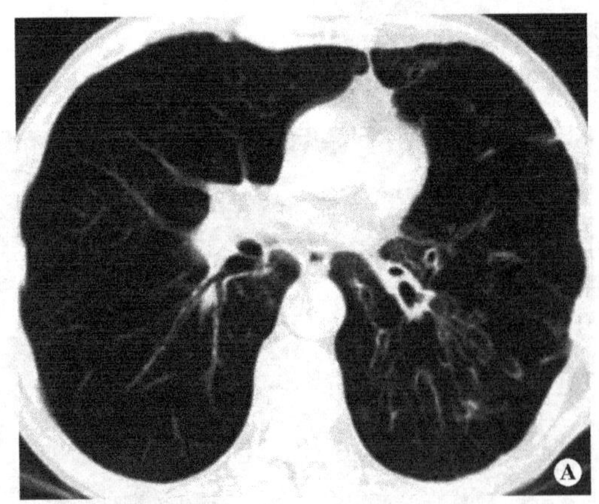

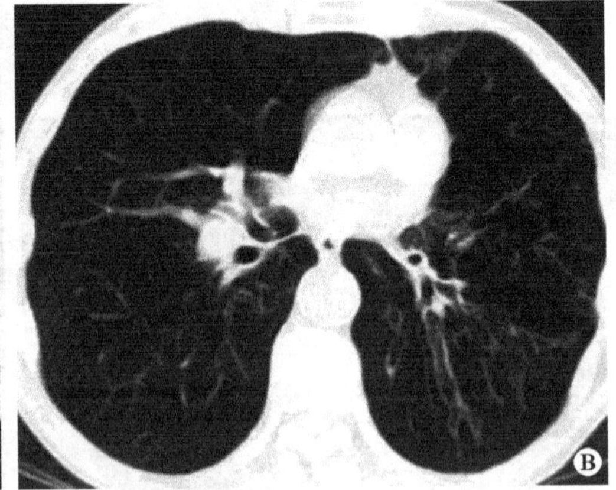

图 11-21 左肺下叶支气管扩张 CT 肺窗图

三、胸膜基本病变的影像学表现

（一）气胸

空气进入胸膜腔内，改变了正常胸腔的负压状态，使得肺脏部分或完全向肺门方向压缩形成气胸。气胸可由壁层胸膜和（或）脏层胸膜破裂引起。壁层胸膜破裂多为外伤、手术及胸腔穿刺引起。脏层胸膜破裂多为肺部病变引起（如胸膜下肺大泡、重度肺气肿等）。当胸膜破裂口呈活瓣样改变，气体只进不出或少出时，可形成张力性气胸。

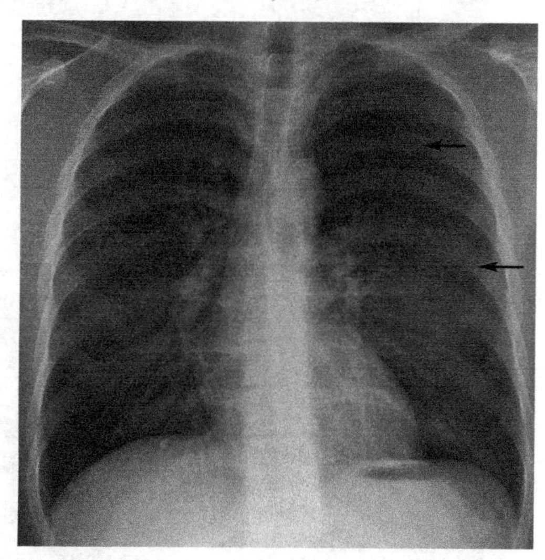

图 11-22　左侧气胸 X 线胸部正位片图
（↑示压缩肺边缘）

少量气胸表现为肺向肺门方向压缩，其外侧可见被压缩肺的边缘（气胸线），气胸区域呈均匀、无肺纹理走形的透亮影（图 11-22）。大量气胸时，肺向肺门回缩，肺门处可见团块状软组织密度影。患侧肋骨平举，肋间隙增宽，纵隔向对侧移位。CT 对少量气胸的诊断、观察要明显优于 X 线。

（二）胸膜腔积液

当病变累及胸膜时可引起胸膜腔积液。积液性质可因病因而不同，可以是渗出液、漏出液、血性或乳糜性积液。胸膜腔积液可分为游离性和局限性。

1. 游离性胸膜腔积液　一般以第 2 及第 4 前肋端下缘位置将胸腔积液划分为少量积液、中量积液及大量积液（图 11-23，图 11-24）。

（1）少量积液：积液上缘未达到第 4 前肋水平。立位时液体最先集聚于后肋膈角，此时侧位片可显示后肋膈角变钝，而正位片则显示不清。当积液量达 300ml 左右时，胸部正位片可见患侧肋膈角变钝。透视下可见液体随呼吸运动及体位的改变而移动，借此可同轻度胸膜增厚、粘连相鉴别。

（2）中等量积液：积液上缘超过第 4 前肋但尚未达到第 2 前肋端下缘时，为中量胸膜腔积液。站立位时，由于液体在重力作用下聚于胸腔下部，其下方肺野表现为均匀致密影，肋膈角消失。由于胸腔内的负压状态以及液体表面张力等因素作用下，液体上缘表现为外高内低凹面向上的弧形影。

（3）大量积液：积液上缘超过第 2 前肋水平，患侧肺野致密或仅露出少量肺尖组织。纵隔向健侧移位、肋间隙增宽、膈肌下降。

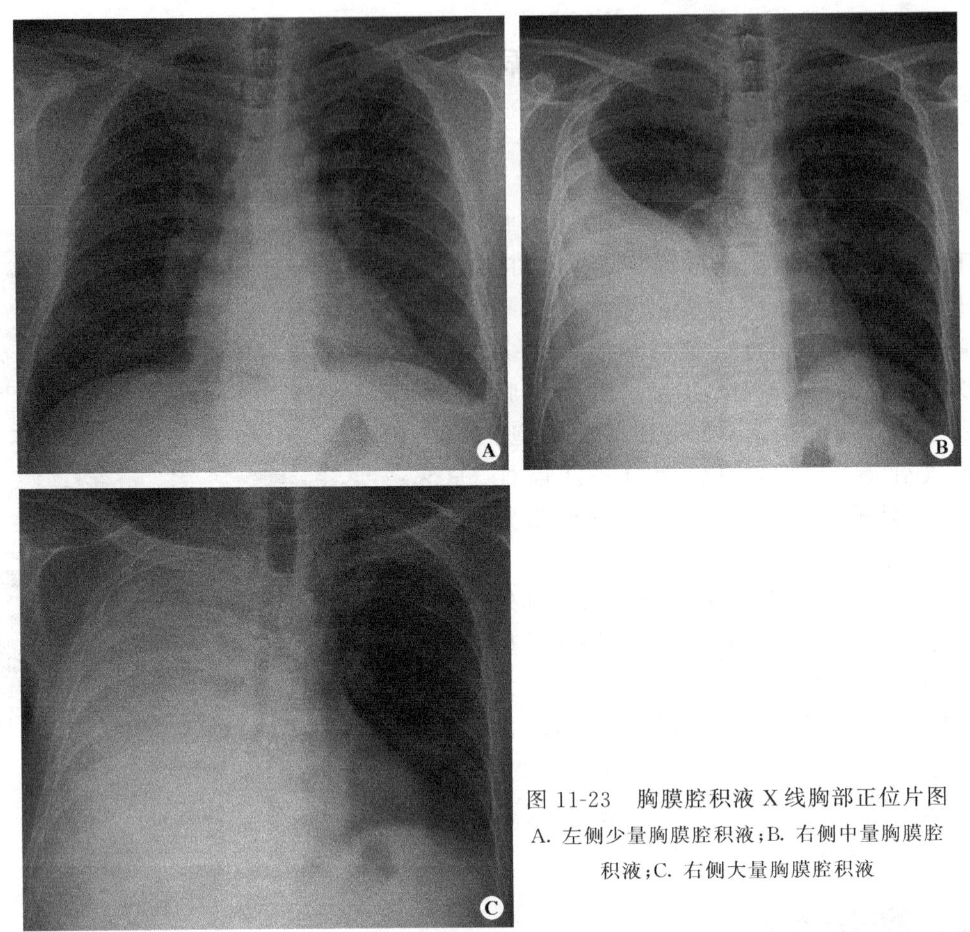

图 11-23 胸膜腔积液 X 线胸部正位片图
A. 左侧少量胸膜腔积液；B. 右侧中量胸膜腔积液；C. 右侧大量胸膜腔积液

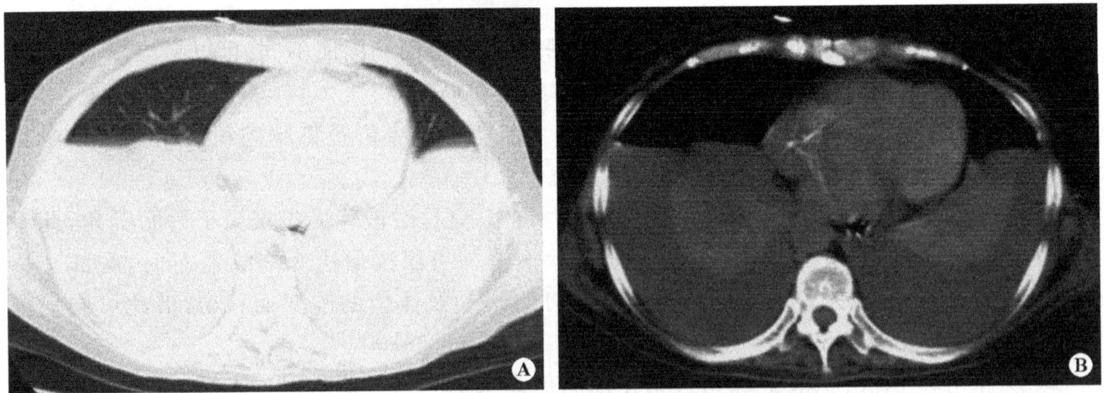

图 11-24 两侧胸腔积液合并肺不张胸部 CT 图

2. 局限性胸膜腔积液

（1）胸壁包裹性积液：由于脏、壁两层胸膜粘连而使积液相对局限于侧胸壁或前、后胸壁称之为胸壁包裹性积液（图 11-25）。好发于侧后胸壁，于切线位可见自胸壁向肺野突出的半圆形或梭形均匀高密度影，边界光滑，其上下缘与胸壁夹角呈钝角。常见于胸膜炎、胸膜结核。

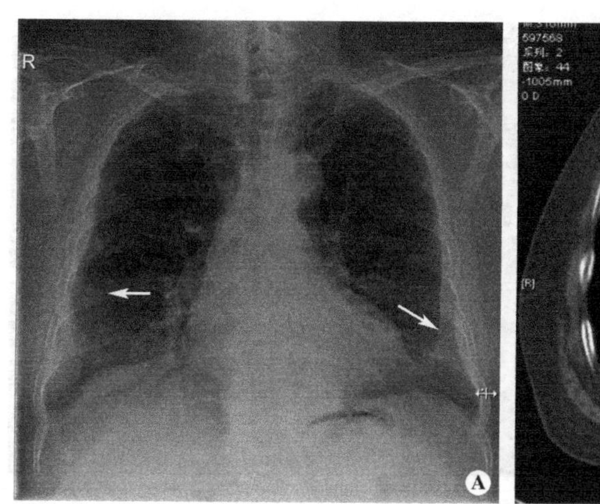

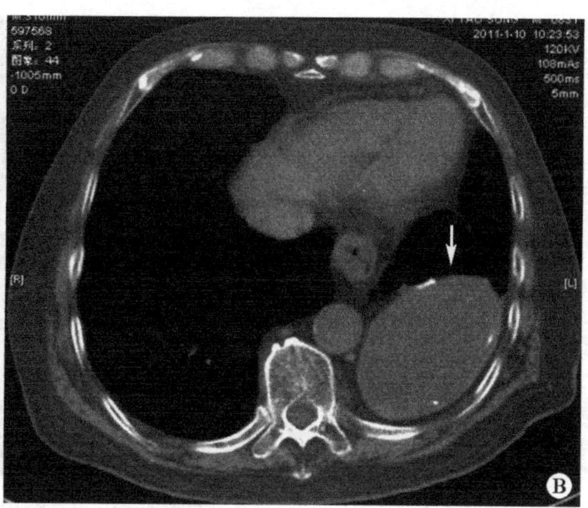

图 11-25　侧胸壁包裹性积液 X 线胸部正位片、CT 图像

A. X 线胸部正位片示两下侧胸壁包裹性积液；B. CT 纵隔窗示左下侧后胸壁包裹性积液

（2）叶间积液：为局限于叶间裂的积液。表现为叶间裂部位密度均匀的梭形或弧形致密影。水平裂积液正、侧位胸片均可观察，斜裂积液侧位易于观察（图 11-26）。

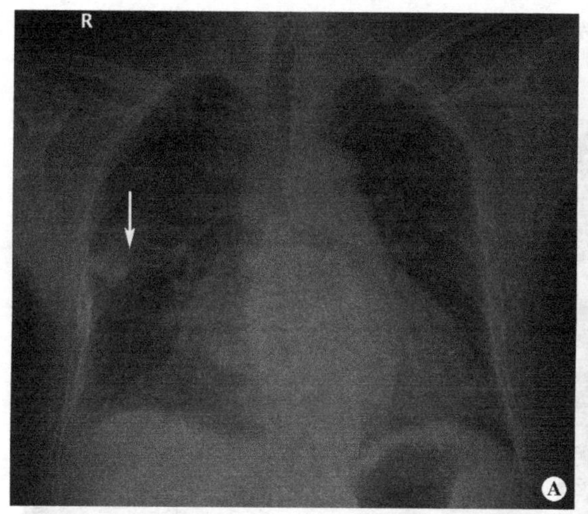

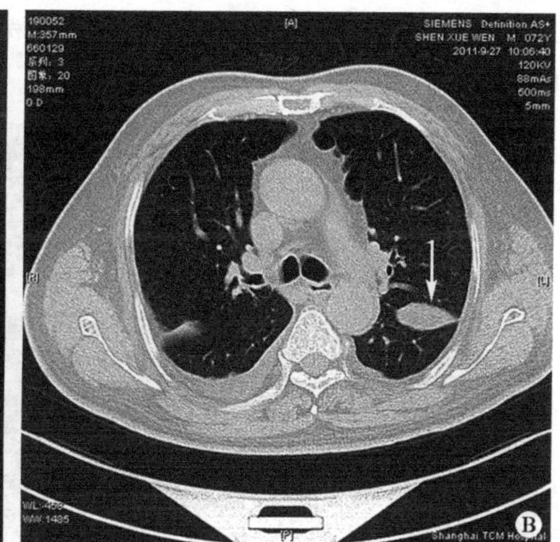

图 11-26　叶间裂积液图像

A. X 线胸部正位片示右侧水平叶间裂梭形致密影（↑）；B. CT 肺窗示左侧斜裂梭形高密度影

（3）肺底积液：指集聚于肺底与膈肌之间的积液。多为单侧，右侧多见。液体上缘类似膈肌抬高，一般假膈顶最高位置偏外（图 11-27）。

CT 对胸膜腔积液显示更佳，特别是对少量或局限性胸膜腔积液的诊断明显优于 X 线。MRI 在胸腔积液的诊断中同 CT 相比更具优势，不但敏感性高，而且还可根据 MRI 的信号特点推断液体成分和性质。

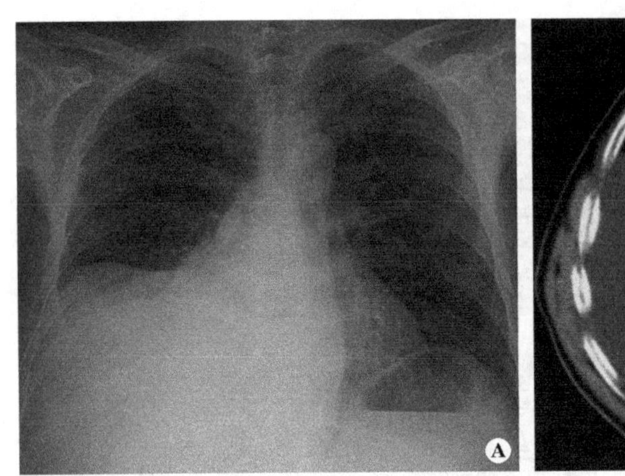

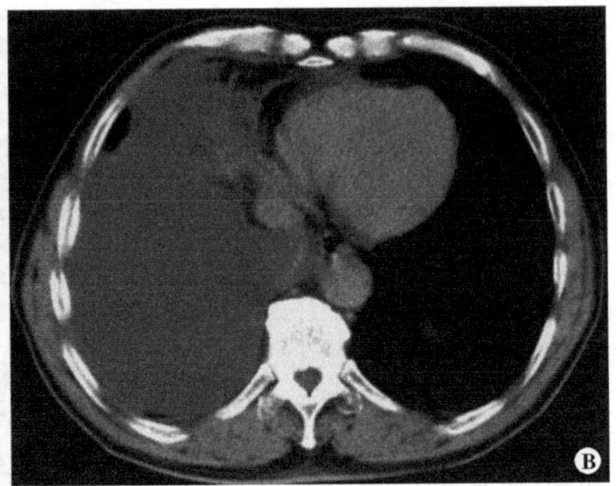

图 11-27 右侧肺底积液图像

A. X 线胸部正位片示右"膈"影抬高，最高点偏外；B. CT 示肺底部充满水样密度影

(三) 液气胸

液气胸为胸膜腔内同时存在液体与气体。多见于外伤、胸腔手术或穿刺、气胸后的少量积液或胸腔积液并发支气管胸膜瘘。

X 线表现为上部积气、下部积液的气-液平面(图 11-28)。如出现脏、壁层胸膜粘连，也可形成局限型液气胸或多房性液气胸。CT 对液气胸的诊断、观察优于 X 线(图 11-29)。

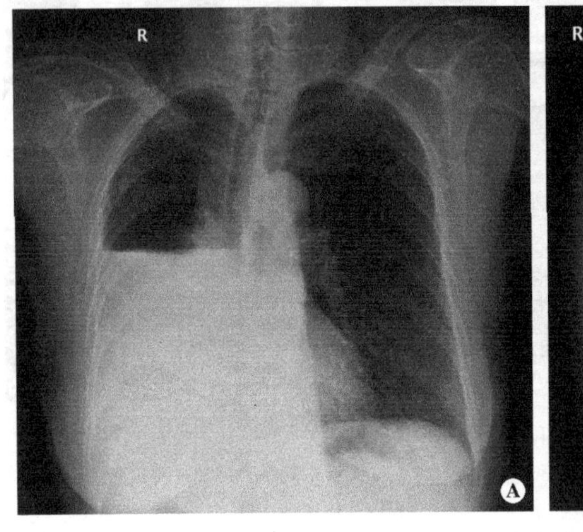

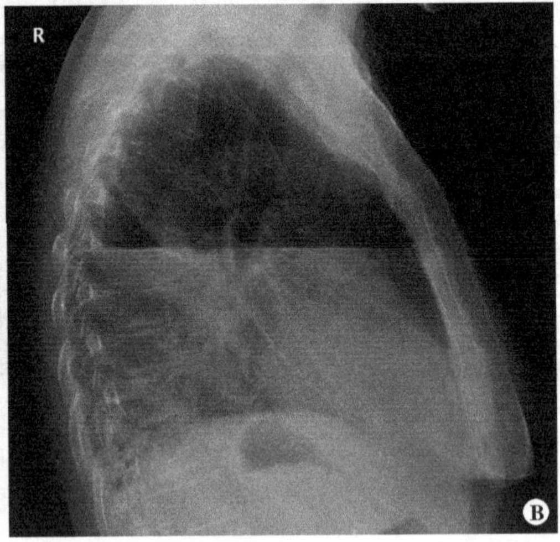

图 11-28 右侧液气胸 X 线图像

A. 胸部正位片示右侧上中肺野中外带高度透亮，透亮区内无肺纹理，下方见气液平面；B. 胸部侧位片见跨前后胸的宽大气液平面

(四) 胸膜肥厚、粘连及钙化

胸膜炎症引起的纤维素性渗出、肉芽组织增生及外伤性出血机化等均可引起胸膜的肥厚、粘连及钙化，轻度局限性胸膜肥厚、粘连多发生于肋膈角，表现为肋膈角变浅、变钝(图

11-30)，呼吸时膈肌运动受限。发生于膈肌的胸膜粘连常表现为膈面的幕状突起。广泛胸膜增厚粘连时，胸膜可见带状或更广泛高密度影，胸廓塌陷，肋间隙变窄，患侧肺野密度增高，膈肌上抬，纵隔向患侧移位。胸膜钙化多见于结核性胸膜炎，也可见于脓胸及出血机化或尘肺。CT 显示胸膜肥厚、粘连和钙化比普通 X 线片敏感(图 11-31)，MRI 检查不如 X 线及 CT。

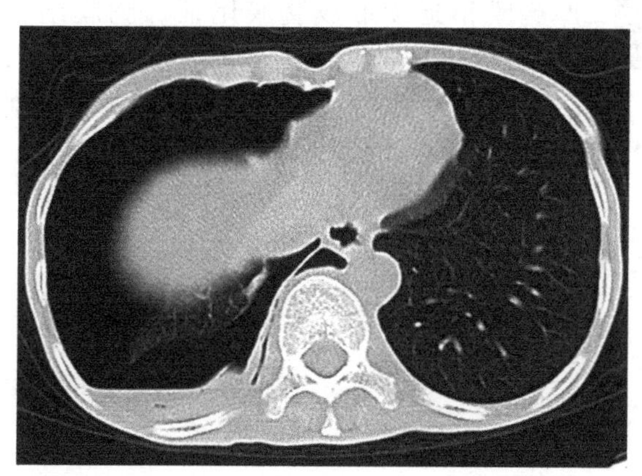

图 11-29　右侧液气胸 CT 图像

CT 肺窗示右侧肺压缩，外围高度透亮，透亮区内无肺纹理，后方见气液平面

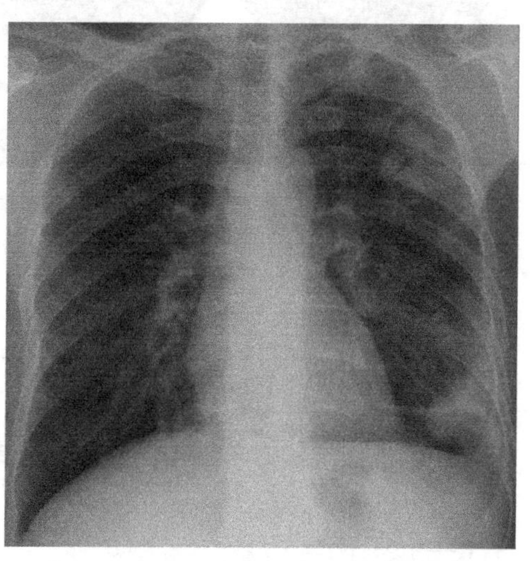

图 11-30　左侧胸膜肥厚 X 线正位胸片图

左侧肋膈角变钝，沿侧胸壁不规则致密影

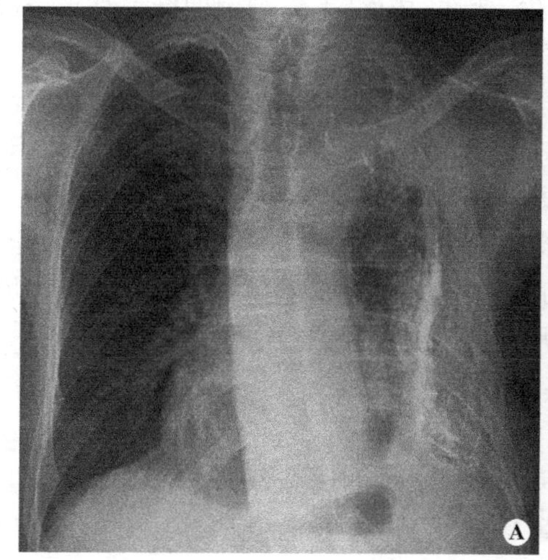

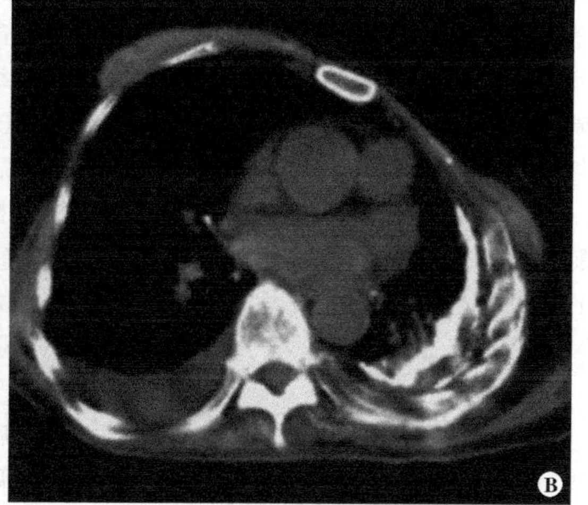

图 11-31　左侧毁胸膜肥厚、钙化图像

A. 胸部正位片示左侧广泛胸膜肥厚、不规则条状钙化；B. CT 纵隔窗示左侧胸膜肥厚、弧形钙化

（五）胸膜肿块

胸膜肿块多见于原发性或转移性肿瘤，也可见于机化性脓胸。良性胸膜肿块常为局限性，如良性胸膜间皮瘤、纤维瘤、脂肪瘤、平滑肌瘤等。恶性胸膜肿块多弥漫性生长或呈分叶

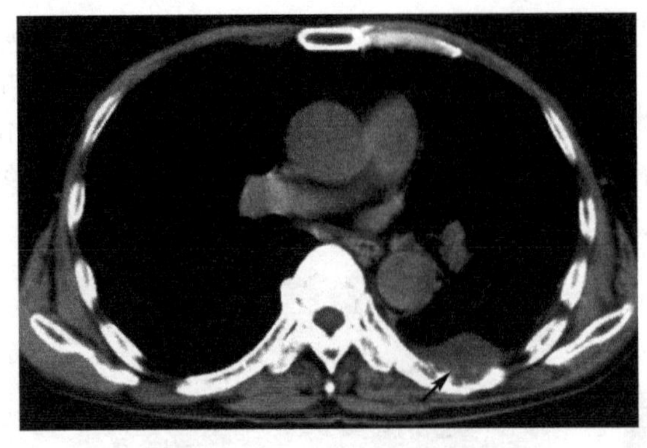
图 11-32 左侧恶性胸膜间皮瘤 CT 图像
左侧后胸壁梭形肿块，其内见点状钙化，侵犯局部肋骨(↑)

状胸膜增厚，可伴有或不伴有胸膜腔积液、肋骨破坏或软组织受累，如恶性胸膜间皮瘤、胸膜转移性肿瘤、肉瘤等。

影像学上表现为半球形或不规则均匀软组织密度影(图 11-32)，恶性者密度可不均匀，肿块一般边界清晰，与胸壁呈钝角。CT 上有时可见肿块周边与邻近增厚胸膜相延续形成胸膜尾征。胸膜结核球、包裹性胸腔积液与胸膜肿块相似，CT、MRI 检查较 X 线检查能更好地鉴别肿块的性质。

第三节 常见疾病的影像学诊断

一、慢性支气管炎

(一) 病理与临床

慢性支气管炎(chronic bronchitis，简称慢支)是指支气管黏膜及其周围组织的慢性非特异性炎症。病理变化主要为支气管黏膜的杯状细胞显著增生，黏液腺增大，管腔内分泌物增加。病变早期，气道上皮细胞增生、鳞状上皮化生、变性、坏死，上皮细胞的纤毛粘连、稀疏脱落，清除功能削弱，分泌物淤积不易排出。随着病变进展，出现支气管壁的充血、水肿、黏膜糜烂。晚期黏膜发生萎缩性改变，气道壁弹力纤维破坏，周围纤维组织增加，造成管腔的僵硬或塌陷。病变由较大的支气管延伸至细支气管和肺泡壁，肺组织结构破坏，形成阻塞性肺气肿和间质性纤维化，最后可导致肺源性心脏病。

诊断标准为咳嗽、咳痰或伴有喘息每年发病持续 3 个月，连续两年或以上，并排除全身或肺部其他疾病；或每年发病持续不足 3 个月，而有明确客观检查依据(如 X 线、呼吸功能等)。临床上常合并肺内炎症、阻塞性肺气肿、肺大泡及继发性肺源性心脏病。

(二) 影像学表现

1. X 线表现 早期 X 线变化不明显。随着病变发展，可出现肺纹理增多、增粗、边缘模糊、扭曲、紊乱，以两中下肺野显著。细支气管及其周围炎、肺泡壁的纤维化可于肺内形成不规则索条状及网格状影。慢支常合并肺气肿，表现为肺野透亮度增加，肺纹理稀疏(图 11-33)。

2. CT 表现 与 X 线检查相比，CT 能更加清晰地显示支气管管壁增厚、肺间质纤维化、肺纹理走形异常。合并肺气肿者，因胸腔压力增高挤压气管两侧壁，气管可呈刀鞘样改变。CT 检查常能发现较小的肺大泡，表现为位于胸膜下或接近肺表面的局限性薄壁无纹理区。

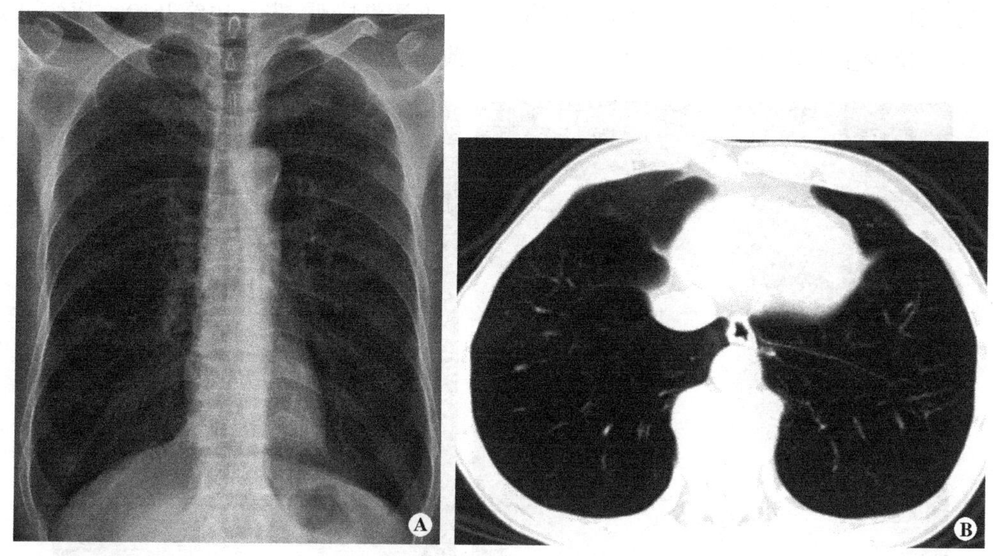

图 11-33　慢性支气管炎并肺气肿图像

A. 胸部正位片示两肺纹理稀疏，透亮度增高，两膈低平；B. CT 示两肺纹理稀疏，透亮度增高

（三）鉴别诊断

慢性支气管炎的影像诊断需要结合临床诊断标准。需要与小叶性肺炎、间质性肺炎等鉴别。前者主要好发于婴幼儿或年老体弱者，表现为两下肺野内中带肺纹理间的云絮状模糊影；后者表现为两肺野弥漫性分布的网格状及小结节状稍高密度影。

二、大叶性肺炎

（一）病理与临床

大叶性肺炎（lobar pneumonia）是由细菌引起的，以累及一个或多个肺叶或肺段为特征的急性肺部炎症。致病菌多为链球菌或肺炎双球菌。病理上一般分为 4 期：充血期（12～24 小时），肺泡毛细血管扩张、充血、肺泡内出现少量浆液性渗出液，但肺泡内仍有少量气体；红色肝样变期（2～3 日），肺泡内充满纤维蛋白及红细胞等渗出物，渗出物通过肺泡孔及细支气管向邻近肺组织蔓延，形成大叶性或肺段性实变。肺组织切面呈红色；灰色肝样变期（4～6 日），随着病程进展，肺泡内红细胞减少，白细胞明显增多，肺组织切面呈灰色；消散期（7～10 日），病变逐渐吸收，肺泡内纤维蛋白渗出物溶解、吸收，肺泡重新充气。

多见于青壮年，冬春季发病。起病急，病程中常见高热、寒战、胸痛、气急、痰少带血或咳铁锈色痰等。其中咳铁锈色痰是大叶性肺炎的典型临床症状。听诊可闻及湿啰音及支气管肺泡呼吸音，叩诊浊音。实验室检查白细胞总数及中性粒细胞计数明显升高。

（二）影像学表现

1. X 线表现　①充血期：可无明显异常 X 线表现，或仅可见肺纹理稍增多或密度稍高的片状模糊影。②实变期（红、灰色肝样变期）：肺叶或肺段均匀性实变，边界清晰（图 11-34）。有时在实变区可见空气支气管征。③消散期:病变区密度逐渐降低,先从边缘开始。病变可完全吸收或仅遗留少量索条影,个别患者病灶不吸收可演变为机化性肺炎。

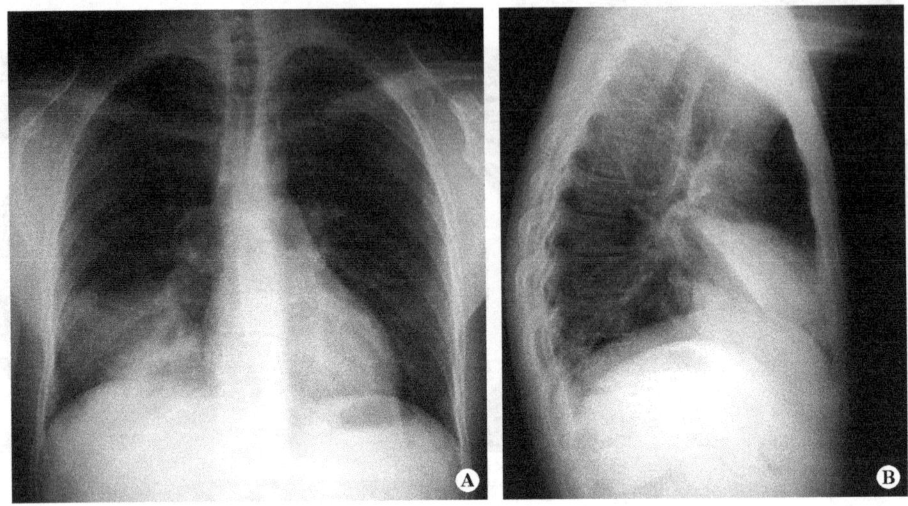

图 11-34 右肺中叶大叶性肺炎 X 线图

A. 胸部正位片示右中下肺野致密,上缘清楚;B. 胸部侧位片示前胸部见三角形致密影,尖端指向肺门,占据右肺中叶区域

2. CT 表现 ①充血期:CT 分辨率较高,在平片无明显异常表现时即可见毛玻璃样或菲薄片状阴影,边界不清。②实变期:密度均匀、边界清晰的致密影,呈肺叶或肺段分布,其内可见空气支气管征(图 11-35)。③消散期:病灶由周边向中心逐渐消散,边界不清(图 11-36)。

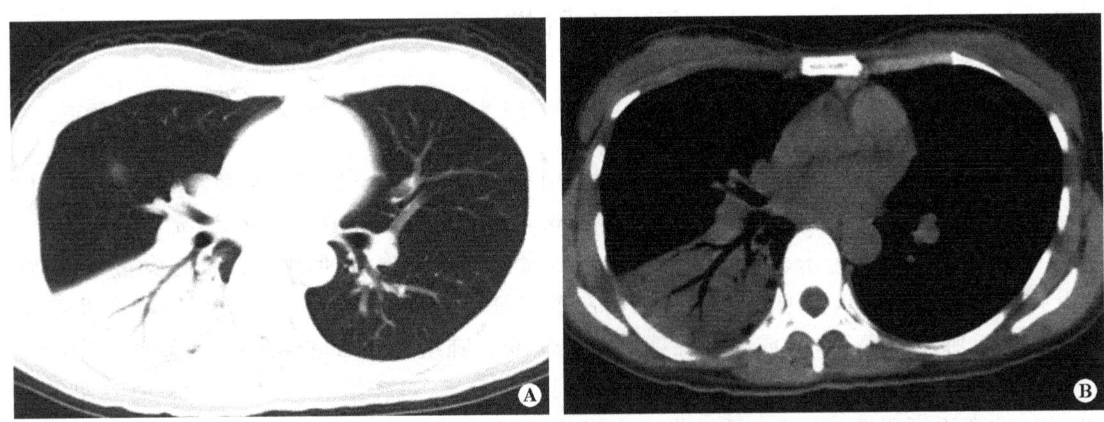

图 11-35 右肺下叶大叶性肺炎 CT 图

A. 肺窗;B. 纵隔窗:右肺下叶区域高密度影,前缘为斜裂,分界清楚,内见支气管充气影像

(三) 鉴别诊断

具有典型临床症状及影像学表现(实变期呈肺叶或肺段分布)者诊断不难。临床工作中应与肺结核、中央型肺癌合并肺不张相鉴别,肺结核临床上多有低热、盗汗、消瘦等症状,成年人多见于两肺上叶或下叶背段;中央型肺癌表现为肺门区肿块及纵隔淋巴结增大;结合临床病史、症状、体征、实验室检查及短期随访不难作出鉴别。

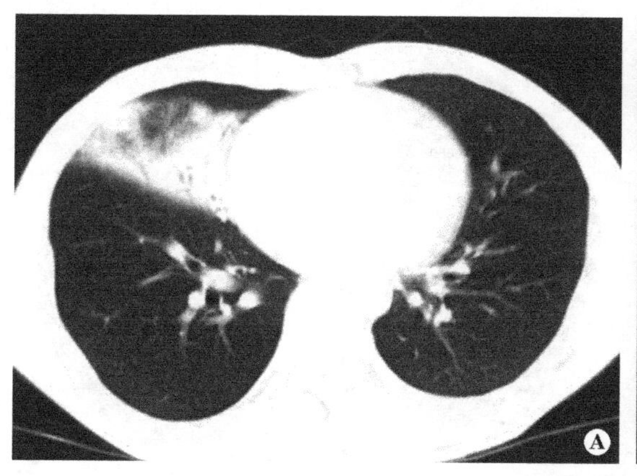
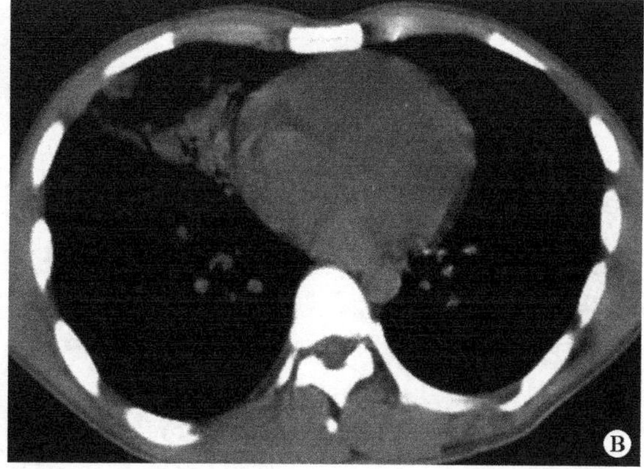

图 11-36 右肺中叶大叶性肺炎消散期 CT 图

A. 肺窗;B. 纵隔窗:右肺中叶区域不均匀高密度影,后缘为斜裂,分界清楚,内见支气管充气影像

三、支气管肺炎

(一)病理与临床

支气管肺炎(broncho pneumonia),又称为小叶性肺炎,为病原体经支气管入侵,引起细支气管、终末细支气管及肺泡的炎症。病理学上多为金黄色葡萄球菌、肺炎双球菌及链球菌感染所致的细支气管、终末细支气管及其远端肺泡的感染。病变范围为小叶性,呈散在分布,亦可融合成片。致病菌由支气管或细支气管蔓延,使肺泡壁及细支气管管壁发生炎性充血、水肿,白细胞、吞噬细胞、纤维素等炎性渗出物充填肺泡和细支气管,形成肺小叶性实变。病程中,若细支气管发生不同程度的阻塞,可出现小叶性肺气肿或肺不张。

多见于婴幼儿、老年人及长期卧床身体衰弱的患者,昏迷或手术后的患者也易于感染。临床上可见发热、咳嗽、咳泡沫黏液痰或脓性痰、胸痛和呼吸困难等症状,听诊可闻及啰音。因患者虚弱,抵抗力低,故体温及白细胞可不升高。

(二)影像学表现

1. X 线表现 两肺中下野的内中带沿支气管分布的小片状、云絮状模糊影(图 11-37),局部肺纹理增多、增粗。严重时,病灶可融合成较大的片状影。

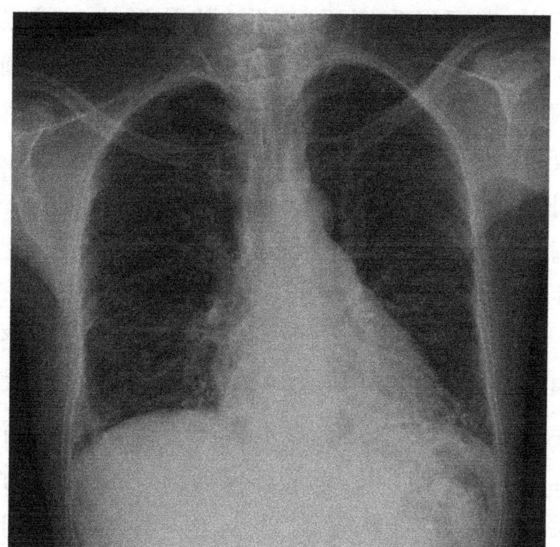

图 11-37 支气管肺炎 X 线图像

两肺中下野斑片状致密影,边缘模糊

2. CT 表现 表现为两肺中下野内中带云絮状、片状、结节状高密度影,沿支气管走行分布,边缘模糊(图 11-38),散在的小片状影,可以融合成大片状,可并发小叶性肺气肿及肺不张。

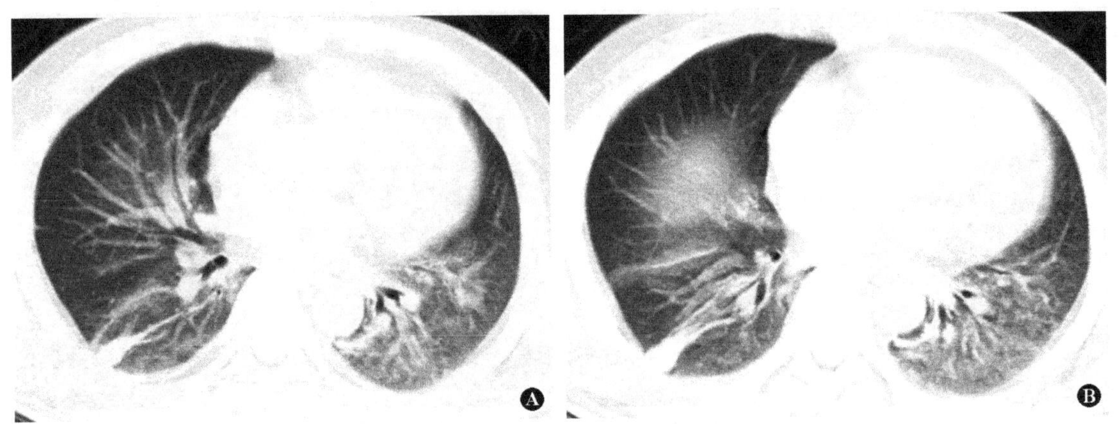

图 11-38　支气管肺炎 CT 图像
两下肺肺纹理增多、模糊，且见斑片状渗出影

（三）鉴别诊断

小叶性肺炎临床上多见于婴幼儿及老年体弱者，结合相应症状、体征及影像学特征，可作出诊断。若患者病情反复发作需与支气管扩张合并感染相鉴别，可行 HRCT 进一步检查。

四、肺 脓 肿

（一）病理与临床

肺脓肿（lung abscess）是化脓性细菌感染所引起的肺实质化脓性感染。早期为化脓性炎症，继而发生坏死、液化、脓肿形成。按照感染途径可分为吸入性、血源性及邻近组织直接蔓延。致病菌多为金黄色葡萄球菌、肺炎双球菌、链球菌。早期病理变化为化脓性感染的分泌物堵塞细支气管合并邻近小血管的炎性栓塞，造成局部肺组织的炎症、坏死、液化，形成脓肿。若病灶与支气管相通，坏死组织排出，空气进入形成空洞，其脓肿壁由周围肉芽组织及纤维组织增生形成。脓肿破裂进入胸腔者可形成脓胸或脓气胸。按照病程分为急性和慢性肺脓肿。急性肺脓肿治疗不彻底，病灶迁延不愈，洞壁发生纤维化性增厚则转变为慢性。

临床表现依据肺脓肿类型不同表现各异。①急性肺脓肿，临床起病较急，可有畏寒、高热（体温可达 39～40℃）、胸痛、咳嗽、咳黏液痰或黏液脓性痰、味臭。全身中毒症状较明显。实验室检查白细胞计数增高，以中心粒细胞增多显著。②慢性肺脓肿病程在 3 个月以上，患者多表现为慢性消耗性体质，身形消瘦，可有咳嗽，脓血痰，间歇性发热、出汗，杵状指改变等。实验室检查白细胞无明显变化，但可有轻度贫血。③血源性肺脓肿往往缺乏典型肺脓肿临床表现，主要以败血症表现为主。可有咳嗽、发热、咳痰等症状。

（二）影像学表现

1. X 线表现 急性肺脓肿在化脓性炎症阶段，表现为大片状致密影，境界较模糊，密度较均匀。进入脓肿形成阶段，在致密的实变区可见含液气平面的空洞，内壁略不规则(图 11-39)，邻近可有胸膜反应。当急性肺脓肿治疗不彻底，脓液引流不畅，病灶迁延不愈则转变为慢性肺脓肿，表现为圆形、类圆形或不规则形厚壁空洞，有或无液平。病灶周边可见紊乱的索条状及斑片状影。常伴有支气管扩张、脓胸或胸膜增厚。血源性肺脓肿主要表现为两肺多发类圆形致密影，中心有或无空洞或液气平面。

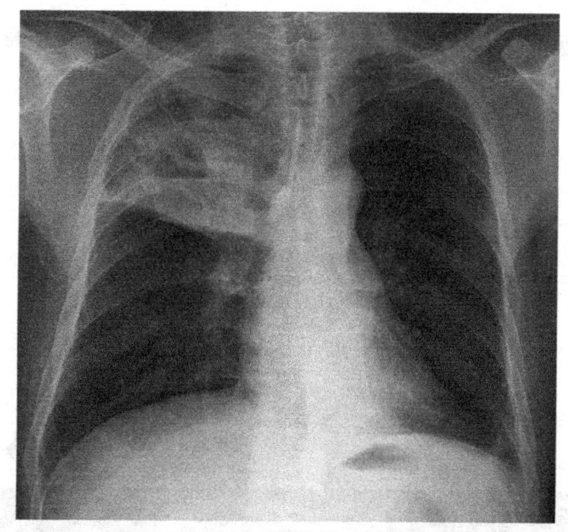

图 11-39　右肺脓肿 X 线图像

胸部正位片示右上肺团块状致密影，边缘模糊不清，其内见空洞形成

视窗 11-2

肺　脓　肿

肺脓肿类似于中医肺痈，系由于化脓性细菌引起的肺坏死性炎性疾病，早期为化脓性炎性病变，继之发生坏死液化形成脓肿，分急性与慢性两种。中医肺痈辨证可分为表证期、成痈期、溃脓期和恢复期。有学者研究证实肺脓肿中医辨证为表证期时影像学可见肺部出现大片密度增高阴影，中心部分密度较高，周围部分密度较低，边缘模糊，境界不清，病灶具有跨叶、跨段的特征。一侧边缘紧贴胸膜时，纵隔或叶间裂可见局限性胸膜增厚征象。中医辨证为成痈期时影像学表现可见肺部大片炎症渗出性病灶内有小透光区或含有短小液平面的小空洞。中医辨证为溃脓期时影像学表现可见大片炎性病灶中出现较大空洞，洞内液平面位于洞径 1/3 以上。中医辨证为恢复期时影像学表现可见肺内炎性病变明显吸收，空洞相应缩小，洞内液平面已下降到洞径的 1/3 以下。中医辨证为痊愈期影像学显示肺内炎性病变完全吸收，空洞消失，或仅残留少数条索状阴影。从上述研究可以看出中医辨证分型与西医病理过程密切相关，影像医学客观反映了西医病理过程，可见影像医学是将中医“证”可视化的有力工具，这对中医辨证论治机理客观化研究具有积极意义。

2. CT 表现 CT 对肺脓肿的早期诊断价值较大，对显示空洞壁情况及病灶周围肺野情况优于 X 线(图 11-10)。肺脓肿早期可见大片状密度增高影，边界模糊，中央密度较高，边缘密度较淡。当病灶坏死、液化可出现多个低密度病灶，继而形成空洞，其内可见液气平面。增强扫描脓肿壁明显环形强化，其内坏死液化区域不强化(图 11-40)。洞壁较厚者可不规则，呈虫蚀状。急性期可伴有胸腔积液，破入胸腔则形成脓胸或脓气胸。慢性肺脓肿多为厚壁空洞，空洞呈多房或分隔样。邻近肺野可见慢性肺炎、支气管扩张及纤维索条影。血源性肺脓肿多表现多发病灶，边缘模糊。

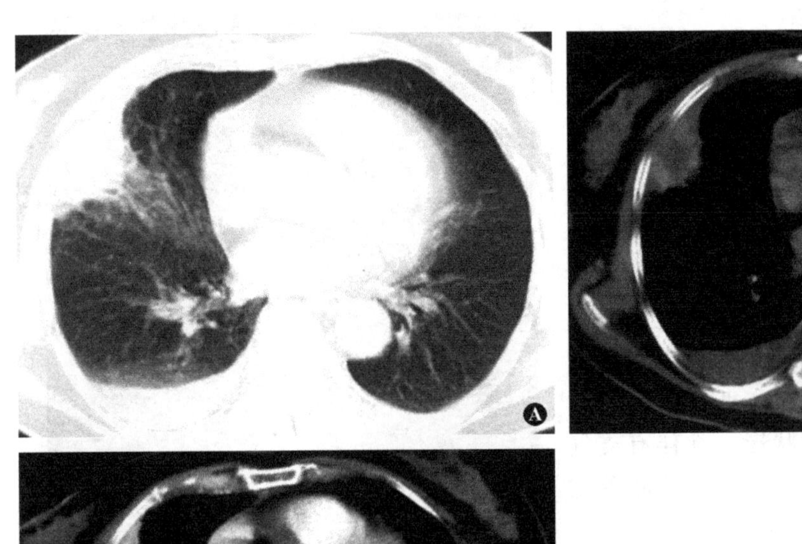

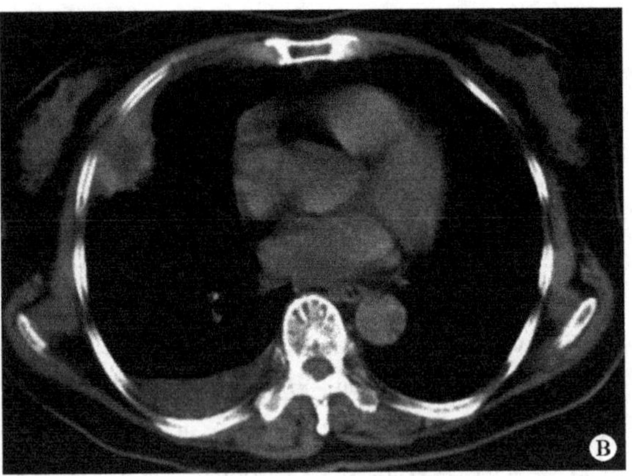

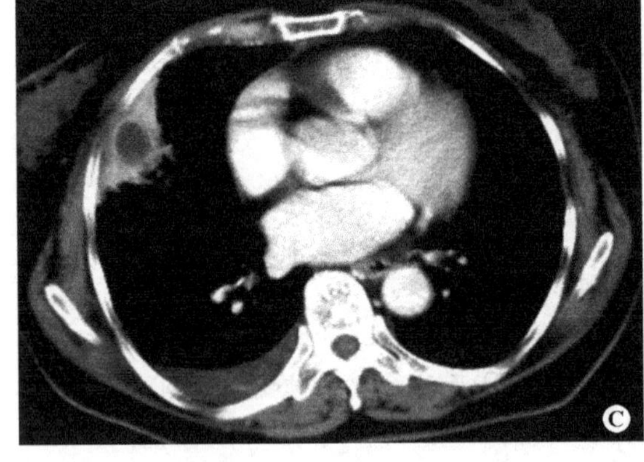

图 11-40 右早期肺脓肿 CT 图像

A. 肺窗示右中肺胸膜下高密度影，边缘模糊；B. 平扫纵隔窗示病灶内低密度液化灶；C. 增强后纵隔窗示病灶周边强化，中心液化坏死不强化

3. MRI 表现 脓肿早期 MRI 呈 T_1WI 低、等混杂信号，T_1WI 高信号，信号不均匀，边缘不清。脓肿形成后可见厚壁空洞及液气平面。

(三) 鉴别诊断

需要同肺结核性空洞及癌性空洞鉴别。前者无明显急性炎症症状，好发于上叶尖后段及下叶背段，病灶周围可有卫星灶，多无液平或仅有小液平；后者空洞多为偏心性厚壁空洞，内缘凹凸不平，肿块边缘呈分叶状，有粗短毛刺。

五、肺 结 核

(一) 病理与临床

肺结核(pulmonary tuberculosis)是由人型或牛型结核杆菌在肺内感染引起的一种常见的慢性传染性疾病。其基本病理表现为渗出、增殖及变质，三者常混合存在，以某一种为主。①渗出为主的病变：多见于病变早期，也可见于病灶恶化及浆膜结核。病变早期为肺泡毛细血管扩张和肺泡内皮细胞肿胀，并引起肺泡及细支气管内炎性细胞浸润及液体渗出。肺泡结构未被破坏，及时治疗可完全消散吸收；一旦进展为干酪性病变，肺泡结构破坏，则不再能完全消散吸收。②增殖为主的病变：当细菌数量较少，毒力较弱和(或)人体抵抗力较强时以增殖为主,其早期可有一短暂的渗出阶段。结核杆菌侵入组织后,最早被人体内多核细胞包围并部分吞噬,继之被单核细胞包围,当单核细胞吞噬并消化了结核菌后形态变大、变扁平,类似上皮细胞,称之为"类上皮细胞"。部分类上皮细胞可分裂成多核巨细胞,即朗汉斯巨细胞。朗汉斯巨细胞可将结核抗原信息传递给淋巴细胞,在其外围常有较多的淋巴细胞,形成典型的结核结节。所以典型的结核结节是由类上皮细胞及朗汉斯巨细胞聚集而成的小结,中心可发生干酪性坏死,周围伴有淋巴细胞浸润。增殖性病灶需纤维化才能愈合。③变质为主的病变:即干酪性病变,常继发于渗出或增殖性病变。若机体抵抗力较弱,菌量较多、毒力较强,渗出性病变中结核杆菌大量繁殖,使细胞肿胀、变性、溶解、坏死,释放蛋白溶解酶使组织形成凝固性坏死。因坏死灶肉眼呈黄灰色,质松脆,形似干酪,故又称为干酪性坏死。干酪性病变易液化,形成空洞,沿支气管或血行播散。发生干酪性坏死的结核灶大都需经过纤维化、钙化后才能愈合。

按照 1998 年中华结核病学会制定的中国结核病分类标准可将结核分五型:

Ⅰ型:原发性肺结核;

Ⅱ型:血行播散型肺结核;

Ⅲ型:继发性肺结核;

Ⅳ型:结核性胸膜炎;

Ⅴ型:其他肺外结核。

近年来,肺结核的发病率又有增加趋势。肺结核患者临床表现与机体的免疫力和结核杆菌的数量、致病力密切相关,临床症状差别很大。可无明显症状;也可出现消瘦、乏力、咳嗽、咯血、胸痛、午后低热、盗汗等症状;甚至可出现寒战、高热、神志不清、昏迷等全身中毒症状。痰培养结核杆菌阳性或痰检发现结核杆菌及纤维支气管镜检查发现结核性病变是诊断肺结核的可靠依据。

(二)影像学表现

影像学检查主要目的是早期发现病变,明确病变部位、范围、性质,对临床分类,疗效及预后判断具有重要意义。

1. 原发性肺结核(Ⅰ型)　为机体初次感染结核杆菌所引起的肺结核,小儿多见。依据其病程演变可分为原发综合征及胸内淋巴结核。

(1) 影像学表现

1) X线表现:①原发综合征由原发灶、淋巴管炎及淋巴结炎三者共同形成哑铃状阴影。原发病灶多位于中上肺野,早期为渗出性,呈云絮状模糊影。淋巴结炎为原发病灶同侧的肺门淋巴结肿大,表现为肺门影增浓、增大。淋巴管炎为原发病灶与肿大淋巴结之间的条索状阴影,一般不易观察到。②胸内淋巴结核分为炎症型及结节型,前者表现为肺门和(或)纵隔淋巴结肿大合并周围组织渗出性炎症;后者表现为肺门和(或)纵隔区域圆形或卵圆形边界清晰的凸向肺野的致密影。

2) CT 表现:病灶多位于两肺上叶或下叶背段,表现为斑片状密度增高影,病变可累及数个肺段甚至整个肺叶,边界模糊不清;肺门及纵隔可见肿大淋巴结影(图 11-41),淋巴结内可出现坏死、液化、钙化。CT 可发现原发灶内的低密度干酪样坏死灶。

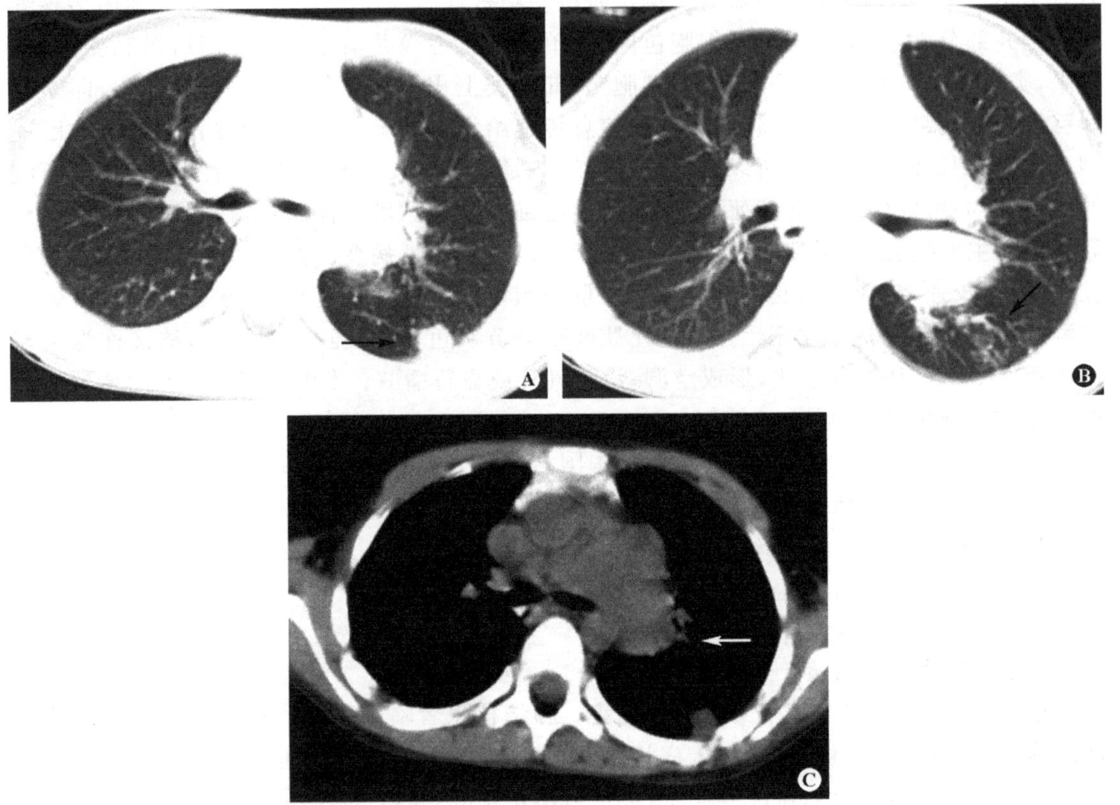

图 11-41 原发综合征 CT 图像

A. 肺窗示左肺下叶背段结节样原发病灶(↑);B. 下一层面肺窗示原发灶与肺门之间纤维条索状淋巴管炎(↑);C. 纵隔窗示左肺下叶背段结节样原发病灶和肺门淋巴结肿大(↑)

(2)鉴别诊断:需要同肺炎及淋巴瘤鉴别,前者抗感染治疗后短期明显好转,且淋巴结肿大不明显;后者多为两侧肺门及纵隔对称性分布肿大淋巴结,可融合成团。

2. 血行播散型肺结核(Ⅱ型) 系大量结核杆菌侵入血液循环后在肺部播散所致。结核杆菌一次或短时间内多次大量入血并在肺部播散形成急性粟粒性肺结核,而结核杆菌多次少量入血并在肺部播散则形成亚急性或慢性粟粒性肺结核。

(1) X 线及 CT 表现:急性粟粒性肺结核早期平片仅表现为肺纹理增多、增粗或呈毛玻璃样改变,肺野透亮度降低。病变进展后,典型者表现为"三一致"征象,即病灶的大小、密度和分布一致(图 11-42)。病灶呈弥漫性粟粒样结节,直径约 1～2mm,CT 显示更加清楚,病灶沿血管分布。亚急性或慢性血行播散型肺结核表现为"三不一致"征象,即病灶的大小、密度、分布都不一致(图 11-43);病灶以两肺中上肺野分布较多,大小从粟粒状到 1cm 不等,病灶密度不均,新老病变混杂,可有钙化。

(2) 鉴别诊断:粟粒性肺结核需同转移性肺癌及弥漫型肺腺癌相鉴别。转移性肺癌常有原发肿瘤病史,病灶大小、分布不均。弥漫型肺腺癌常发生在中下肺野,表现为结节状、小片状影,分布不均。后两者均无结核临床症状,抗结核治疗无效。

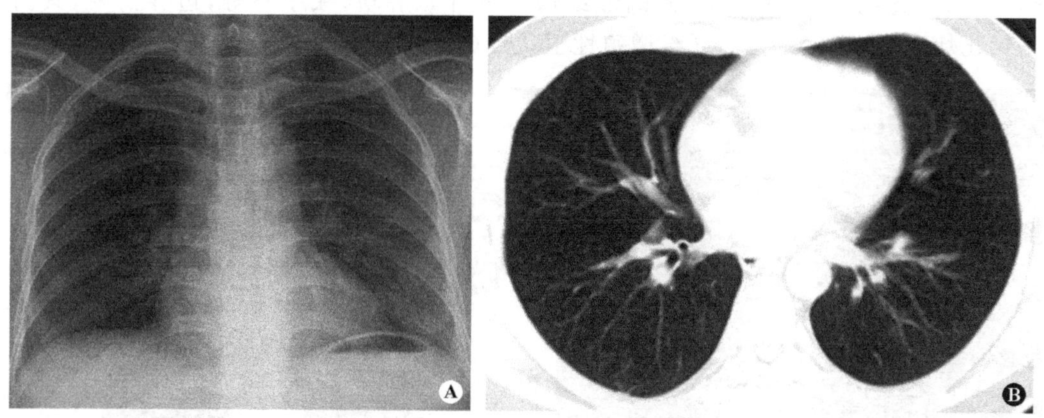

图 11-42　急性粟粒性肺结核图像

A. 胸部正位片示两肺弥漫性大小、密度、分布一致的粟粒样影；B. CT 肺窗显示更为清楚

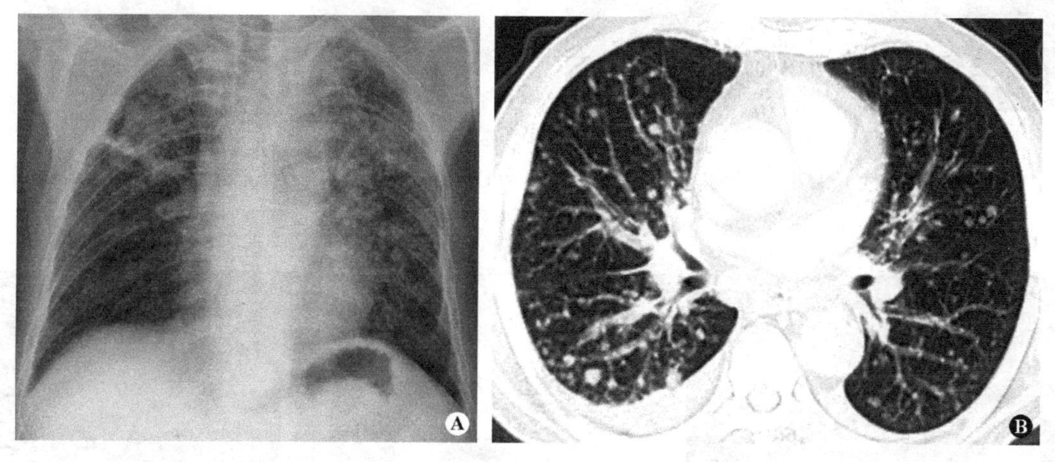

图 11-43　慢性粟粒性肺结核图像

A. 胸部正位片示两肺弥漫性大小、密度、分布不一致的斑点、粟粒样影；B. CT 肺窗显示更为清楚

3. 继发性肺结核(Ⅲ型)　为成年人结核中最常见的类型。病变多分布于两肺尖、锁骨上下区、下叶背段。病灶包括渗出、增殖、干酪性、结核空洞、结核球及纤维、钙化等。

(1) 影像学表现

1) X 线表现：主要表现为肺尖、锁骨上下区域浸润性(图 11-44)、干酪性肺炎(图 11-45)、结核性空洞(图 11-46)和结核球(图 11-47)。早期呈片状密度增高影，境界模糊不清，可见空洞形成。稳定期相应部位可见斑点状、结节状、索条状增殖灶和钙化灶。若治疗不及时可发展为慢性纤维空洞型肺结核，X 线特点为空洞形成、大量肺纤维化、反复支气管播散及其他并发症改变，包括胸膜肥厚、肺气肿、支气管扩张和肺源性心脏病等。

2) CT 表现：①渗出性病变：两肺上叶尖后段及下叶背段可见斑片、云絮状模糊影，密度不均匀(图 11-44)。②增殖性病变：表现为斑点状、圆形或类圆形密度增高影，其内可有空洞或钙化。③干酪性肺炎：呈肺野或肺段分布的实变病灶，其内可见空洞、充气支气管征及钙化(图 11-45)。④结核性空洞：以纤维厚壁空洞为主，周围可见大量纤维索条影

(图 11-46)。⑤结核球:呈圆形、椭圆形或略呈分叶状肿块,大小不等,边界清晰,其内常可见钙化灶,周边可见散在的纤维增殖性卫星灶(图 11-47)。

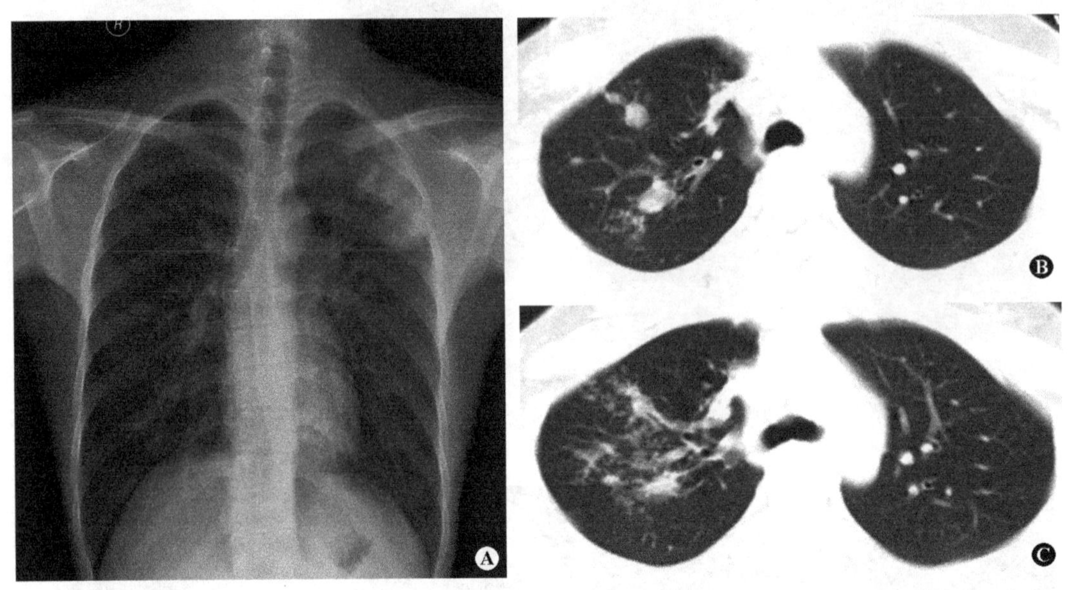

图 11-44 两肺继发性肺结核图像

A. 胸部正位片示左上肺斑片状致密影,边缘部分欠清;B 和 C. CT 肺窗示右上肺斑点状、结节状高密度影,部分边缘模糊

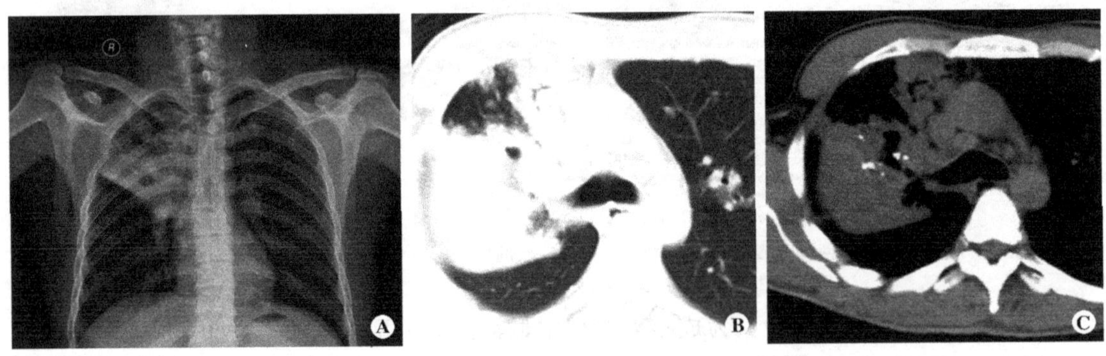

图 11-45 结核性干酪性肺炎图像

A. 胸部正位片示右上肺大片状致密影,其内密度不均匀,虫蚀样空洞,肺组织收缩,水平裂上移;B 和 C. CT 肺窗和纵隔窗示右上肺实变,密度不均匀,虫蚀样空洞

(2) 鉴别诊断:需要与普通肺炎及癌性空洞、肺脓肿鉴别。普通肺炎好发于两肺下叶,短期抗感染治疗有效。癌性空洞多为偏心性厚壁空洞,内缘凹凸不平,可有壁结节,肿块外围呈分叶状,可见毛刺征。肺脓肿常见厚壁空洞,常有液气平面。

结核球需与周围型肺癌及炎性假瘤相鉴别。周围性肺癌老年人多见,呈分叶状,可见毛刺征、胸膜凹陷征,若有钙化多呈砂砾样钙化。炎性假瘤常有慢性感染病史,病灶边界清晰,密度均匀。

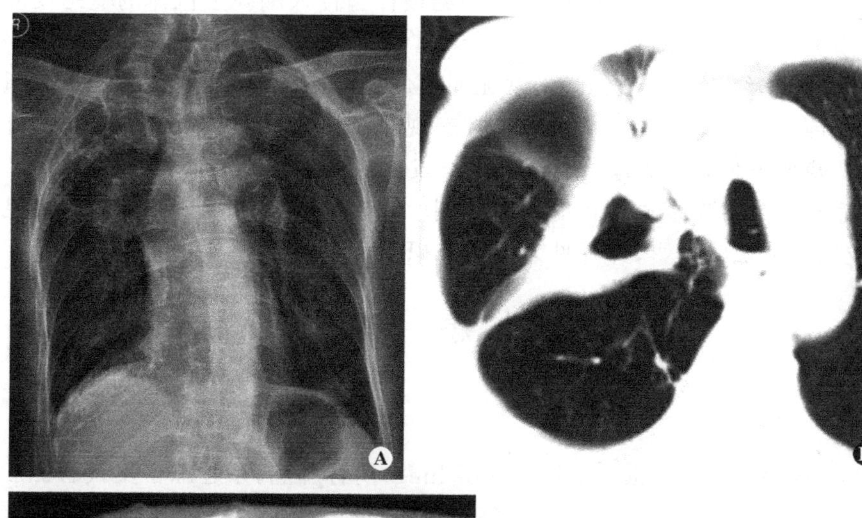

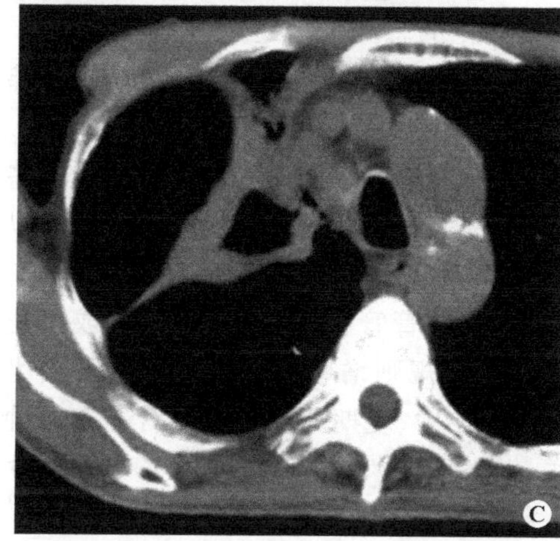

图 11-46 慢性纤维空洞型肺结核图像

A. 胸部正位片示两上肺斑片状、纤维条索状致密影，右上肺密度不均匀，见不规则空洞，肺组织收缩，两侧肺门上移；B 和 C. CT 肺窗和纵隔窗示右上肺实变，肺组织收缩不张，空洞形成

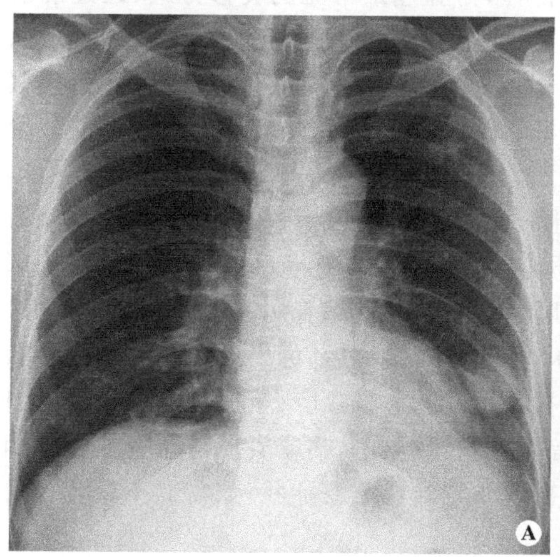

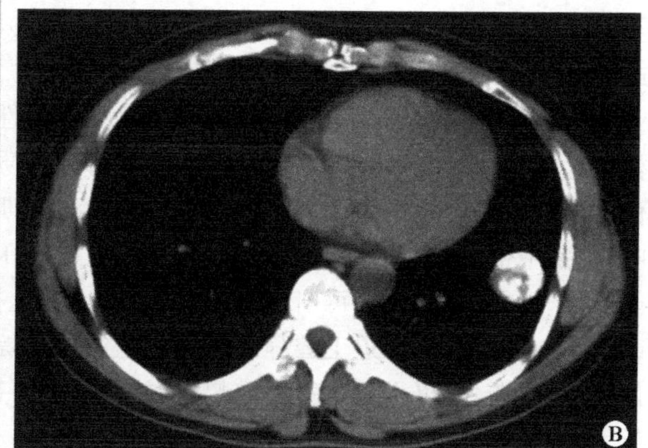

图 11-47 左肺结核球图像

A. 胸部正位片示左下肿块样致密影，密度较高，左上肺见斑点状致密影；B. CT 纵隔窗示左下肺圆形肿块，内见不规则钙化

4. 结核性胸膜炎(Ⅳ型) 小儿与青少年多见,为结核杆菌侵入胸膜后机体的变态反应性炎症,分为干性胸膜炎和渗出性胸膜炎。

(1) X线及CT表现:①结核性干性胸膜炎常无明显的影像学征象,或仅仅表现为膈肌运动受限,肋膈角稍变钝。②结核性渗出性胸膜炎常表现为游离性胸腔积液、肺底积液、叶间积液、包裹性积液。晚期出现胸膜肥厚、粘连、钙化。发生支气管胸膜瘘时可出现液气胸。

(2) 鉴别诊断:需要与胸膜转移瘤及间皮瘤相鉴别。间皮瘤和胸膜转移瘤一般均可见胸膜不均匀性增厚或结节肿块状阴影,并可见大量胸腔积液。

六、肺 癌

(一) 病理与临床

支气管肺癌(primary bronchogenic carcinoma of lung)简称肺癌,系起源于支气管黏膜上皮、腺体、细支气管及肺泡上皮的原发性恶性肿瘤,是常见的恶性肿瘤之一。

按照组织学分型,肺癌可分为小细胞肺癌和非小细胞肺癌两大类,后者又分为鳞癌、腺癌、鳞腺癌和大细胞未分化癌,其中以鳞癌最多见。

按照发病部位,肺癌分为①中央型肺癌:发生在肺段及段以上支气管,病理上以鳞癌多见,小细胞癌、腺癌和大细胞癌次之;②周围型肺癌:肿瘤发生在肺段支气管以下,病理上以腺癌多见,鳞癌和腺鳞癌次之;③弥漫型肺腺癌:肿瘤发生于细支气管及肺泡上皮。

肺癌生长方式可有多种,肿瘤起于支气管黏膜,突入支气管管腔内,形成息肉样或菜花样肿块,称为管内型;亦可向沿支气管壁浸润生长,致管壁不规则增厚,称为管壁型;肿瘤生长突破支气管外膜形成肺内结节或肿块,则称为管外型。在中、晚期的肺癌一般合并有两种或两种以上的生长方式,引起支气管狭窄或完全阻塞,继发阻塞性肺气肿、肺不张和阻塞性肺炎。此外,肿瘤亦可沿肺泡管、肺泡壁弥漫性生长,主要见于细支气管肺泡癌。

肺癌的扩散和转移主要有四种方式。①淋巴转移,为肺癌最常见的转移方式;通过淋巴道转移引起肺门及纵隔淋巴结肿大;②血行转移,常侵犯肺静脉,或经纵膈转移的淋巴结以及经胸导管引流入血液循环,转移至两肺及肝、脑、骨骼等远处脏器;③直接侵犯,可直接累及邻近组织、大血管,如胸膜、肋骨、肺动脉和肺静脉;④气道转移,弥漫型肺腺癌可经支气管或肺泡孔蔓延,在肺内形成多发性转移结节。

肺癌发病高峰年龄为50～60岁,男性多于女性。目前认为与环境污染、吸烟、长期接触石棉、镍、无机砷和芳香族碳水化合物以及放射性物质等有关。其临床症状和特征与肿瘤发病部位、大小、周围侵犯情况等密切相关。一般发病早期常无明显症状,随着病程进展可出现咳嗽、咳痰、痰中带血、胸痛及发热等症状。当发生周围压迫、侵犯及转移后,可出现相应的临床症状与体征。如侵犯膈神经可引起膈肌麻痹;压迫喉返神经可引起声音嘶哑;压迫颈交感神经时引起Horner综合征;压迫上腔静脉可引起上腔静脉综合征;转移至脑,临床表现与原发脑肿瘤相似;转移至脊柱,可出现胸背痛或腰腿痛症状;也可出现非特异性全身症状,如食欲不振、消瘦、乏力、盗汗、贫血等。

(二) 影像学表现

1. X线表现 ①直接征象:早期局限于支气管内,可无异常X线表现。中晚期为肺门

(中央型)或肺野(周围型)肿块,边缘清楚,有毛刺(图 11-48),常呈分叶状(图 11-49)。肿块密度多较均匀,偶见砂砾样钙化。瘤灶中心坏死可形成偏心性癌性空洞,并可见壁结节,多无液气平面。②间接征象:中央型肺癌引起较大支气管狭窄或阻塞导致的阻塞性肺气肿、阻塞性肺炎及阻塞性肺不张。右肺上叶中央型肺癌的肺门肿块与右上叶不张连在一起往往可见水平裂拱形上抬,形成横行“S”征象(图 11-50)。周围型肺癌外围亦可见小支气管受累产生的斑片状炎症影。肿瘤累及邻近胸膜,可形成胸膜凹陷征。③转移征象:见“肺转移性肿瘤”章节。④细支气管肺泡癌可表现为孤立的球形病灶、片状浸润和两肺弥漫分布的大小不等结节状、粟粒状改变(图 11-51)。

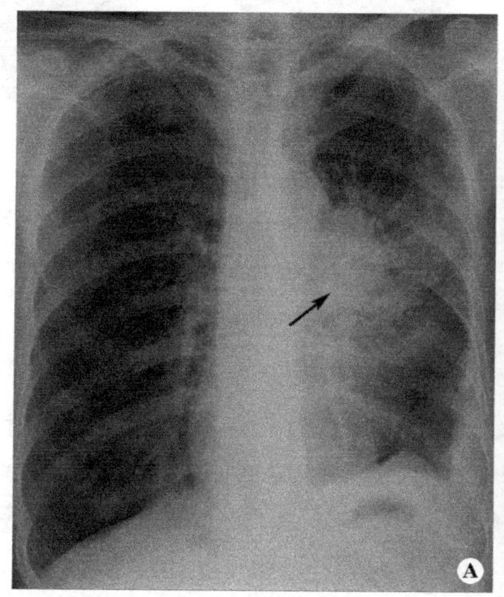

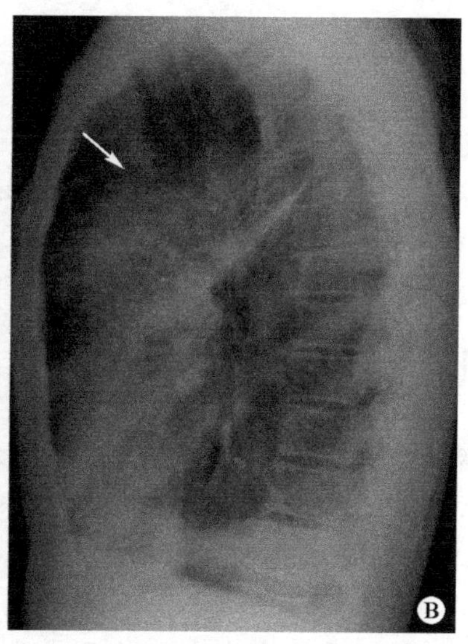

图 11-48　左肺中央型肺癌 X 线图像

胸部正(A)、侧(B)位片示左肺门肿块(↑),边缘有毛刺,周围阻塞性炎症

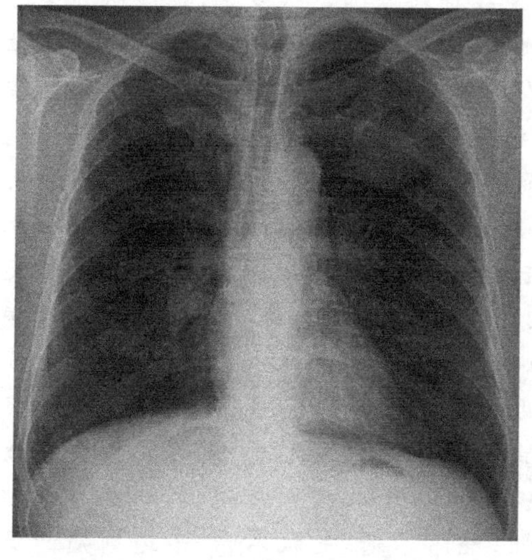

图 11-49　左上周围型肺癌图像

胸部正位片示左上肺肿块(↑),边缘有分叶征象

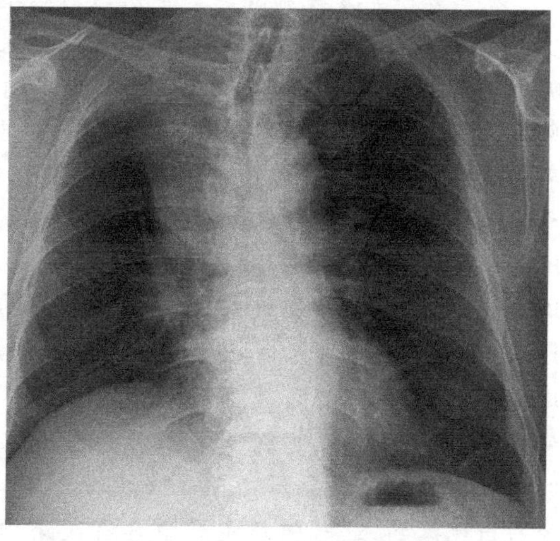

图 11-50　右上肺中央型肺癌

胸部正位片显示右肺门肿块及右上肺不张,共同构成“横 S 征”

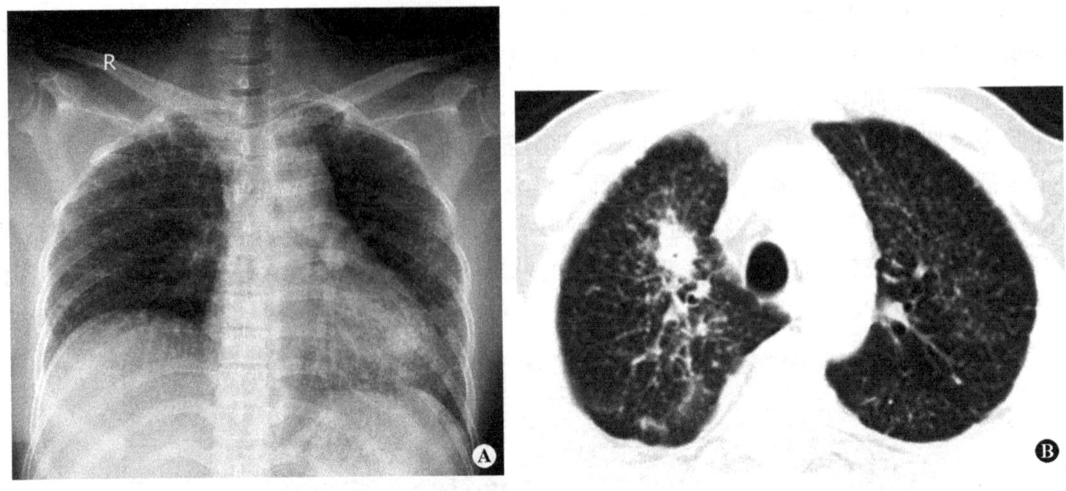

图 11-51 弥漫型肺腺癌图像

A. 胸部正位片示两肺弥漫小结节状致密影；B. CT 肺窗示右上肺结节状高密度影及两肺散在结节状影

视窗 11-3

肺 癌

影像医学是肺部疾病检查的主要手段，因此在肺癌的诊断中影像医学的作用显而易见。中医学没有"肺癌"一说，依其临床表现多将其归类于"肺积"、"痞癖"、"咳嗽"、"咯血"、"胸痛"等范畴，多由于正气虚损，阴阳失调，邪毒乘虚入肺，邪滞于肺，导致肺脏功能失调，肺气郁滞，宣降失司，气机不利，血行受阻，津液失于输布，津聚为痰，痰凝气滞，瘀阻络脉，于是瘀毒胶结，日久形成肺部积块。中医辨证分型可分为阴虚内热型、痰湿阻肺型、气血瘀滞型和肺肾两虚型。

有学者研究发现肺癌患者中阴虚内热型 X 线征象以肺不张多见，痰湿阻肺型可多种 X 线征象并存，而气血瘀滞型则以阻塞性肺炎多见，肺肾两虚型以肺内孤立性阴影多见。从病理分型来看，腺癌以阴虚内热型出现率最高，鳞癌以痰湿阻肺型常见，未分化癌以气血瘀滞型多见，支气管肺泡癌可表现有痰湿阻肺型与肺肾两虚型。早期肺癌以气血瘀滞型和痰湿阻肺型多见，而中晚期肺癌则以阴虚内热型与肺肾两虚型多见。还有学者研究发现分叶征和血管集束征多见于气阴两虚型，这两种征象均提示肿瘤具有更强的侵袭性和转移性，这与肺肾气阴两虚，阴阳具损，元气与肺气均衰败，抗邪能力大大减弱，导致邪毒极易内侵和扩散的病机具有一致性。此外病灶强化程度与肿瘤内微血管密度有关，微血管的密度不但反映了肿瘤血供丰富程度，亦反映了肿瘤的侵袭性和转移性。气阴两虚型病灶增强峰值 CT 值高于肺郁痰瘀型和阴虚痰热型，也说明气阴两虚型病人由于正气的极度亏虚，无力抗邪易导致邪毒在体内扩散。胸膜凹陷征多见于肺郁痰瘀型，由于肿瘤牵拉胸膜，刺激感觉神经易出现疼痛，这与肺郁痰瘀型具有痰瘀内阻，经络不通，气机不畅，不通则痛的病机特点相吻合。脾气虚弱，健运失职，导致水湿内停于胸腔，发为胸腔积液，故胸腔积液在脾虚痰湿型中多见。

2. CT 表现

1）直接征象：CT 可清楚显示增厚的支气管管壁，管腔的偏心性狭窄及软组织肿块。肿块呈类球形，中央型肺癌肿块靠近肺门，周围型相对远离肺门。密度多均匀，钙化少见，常呈砂砾状(图 11-52)。肿块较小时其内可见未被瘤细胞占据的支气管或肺泡，表现为小泡状或小条状透亮影，称为空泡征或充气支气管征。肿块较大时可形成偏心性厚壁空洞，内壁可见壁结节，常无液平(图 11-53)。肿瘤可表现分叶状，即分叶征，轮廓凹凸不平，其中深分叶征在肺癌诊断中有较大价值。肿瘤还可表现为毛刺征，即边缘呈放射状细短或粗长毛刺，自肿瘤边缘向周围延伸。而周围血管向肿瘤部位集中并在瘤灶处中断或贯穿瘤体的血管集束征大多出现在周围型肺癌。

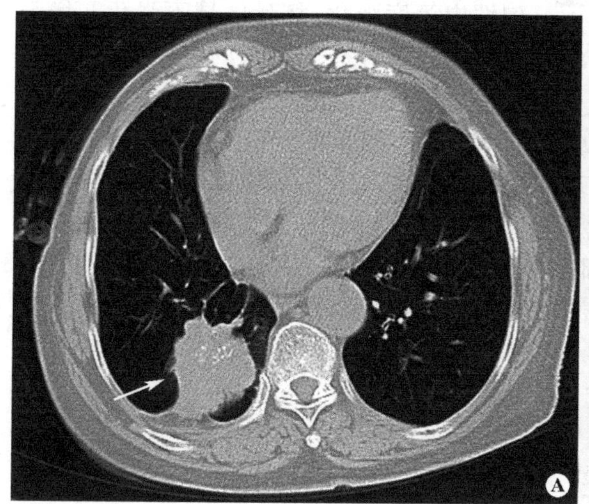

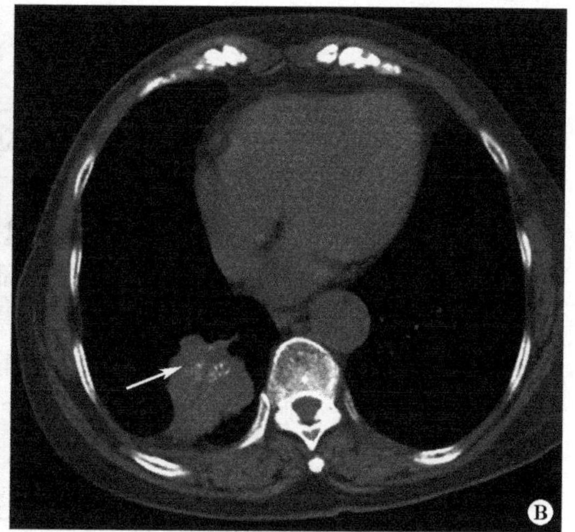

图 11-52　右下周围型肺癌 CT 图像

A. 肺窗示右下肺肿块(↑)，边缘有分叶、毛刺征象；B. 纵隔窗示肿块内砂砾状、簇状钙化

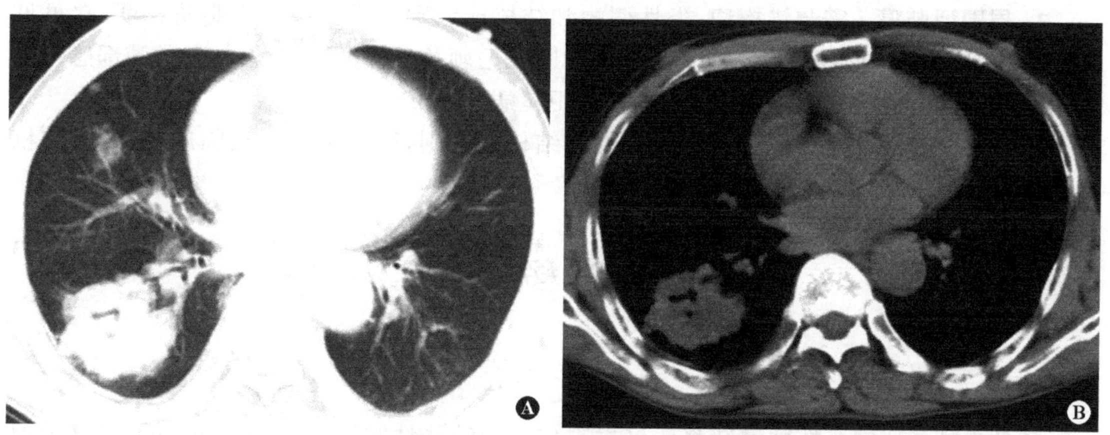

图 11-53　右下肺周围型肺癌并肺内转移 CT 图像

A. 肺窗示右下肺肿块(↑)，边缘有分叶、毛刺征象，其内见低密度影前方见多个转移灶；B. 纵隔窗示肿块内低密度空洞影

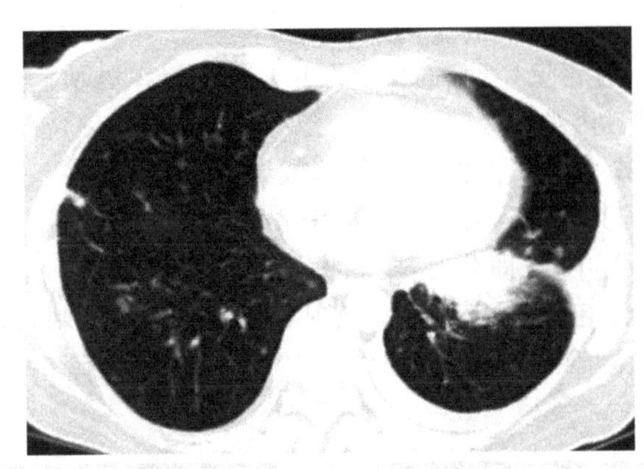

图 11-54　左下肺癌 CT 图像
肺窗显示胸膜凹陷征

2）间接征象：随着病变进展，常合并支气管阻塞征象。中央型肺癌引起肺叶或肺段的阻塞性肺炎及肺不张，阻塞性肺气肿往往发生在较早期，临床上较少发现。CT 显示胸膜凹陷征较 X 线片更清晰（图 11-15，图 11-54）。

3）侵犯及转移征象：见“肺转移性肿瘤”章节。

4）CT 增强扫描肿瘤可呈均匀或不均匀性中等度强化，坏死区域不强化。增强扫描可区别肿瘤与不张的肺组织，以及纵隔淋巴结和血管的受侵犯情况。

5）弥漫型肺腺癌在 CT 上可表现为孤立的球形病灶，与周围型肺癌相似。也可表现为片状浸润，肺段分布，密度不均，常可见充气支气管征和空泡征。当表现为两肺弥漫分布的大小不等粟粒状、结节状病灶时，直径多在 1～5mm 左右（图 11-51）。

3. MRI 表现　一般不用 MRI 检查肺部占位性病变，但某些特定的情况下，MRI 检查也具有其独特的优势。利用气管的无信号特点和血管的流空效应，能在不增强的情况下较好地将肿块或淋巴结和血管区分开来；利用 MRI 平扫中肿块与肺不张的信号不同，能够较好地区分肿块和肺不张组织。

（三）鉴别诊断

1. 中央型肺癌　早期需要同支气管内膜结核鉴别，两者均可形成支气管管壁增厚，阻塞性肺炎、肺不张。但支气管内膜结核的支气管管壁增厚不明显，外壁光滑，管腔内无明显肿块。

2. 周围型肺癌　需与错构瘤、炎性假瘤和结核球鉴别。错构瘤内有脂肪密度，常可见爆米花样钙化；炎性假瘤边界清晰，呈球形病灶，无毛刺及分叶征，且常有长期的肺部感染病史；结核球内部一般都有钙化，病灶周边常见卫星病灶。

3. 弥漫型肺腺癌　需要同急性粟粒性肺结核相鉴别，后者常有结核临床症状，抗结核治疗有效。

七、肺转移性肿瘤

（一）病理与临床

肺是全身多部位恶性肿瘤转移的好发部位。肺转移性肿瘤（metastatic tumor）常来源于颅脑、肺、乳腺、肝脏、肾脏、生殖器官及骨等部位的恶性肿瘤。肺转移性肿瘤的病理组织学类型由原发性肿瘤而定，转移瘤常表现出原发肿瘤的一定特性，如成骨肉瘤肺转移多见钙化。转移途径有血行转移、淋巴转移、直接侵犯等。以血行转移最为常见，由于血液需经过肺循环毛细血管过滤，当癌栓到达肺小动脉及毛细血管时，可浸润并穿破血管壁，在周围间质及肺泡内生长形成转移灶。淋巴道转移为癌栓侵入支气管血管周围淋巴管，在淋巴管内形成多发的结节状病灶，并通过淋巴管向肺内播散。

早期多无明显临床症状。晚期可出现咳嗽、咳痰、咯血、胸闷、呼吸困难。部分患者可在尚未发现原发肿瘤时即有肺部转移，也可在恶性肿瘤切除数年后发生。

（二）影像学表现

1. X线表现　①血行转移：多表现为两肺中下肺野及胸膜下弥漫性分布的球形病灶，轮廓清晰，大小不等，密度均匀（图 11-55）。部分病灶可见钙化或空洞。少数可单发，也可呈粟粒状转移。②淋巴转移：主要表现为肺门、纵隔淋巴结增大及癌性淋巴管炎。肺纹理增多呈网状，沿纹理有细微的串珠状阴影和细小的结节状阴影。③直接蔓延、种植转移：侵犯胸膜可出现大量胸腔积液及胸膜表面细小结节影。

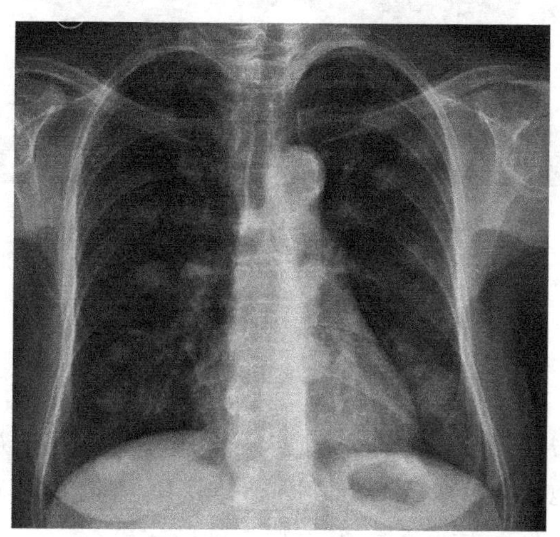

图 11-55　转移性肿瘤胸部正位片图像

两肺大小不等结节、肿块样致密影

2. CT表现　①结节型：分为单发结节型和多发结节型，两中下肺野外带或胸膜下弥漫性分布的多发结节影，大小不等，密度均匀，边缘清晰。②肿块型或肺炎型：肿块型通常为孤立病灶，也可多发，病灶边界光整，密度均匀，边缘可有分叶，毛刺少见。肺炎型病灶常局限于一肺叶，边缘模糊，也可为散在多发斑片状模糊影。③淋巴管型：支气管血管束增粗，小叶间隔增厚，可见自肺门向外呈放射状分布的索条影，沿小叶间隔可见小粟粒状结节影。④粟粒播散型：两肺多发性细小结节影，呈粟粒状。⑤肺门纵隔肿块型：为肺门或纵隔淋巴结肿块影，边缘光滑，可有分叶（图 11-56，图 11-57）。

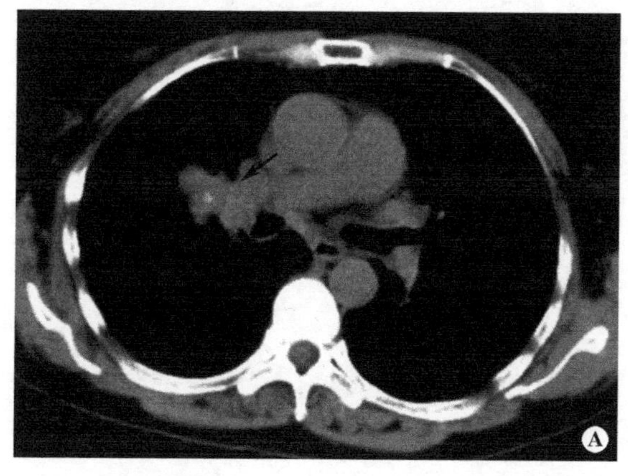

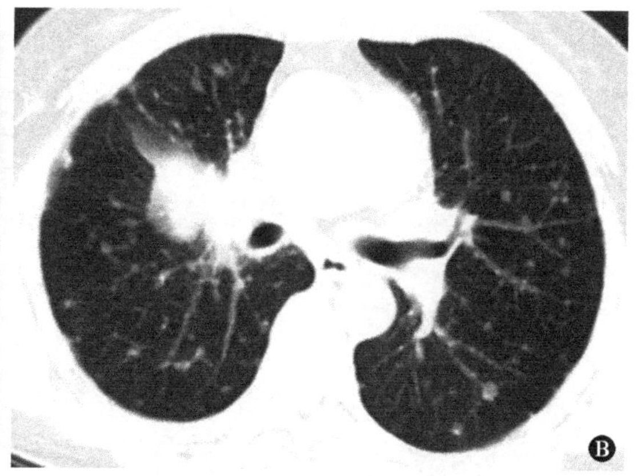

图 11-56　右肺中央型肺癌并肺内转移 CT 图像

A. CT 纵隔窗示右肺门分叶状肿块，其内点状钙化（↑）；B. CT 肺窗示右肺门肿块及两肺散在小结节灶

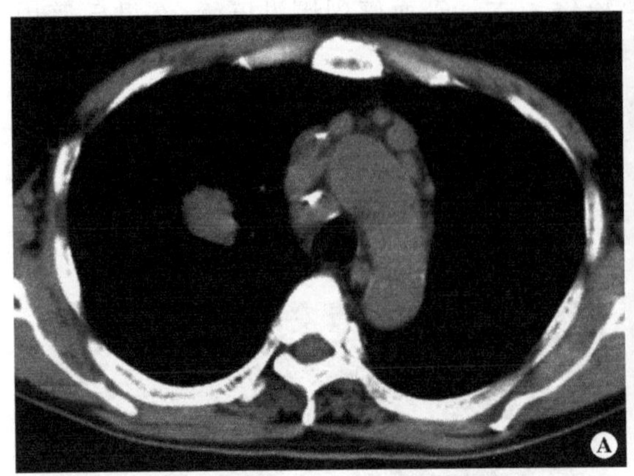

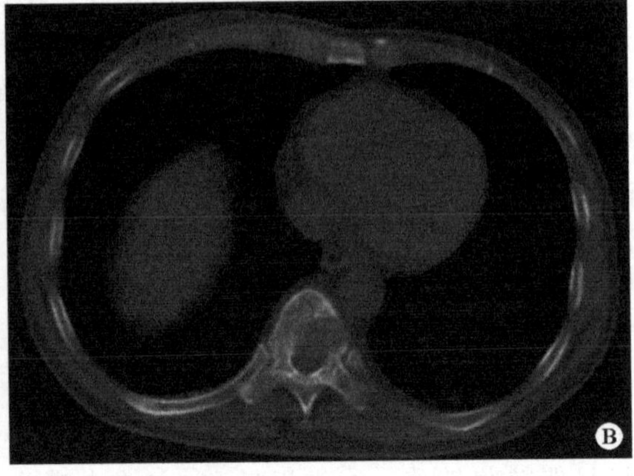

图 11-57　右肺周围型肺癌并纵隔淋巴结和胸椎转移 CT 图像

A. CT 纵隔窗示右上肺分叶状肿块，主动脉旁多发淋巴结肿大；B. CT 骨窗示胸椎体偏左骨质破坏

（三）鉴别诊断

主要同粟粒性肺结核及弥漫型肺腺癌相鉴别。急性粟粒性肺结核表现以大小、密度、分布“三均匀”为特征，慢性粟粒性肺结核表现为“三不均匀”，结合临床病史不难鉴别。肺泡细胞癌多为两肺下野内中带大小不一、边缘模糊的结节影。而转移瘤多为两肺中下肺野外带大小不等结节影，常有原发肿瘤病史。

（李传富　卢　琦）

第十二章　循环系统

医学影像学检查对循环系统的诊治具有重要价值，其检查方法有普通X线检查、DSA、多层螺旋CT、MRI、超声、核医学，部分检查不仅能进行形态学成像，同时还能进行部分功能学分析，从而反映心脏大血管的功能状态。目前超声检查成为循环系统的常规检查，多层螺旋CT或MRI心脏快速成像，已成为循环系统检查重要手段之一。

第一节　影像学检查方法和正常影像学表现

一、循环系统X线检查及正常X线表现

在胸部X线平片中除观察呼吸系统外，心脏大血管也是观察的主要内容之一。循环系统的X线检查主要有胸部透视和X线摄片。X线摄片，主要有心脏三位片，包括：后前位、右前斜位、左前斜位（图12-1），右前斜位投照时常规吞服钡剂。透视只在必要时作为补充方法使用，可多体位、动态观察心脏和大血管及其搏动情况。

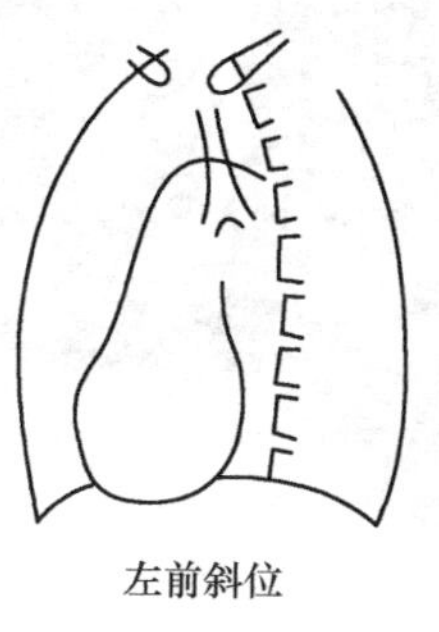

左前斜位

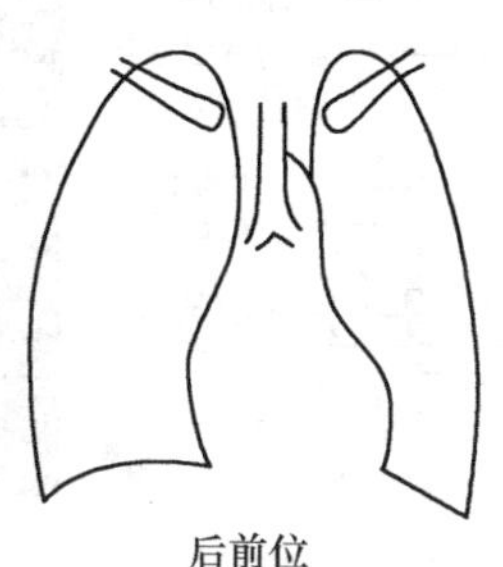

后前位

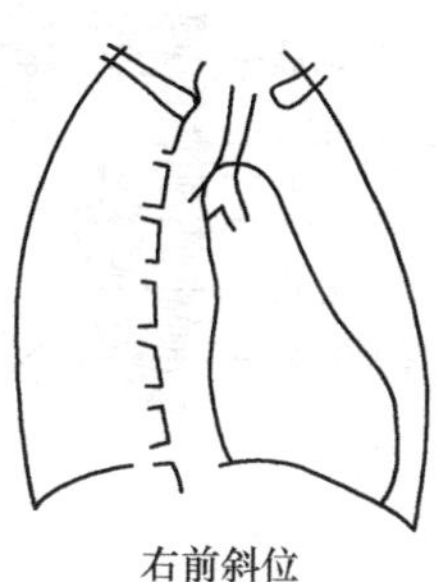

右前斜位

图12-1　心脏三位片示意图

（一）心脏大血管的正常投影

1. 后前位　分为心右缘与心左缘。心右缘上段为升主动脉与上腔静脉复合投影，下段为右心房。心左缘自上而下由三个弧弓所组成，依次为主动脉弓、肺动脉、左心室，其中主动脉弓与左心室为向外隆突，肺动脉则为向内轻度凹陷（图12-2）。

2. 右前斜位　分为心前缘与心后缘。前缘由上而下为升主动脉、肺动脉段、肺动脉圆锥与右心室，均形成向前的弧弓，并与前胸壁形成倒置的三角形透光区，称为心前间隙。后缘由上而下为左心房、右心房。后缘与脊柱间形成心后间隙，食管为其内的主要结构，并紧贴左心房，形成轻度凹陷，为食管的第三个压迹（图12-3）。

3. 左前斜位　分为心前缘与心后缘。清楚可见四个房室投影，前缘自上而下为升主动脉、右心房及右心室，后缘上为左心房、下为左心室（图12-4）。

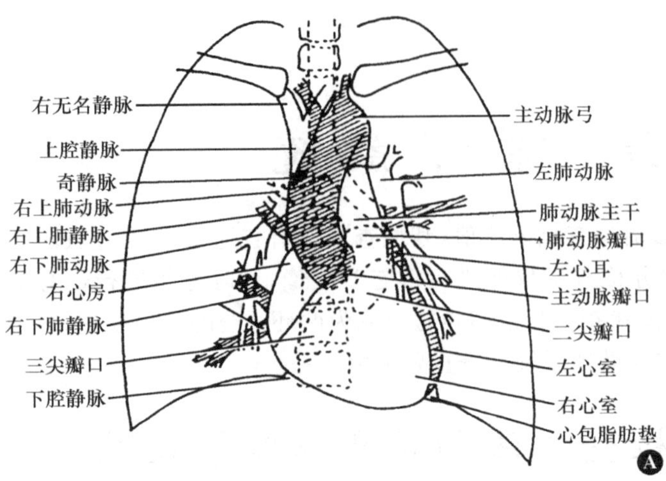

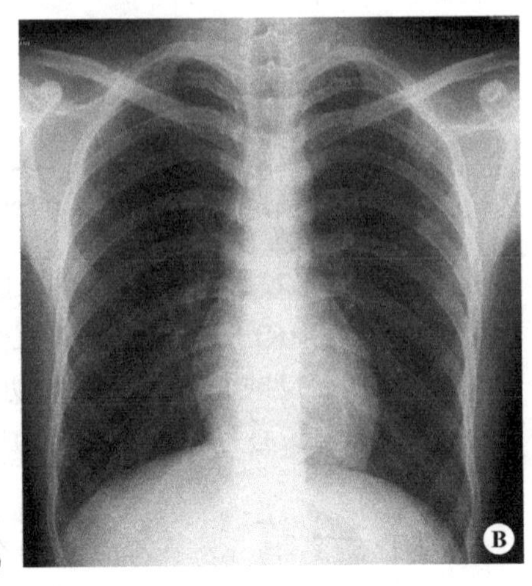

图 12-2　心脏后前位图像

A. 后前位投影示意图；B. 后前位 X 线平片

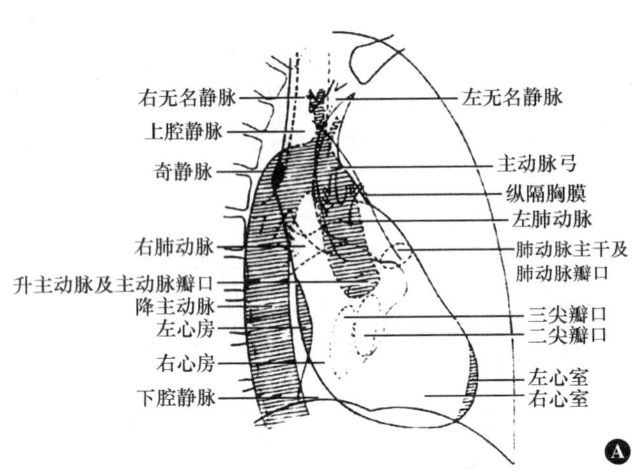

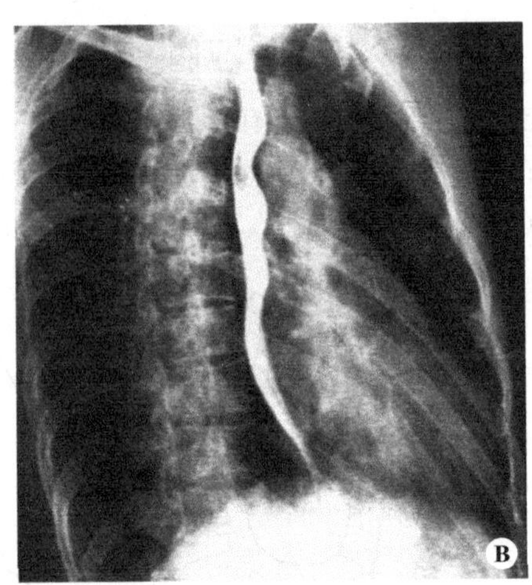

图 12-3　心脏右前斜位图像

A. 右前斜位投影示意图；B. 右前斜位 X 线平片

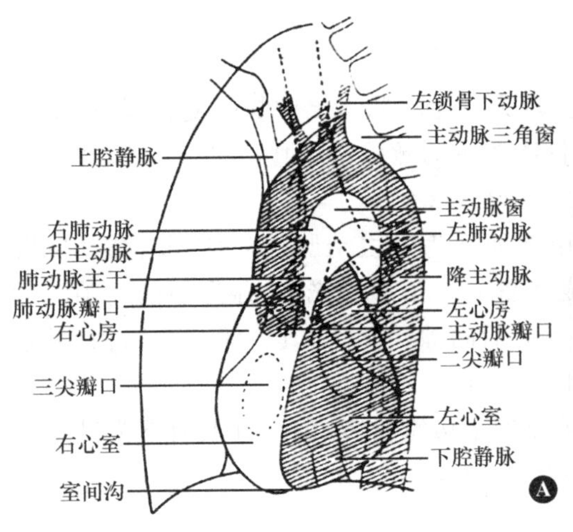

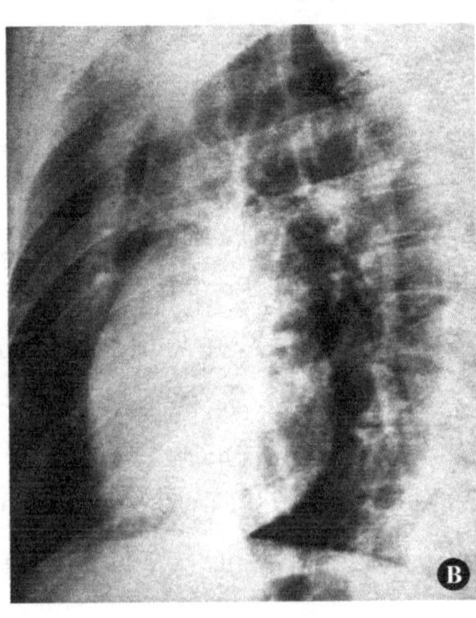

图 12-4　心脏左前斜位图像

A. 左前斜位投影示意图；B. 左前斜位 X 线平片

（二）心脏大血管大小

心胸比率是测量心脏有无增大的最简单的方法，为心影最大横径（心影左右缘最远点到胸廓中线垂直距离之和）与胸廓最大横径（通过右膈顶两侧胸廓肋骨间连线距离）之比$[(T_1+T_2)/T]$，正常成人心胸比率≤0.5（图 12-5）。

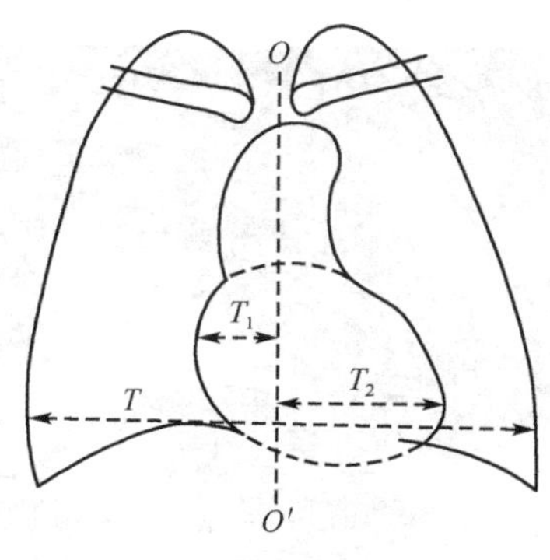

图 12-5　心胸比率示意图

（三）心脏大血管形态

在后前位上，正常心脏根据人的体型等因素，可见有横位心、斜位心和垂位心（图 12-6）。

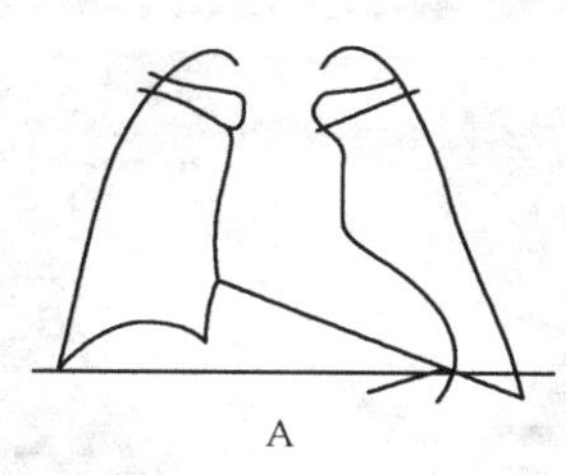

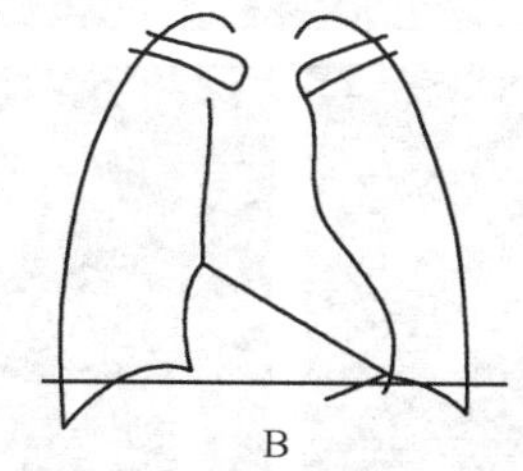

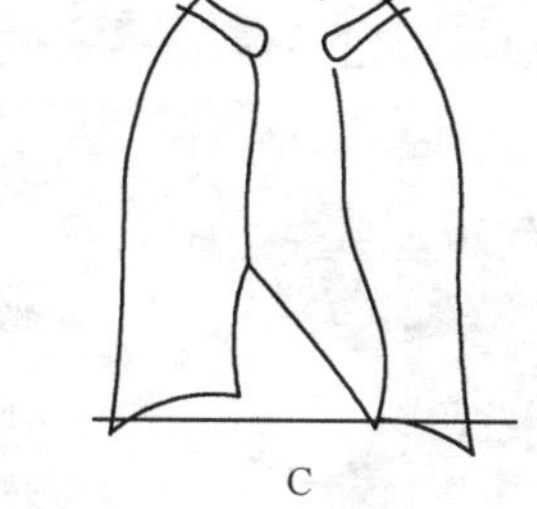

图 12-6　正常心影分型示意图

A. 横位心；B. 斜位心；C. 垂位心

横位心多见于矮胖体形，膈位置较高，心膈面较宽，心胸比率略大于 0.5，主动脉结明显，心腰部凹陷。斜位心主要见于适中体形，心胸比率约为 0.5，心腰平直。垂位心多见于瘦长体形，膈位置较低，心膈面较窄，心胸比率小于 0.5。

二、循环系统 CT 检查及正常 CT 表现

可通过 CT 增强或 CTA 可以了解心脏大血管腔内情况。

1. CT 横断面正常表现　以下自上而下介绍代表性的层面：主动脉弓上层面、主动脉弓层面、肺动脉层面、主动脉根部上层面、主动脉根部下层面、左心室流出道层面、左心室体部层面（图 12-7）。

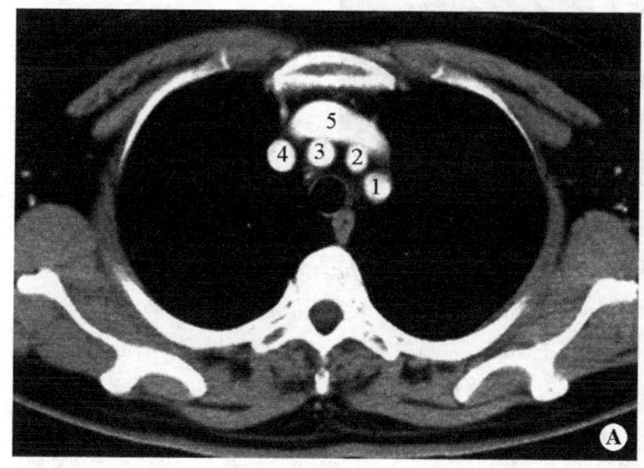

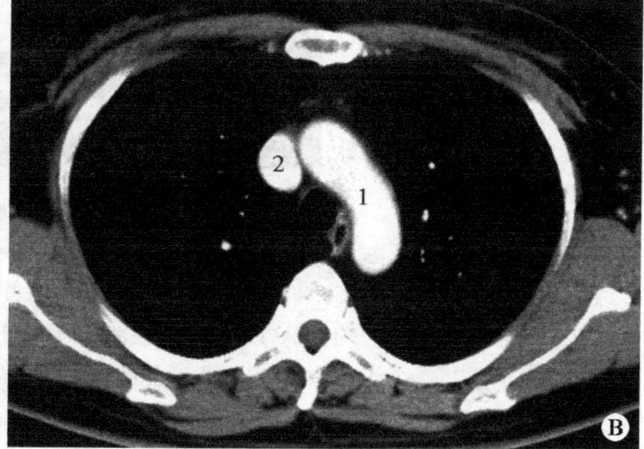

图 12-7　心脏大血管 CT 增强图像

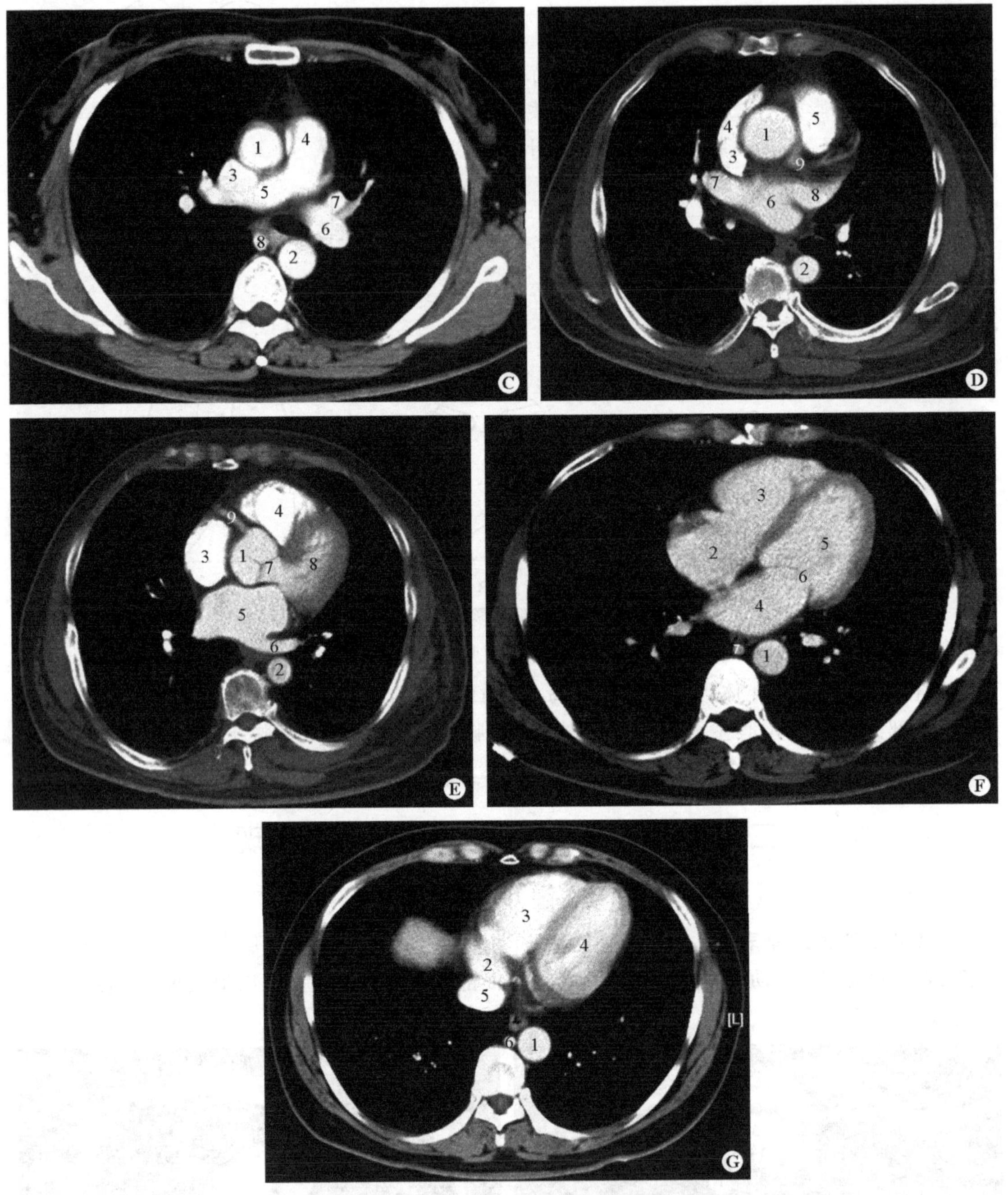

图 12-7 心脏大血管 CT 增强图像(续)

A. 主动脉弓上层面：1. 左锁骨下动脉；2. 左颈总动脉；3. 头臂干；4. 右头臂静脉；5. 左头臂静脉；B. 主动脉弓层面：1. 主动脉弓；2. 上腔静脉；C. 肺动脉层面：1. 升主动脉；2. 降主动脉；3. 上腔静脉；4. 肺动脉干；5. 右肺动脉；6. 左肺动脉；7. 左上肺静脉；8. 奇静脉；D. 主动脉根部层面(偏上)：1. 升主动脉；2. 降主动脉；3. 上腔静脉；4. 右心耳；5. 右室流出道；6. 左房；7. 右上肺静脉；8. 左上肺静脉；9. 左冠状动脉；E. 主动脉根部层面(偏下)：1. 升主动脉；2. 降主动脉；3. 右房；4. 右室；5. 左房；6. 左下肺静脉；7. 主动脉瓣；8. 左室；9. 右冠状动脉；F. 心房心室层面：1. 胸主动脉；2. 右房；3. 右室；4. 左房；5. 左室；6. 二尖瓣；G. 左心室体部层面：1. 胸主动脉；2. 右房；3. 右室；4. 左室；5. 下腔静脉；6. 奇静脉

2. 后处理图像 通过容积再现法(VR)能显示心脏及大血管的立体形态,并具有伪彩色及仿真效果,结合虚拟内镜的腔内漫游技术、MaxIP、血管拉直技术等图像后处理技术显示左、右冠状动脉的走行较为直观清晰(图 12-8),能更详细了解冠状动脉腔内腔外及管壁情况,CT 冠状动脉成像的图像后处理技术是目前较为理想的冠状动脉无创性检查方法。

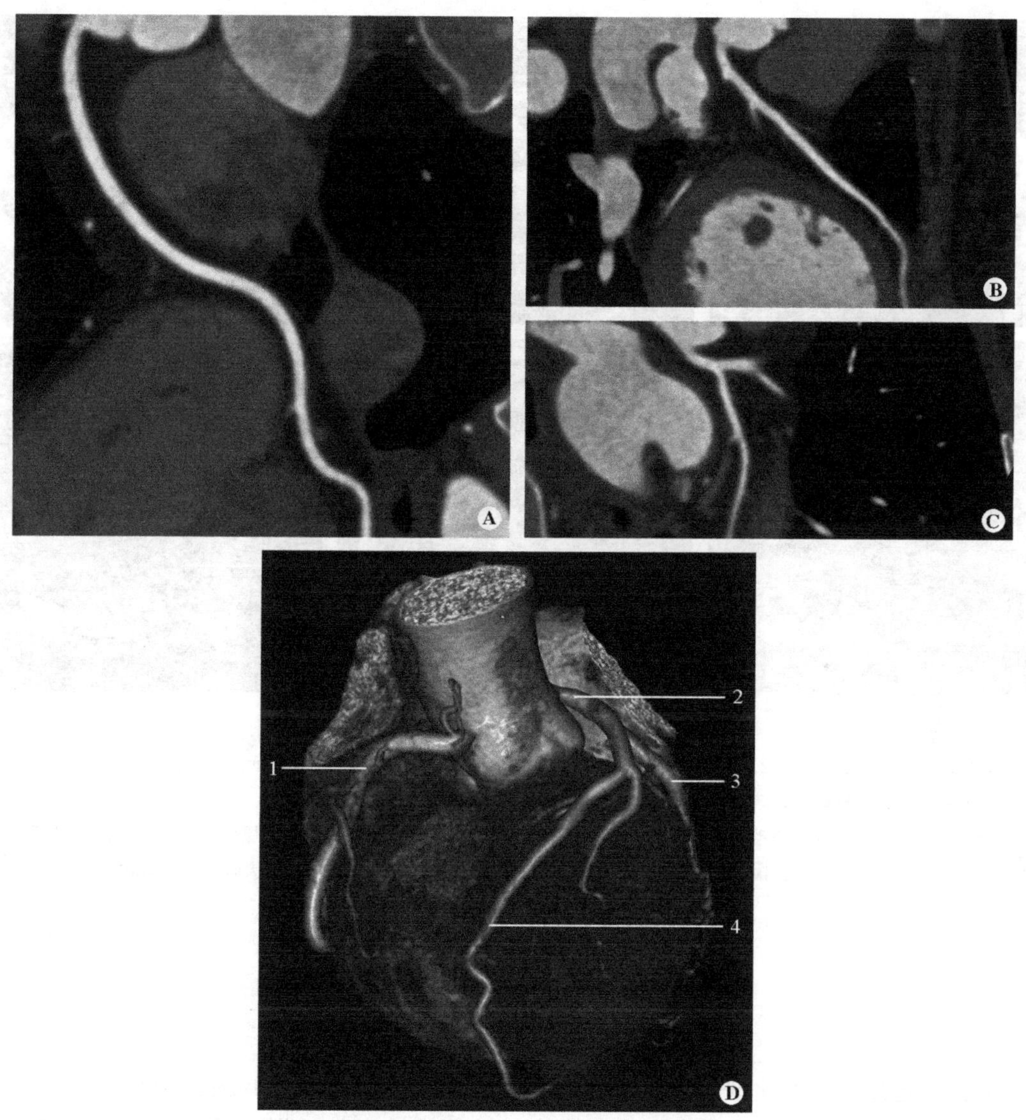

图 12-8 心脏多层 CT 后处理图像

正常右冠状动脉(A)、左冠状动脉主干及前降支(B)、左冠状动脉主干及旋支(C)MaxIP 图以及显示右冠状动脉(1)、冠状动脉左主干(2)、左旋支(3)和左前降支(4)的 VR 图(D)

三、循环系统 MRI 检查及正常 MRI 表现

心脏大血管 MRI 横断面表现与 CT 横断面图像上表现基本一致,冠状面和矢状面成像

可以更好地显示心脏大血管的解剖结构(图 12-9)。能清楚显示心脏的解剖形态、瓣膜情况、房室大小、心肌厚度等,能评价血流量、血流速度和方向,还能评估心脏功能、血流灌注及心肌活性。与 CT、心血管造影相比,MRI 检查无射线损伤,无需含碘对比剂,但对装有心脏起搏器、人工关节等金属植入物的患者,MRI 检查受限;另外冠状动脉的成像技术仍需进一步研发。

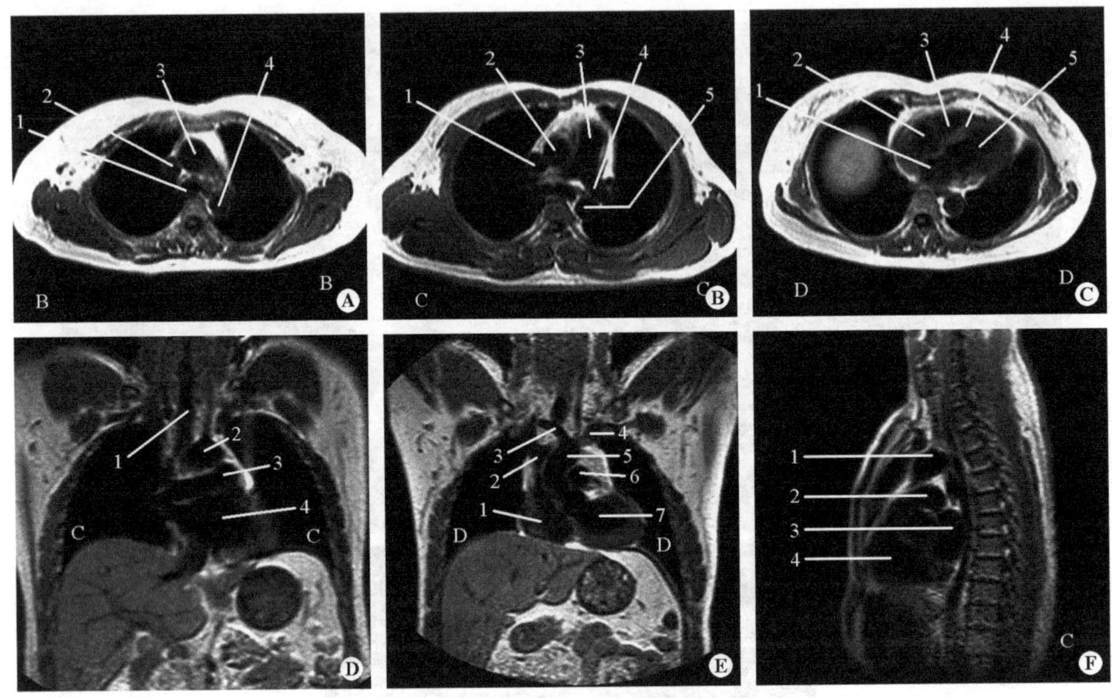

图 12-9 心脏大血管 MRI 图像

A. 主动脉弓下层面:1. 气管;2. 上腔静脉;3. 升主动脉;4. 降主动脉;B. 肺动脉层面:1. 上腔静脉;2. 升主动脉;3. 肺动脉主干;4. 左肺动脉;5. 降主动脉;C. 心房心室层面:1. 左心房;2. 右心房;3. 右心室;4. 室间隔;5. 左室;D. 冠状面(肺动脉层面):1. 气管;2. 主动脉;3. 肺动脉;4. 左心房;E. 冠状面(左心室层面):1. 右心房;2. 右头臂静脉;3. 头臂动脉;4. 左头臂静脉;5. 主动脉;6. 肺动脉;7. 左心室;F. 心脏大血管矢状面:1. 主动脉弓;2. 肺动脉;3. 左心房;4. 右心室

四、心血管造影检查

心血管造影是将对比剂经导管快速注入心脏、血管腔内,观察其内部解剖结构、运动情况及血流状态的影像学检查方法。主要有常规造影和选择性造影。前者包括心脏房室、主动脉和主肺动脉造影,后者主要有冠状动脉造影等(图 12-10)。目前主要使用的成像设备是 DSA。由于该检查为有创性,多用于复杂病例确诊及介入治疗,一般不在筛查病例中使用。

此外,超声成像在心脏大血管中也有较大优势,请参见本教材超声篇章。

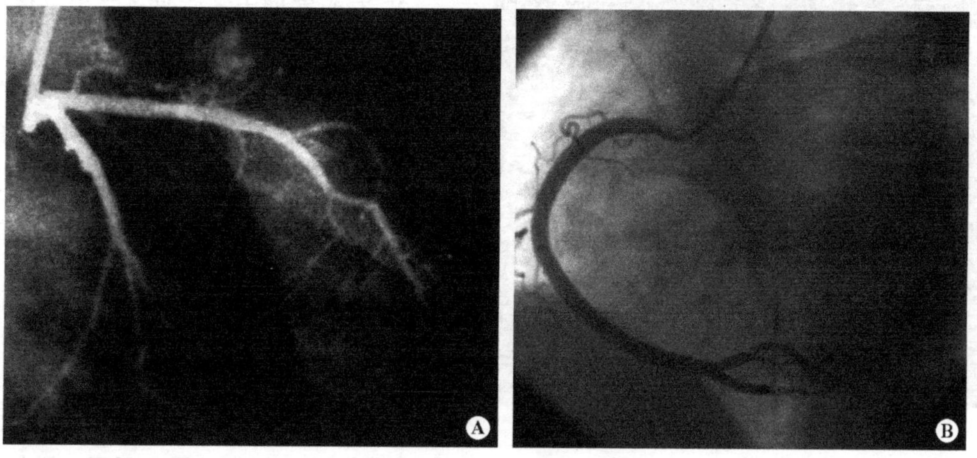

图 12-10　冠状动脉造影图像

A. 左冠状动脉造影(正片);B. 右冠状动脉造影(负片)

第二节　基本病变的影像学表现

心脏大血管基本病变主要包括有心脏形态与大小异常、心包异常及肺循环异常。

(一) 心脏增大

1. 左心室增大　常见于高血压、主动脉瓣狭窄或关闭不全、二尖瓣关闭不全、扩张型心肌病及部分先天性心脏病(如动脉导管未闭)。左心室增大可表现为向左、向下、向后隆突。后前位:左心室段延长,心尖向左、向下延伸,心腰凹陷,心影呈"靴形"。左前斜位:心后缘下段向后、向下膨突,或与脊柱重叠(图 12-11)。CT 扫描示左心室增大(图 12-12)。

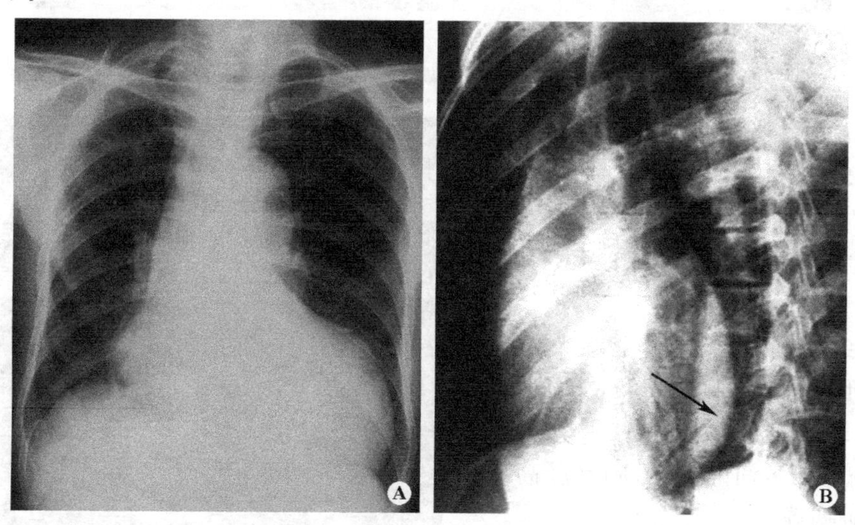

图 12-11　左心室增大 X 线图像

A. 后前位片示心影呈靴形(或称主动脉型);B. 左前斜位片示心后缘下段与脊柱重叠(↑)

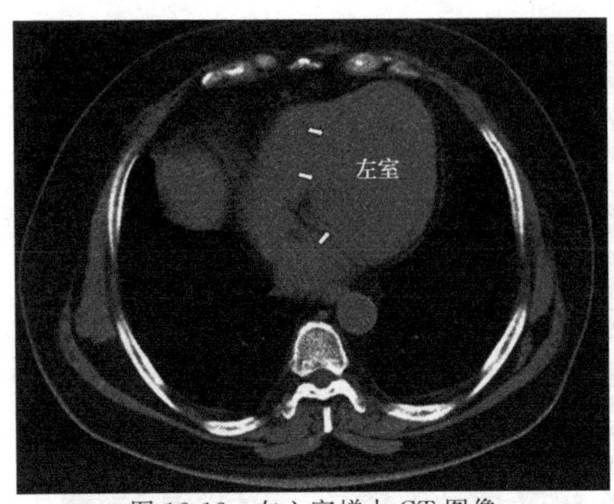

图 12-12 左心室增大 CT 图像

2. 右心室增大 常见于二尖瓣狭窄、肺源性心脏病、肺动脉高压、肺动脉狭窄、左向右分流的先天性心脏病(如法洛四联症)等，右心室增大可表现为向上、向前和向两侧隆突。后前位：心腰平直或隆凸，肺动脉段突出，心尖上移，心影呈“梨形”(图 12-13)。CT 扫描示右心室增大(图 12-14)。

3. 左心房增大 常见于二尖瓣病变、室间隔缺损、动脉导管未闭等先天性心脏病以及各种原因引起的左心衰竭。左心房增大可表现为向后、向右、向左和向上隆突。后前位：左心缘肺动段下方呈凸出影、左心房向右膨出，使右心缘出现另一弧弓，形成“心后双房影”。左前斜位：心后缘向上隆凸，可与脊柱重叠，左主支气管上抬。右前斜位：食管下段压迹加深，心后间隙变窄或消失(图 12-15)。CT 扫描示左心房增大(图 12-16)。

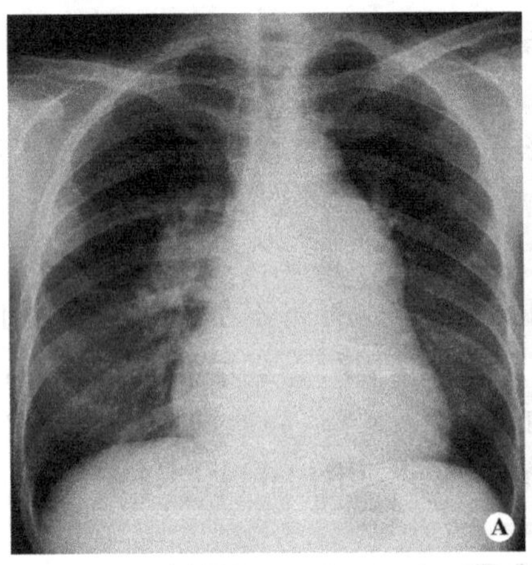

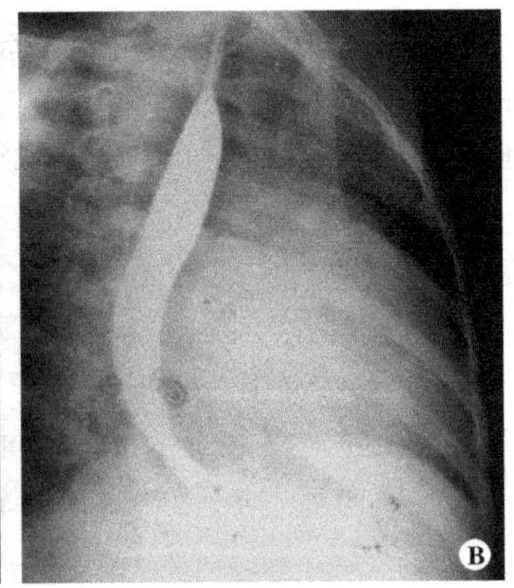

图 12-13 右心室增大 X 线图像

A. 后前位片示肺动脉段突出，心尖上移，心脏呈二尖瓣型；B. 右前斜位片示心前缘下段向前膨隆，心前间隙消失

4. 右心房增大 常见于右心衰竭、房间隔缺损及三尖瓣病变等，右心房增大可表现为向右、向前和向上隆突。

(二) 心脏外形异常

1. 二尖瓣型 以右心室增大为主。心影呈梨形，有肺动脉段凸出、左心缘圆隆、主动脉球缩小或无改变(12-13)。常见于二尖瓣病变、房间隔缺损、肺动脉高压、肺源性心脏病等。

2. 主动脉型 以左心室增大为主。心影呈靴形，左心缘下段向左扩展、隆凸，

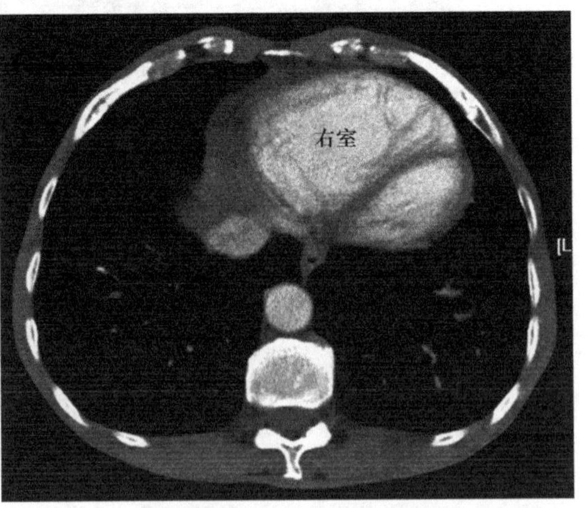

图 12-14 右心室增大 CT 图像

心尖向左下移位，心腰凹陷，主动脉结增宽、迂曲（图 12-11）。常见于主动脉瓣病变、高血压心脏病、主动脉缩窄等。

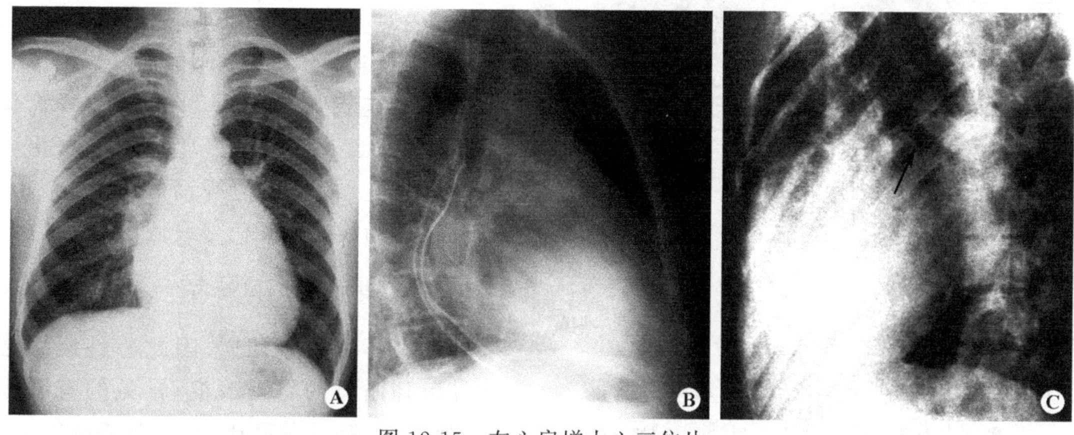

图 12-15　左心房增大心三位片

A. 后前位片显示心后双房影；B. 右前斜位片示心后缘向后膨突，食管压迹明显加深；C. 左前斜位片示心后缘向上向后膨突，左主支气管抬高（↑）

3. 普大型　常见于心包积液、心肌炎、全心衰竭，心脏向两侧均匀或不均匀增大，肺动脉段平直（图 12-17）。

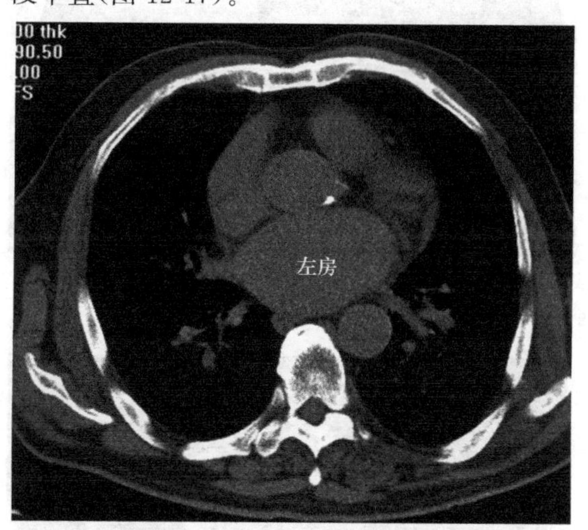

图 12-16　左心房增大 CT 图像

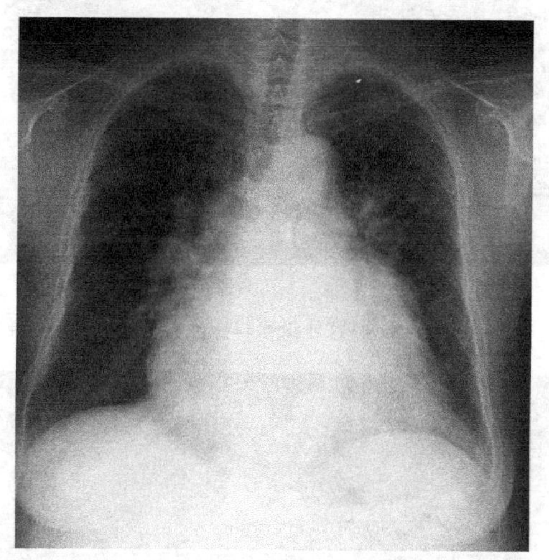

图 12-17　普大型心脏 X 线图像

正位片显示心脏普遍增大，心胸比率大于 0.5，为全心衰表现

（三）心包异常

正常心包 X 线平片不能显示，CT 扫描呈 1～2mm 厚的弧线状软组织密度影，其内见低密度脂肪影，MRI 在 SE 序列上呈线样低信号，周围有高信号脂肪衬托，厚度不超过 4mm。

1. 心包积液　正常心包腔内有少量液体，如液体量超过 50ml，为心包积液。中等量以上 X 线检查可显示，表现为心影向两侧普遍增大，如烧瓶状（图 12-18），严重者可呈球形，透视见心脏搏动减弱或消失。超声、CT 和 MRI 均对心包积液检出敏感。CT 表现为心包腔增宽，其内呈水样密度（图 12-19）。在 MRI 上，T_1WI 多均匀低信号，T_2WI 上为高信号。

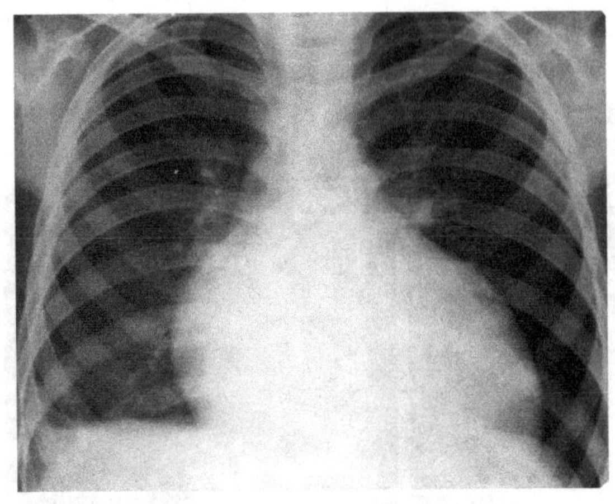

图 12-18　心包积液 X 线图像

正位片示心影向两侧扩大，心影呈烧瓶状

2. 心包增厚　X 线检查见心缘异常，以及其引起的上腔静脉增宽、肺淤血等间接征象，透视见局部心脏搏动减弱或消失。CT、MRI 均可直接显示增厚的心包(图 12-20)。

3. 心包钙化　X 线检查见蛋壳样钙化包绕心影。CT 表现为心包区呈线样或蛋壳样均匀密度增高影、边缘清晰(图 12-21)。MRI 表现为线条样无信号或低信号区。

(四) 肺循环的异常

肺循环与心脏相通，因此心脏疾病必然导致肺循环的异常改变，常见的有肺充血、肺少血、肺动脉高压、肺静脉高压等。

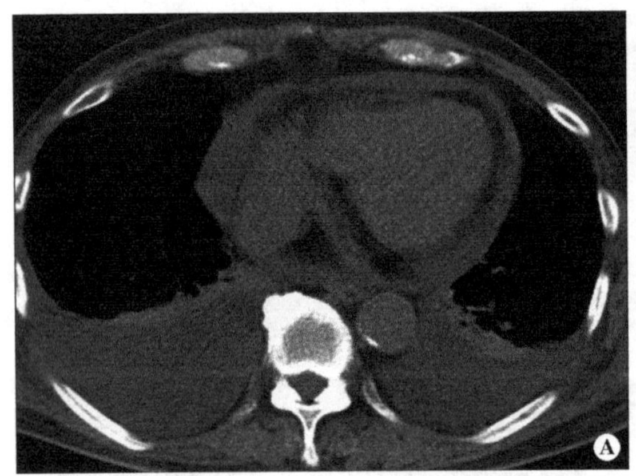

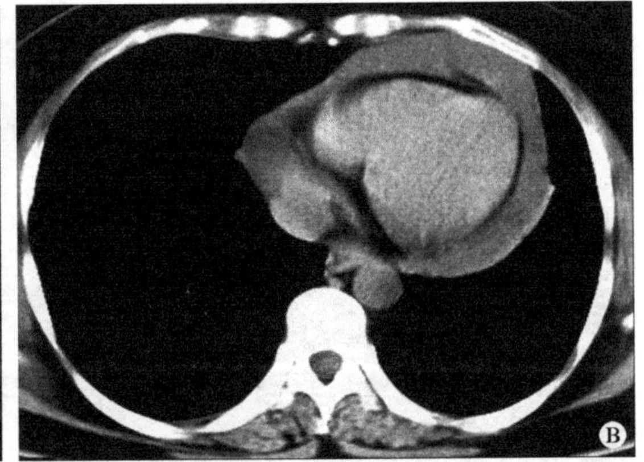

图 12-19　心包积液 CT 图像

A. 心脏外缘水样密度影为心包积液，合并两侧胸腔积液；B. 心包积液，伴部分心包增厚

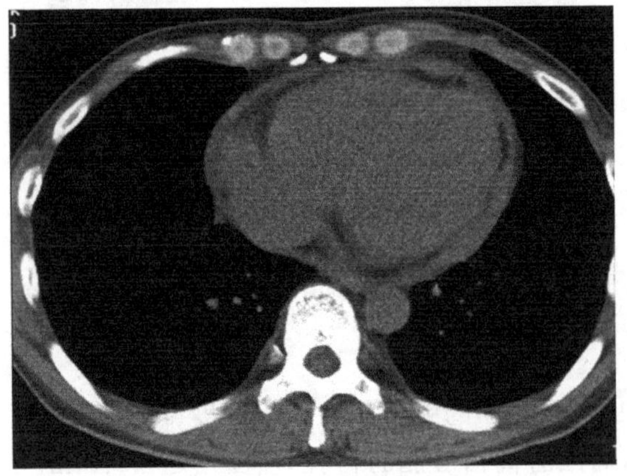

图 12-20　心包增厚 CT 图像

心影周围为增厚的心包，为软组织密度

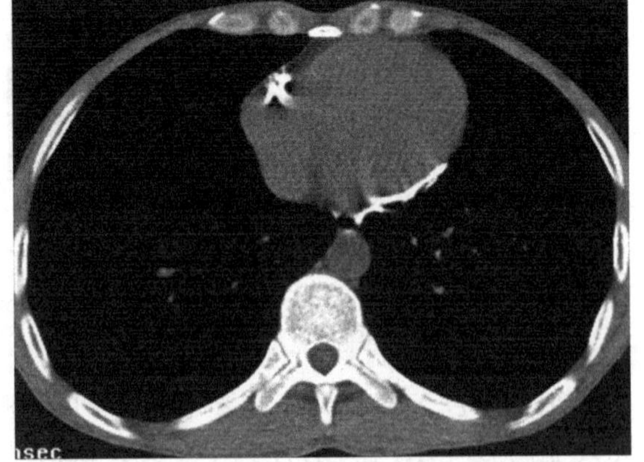

图 12-21　心包钙化 CT 图像

心影后方弧形高密度影，为心包钙化

1. 肺充血　即肺循环血量增加，多见于左向右分流的先天性心脏病，如房、室间隔缺损及动脉导管未闭。主要表现为肺动脉扩张，肺纹理增粗、边界较清，肺动脉段膨隆，肺门增大，右

下肺动脉管径大于15mm，呈“肺门截断”现象，主要见于肺动脉高压，如肺源性心脏病；如见“肺门舞蹈”征，即肺门血管膨胀性搏动增强，则多见于左向右分流的先天性心脏病(图 12-22)。

2. 肺血减少 指肺循环血量减少，多见于先天性右心系统阻塞性疾病，如肺动脉瓣狭窄、法洛四联症等。主要表现为肺纹理稀少、变细，肺门影缩小，右下肺动脉变细，肺野透光度增高(图 12-23)。

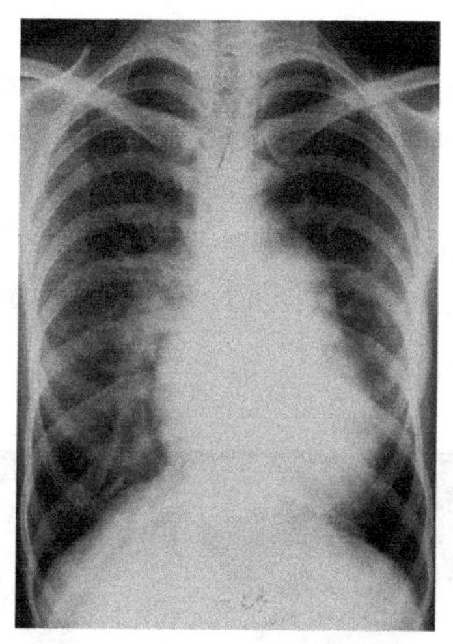

图 12-22 肺充血X线图像

正位片示两肺纹理增多增粗，两侧肺门增大

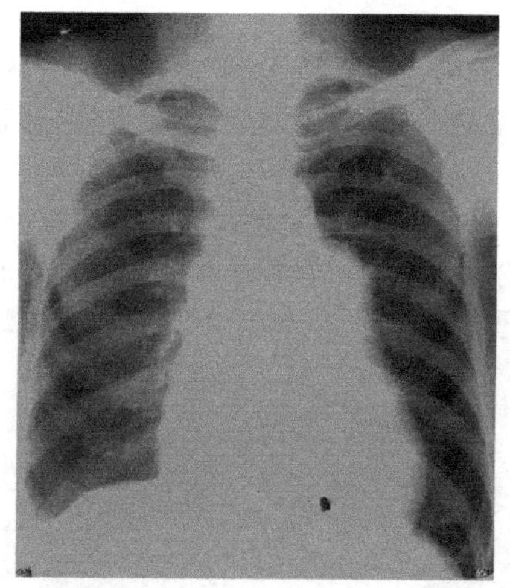

图 12-23 肺少血X线图像

正位片示两肺纹理明显减少，两侧肺门缩小

3. 肺动脉高压 指肺动脉收缩压增高，主要是由肺动脉血流量增加、心排血量增加、肺小动脉阻力增加及胸、肺疾病(如胸廓畸形、肺纤维化、慢支炎)等引起。主要表现为肺动脉段膨隆、肺门区血管增粗，右下肺动脉管径增粗，常大于15mm，可伴有右心室增大(图 12-24，图 12-25)。

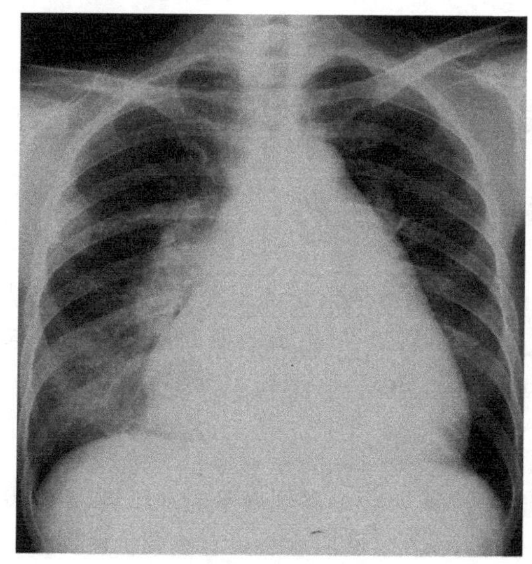

图 12-24 肺动脉高压X线图像

正位片示心脏增大呈“二尖瓣型”，肺动脉段突出，右下肺动脉明显增粗

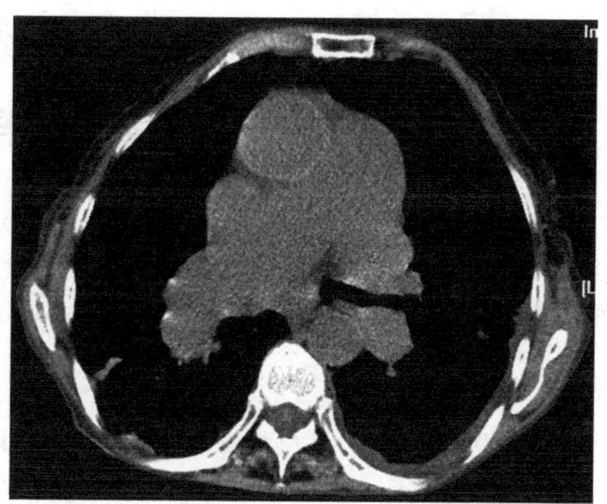

图 12-25 肺动脉高压CT图像

CT横断面示肺动脉干及右肺动脉管径明显增粗，并大于同层面主动脉管径

4. 肺静脉高压 指肺毛细血管-肺静脉压超过 10mmHg，如超过 25mmHg 时血浆外渗则会引起肺水肿。主要由左心房阻力增加（如二尖瓣狭窄）、左心室阻力增加（如主动脉瓣狭窄）、肺静脉阻力增加（如肺静脉狭窄）等引起。

（1）肺淤血：由于肺静脉回流障碍，致肺毛细血管扩张、淋巴回流受阻，见于二尖瓣病变和左心室衰竭等。主要表现有肺门影增大、模糊，肺野中外带、双上肺纹理明显增多，边缘模糊，呈网状改变。

（2）间质性肺水肿：由于肺毛细血管内的血浆较大量渗透到肺间质所引起的肺水肿。主要表现为肺门轮廓不清，肺纹理模糊，肺野密度增高，肺野内可看到细小网状影及小叶间隔线。

（3）肺泡性肺水肿：表现为两侧肺野内见大片阴影，边缘模糊，内中带较多，典型者呈两侧对称分布，表现为蝶翼状，常见于急性左心衰竭和尿毒症（图 12-26，图 12-27）。

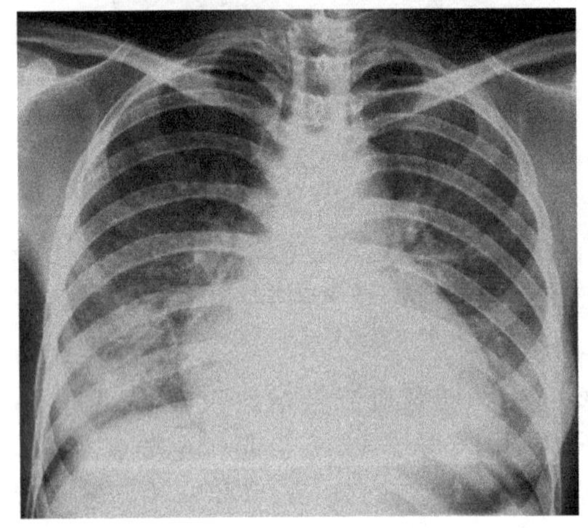

图 12-26 肺水肿 X 线图像

正位片示双肺呈大片阴影，右侧较明显，心影亦见增大

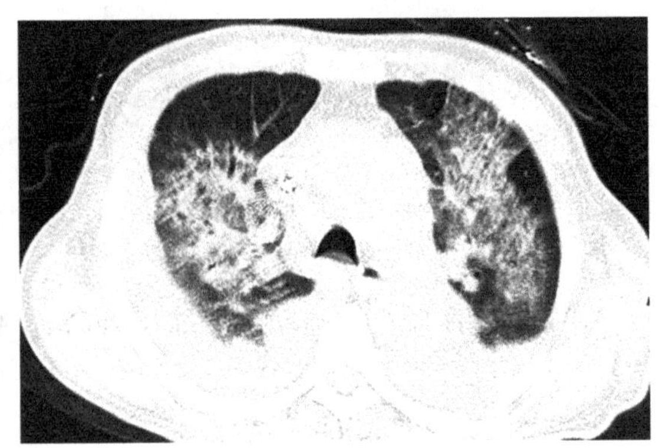

图 12-27 肺水肿 CT 图像

第三节 常见疾病的影像学诊断

一、冠状动脉粥样硬化性心脏病

冠状动脉粥样硬化性心脏病（coronary atherosclerotic heart disease，CAHD）是指冠状动脉粥样硬化导致管腔狭窄或阻塞，以及功能性改变，如痉挛等，造成心肌缺血缺氧而引起的心脏病变，又常称为冠状动脉性心脏病（coronary heart disease，CHD），简称冠心病。

（一）病理与临床

冠心病是严重危害人类健康的疾病之一，其发病率或死亡率都呈逐年上升趋势，主要发病人群为中、老年。一旦出现心肌梗死会导致高死亡率，所以早期诊断具有重要价值。

病理上主要是冠状动脉壁脂质沉着，形成脂纹、纤维斑块、粥样斑块的软斑块，且继发斑块内出血、斑块破裂及溃疡形成，继而钙化斑块形成。粥样斑块形成、管壁痉挛及管腔内血栓形成造成管腔狭窄甚至闭塞，心肌缺血，甚至梗死。

管腔狭窄在50%以下时，休息及运动状态冠状动脉供血尚充足；当狭窄程度在50%以上时，静息状态下冠状动脉血流量仍可保持稳定，但心脏负荷增加时则会出现供血不足，心肌缺氧，临床表现则有心绞痛；管腔完全梗阻且无足够侧支循环时，则发生急性心肌梗死，大面积透壁性心肌梗死伴有梗死心肌纤维化可使局部心肌收缩功能消失，形成室壁瘤。

冠心病的临床表现主要有胸闷、胸痛、心悸、心绞痛、心肌梗死、心力衰竭，严重者可发生猝死。疼痛可波及心前区，或放射至左臂。疼痛发作时经休息或含服硝酸甘油制剂后可缓解。

（二）影像学表现

冠心病的诊断目前仍主要依靠患者的临床表现和心电图的检查。影像学检查可以提供病变的程度、并发症、鉴别诊断。

1. X线表现　大部分冠心病的X线平片无心影的异常改变，仅用于观察心肌梗死后的并发症。可有下列表现：①心影呈主动脉型或普大型；②心影增大，以左心室增大为主。左心衰时可见左心房、左心室增大，伴有肺淤血、肺水肿；③心肌梗死后综合征，包括心包积液、胸腔积液及左下肺渗出；并发室壁瘤者，表现为左心室缘局限性膨突，室壁搏动减弱、消失或反向等。

2. CT表现　包括CT平扫和CT冠状动脉成像（computed tomography coronary angiography，CTCA），为目前冠心病的常用影像学检查方法。主要包括两方面的改变：①冠状动脉病变：平扫可显示冠状动脉钙化，表现为各冠状动脉走行区的高密度斑点状或条索状影（图12-28），亦可呈不规则轨道状钙化（图12-29）。可对钙化进行定量分析，随着钙化积分的增高，冠心病发病的可能性随之增加。CTCA的三维重组技术可显示冠状动脉走行、粥样斑块的性质、管腔狭窄的定位定量，可以满足介入治疗筛选的需要（图12-30，图12-31）。②缺血性心肌病（ischemic cardiomyopathy）：主要通过对心室壁形态、密度、心室功能及心室血流的测定来评价心肌缺血及其程度。缺血坏死心肌CT值低于正常心肌，于增强扫描更明显，有附壁血栓形成时，尚可见局部充盈缺损。结合四维图像可实时显示为节段性室壁运动功能异常（包括运动减弱、消失或矛盾运动），测量不同时期心腔大小，借此计算左室的整体及节段射血分数均有减低。

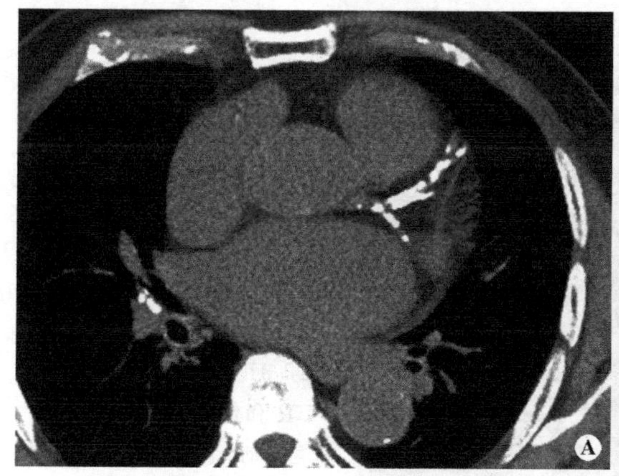

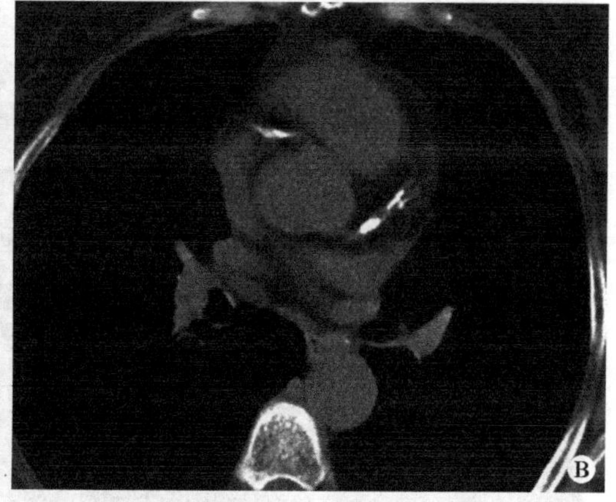

图12-28　左冠状动脉钙化CT图像

A. CT平扫示左冠状动脉主干、左旋支及左前降支壁有明显钙化斑块；B. 左、右冠状动脉均见钙化

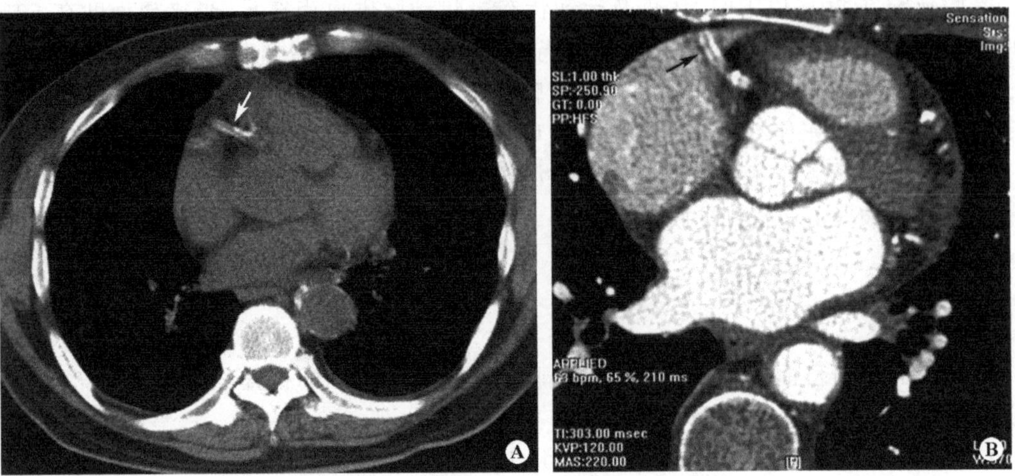

图 12-29　右冠状动脉钙化 CT 图像

A. CT 平扫示右冠状动脉钙化（↑）；B. CT 增强示右冠状动脉主干呈轨道状钙化、管腔狭窄（↑）

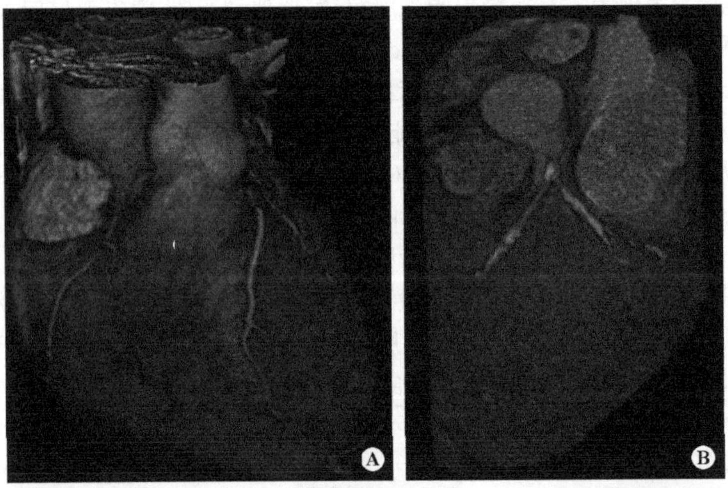

图 12-30　冠状动脉 VR 图像

A. 显示正常左右冠状动脉走行；B. 显示左冠状动脉多处钙化

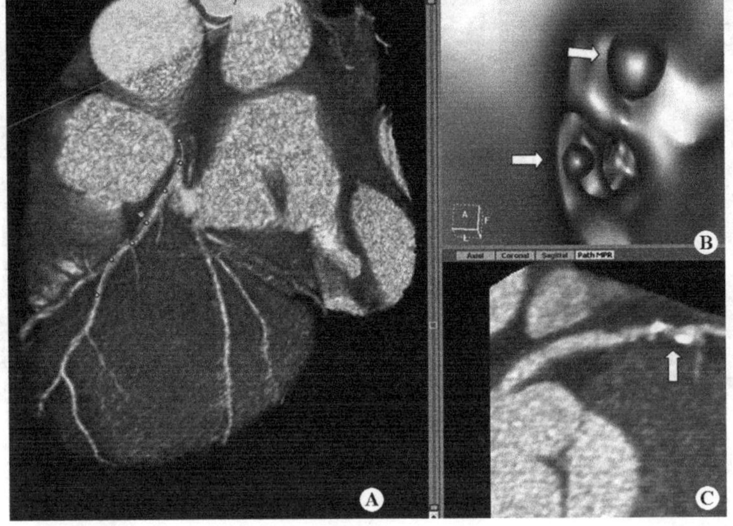

图 12-31　冠状动脉 CT VR 和仿真内镜图像

A. 冠状动脉 VR 图像；B. 冠状动脉虚拟内镜图像；C. 冠状动脉血管拉直 MaxIP 图像（↑示粥样斑块）

此外，MSCT还可对冠状动脉的畸形、冠状动脉支架植入（图12-32）或搭桥术后进行评价，其诊断价值有时甚至优于血管造影。

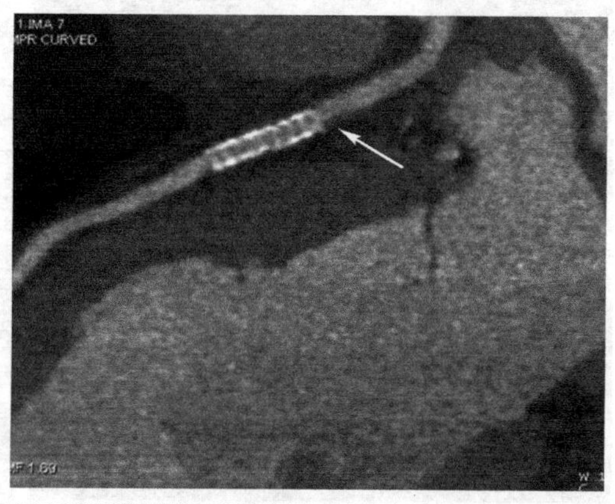

图12-32　冠状动脉支架CT图像
↑示冠状动脉支架安放后管腔无再狭窄

视窗12-1

冠　心　病

冠心病是一种常见的心血管疾病，属中医“胸痹心痛”，“厥（真）心痛”范畴。《中药新药临床研究指导原则》确定其证类诊断标准，分为心血瘀阻证，痰浊壅塞证，阴寒凝滞证，心肾阴虚证，气阴两虚证，阳气虚衰证共六证。其病机三要素为气滞、血瘀、痰瘀互结，有学者研究认为气滞相当于冠脉痉挛，血瘀相当于血液流变学异常，痰瘀互结相当于冠脉管壁斑块形成。冠心病的中医病理变化由气滞、血瘀、痰瘀互结自轻而重发展，与西医冠脉病变程度、心肌梗死、心功能异常在一定程度上存在一致性。

冠状动脉造影是反映冠状动脉病变的“金标准”，众多研究文献多从冠脉病变程度和支数与中医证型的相关性研究入手，气虚、气滞多无明显冠脉异常表现，双支冠脉病变多见于痰浊证，三支冠脉病变以血瘀证和痰浊证多见。另有研究发现无论冠脉痉挛或狭窄，中医证型均以血瘀证为主，其次是气虚证，说明冠心病的病机以气虚、血瘀为主。

中医对证的认识是宏观的，并不局限于局部，冠心病患者的冠脉狭窄病变，从中医来看是全身病变在冠脉局部的反映，因此冠心病的中西医病证结合研究 必须注重整体和局部，宏观与微观结合，才能找到使中西医都能够接受的规律，更好地指导临床实践。

3. MRI表现　一次检查便能得到形态、功能、心肌灌注评价，延迟期心肌存活方面等多项综合信息，称为一站式检查。在冠心病及并发症的诊断方面具有重要价值。冠状动脉的MRA可以显示冠状动脉主干和近段（图12-33），主要还是对心肌方面的评价意义较大：

（1）心肌缺血：心脏形态、大小无异常改变，仅表现为节段性运动减弱，缺血区心肌灌注减低。

（2）急性心肌梗死：①梗死心肌信号强度增高，T_2WI明显。为心肌梗死后水肿，T_2时间延长；②梗死心肌壁变薄；③节段性室壁运动减弱、消失；④心肌灌注首过成像为灌注减低或缺损，延迟期梗死心肌显示为高信号。

（3）陈旧性心肌梗死：①梗死心肌信号强度减弱，T_2WI明显。梗死心肌出现纤维化；②梗死心肌壁、室壁运动、心肌灌注和延迟期成像等基本同急性期改变。

（4）心肌梗死并发症：①室壁瘤：左心室扩大，室壁显著变薄，室壁向外膨出；瘤壁信号异常，急性期呈高信号，陈旧期为低信号；室壁运动消失或呈反向运动；血栓形成时，血栓在

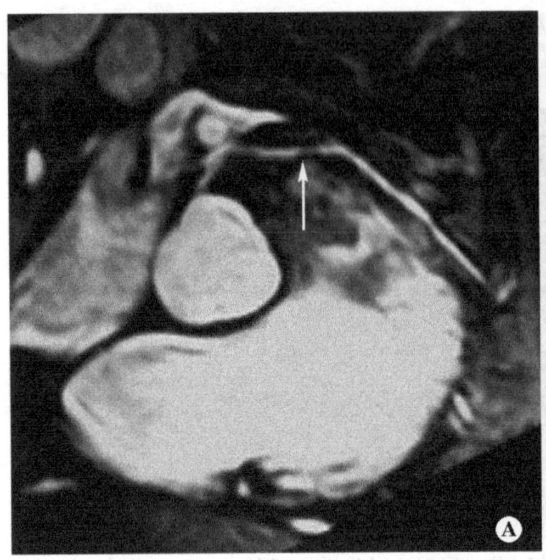

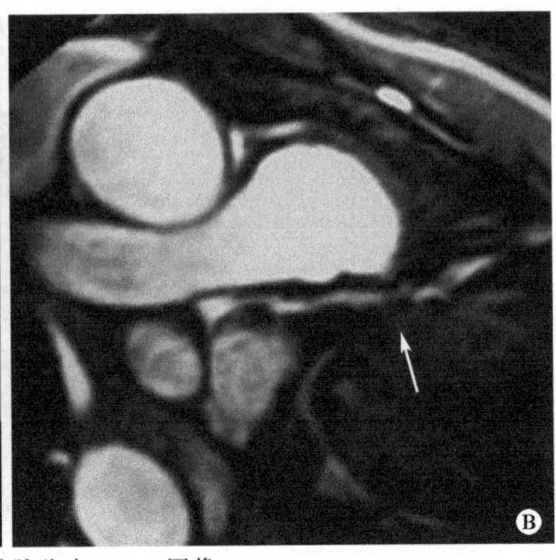

图 12-33 冠状动脉狭窄 MRA 图像

冠状动脉左前降支节段性狭窄(↑)

T_1WI 呈中等信号,T_2WI 信号强度较心肌高。②室间隔穿孔:室间隔连续性中断,在心室水平由左向右分流;③左心室乳头肌断裂和功能不全:心室收缩期左心房内有起自二尖瓣口低信号血流束,为二尖瓣关闭不全,左心房扩大。

4. 心血管造影表现 心血管 DSA(包括冠状动脉及左心室造影)是诊断冠心病的重要方法,对复杂需确诊病例、介入手术治疗病例应做此项检查。包括冠状动脉造影及左心室造影。心血管 DSA 能够显示冠状动脉的分布、病变及程度(包括狭窄、闭塞、硬化斑块、溃疡、腔内血栓、瘤样扩张、冠脉夹层、痉挛及侧支循环等),也可以显示左室形态、大小和左室整体及节段性的收缩运动,测量左室收缩及舒张末期容积,计算左室射血分数,还能显示心肌梗死后并发症如室壁瘤、室间隔穿孔、乳头肌断裂和功能不全等。因此,此检查方法一直以来被认为是冠心病诊断的金标准,但因其有创性,故只在需进一步确诊或需进行介入手术治疗的病例进行此项检查(图 12-34,图 12-35)。

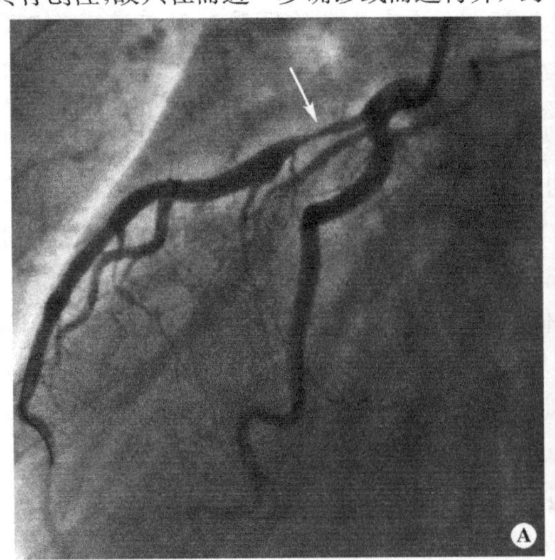

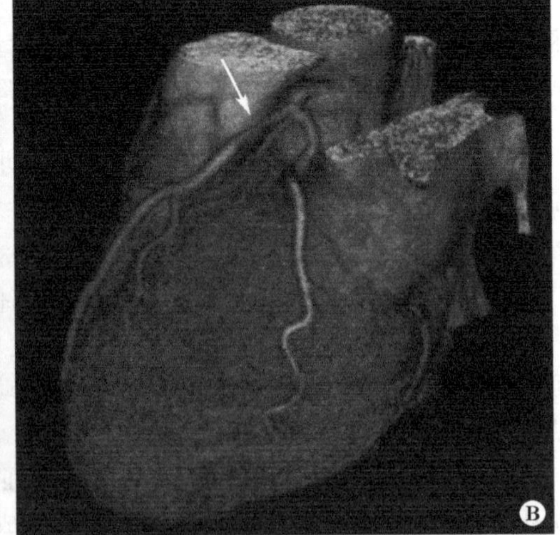

图 12-34 冠状动脉左前降支起始部狭窄(↑)

A. DSA 图像;B. 同一病例的 CT VR 图像

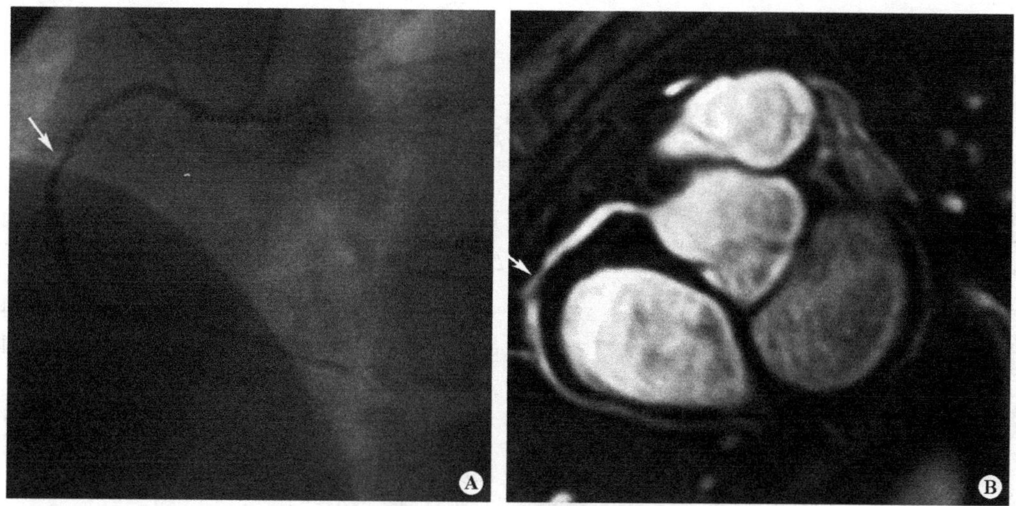

图 12-35　右冠状动脉狭窄(↑)
A. DSA 图像;B. MRA 图像

需要注意的是,对于心肌缺血或心肌梗死的诊断及疗效验证,放射性核素检查和超声心动图仍有较大优势,心肌存活的检测以 PET 和心肌声学造影更佳。

(三) 鉴别诊断

由于冠心病的临床表现多种多样,因此应注意以下鉴别:①心绞痛及急性心肌梗死应与主动脉瓣病变、冠状动脉肌桥所引起的心肌缺血、急性肺栓塞、主动脉夹层、气胸等所致的胸痛进行鉴别,②慢性心肌梗死应与心包炎、心肌炎、心肌病、心力衰竭所致的心脏增大进行鉴别。以上通过临床病史、MSCT 或 MRI 等检查均可进行鉴别诊断。

二、肺源性心脏病

肺源性心脏病(pulmonary heart disease,PHD)简称肺心病,是由于肺、胸廓或肺动脉血管慢性病变所致的肺循环阻力增加、肺动脉高压、进而出现右心室肥厚、扩大,甚至发生右心衰竭的心脏病。

(一) 病理与临床

本病多发于 40 岁以上人群,常导致肺、心功能衰竭,病死率较高。其病理主要为严重的胸肺的基础疾病,造成肺的功能和结构的改变,肺血管床减少,使肺血管阻力增加,肺动脉高压和右心功能衰竭。

本病发展缓慢,临床上除原有胸、肺疾病的各种症状和体征外,主要是逐步出现肺、心功能衰竭以及其他器官损害的征象。临床表现有慢性咳嗽、咳痰、气急,活动后可感心悸、呼吸困难、乏力和活动耐力下降等。部分病例可见颈静脉充盈。严重者可出现呼吸衰竭和心力衰竭。

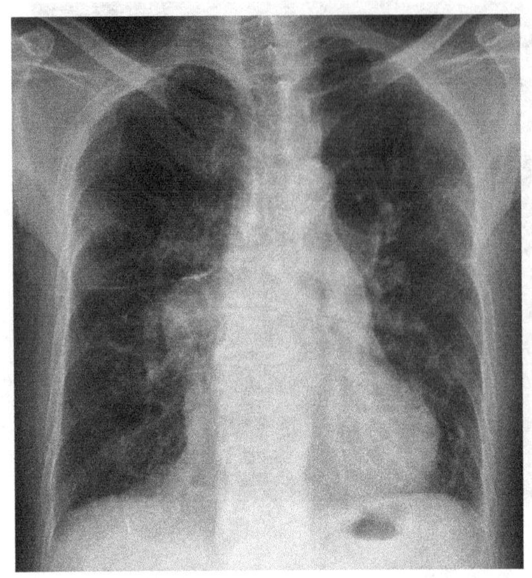

图 12-36 肺源性心脏病 X 线图像

胸正位片示双肺纹理增多紊乱，右心室增大，肺动脉段突出、右下肺动脉明显增粗并呈残根状（肺门截断征）

（二）影像学表现

1. X 线表现 主要为胸、肺基础疾病、肺动脉高压、右心室增大表现。

（1）胸、肺基础疾病主要有胸廓畸形，严重胸膜肥厚、钙化，肺毁损改变，弥漫性肺纤维化，严重肺气肿等。

（2）肺动脉高压表现为肺动脉段明显突出，右下肺动脉增粗，其横径≥15mm，肺野动脉因痉挛而纤细，表现为“肺门截断征”。

（3）右心室增大以右室肥厚为主，心影轻度增大（图 12-36），但因同时有肺气肿，故心胸比率可以不大。

2. CT 和 MRI 表现

（1）急性肺源性心脏病较为少见，主要病因是肺动脉栓塞，其表现参见肺栓塞。

（2）慢性肺源性心脏病主要有两方面表现：①胸肺改变同 X 线表现，CT 显示更为准确。②心血管方面的改变，表现为主肺动脉和左、右肺动脉主干增粗，管腔扩大（主肺动脉内径大于 30mm），肺门部两下肺动脉增粗（图 12-37）。

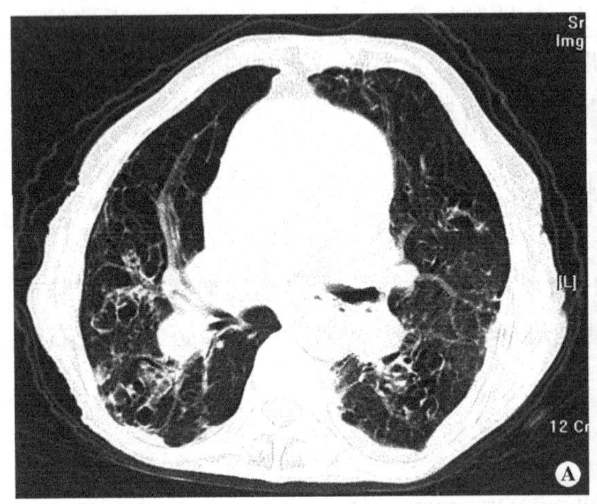

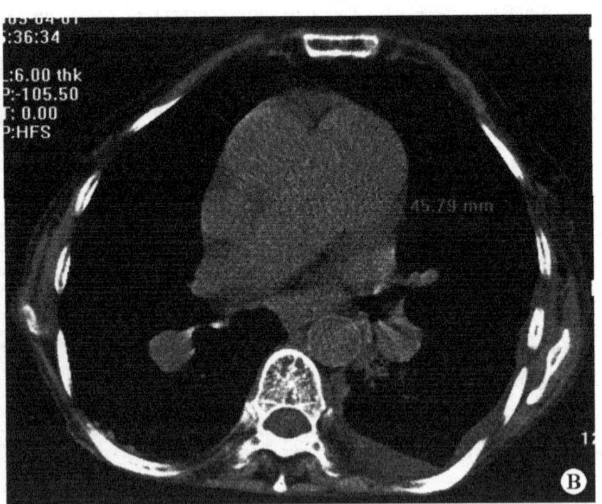

图 12-37 肺源性心脏病 CT 图像

A. CT 肺窗示双肺弥漫性间质性病变；B. CT 纵隔窗示肺动脉主干增粗，直径＞30mm

MRI 扫描 SE 序列 T_1WI 主肺动脉内出现血流高信号，提示有肺动脉高压；右心室壁增厚（厚度大于 5mm），可等于或超过左心室壁的厚度，室间隔向左心室侧凸出，右心房可扩大，腔静脉扩张，晚期左心房室亦可扩大。GRE 序列电影 MRI 可见三尖瓣（收缩期）和肺动脉瓣（舒张期）的反流，同时可直观反映右心室收缩和舒张功能。但 MRI 缺点在于显示肺实质结构和病变有较大的限制，因此掩盖了部分原发疾病。

3. 心血管造影表现　本病主要表现为肺动脉高压与右心室肥大，根据X线平片或CT、MRI，结合临床即可诊断，故不需进行心血管造影检查。

（三）鉴别诊断

本病须与冠状动脉粥样硬化性心脏病、风湿性心瓣膜病、原发性心肌病等鉴别。前者有严重的胸肺基础疾病是主要鉴别点。

三、主动脉夹层

主动脉夹层（aortic dissection，AD）为主动脉壁内膜损伤后，血液通过内膜的破口进入主动脉壁中膜并在两层膜之间形成血肿。也称为主动脉内膜分离，简称主动脉夹层。是一种严重危害人类健康的危急病症之一，年自然发病率约1/10万，男性多于女性。如治疗不及时，多数病例在起病后数小时至数天内死亡，在开始24小时内每小时死亡率为1％～2％。

（一）病理与临床

主动脉血液经内膜破裂口流入主动脉壁中膜形成血肿，并在动脉壁内向远端扩展延伸，形成“双腔”，在远侧再发生破口，使假腔内血液再回流到主动脉腔（真腔）内。DeBakey将AD分为3型：Ⅰ型夹层起自升主动脉并延至降主动脉，Ⅱ型局限于升主动脉，Ⅲ型夹层起自降主动脉并向远端延伸。夹层可累及主动脉的主要分支，如冠状动脉、头臂动脉和肾动脉等，引起相应脏器的缺血或梗死。假腔内由于血流相对缓慢，易形成附壁血栓。

本病最常见的症状是突发胸部剧痛，呈刀割或撕裂样，并向胸前及背部放射，可延至颈部、腹部、或下肢。可伴有心率增快，呼吸困难、恶心呕吐、腹胀、腹泻、黑便、晕厥。主动脉瓣区出现舒张期吹风样杂音，脉压增宽等体征。

（二）影像学表现

应首选无创性检查方法（超声、CT和MRI），胸部X线平片仅能提示AD的可能，CT或MRI为常用方法。影像诊断应包括以下内容：①破裂口位置及内膜片情况；②真假腔及病变累及范围，包括主要分支受累情况；③左心室和主动脉功能情况；④有无心包积液和胸腔积液；⑤需提示各重要分支的开口处是位于假腔还是真腔，比如主动脉弓上的三支血管开口、腹主动脉的腹腔动脉、肾动脉的开口等，以评估各器官的供血状况。

1. X线表现　胸部平片见上纵隔增宽或主动脉弓影增大，主动脉外形不规则，有局部隆起。透视下见主动脉搏动减弱或消失。如见主动脉内膜钙化影，可测量主动脉壁的厚度。正常在2～3mm，增到10mm时则提示有内膜分离可能性。心影明显扩大时，提示破入心包或有主动脉关闭不全；出现胸腔积液，提示破入胸腔。

2. CT表现

（1）CT平扫：可显示病变的主动脉扩张。发现主动脉内膜钙化优于X线平片，如果钙化内膜向中央移位则提示AD，如向外围移位提示单纯主动脉瘤。还可显示假腔内血栓，以及主动脉夹层血液外渗、纵隔血肿、心包和胸腔积血等。

(2) 增强扫描:可显示由于主动脉内膜撕裂的内膜破口、内膜瓣、主动脉夹层真腔和假腔,及主要分支血管受累情况。通常真腔较窄,充盈对比剂快,而假腔宽大,充盈双比剂慢(图 12-38,图 12-39)。MSCT 三维重组,如冠、矢状面 MaxIP、MPR、VR 或虚拟再现可立体显示所累及范围(图 12-40),较为全面地评价本病,故为主要检查方法(图 12-41)。

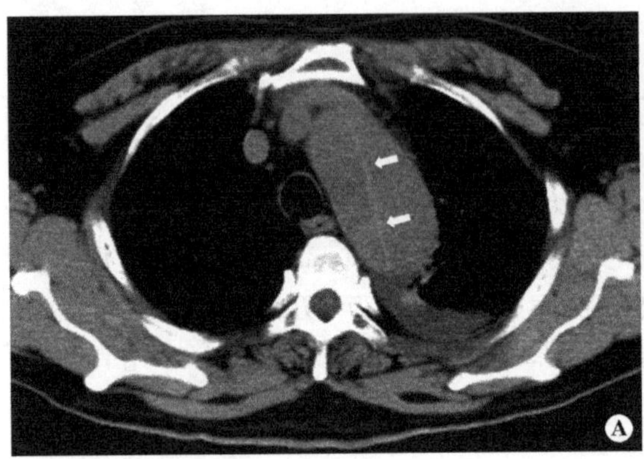

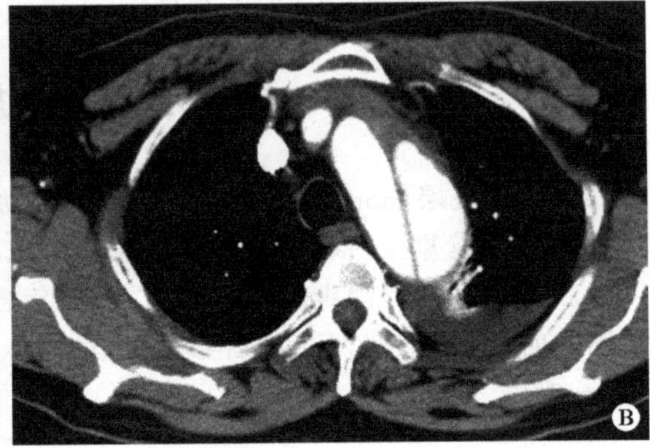

图 12-38　主动脉夹层 CT 图像

A. CT 平扫示主动脉弓明显增宽,其内见稍高密度线状影(↑);B. CT 增强扫描(同一层面)示线状影为低密度,将主动脉弓分为真假两个腔,线影即为撕裂的内膜瓣

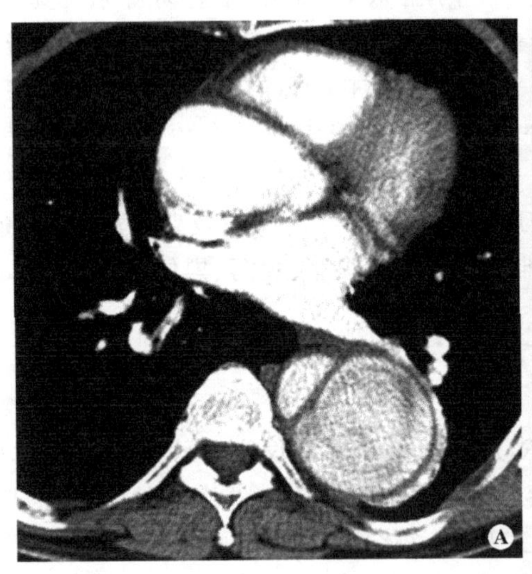

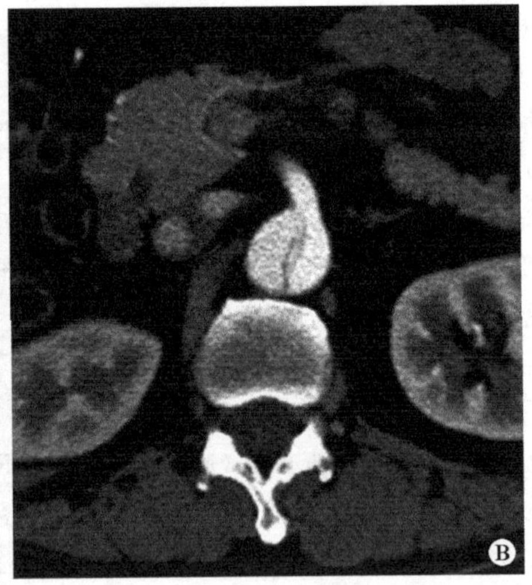

图 12-39　主动脉夹层 CT 图像

A. 降主动脉内真腔较窄,对比剂充盈较好;B. 腹主动脉夹层未累及腹腔干(开口于真腔)

3. MRI 表现　不用对比剂即能全面评价 AD,包括其形态与功能信息。其表现与 CTA 所见相似。

(1) 能直接显示 AD 的真假腔:信号强度不同,亦可相同,两者之间为线状的内膜片,并沿主动脉长轴延伸,真腔多小于假腔(图 12-42)。

(2) 能清楚显示内膜撕裂的位置和剥离的内膜片或血栓:内膜片连续性中断,电影 MRI 序列可见破口处血流往返,或见假腔侧的血流信号喷射现象。

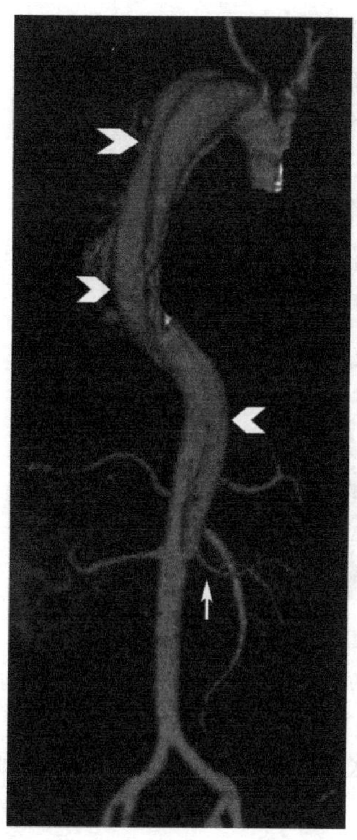

图 12-40 主动脉夹层 VR 图(背面观)

▲:假腔,↑:右肾动脉开口于假腔致右肾缺血

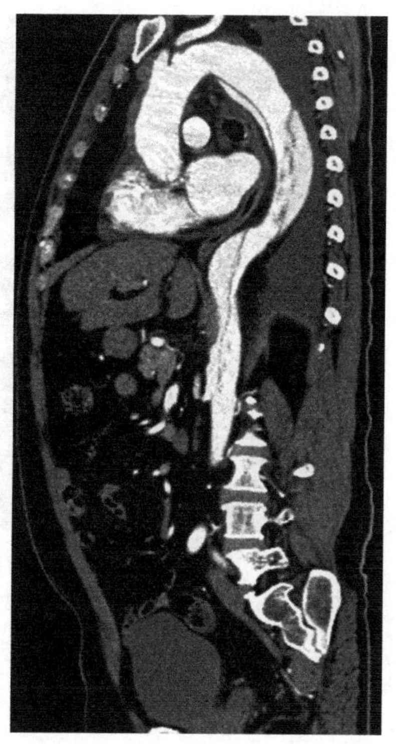

图 12-41 主动脉夹层 CT MaxIP 图像

MaxIP 成像可显示病变延及腹主动脉,为 DeBakeyⅢ型,主动脉腔内低密度线状影为撕裂的内膜

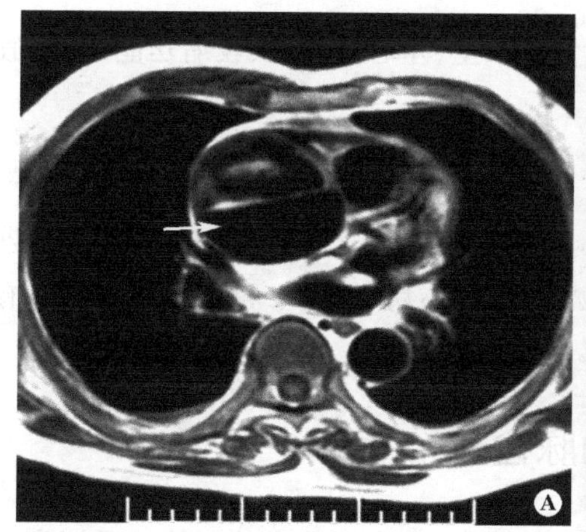

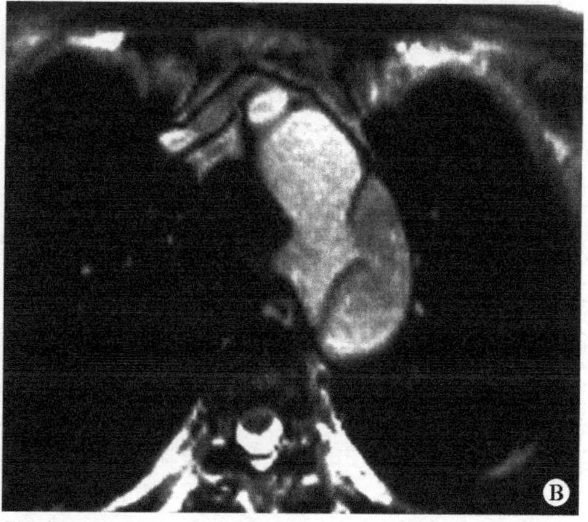

图 12-42 升主动脉起始部的夹层 MRI 图像

A. 升主动脉超始部夹层(↑);B. 主动脉弓层面的夹层

(3) 能确定夹层的范围和分型,以及与主动脉分支的关系(图 12-43)。

(4) 提示相关并发症:包括主动脉瓣关闭不全、左心动能不全、心包积液、胸水、假性动脉瘤等。

4. 主动脉造影表现 通常不用于主动脉夹层的诊断,主要在介入治疗前使用。

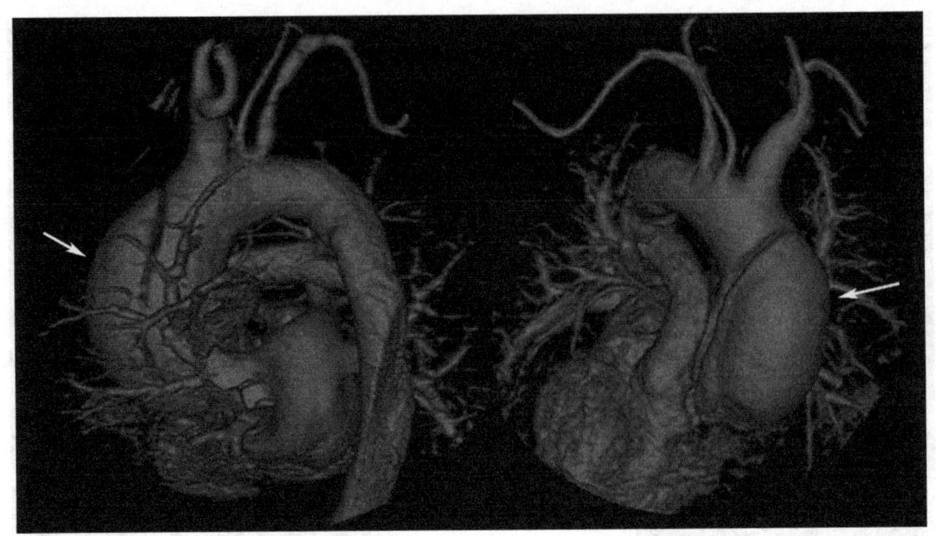

图 12-43 主动脉夹层 DeBakeyⅡ型 MRI 图像
左图为前面观，右图侧面观，均能显示与主动脉分支的关系：未累及分支

(1) 可显示内膜破口位置：多数位于升主动脉或主动脉弓降部，可见对比剂自真腔进入假腔。

(2) 可显示内膜片及主动脉双腔：内膜瓣表现为双腔间的线条状影，真假双腔的充盈情况有所差异，通常假腔扩张、显示延迟，充盈排空缓慢；真腔受压狭窄，但显示较快。

(3) 可显示主动脉主要分支血管受累情况：受累血管受压变窄，或可开口于假腔，所供血器官灌注减低。

(4) 其他征象：对比剂反流，提示主动脉瓣关闭不全；左心室增大、收缩功能减低；假腔对比剂外溢时提示假腔破裂或并发假性动脉瘤。

(三) 鉴别诊断

鉴别诊断主要包括主动脉壁内血肿(aortic intramural hematoma，AIH)和穿透性动脉硬化溃疡(penetrativity angiosclerosis ulcer，PAU)。冠心病、肺栓塞和主动脉瘤等可有与本病类似的临床症状或 X 线表现，应注意鉴别。

四、肺动脉栓塞

肺动脉栓塞(pulmonary embolism，PE)又称肺栓塞，是内源性或外源性栓子堵塞肺动脉或其分支引起肺循环障碍的临床和病理生理综合征，可致猝死。并发肺出血或坏死者称为肺梗死。PE 是一种常见病，易造成误诊漏诊。

(一) 病理与临床

肺栓塞的栓子最多来源于静脉系统和右心，深静脉血栓多见。PE 常多发，右肺较左肺多见，下叶多于上叶，主要影响呼吸系统、血流动力学及血管内皮功能，从而产生一系列心肺功能异常及血管内皮功能改变。

临床症状和体征多不一致，可无症状，也可因严重循环障碍而猝死。最常见症状为呼吸困难，活动后明显，胸痛、咯血、心悸、咳嗽、出汗及晕厥甚至休克等。若栓子为非血栓性则有原发病的表现，如肺癌癌栓形成等。急性 PE 常见体征为：发热、呼吸加快、心率增加及发绀、有时出现巩膜黄染、气管向患侧移位，肺部有哮鸣音及干湿啰音，肺血管杂音及胸膜摩擦音等。

（二）影像学表现

1. X 线表现　胸部 X 线平片可作为常规检查，其敏感及特异性均较低，但可评价心、肺全面情况，并有助于鉴别诊断，如排除气胸等。典型病例可见区域性肺纹理稀疏、纤细，肺透光度增加，未受累部分肺纹理则相对增多；栓塞近端动脉增粗，有时见盘状肺不张、胸膜渗出及膈肌抬高；肺梗死表现为肺内楔形致密片影；重症病人肺动脉段突出、心影增大、奇静脉与上腔静脉阴影增宽。

2. CT 表现　增强 CT 和 CTA 可清楚显示 3～4 级以上肺动脉内的栓子，直接显示血栓部位、形态、与管壁的关系及内腔受损状况，CTA 在诊断 PE 有很高的特异性和敏感性，对诊断主肺动脉至肺段动脉的栓塞有很高的准确性，普遍认为 CTA 为急、慢性 PE 及无症状 PE 的首选方法。

（1）直接征象：管腔内的充盈缺损，包括偏心性、中心性及完全阻塞性，其中中心性充盈缺损呈轨道征，提示为急性 PE（图 12-44）；慢性则表现为偏心性，为附壁血栓，可伴有血栓钙化、管腔变窄等（图 12-45，图 12-46）。如为完全阻塞其远端血管不显影。

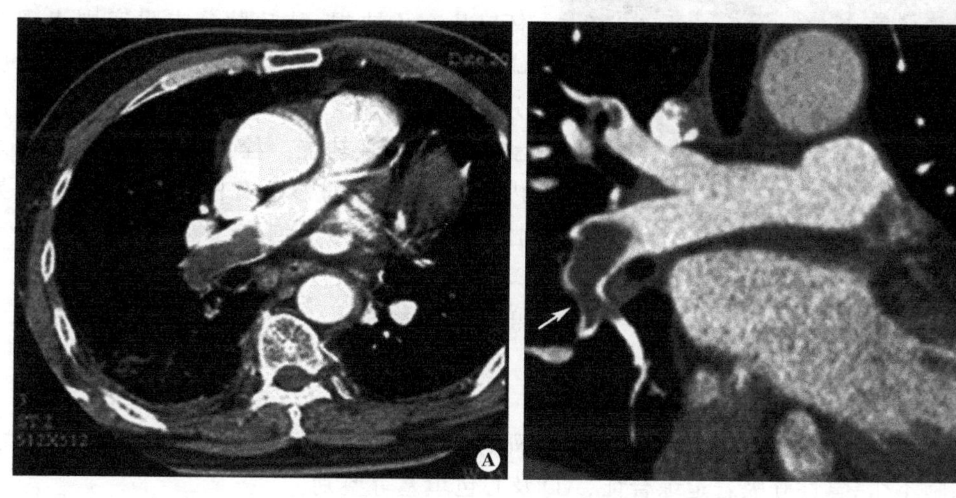

图 12-44　急性肺动脉栓塞 CT 图像

A. CT 横断面示右肺动脉内较大充盈缺损；B. MPR 示右肺动脉急性栓塞

（2）间接征象：可见有局限性“马赛克征”、肺梗死灶，另外还可见局限肺纹理稀疏、肺动脉增宽、右心室增大或胸腔积液等。

3. MRI 表现　临床上 MRI 主要应用于大到中等的栓子的诊断。三维 MRA 能显示肺段和部分亚段级的肺动脉分支，并可确定 PE 的部位和范围，对于肺段以上的大分支还可显示狭窄程度。

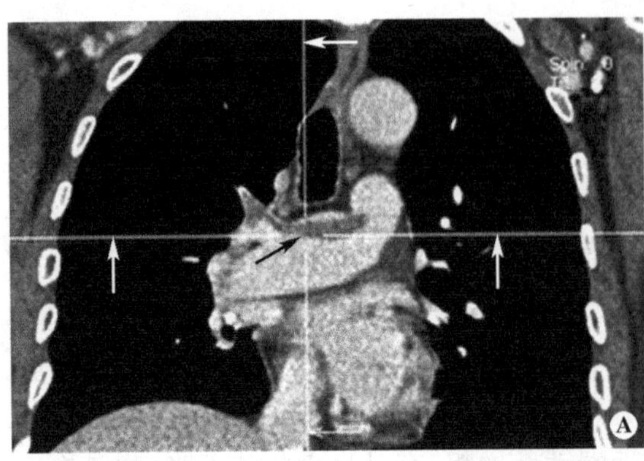
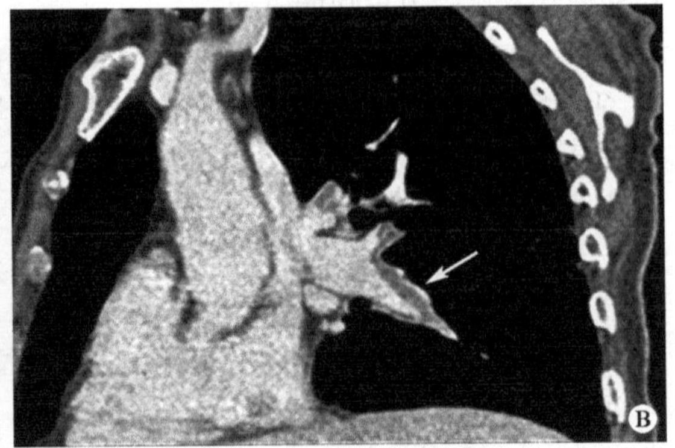

图 12-45　慢性肺动脉栓塞 CT 图像

A. 冠状位 MPR；B. 矢状位 MPR 均显示偏心性肺动脉内充盈缺损

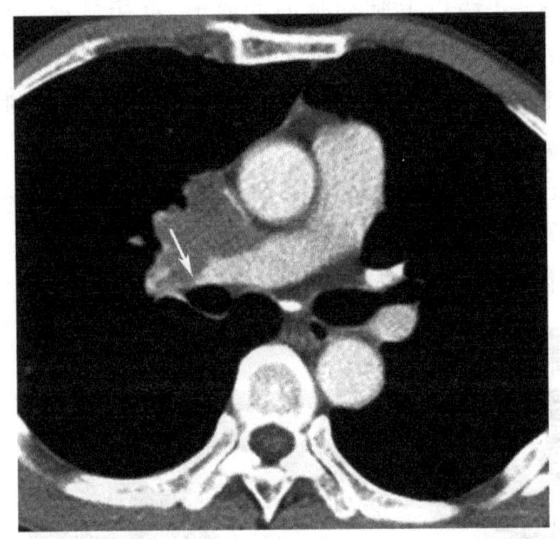

图 12-46　肺动脉内癌栓 CT 图像

右肺中心性肺癌直接侵犯肺动脉，致肺动脉内癌栓形成（↑）

4. 肺动脉造影表现　是最直接、可靠的方法，是公认的诊断 PE 的金标准，但不宜作为首选。只有在临床高度怀疑 PE 而其他检查又难以确诊时，才使用此技术。

肺动脉造影表现为血管腔内的充盈缺损，呈半圆形或半弧形，可位于肺动脉的管腔中央，致管腔的不规则狭窄；大分支闭塞则为杯口状充盈缺损；肺动脉分支阻塞则表现为缺支，或粗细不均，肺野无血流灌注，肺动脉分支充盈和排空延迟等，同时也能检测血流动力学和心脏功能。栓塞发生于 72 小时之内，肺动脉造影对诊断有极高的敏感性、特异性和准确性。但为创伤性检查，有 0.01%～0.5%死亡率，尤其重症患者难以承受，故不单纯用于诊断。

（三）鉴别诊断

本病需与冠状动脉供血不足、急性心肌梗死、急性心肌炎、急性心包炎、急性胸膜炎、支气管哮喘、肺不张、急性呼吸窘迫综合征、AD 及心包填塞等鉴别。

（侯　键）

第十三章　纵　　隔

纵隔位于两肺之间，前为胸骨，后为胸椎，上为胸廓入口，下至横膈。纵隔内除包含了相关章节所述的心脏及大血管、气管及主支气管、食管外，还包括胸腺、淋巴组织、神经、结缔组织。

X线平片对纵隔病变价值有限，只作为常规初步筛选。CT和MRI检查对检出纵隔病变，及定位、定性具有重要价值。不但可以了解病灶的内部结构、血供情况，也可显示病灶与周围结构的关系。此外，CT的图像后处理技术及MRI的多方位成像有利于立体、直观地显示病变。

第一节　影像学检查方法和正常影像学表现

一、纵隔X线检查及正常X线表现

由于胸片密度分辨率低，所以不是主要的影像学检查手段。纵隔的X线检查主要用正、侧位胸片。

在正位胸片上，主要显示纵隔两侧的轮廓。纵隔右缘自上而下依次为上腔静脉和升主动脉的复合阴影、右心房；左缘自上而下依次为：左锁骨下动脉、主动脉结、肺动脉段、左心室。部分婴幼儿胸腺较大，自上而下逐渐增宽向肺内突出，成三角形的“帆征”。成人胸腺不显示。部分体型肥胖的病人，两侧心膈角部位见心包脂肪垫，呈略高密度影，易误认为肿块(图13-1)。

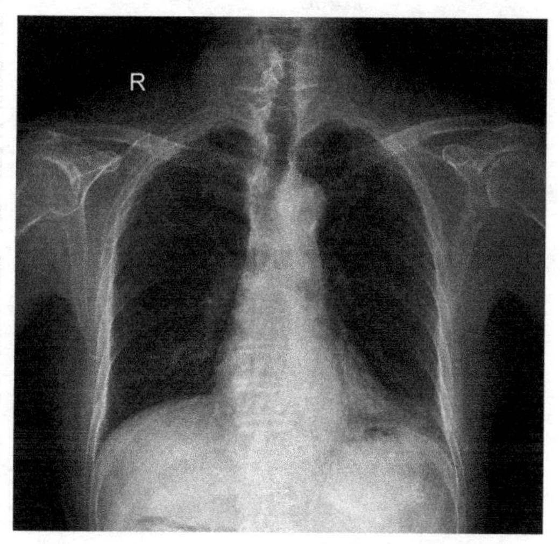

图13-1　正常胸部正位片图像

左心膈角见略高密度影，上缘清晰，为心包脂肪垫

侧位胸片可显示纵隔结构的前后关系。为便于病变的定位，人为将纵隔进行分区，分区方法多样。常用的有①九分区法：气管、升主动脉及心脏的前缘和食管前缘把纵隔分为前、中、后，胸骨角至第四胸椎体下缘的水平线和第四前肋端至第八胸椎下缘的水平线将纵隔分为上、中、下(图13-2)。前纵隔位于胸骨后，气管、升主动脉和心脏的前方，呈倒置的狭长的三角区域，主要有胸腺和上、下两组淋巴结。中纵隔在前纵隔之后，后方是食管的前缘，主要有心脏和大血管、气管和主支气管、多组淋巴结、膈神经、迷走神经上段。食管前缘以后后纵隔，包括食管、降主动脉、胸导管、奇静脉、半奇静脉、神经、后纵隔淋巴结。②五分区法：以胸骨角至第四胸椎体下缘的水平线将纵隔分为上、下纵隔，上纵隔以气管为界，分为

前、后纵隔；下纵隔以心包为界，心包前方为前纵隔，前后心包间为中纵隔，心包后方为后纵隔(图 13-3)。

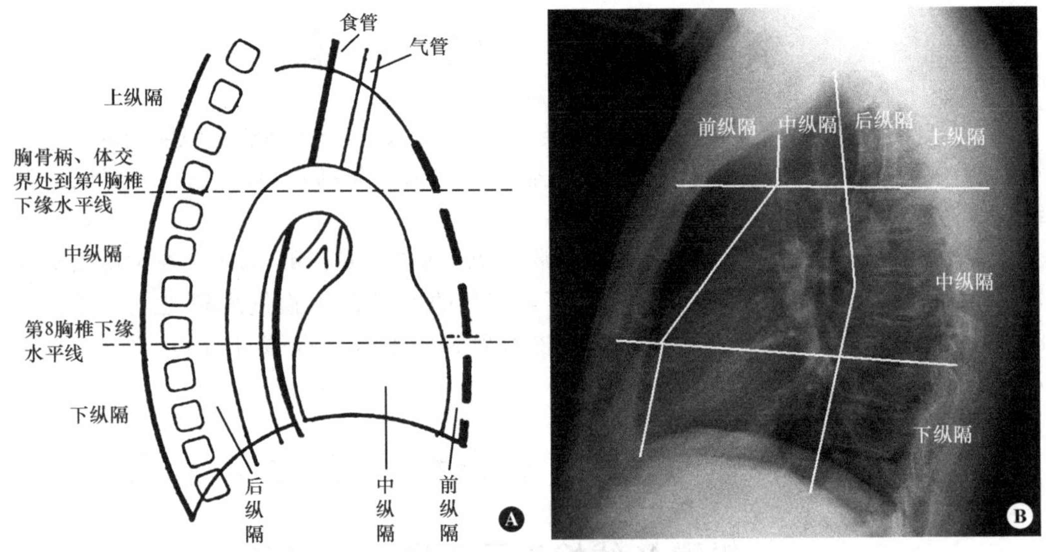

图 13-2 纵隔九分区图

A. 纵隔九分区示意图；B. 胸部侧位片示纵隔九分区图

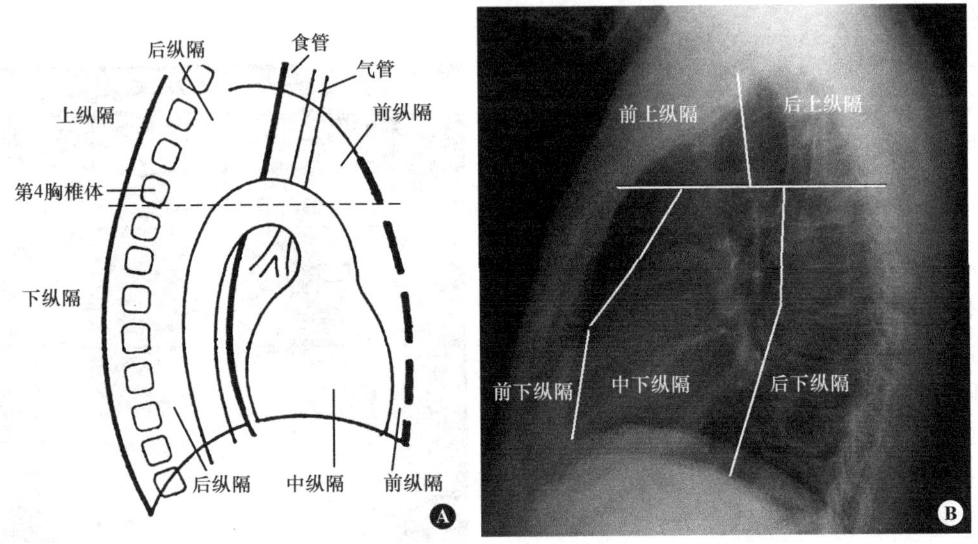

图 13-3 纵隔五分区图

A. 纵隔五分区示意图；B. 胸部侧位片示纵隔五分区图

二、纵隔 CT 检查及正常 CT 表现

(一) 前纵隔

前纵隔位于胸骨和心脏大血管之间，主要有胸腺组织和两组淋巴组织。

1. 胸腺　位于上纵隔血管前间隙内，形似三角形，尖端指向胸骨，边缘光整或轻度波浪状。胸腺随着年龄的增长逐渐萎缩，脂肪成分逐渐增多。在 20 岁以前，胸腺密度均匀一致，与胸壁肌肉密度相近。到老年期，仅见脂肪组织密度影中夹杂一些条索状结构（图 13-4）。

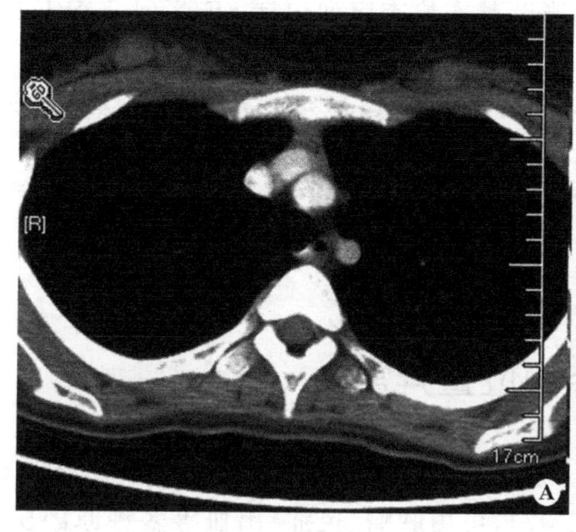

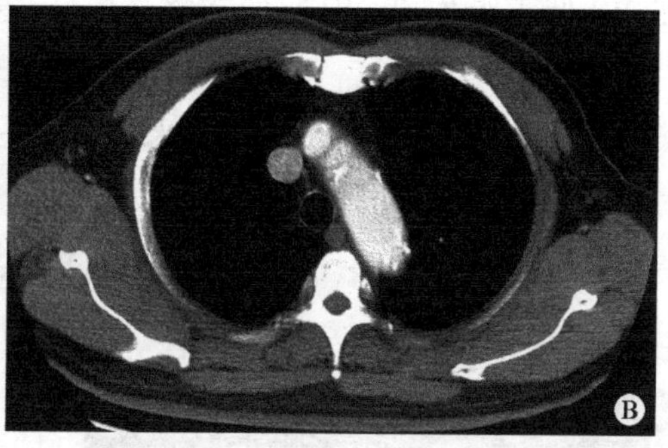

图 13-4　正常胸腺 CT 图像

A. 18 岁女性，胸腺表现为均匀的较高密度影，与胸壁肌肉密度相近；B. 67 岁男性，胸腺退化，呈脂肪密度影，内见条索状结构

2. 淋巴结　包括前胸壁淋巴结、血管前淋巴结。前胸壁淋巴结位于胸骨后前下纵隔。血管前淋巴结位于上腔静脉、无名静脉、颈总动脉、胸腺前方。

（二）中纵隔

前界为气管、升主动脉至心脏前缘的连线，后界为食管前壁至心脏后缘的连线。除心脏及大血管、气管及主支气管外，主要还包括膈神经（图 13-5）、喉返神经及迷走神经，以及淋巴结。淋巴结多沿气管、支气管分布，主要有气管旁组淋巴结：分布于气管两旁。气管支气管组淋巴结：分布于气管和两侧主支气管交接处。隆突下组淋巴结：位于气管隆突和两侧主支气管下。还有奇静脉淋巴结、肺门淋巴结等。

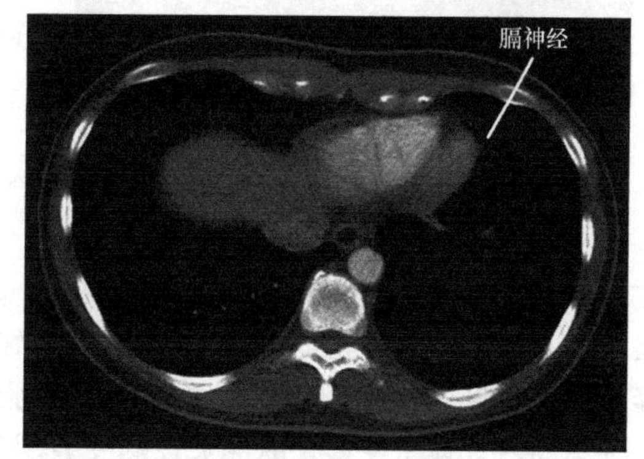

图 13-5　膈神经 CT 图像

在锁骨下动、静脉间入胸腔，经过肺门前方，在纵隔胸膜与心包之间下行达膈肌。CT 表现为心缘旁小三角形影，尖端向外侧

（三）后纵隔

前界为食管前缘，后界为胸椎及椎旁沟。除食管、降主动脉、胸导管、奇静脉、半奇静脉外，还包含淋巴结及脊柱旁丰富的神经组织。后纵隔淋巴结沿食管及降主动脉分布。

三、纵隔 MRI 检查及正常 MRI 表现

MRI 越来越多地应用于纵隔的检查。心电门控技术、呼吸补偿技术、预饱和技术可以减少心脏搏动伪影、呼吸运动伪影、血液流动伪影。基本检查序列包括 SE 序列 T_1WI,快速 SE 序列 T_2WI。

正常淋巴结在脂肪组织的衬托下能部分显示,气管右旁组显示率较高。胸腺呈均匀信号,T_1WI 低于脂肪,T_2WI 呈等或略高信号,退化后由脂肪取代,呈欠均匀的高信号。

第二节　基本病变的影像学表现

一、纵隔形态和位置异常

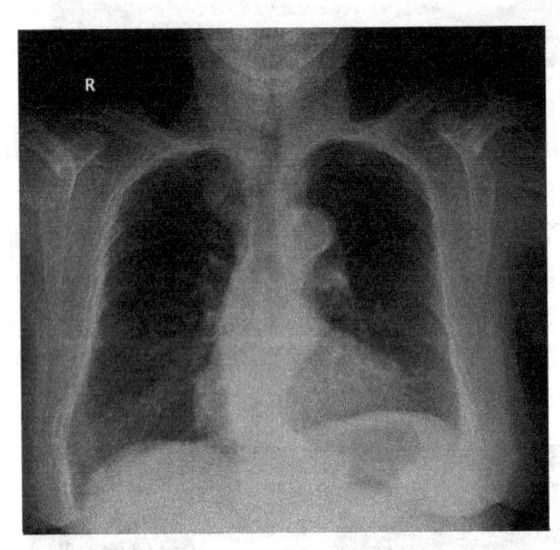

图 13-6　右上纵隔增宽胸部正位片图像
胸部正位片示右上纵隔增宽,为淋巴结肿大所致

纵隔形态异常多表现为纵隔增宽(图 13-6,图 13-7),可由肿瘤、炎症、出血等多种原因所致,肿瘤、出血等占位性病变表现为自纵隔突出于肺野,以宽基底、钝角与纵隔相交,最大径位于纵隔内,病灶外缘光滑整齐。

纵隔位置异常可以由于纵隔内偏侧生长的肿块所致,也可以由肺内病变所致。如肺不张、广泛的胸膜增厚致纵隔向患侧移位。一侧大量胸腔积液、气胸、肺内巨大肿块致纵隔向健侧移位。

二、纵隔密度和信号异常

实质性肿瘤在 CT 图像上表现为软组织密度,有不同程度的强化表现(图 13-8),坏死、囊变部分呈液性低密度,无强化。囊肿性病变表现为类圆形液体样密度影,如支气管囊肿好发于中纵隔气管及主支气管周围,尤其是气管隆突部位多见;心包囊肿好发于右心膈角。脂肪性病变密度更低,无强化表现。纵隔气肿表现为纵隔内气体密度影。纵隔炎性病变表现为脂肪间隙消失,边缘模糊,并可见脓肿、积气。

MRI 图像上,实质性肿瘤在 T_1WI 上信号略高于周围肌肉组织,T_2WI 上多为较高信号,病灶囊性部分信号与水相仿,T_1WI 呈低信号,T_2WI 呈高信号。如囊内蛋白成分较多,则 T_1WI、T_2WI 均为高信号。病灶内出血灶的 T_1WI、T_2WI 信号较为复杂,其变化与血肿期龄有关。脂肪性病变 T_1WI、T_2WI 均为高信号,脂肪抑制成像呈低信号。纵隔气肿则 T_1WI、T_2WI 均为低信号。

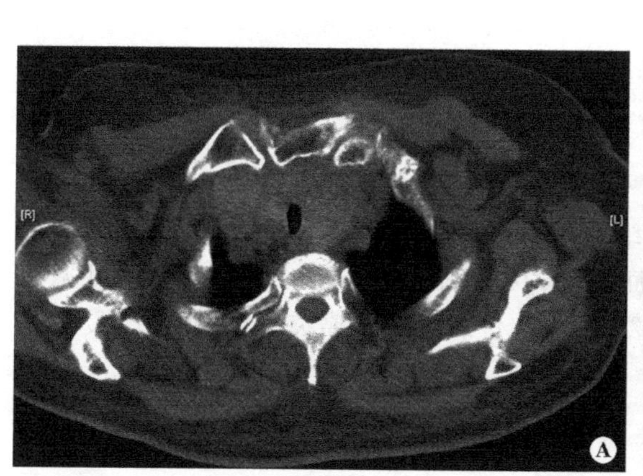
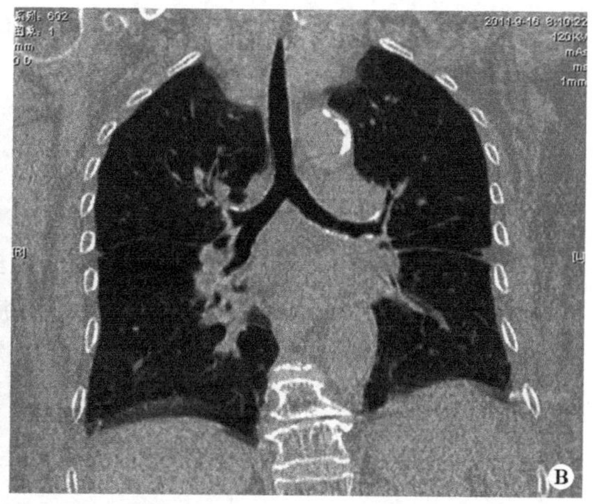

图 13-7　两上纵隔增宽 CT 图像

A. CT 平扫横断面；B. CT 冠状面重组图像示两上纵隔增宽，为肿大的胸内甲状腺所致

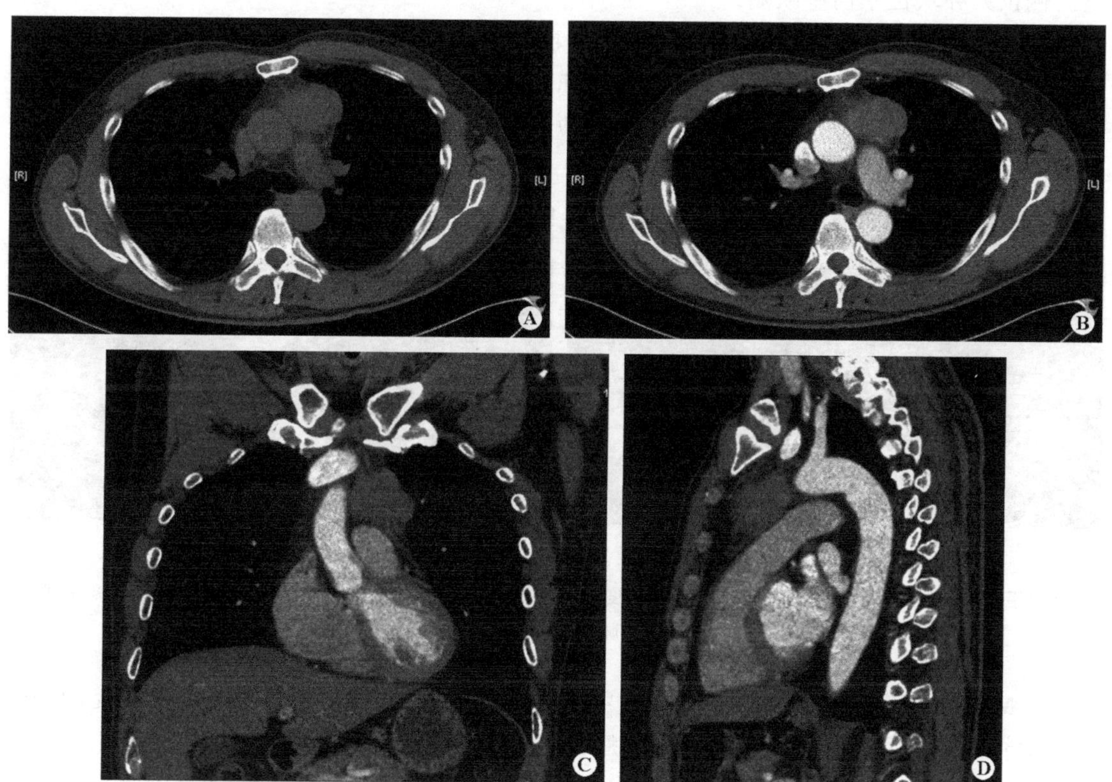

图 13-8　左前上纵隔胸腺瘤 CT 图像

A. CT 平扫横断面示前上纵隔软组织密度肿块，CT 值约 45HU；B. CT 增强示肿块有强化，CT 值约 65HU；C. CT 增强冠状面重组图像示肿块偏左，位于升主动脉左侧、肺动脉上方；D. CT 增强矢状面重组图像示肿块位于肺动脉前方

第三节　常见疾病的影像学诊断

纵隔的原发肿瘤及肿瘤样病变种类很多，但一般有其特定的好发部位。在胸廓入口区，成年人常见的是甲状腺来源的病变，儿童则以淋巴瘤多见。在前纵隔，以胸腺瘤、畸胎瘤多

见。在中纵隔,以淋巴瘤、支气管囊肿多见。在后纵隔,以神经源性肿瘤多见。

一、胸 腺 瘤

(一) 病理与临床

胸腺瘤(thymoma)是指来源于胸腺上皮细胞的原发肿瘤。前纵隔肿瘤中约 50% 为胸腺瘤,多见于 40～50 岁。临床症状主要是重症肌无力。肿瘤多位于前纵隔中部,内可见囊变、出血,偶有钙化。胸腺瘤有侵袭性和非侵袭性之分,侵袭性胸腺瘤突破包膜生长,侵犯纵隔内其他组织,术后易复发,可发生转移。

(二) 影像学表现

1. X 线表现 胸片见第 4～5 胸椎平面软组织肿块自纵隔突出,圆形或椭圆形,边缘光整。侧位见肿块位于前中纵隔。

2. CT 表现 非侵袭性胸腺瘤 CT 平扫示前纵隔内类圆形软组织肿块,多数密度均匀。增强后均匀强化,囊变的部分呈低密度且无强化表现(图 13-8,图 13-9)。侵袭性胸腺瘤肿块常较大,密度不均匀,包膜不完整,周围脂肪组织层消失(图 13-10),侵犯邻近的胸膜、心包膜等结构,并可伴胸腔积液。

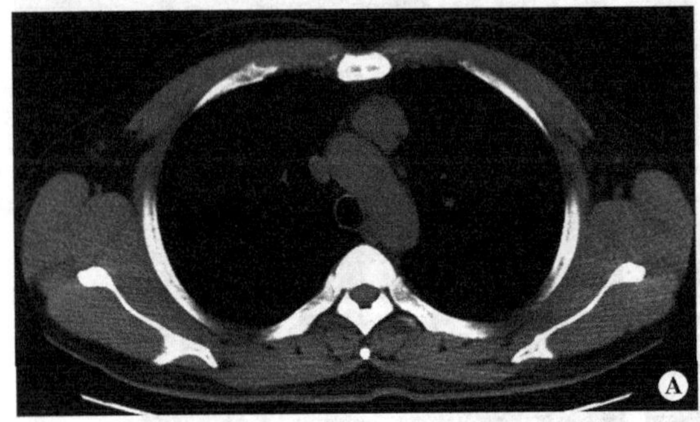

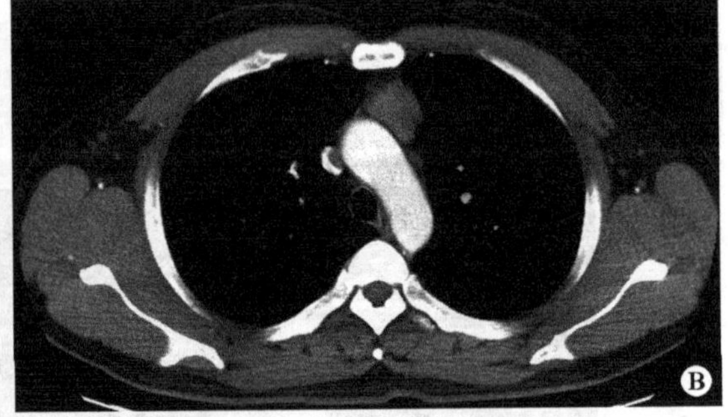

图 13-9 非侵袭性胸腺瘤 CT 图像

A. CT 平扫示前上纵隔主动脉弓与胸骨间软组织密度肿块,密度均匀,边缘浅分叶状;B. CT 增强示肿块均匀强化,肿块与主动脉弓之间脂肪间隙清晰

3. MRI 表现 平扫示肿块与肌肉信号相似,增强后轻度强化。肿块内可有囊变,T_1WI 呈低信号,T_2WI 呈高信号。侵袭性胸腺瘤包膜不完整,环绕肿块的纵隔脂肪被侵蚀。

(三) 鉴别诊断

胸内甲状腺:可以是颈部甲状腺肿块长大进入胸腔内,也可以是异位胸内甲状腺病变,位置较高,多近胸廓入口处,较大肿块将气管向对侧推移,肿块随吞咽动作上下移动。CT 平扫示肿块密度稍高于胸壁肌肉,常见高密度钙化灶及低密度的囊变或出血灶。增强示肿块实质部分明显持续强化。MRI T_1WI、T_2WI 肿块呈等信号,实质部分明显强化,囊变区域呈明显的 T_1WI 低信号、T_2WI 高信号改变(图 13-11)。

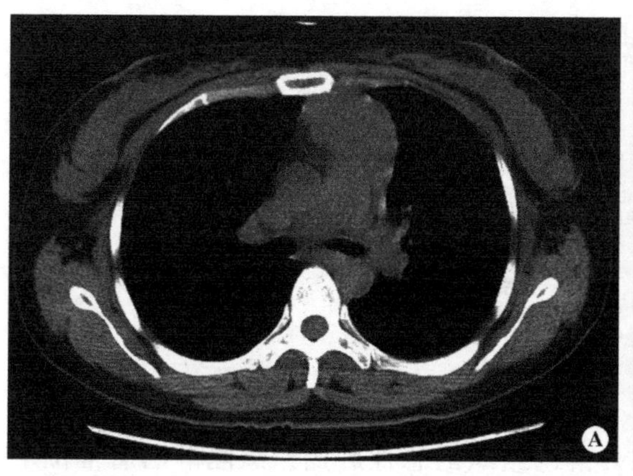
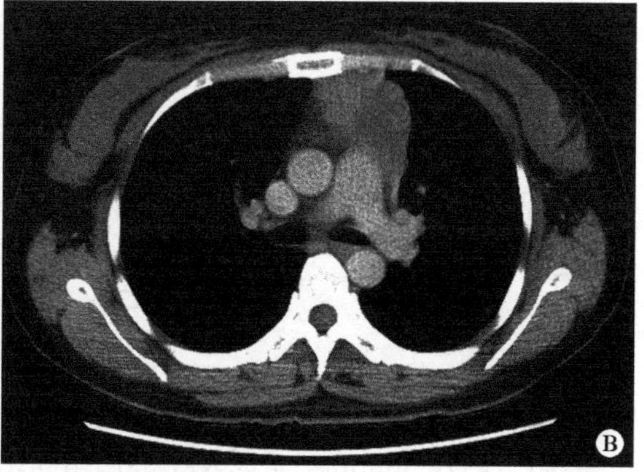

图 13-10　侵袭性胸腺瘤 CT 图像

A. CT 平扫示肺动脉与胸骨间肿块，密度尚均匀，形态不规则；B. CT 增强示肿块不均匀强化，见低密度囊变区域，肿块与肺动脉之间脂肪间隙消失，肺动脉壁模糊

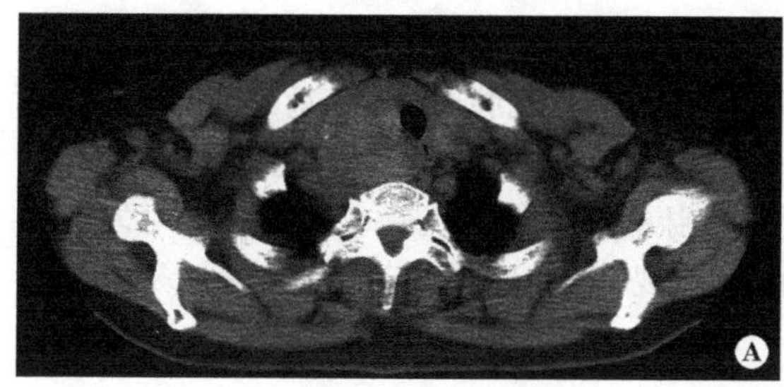
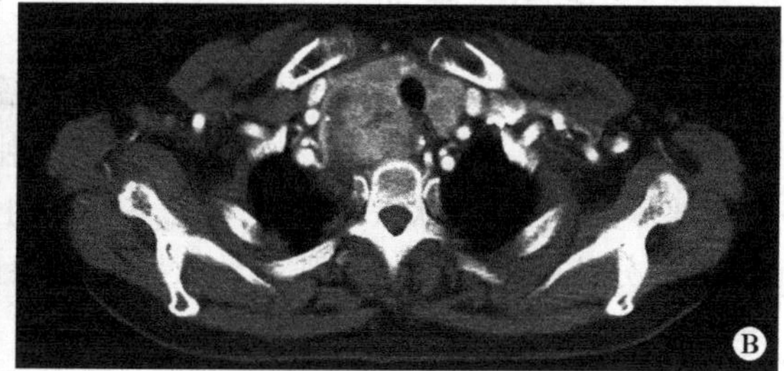

图 13-11　胸内结节性甲状腺肿 CT 图像

A. CT 平扫示上纵隔气管两侧甲状腺软组织密度肿块，密度欠均匀，气管受压移位、变形；B. 增强后明显不均匀强化

二、畸 胎 瘤

（一）病理与临床

畸胎瘤(teratoma)是由 2～3 个胚层的多种组织构成的肿瘤。畸胎瘤分为囊性和实质性两类。囊性畸胎瘤又称为皮样囊肿，含外胚层及中胚层结构，囊内为皮脂样液体。实性畸胎瘤组织成分复杂，含外、中、内三胚层结构。畸胎瘤病理分为：①成熟型畸胎瘤，即良性畸胎瘤，由已分化成熟的组织构成。②未成熟型畸胎瘤，即恶性畸胎瘤，由胚胎发生期的未成熟组织结构构成，多为神经胶质或神经管样结构，常有未分化、有丝分裂增多的恶性病理表现。

本病 20～40 岁多见，80％为良性，常位于前纵隔中部，肿瘤较大时出现胸痛、咳嗽、胸腔积液、咳出毛发等症状。

（二）影像学表现

1. X 线表现　胸片示圆形或椭圆形肿块突出于肺野，边缘清晰；侧位位于前中纵隔。如密度不均匀，发现致密的骨骼影或牙齿影可明确诊断。包壳样钙化可提示肿块为囊状。

2. CT 表现　前纵隔内边缘光滑的厚壁囊性肿块，囊壁常有钙化，病灶内密度不均匀，囊内出现脂肪、脂液平面、骨骼、牙齿等为特征性表现。少数病灶以软组织成分为主，形成实性畸胎瘤。如出现周围脂肪层不清、邻近结构受累，则提示恶性畸胎瘤可能。

3. MRI 表现 肿瘤内出现脂肪、水、软组织的混杂信号，钙化、骨骼、牙齿等呈低或无信号。

（三）鉴别诊断

胸腺瘤：胸腺瘤和畸胎瘤均为前纵隔的常见肿瘤。囊性畸胎瘤依据肿瘤内的脂肪密度、钙化及骨化等较易诊断。实性畸胎瘤和胸腺瘤的鉴别确实有一定困难。

三、淋 巴 瘤

（一）病理与临床

淋巴瘤(lymphoma)是原发于淋巴结和结外淋巴组织的恶性肿瘤。纵隔淋巴瘤常位于前、中纵隔，20～30 岁以及 60～80 岁为两个高峰年龄段。临床表现为浅表淋巴结肿大、发热、消瘦、咳嗽、上腔静脉阻塞综合征等。

（二）影像学表现

1. X 线表现 胸片示纵隔增宽，呈波浪状，密度均匀。侧位见肿块多位于前纵隔和中纵隔。

2. CT 表现 前纵隔、中纵隔多组淋巴结肿大，常融合成块，尤其易累及血管前间隙组、主动脉弓旁、上腔静脉后组为最多见，易包绕上腔静脉等大血管及气管。肿块多呈均匀软组织密度，分叶状。轻到中度强化。放疗后肿块内易出现坏死、囊变、钙化灶。病人多伴有全身其他部位的淋巴结肿大(图 13-12)。

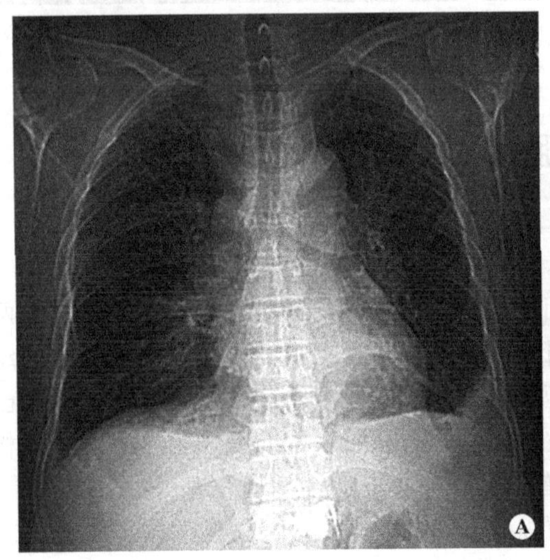

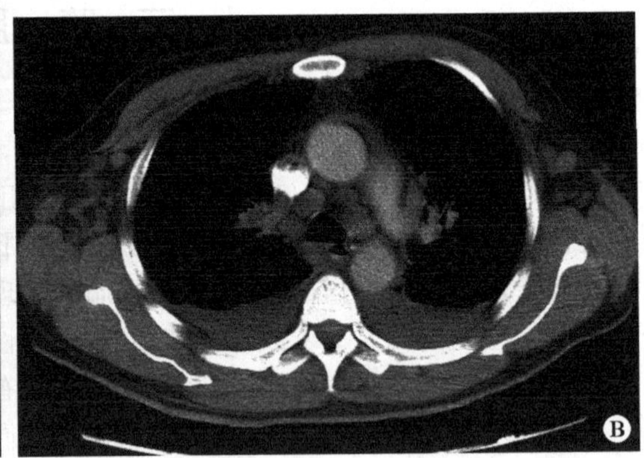

图 13-12 淋巴瘤 X 线和 CT 图像

A. 胸部正位片示上纵隔影明显增宽，右肺门增大，呈结节状致密影；B. CT 示增强示主-肺动脉窗和右肺门淋巴结增大。双侧胸膜腔积液。双侧腋下多个增大的淋巴结

3. MRI 表现 肿大的淋巴结信号通常均匀，T_1WI 呈等或稍低信号，T_2WI 呈稍高信号。放疗后的纤维化在 T_2WI 呈低信号，残余活动性肿瘤则为较高信号。

（三）鉴别诊断

结节病：表现为双侧肺门、隆突、气管旁淋巴结增大，并常融合呈团块状，但是临床症状

轻微，且有自愈倾向。

四、神经源性肿瘤

（一）病理与临床

神经源性肿瘤是指来源于后纵隔交感神经节、副神经节、末梢神经的肿瘤，是后纵隔最常见的肿瘤。多位于胸椎两侧的椎旁沟内。成人最常见的是神经纤维瘤(neurofibroma)和神经鞘瘤(neurilemmoma)，以 20～30 岁多见，儿童最常见的是神经母细胞瘤(neurobalstoma)。肿瘤压迫邻近器官可导致胸背痛、吞咽困难等症状。

（二）影像学表现

1. X 线表现 胸片示后纵隔、胸椎前方或两旁的半圆形影，上下缘与脊柱呈钝角，密度均匀，边缘光整，邻近肋骨皮质受压变薄，椎间孔可扩大。

2. CT 表现 平扫示脊柱旁沟内类圆形肿块，如果肿块部分位于椎管内，则呈哑铃状肿块，并见椎间孔扩大。肿块内脂质含量较多，平扫等于或略低于软组织密度，中度强化。部分肿块内有囊变区。肿瘤周围的肋骨、胸椎皮质受压变薄。恶性肿瘤如神经母细胞瘤可伴大量钙化、周围骨质破坏、邻近血管被包绕等征象(图 13-13)。

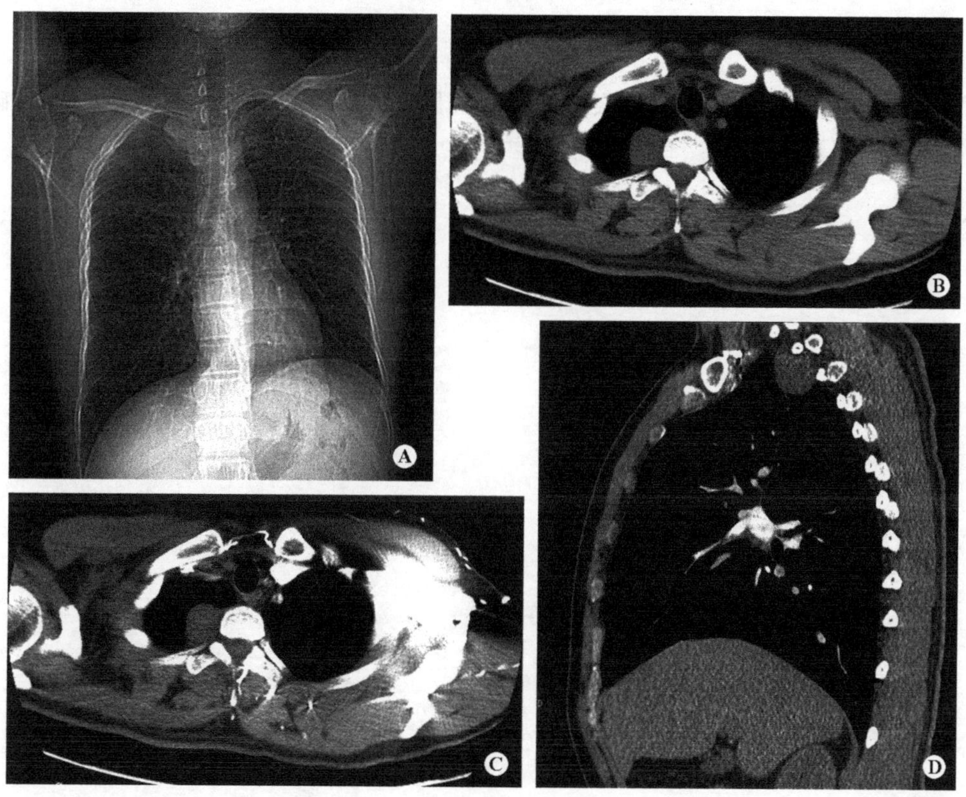

图 13-13 右上纵隔神经鞘瘤 CT 图像

A. 胸部正位片示右上纵隔脊柱旁圆形软组织密度影；B. CT 平扫示右侧后上纵隔脊柱旁圆形软组织密度肿块影，密度均匀，边缘光整；C. CT 增强示病灶轻度强化，密度均匀；D. CT 增强矢状位重组图示肿块位于后上纵隔，与脊椎关系密切

3. MRI 表现 脊柱周围实质性肿块，T_1WI 呈等信号，与肌肉相似，T_2WI 略高于肌肉，部分信号不均匀(图 13-14)，轻至中度强化。

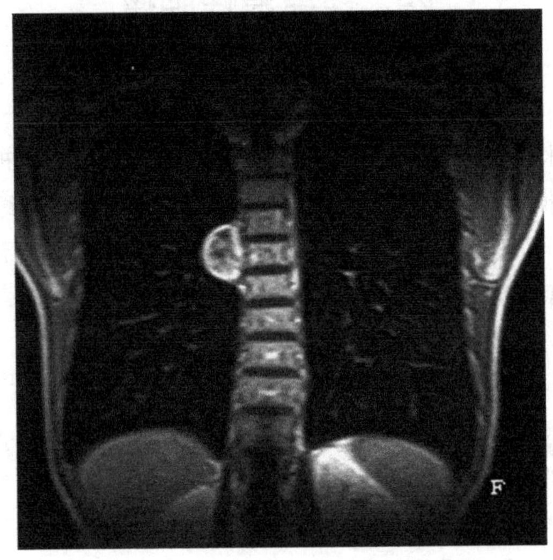

图 13-14 右中纵隔神经鞘瘤 CT 图像

MRI 冠状位 T_1WI 图像示胸椎右旁椭圆形病灶，病灶内部呈混杂信号，边缘呈高信号

(三) 鉴别诊断

食管癌：食管癌向腔外生长，也会形成后纵隔肿块。食管钡餐检查可见食管黏膜破坏，管壁僵硬，管腔狭窄。

(黄学菁)

第十四章　乳　　腺

乳腺疾病是妇女常见病、多发病。影像学检查是为了检出病变并作出诊断及鉴别诊断；对乳腺癌进行分期及预后评估；乳腺疾病治疗后的随访等。不同影像检查方法有着不同的价值，X线摄影和超声检查是目前乳腺的主要影像检查方法，MRI是对前两者的重要补充，具有重要的诊断价值。由于CT的X射线量偏大，通常不主张直接应用于乳腺疾病的检查。

第一节　影像学检查方法和正常影像学表现

一、乳腺的X线检查及正常X线表现

（一）X线检查方法

乳腺X线检查需采用产生软射线的专用X线机（见总论相关章节）。常规采用内外侧斜位（mediolateral oblique，MLO）及头尾位（craniocaudal，CC）投照，尽量同时投照双侧乳腺，有利于对比，必要时辅以侧位、局部压迫摄影及全乳或局部压迫放大摄影等。乳腺数字化成像，动态范围宽，具有多种后处理功能，扩展了X线检查范围。由于乳腺腺体组织随月经周期变化而有所变化，月经后1～2周内为检查的最佳时间。乳腺导管造影应用于有乳头溢液的患者；经乳头溢液导管开口注入对比剂后摄影，对乳腺导管疾病进行诊断。

（二）正常X线表现（图14-1，图14-2）

乳腺在人体中是变异最大的器官之一，随着女性年龄、月经周期、妊娠、经产、哺乳、内分泌状态等变化，乳腺的实质的厚度与密度也会发生变化；均可对影像学表现产生影响。因此，诊断中应注意双侧乳腺对比，注重体检，并结合上述各种因素进行综合分析。

1. 乳头及乳晕　乳头呈密度较高的类圆形影，位于锥形乳腺的顶端和乳晕的中央。乳晕呈盘状高密度影，位于乳头周围，乳晕区皮肤厚度为1～5mm。

2. 皮肤及皮下脂肪　皮肤呈厚度均匀一致线样影，厚度为0.5～3mm。皮下脂肪为低密度透亮带，位于皮肤下方，其内有纤维间隔、血管及悬吊韧带；为交错、纤细而密度较淡的线样影。

3. 悬吊韧带　又称Cooper韧带，对乳房起支持和固定作用。悬吊韧带因发育不同而有所差异：发育差者可不显示或仅显示为皮下脂肪层内纤细的线状影；发育良好者则表现为狭长的三角形或锯齿状影，尖端指向乳头，基底位于浅筋膜的浅层。

4. 浅筋膜浅层　X线表现为皮下脂肪层与腺体组织之间的一连续而纤细的线样影，线样影有时呈锯齿状，齿尖部即为悬吊韧带附着处。

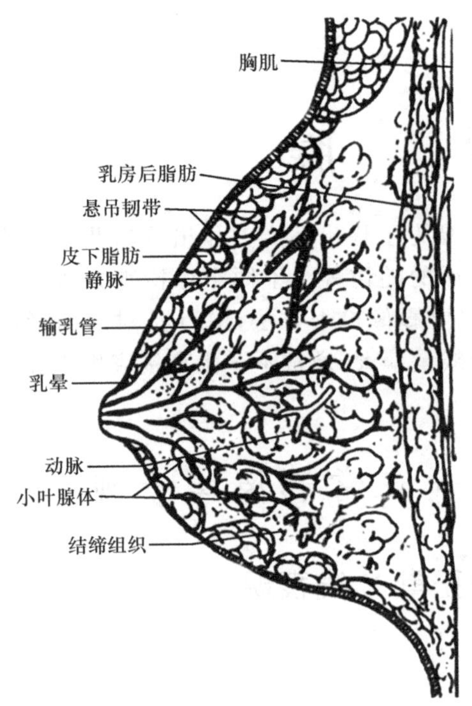

图 14-1 正常乳腺解剖示意图

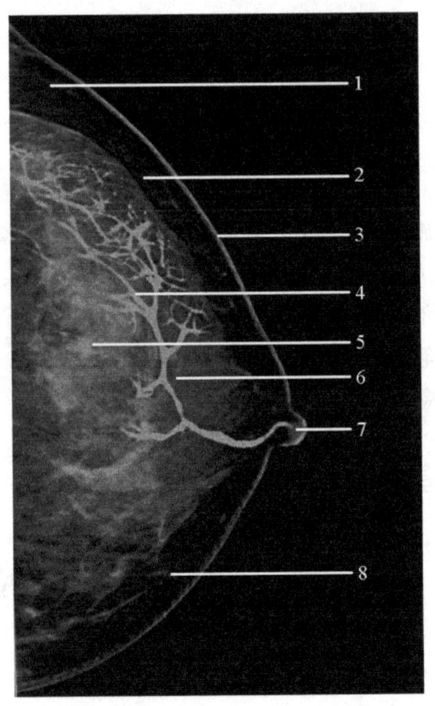

图 14-2 X线乳管造影图像

1. 皮下脂肪；2. 浅筋膜浅层；3. 皮肤；4. 乳导管；5. 腺体；6. 静脉；7. 乳头；8. 悬吊韧带

5. 腺体组织 X线表现为片状致密影，边缘多较模糊。腺体组织随年龄增长X线表现变化较大：将其分为三种不同类型：①致密型乳腺；年轻女性或中年未育者，因腺体及结缔组织较丰富，脂肪较少，X线表现为整个乳腺呈致密影；②中间混合型乳腺；中年女性随着年龄增加，腺体组织逐渐萎缩，脂肪组织增加，X线表现为片状致密影，其间可见散在的透亮区；③脂肪型乳腺；生育后的老年女性，整个乳腺大部或几乎全部由脂肪组织、乳导管、残留的结缔组织及血管构成，X线片上为大片状透亮区。

6. 乳导管 正常人有15～20支乳导管，开口于乳头，向深部逐渐呈树枝样分支，终止于腺泡。X线片上有时可以显示大导管影，起自乳头下方，呈3～5条线样阴影，放射状向乳腺深部走行，由于分支逐渐变细，以至消失不可辨认。乳腺导管造影能清楚显示大导管及其分支。

7. 乳腺后脂肪 乳腺组织与胸壁之间的脂肪组织形成的间隙，X线表现透亮线，与胸壁平行，厚度为0.5～2mm，向上可达腋部。

8. 血管 X线上为乳腺皮下脂肪层中线条状影，一般双侧粗细大致相等，多数为乳腺静脉的影像。未婚妇女静脉多较细小；生育及哺乳后静脉增粗。乳腺的较大动脉可显示，乳腺的小动脉一般不显示，但在老年妇女乳房X线片上有时可见到个别的小动脉的句号形或双轨状血管钙化影。

9. 淋巴结 X线表现为腋前或腋窝软组织内的圆形、椭圆形及蚕豆样影，或呈环形、半环形影，边缘较光滑。有时一侧凹陷形成“淋巴结门”，血管、神经和淋巴管由此进出。正常淋巴结大小差别较大，大者10mm左右。乳腺内淋巴结一般不显影，有时可显示为结节状影，直径多在10mm以下。

正常乳腺的X线表现与年龄等因素密切相关，个体差异很大，缺乏恒定的X线类型，目前尚无统一的分型标准。国内外许多学者对正常乳腺均作过分型，美国放射学会提出的乳腺影像报告和数据系统(breast imaging reporting and data system，BI-RADS)将乳腺分为4型：①脂肪型：乳腺内几乎全部为脂肪组织，腺体组织＜25%；②少量腺体型：乳腺内散在腺体组织在25%～50%之间；③多量腺体型：乳腺呈不均匀致密表现，腺体组织在50%～75%之间；④致密型：乳腺组织非常致密，腺体组织＞75%。这种分型的主要意义在于表明不同乳腺X线类型的病变检出率不同，发生在脂肪型乳腺中病变的检出率可达80%；而发生在致密型腺体中病变的检出率只有30%(图14-3)。

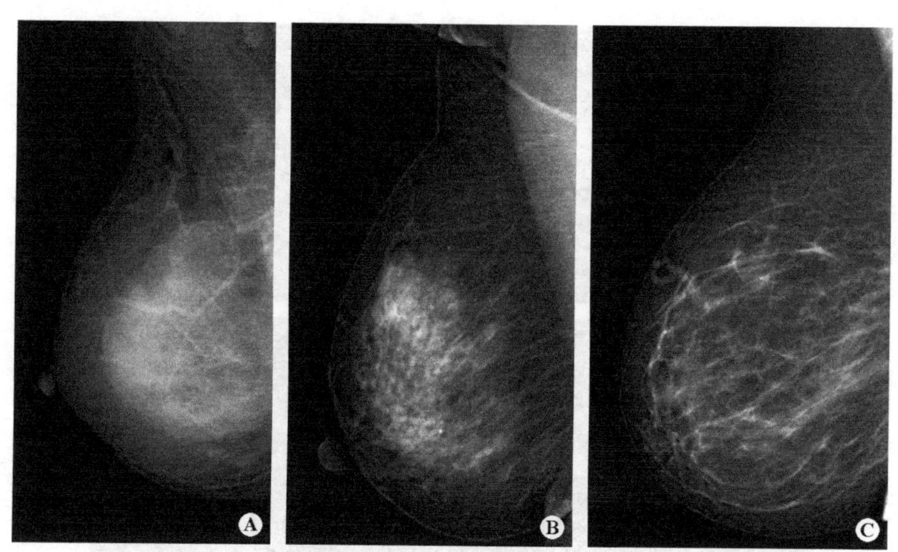

图14-3　乳腺类型X线图像

A. 致密型乳腺；B. 中间混合型乳腺；C. 脂肪型乳腺

二、乳腺的MRI检查及正常MRI表现

(一) MRI检查方法

患者俯卧于检查床上，双乳自然悬垂于特制的乳腺相控阵表面线圈的双孔内。扫描方位可采用横断面、矢状面及冠状面。层厚一般不大于5mm，无层间距。范围要包括全部乳腺，必要时包括腋窝。最常用的成像序列包括自旋回波序列、快速自旋回波序列、反转恢复序列和梯度回波序列等。其中，应用脂肪抑制成像技术非常重要。乳腺MRI检查最佳时间为月经后1～2周进行。

乳腺MRI通常采用T_1WI和T_2WI检查。并常规进行MRI增强检查，所用的对比剂为Gd-DTPA，剂量为0.1～0.2mmol/kg，静脉内团注后，行快速梯度回波T_1WI不同时相动态扫描。可于普通检查后加行MR扩散加权成像(DWI)和MR波谱成像(MRS)检查，有助于乳腺良、恶性病变的鉴别。

(二) 正常MRI表现

乳腺MRI表现因所用脉冲序列不同而有所差别(图14-4)。

(1) 腺体组织和乳导管：乳腺实质类型不同，MRI表现亦有所差异：致密型的腺体组织占乳腺的大部或全部；在 T_1WI 及 T_2WI 上表现为一致性的中等或稍高信号，周围是高信号的脂肪层；脂肪型乳腺主要由高信号的脂肪组织构成，残留的部分条索状乳腺小梁在 T_1WI 和 T_2WI 上均表现为低及中等信号；中间混合型乳腺的表现介于以上两者之间。

(2) 脂肪组织：通常在 T_1WI 及 T_2WI 上均呈高信号，在脂肪抑制序列上呈低信号，增强后几乎无强化。

(3) 动态增强扫描时，正常乳腺实质表现为轻度、渐进性强化且不超过增强前信号强度的1/3。

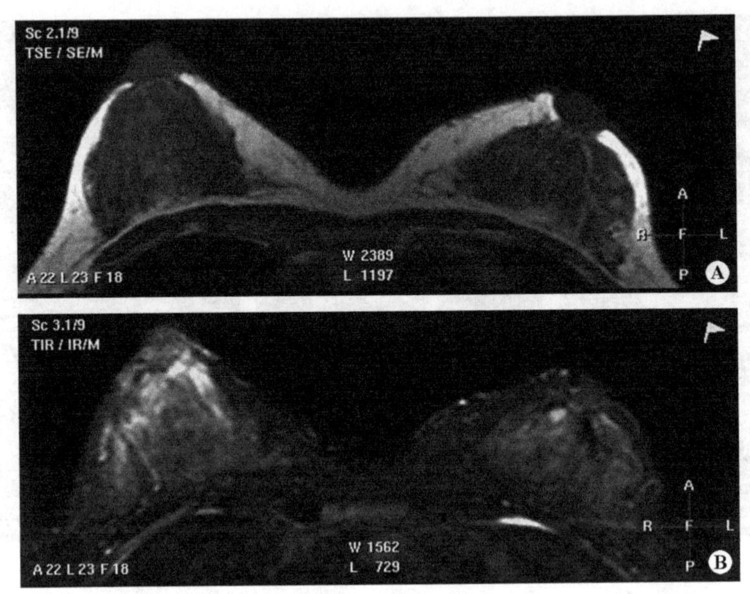

图 14-4 乳腺 MRI 图像

A. 横断面 T_1WI 图像；B. 横断面 T_2WI 脂肪抑制图像

第二节 基本病变的影像学表现

1. 肿块 肿块是指占位性病灶，可见于良性及恶性病变，X线片对肿块的确定应在两个不同投照位置上均可见到，分析时应注重以下几个方面：①形状：肿块的形状可分为圆形、卵圆形、分叶状及不规则形，按此顺序，良性病变的可能性依次递减，而乳癌的可能性依次递增（图 14-5，图 14-6）。②边缘：肿块边缘清晰、光滑、锐利者多属良性病变；边缘有明显分叶、边缘模糊及长短不一毛刺多为恶性征象，有时肿块表现为边缘模糊时应注意是否与正常组织重叠所致，进行局部压迫点片可为诊断提供帮助（图 14-7）。③密度：密度可分为高密度、等密度、低密度和含脂肪密度。一般良性病变呈等密度或低密度，多与正常腺体近似；恶性病变密度多较高，极少数乳腺癌可低密度。含脂肪密度肿块仅见于良性病变，如错构瘤、脂肪瘤等。④大小：肿块大小对良、恶性的鉴别并无意义，但当临床检查测量的肿块明显大于X线所见时，则恶性可能性较大。⑤肿块周围透亮线及透明晕为：肿块推压周围脂肪组织形成；有时仅显示一部分。透亮线多见于良性病变，如纤维腺瘤或囊肿性病变，透明晕多见于恶性肿瘤（图 14-8）。

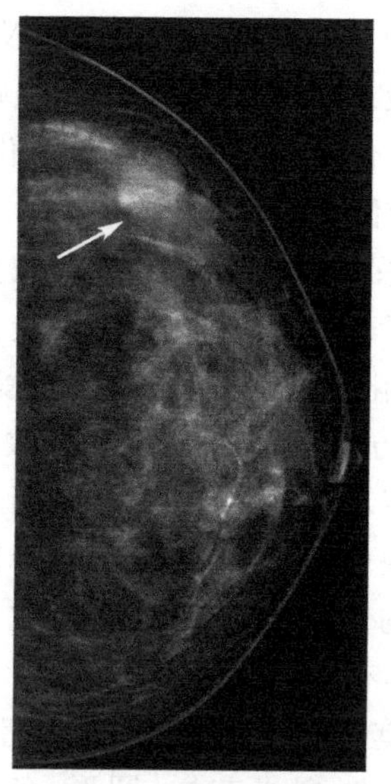

图 14-5　乳腺良性肿块 X 线图像

右乳 CC 位片示肿块圆形，边缘光滑、清晰，见透亮线环绕（↑）

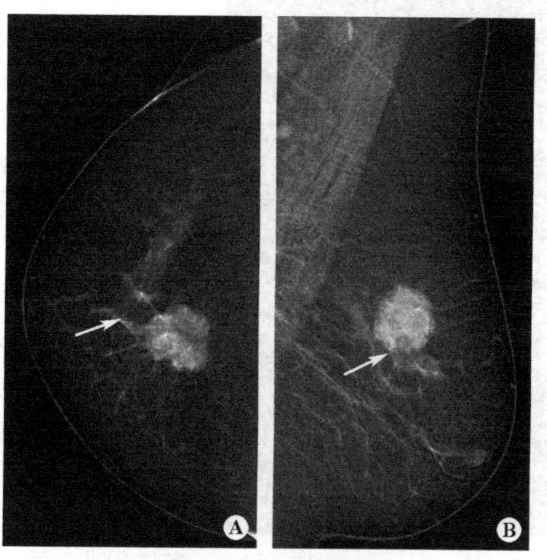

图 14-6　乳腺恶性肿块 X 线图像

A. 左乳 CC 位；B. MLO 位片示肿块边缘分叶状，见数个长毛刺，周围血管增粗（↑）

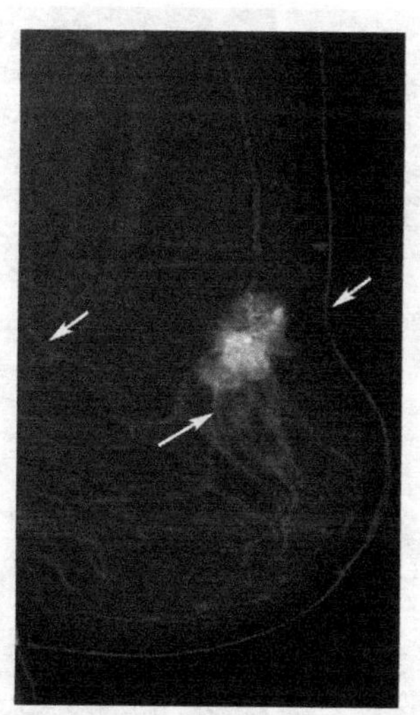

图 14-7　乳腺恶性肿块 X 线图像

左乳 MLO 位片示，肿块边缘分叶状，见长短不一毛刺，局部皮肤凹陷（↑）

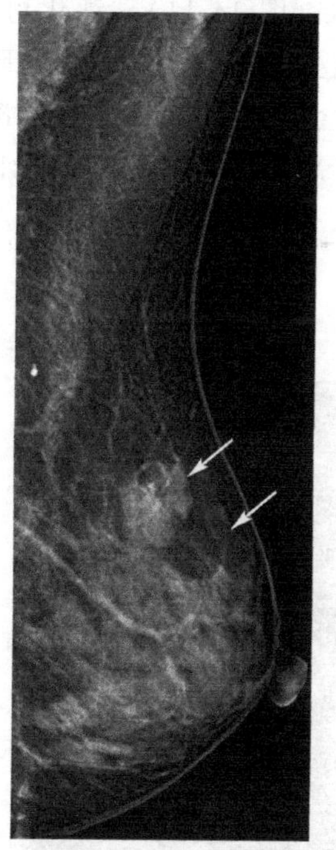

图 14-8　乳腺恶性肿块 X 线图像

左乳 MLO 位片示，肿块分叶状边缘，周围见透明晕（↑）

MRI 对肿块的分析与 X 线片有相似之处。平扫检查，病灶形态不规则，呈星芒状或蟹足样，边缘不清晰或呈毛刺样为恶性病变；反之，形态规则，边缘清晰则提示为良性。但少数病变和小的病变可表现不典型。平扫 T_1WI 上肿块多呈中低信号；T_2WI 上肿块信号各异；

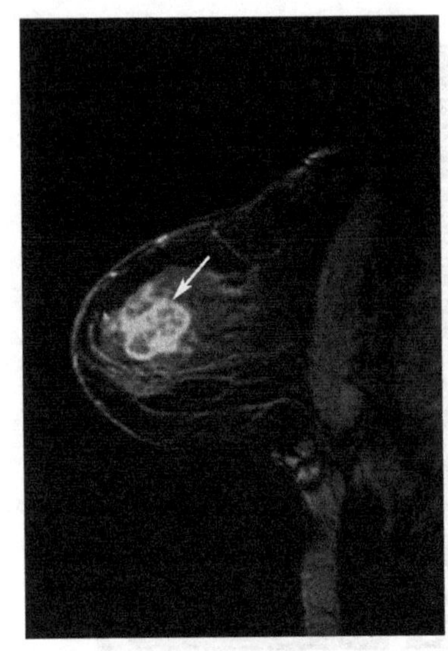

图 14-9 乳腺癌的 MRI 增强图像
左乳 MRI 矢状位，呈边缘环状强化向中心渗透，呈向心样强化(↑)

纤维成分含量多的肿块呈中低信号，细胞及含水量多的肿块呈高信号。一般良性病变内部信号强度多较均匀；恶性病变内部可有液化、坏死、囊变或纤维化，甚至出血，可表现为高中低混杂信号。

动态增强检查恶性病变强化不均匀或呈边缘强化，强化方式亦多由边缘环状强化向中心渗透，呈向心样强化；而良性病变的强化多均匀一致或呈弥漫性斑片样强化，部分病变的强化方式由中心向外围扩散，而呈离心样强化。动态增强血流动力学表现：通常乳腺恶性病变增强后信号强度趋向快速明显增高且快速下降；而良性病变则表现为延缓的均匀强化或渐进性强化，病变的信号强度在增强晚期仍具有上升趋势(图 14-9)。

2. 钙化 乳腺良、恶性病变均可出现钙化；良性钙化多较粗大，可呈颗粒状、爆米花样、圆形、条状、新月形或小环形，密度较高，比较分散(图 14-10)；恶性钙化形态多呈细小砂粒状、线样、杆状或叉状，大小不等，浓淡不一，钙化常呈簇状分布(图 14-11)。钙化可位于肿块内或外。钙化的大小形态和分布是鉴别良、恶性病变的重要依据。大多数临床隐性乳腺癌未发现明显肿块，多依据钙化作出诊断。依据美国放射学会提出的 BI-RADS 标准，将乳腺钙化表现类型分为典型良性、中间性(不能定性)和高度可疑恶性三类。超声、MRI、CT 常难以发现 X 线片上的一些微小的钙化。

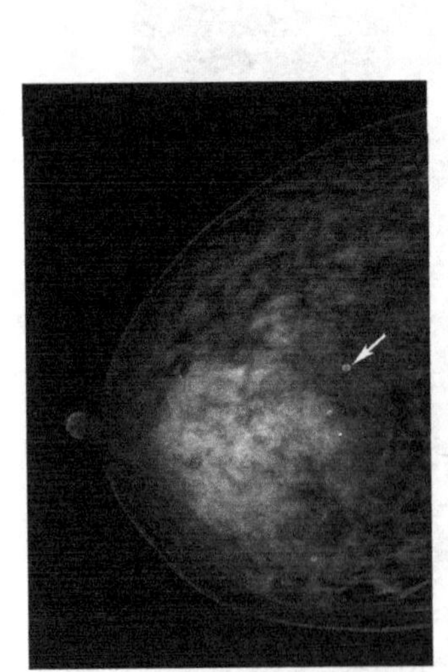

图 14-10 乳腺良性钙化 X 线图像
右乳 CC 位片示腺体内见散在颗粒状、小环形钙化(↑)

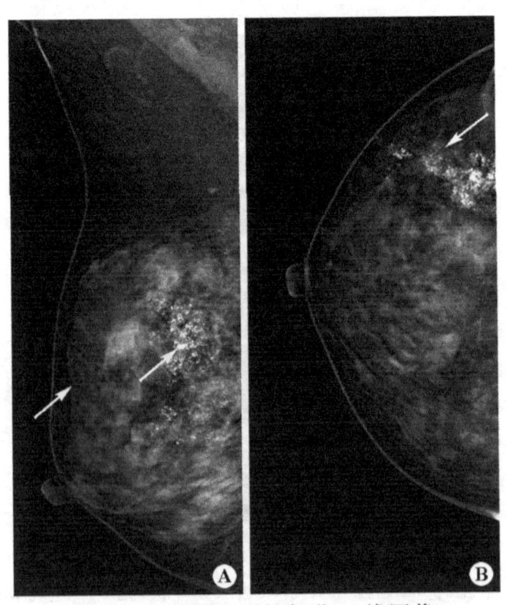

图 14-11 乳腺恶性钙化 X 线图像
A 和 B. 右乳 MLO 位和 CC 位片示外上象限见密集细小砂粒状，呈簇状钙化(↑)

3. 结构扭曲、变形 乳腺实质与脂肪间界面发生扭曲、变形、紊乱，但无明显肿块，系浸润性癌引起的反应性纤维组织增生所致。结构扭曲也可见于良性病变，如慢性炎症、脂肪坏死、手术后瘢痕、活检及放疗后改变等，应注意鉴别。此结构扭曲征象需在 X 线片两个投照体位上均显示时方能判定；难以鉴别时建议活检以除外乳腺癌。

4. 局限性皮肤增厚、凹陷 弥漫性皮肤增厚常见于炎症。局限性皮肤增厚、凹陷多见于恶性肿瘤，由于肿瘤浸润、侵犯皮肤造成皮肤局限性增厚并向肿瘤方向回缩，即酒窝征，但也可为手术后瘢痕。

5. 乳头回缩与漏斗征 乳头回缩、内陷为乳头后方的癌瘤与乳头间有浸润，也见于先天性乳头发育不良，漏斗征为乳头下方三角形致密影；尖端指向腺体内侧，可由于癌瘤浸润乳晕下的非特异性增生所致，但也可见乳晕周围炎症。

6. 乳腺导管异常 表现为乳头下一或数支乳导管增粗、密度增高、边缘粗糙。可见于乳腺恶性病变，也可出见于部分良性病变。乳腺导管造影可显示乳导管异常改变，包括导管扩张、截断、充盈缺损、受压移位、走行僵直、破坏、分支减少及排列紊乱等。

7. 局限性不对称致密 与以前 X 线片比较或两侧乳腺对比有不对称局限致密区；发现一新出现的局限致密区，特别是当致密区呈进行性密度增高或扩大时，应考虑浸润性癌的可能，建议进行活检(图 14-12)。

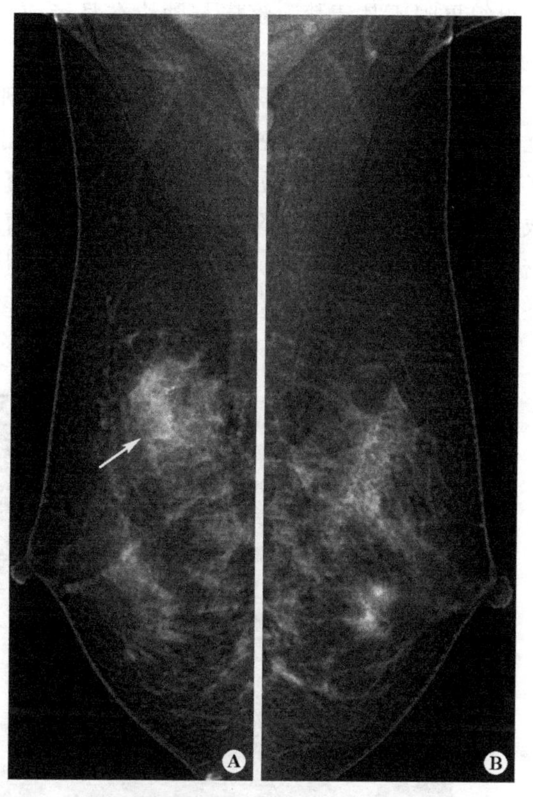

图 14-12 乳腺局限性不对称致密(乳腺癌)X线图像
A 和 B. 右侧和左侧双乳 MLO 位片示右乳外上象限见片状不对称致密影，伴小砂粒状，呈簇状钙化(↑)

8. 血供增多 多见于恶性肿瘤，由于血供增加，可在乳腺内出现增多、增粗、纡曲的异常血管影及病灶周围出现细小静脉丛。

9. 淋巴结肿大 病理性肿大淋巴结一般呈圆形或不规则形，密度增高，低密度的淋巴结门结构消失、实变。淋巴结肿大可为癌瘤转移所致，也可为炎症所致。

乳腺疾病最后诊断可根据美国放射学会提的 BI-RADS 作出评估与分类：包括 BI-RADS 不完全的评估：分类 0；完全的评估：分类 1～6 类。0 类：需要其他的影像评价和(或)先前的乳腺影像片做比较；1 类：阴性，建议进行常规随访；2 类：良性发现；3 类：可能良性的发现，建议初期的短期随访；4 类：怀疑异常，应考虑活检；5 类：高度怀疑恶性，应采用合适的治疗；6 类：活检证实为恶性病变，应采取合适的治疗。

第三节 常见疾病的 X 线表现

一、乳腺增生病

1. 病理与临床 乳腺增生(hyperplasia of breast)是乳腺组织在雌、孕激素周期性作用下发生增生与退化的过程，是女性乳腺中最常见的一类症候群。基本病理改变为乳腺导管和腺泡上皮增生致乳腺导管膨胀，乳腺间质组织增生伴有淋巴细胞浸润；乳腺导管或腺泡上皮呈乳头状增生伴乳管囊状扩张等。

临床上乳腺增生病多见于30～45岁的妇女，单侧或双侧发病。常见症状为乳腺胀痛或刺痛、乳腺内肿块，症状常与月经周期有关。肿块多为双侧多发，以外上象限多见，肿块与周围组织界限不甚清楚。疼痛与肿块在月经前明显，月经过后减轻或消失。

2. 影像学表现

(1) X线表现：根据乳腺增生的各种病理变化，X线征象有所不同：①结节状阴影：孤立、密集或散在的结节，密度与腺体相似或高于腺体，为乳腺小叶增生；②小片状、小球形或半圆形致密影：为瘤样增生；③大片状阴影：密度不均匀，以高密度为主；④小的乳管扩张形成囊肿：呈圆形、卵圆形阴影，密度较纤维腺瘤淡或近似；⑤导管增生可见大导管增粗、扭曲、密度增高的条索状影；⑥密集的串珠状、棉絮状影为腺体重度增生。乳腺增生病影像学表现往往以一种征象为主，还可以多种征象并存(图14-13，图14-14)。

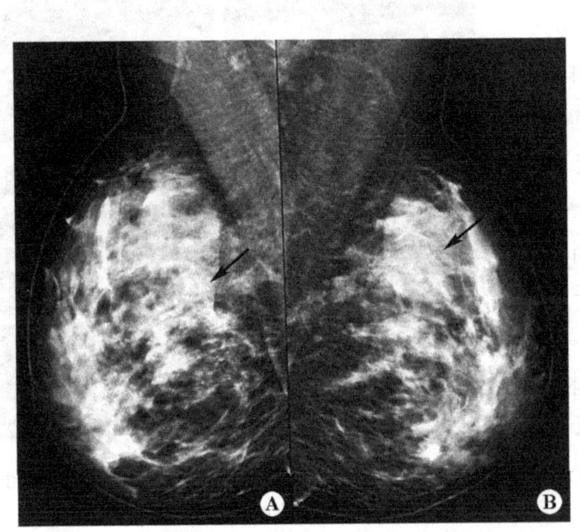

图14-13　乳腺增生病X线图像

双乳MLO位片示，见大片状、结节状阴影，以外上象限为主(↑)

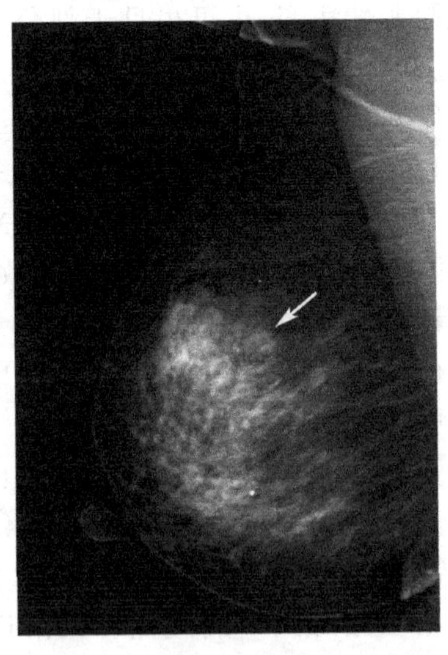

图14-14　乳腺增生病X线图像

右乳MLO位片示，腺体内见串珠状及小结节阴影(↑)

(2) MRI表现：T_1WI上增生的导管、腺体组织表现为中等信号，与正常乳腺组织信号相似；T_2WI上信号强度主要依赖于增生组织内含水量，含水量越高信号强度亦越高。动态增强扫描时，多数病变表现为多发或弥漫性小片状或大片状轻至中度的渐进性强化，随时间的延长强化程度和强化范围逐渐增高和扩大，增生程度越重，强化就越明显。当形成大小不等囊肿，T_1WI上呈低信号，T_2WI上呈高信号，少数囊肿因液体内蛋白含量较高，T_1WI上亦呈高信号。囊肿一般不强化，少数囊肿如有破裂或感染时，其囊壁可有强化。乳腺增生病的MRI诊断应密切结合患者年龄，临床症状及体征，生育史及月经情况等(图14-15)。

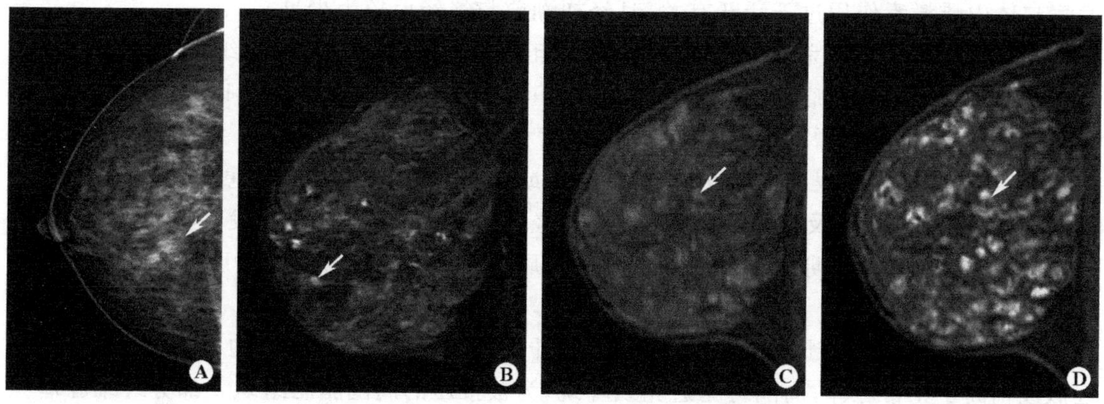

图 14-15 乳腺增生 X 线平 X 线片、MRI 图像

A. 左乳 CC 位 X 线片见多发斑片状、结节状影，与腺体密度相似(↑)；B. 左乳矢状位 MRI 平扫脂肪抑制像 T_2WI 双乳腺体内多发大小不等液体信号灶(↑)；C 和 D. 增强后双乳多发斑点状、斑片状渐进性强化随时间延长强化程度和范围不断提高和扩大(↑)

视窗 14-1

乳腺增生症

乳腺增生症为妇女常见疾病，其特点是乳腺组成成分的增生，在结构数量及组织学形态上表现异常，但非炎症，属中医学“乳癖”范畴。本病多与情志内伤、忧思恼怒有关。

软 X 线乳腺摄片和彩超是乳腺增生症的主要诊断方法。有学者利用软 X 线乳腺摄片研究发现肝郁气滞型大致包括西医临床 5 型中的乳痛症型和小叶增生型，其特点为病程较短，病变多为单侧而局限。X 线表现：多数无阳性征象，病变区呈棉团状或磨玻璃状，且边缘有模糊的密度增高阴影。痰瘀互结型主要包括囊肿型(囊性增生)和腺瘤型，其特点为青年多见，乳房肿块明显质硬，病程较长有恶变之可能。X 线表现：可见磨玻璃状密度增高阴影，合并棉团状阴影、小囊状透光区、结节形圆形、椭圆形密度增高阴影，大小不等，密度不均，但边缘光整。冲任失调型包括乳痛症型、小叶增生型、纤维腺瘤型、纤维化型、囊肿型。但以乳腺纤维化及腺瘤型为主。该型病变广泛，病程长，年龄偏大，多在 35 岁以上，症状明显且复杂多样。主要 X 线表现：双侧乳腺密度增高，可见不规则高低不均密度增高影，呈磨玻璃状、团絮状、条斑状病灶，部分可见不规则钙化点。

利用不同影像学手段，可观察病情变化，尤其是功能成像技术的应用或许可为肝主疏泄等中医基础理论研究提供新的思路。

3. 鉴别诊断

(1) 乳腺增生病的囊性增生中的囊肿应与多发纤维腺瘤鉴别。

(2) 局限性瘤样增生应与乳腺癌鉴别。

二、乳腺纤维腺瘤

1. 病理与临床 乳腺纤维腺瘤(fibroaderloma of breast)是乳腺最常见的良性肿瘤，其发病与体内雌激素作用过于活跃有关,月经初潮前与绝经后较为少见。

病理改变为肿瘤有完整包膜,生长缓慢。组织学上是由乳腺纤维组织和腺管两种成分增生共同构成的良性肿瘤;可表现为以纤维组织为主要成分,也可表现为以腺上皮为主要成分,多数是以纤维组织增生为主要改变。

临床上多见于40岁以下的女性,可为一侧或两侧,也可多发。多数患者无症状,也可触及乳房肿块,不伴疼痛及其他不适,少数可有轻度疼痛,为阵发性或偶发性,或在月经期明显。触诊时多为圆形或卵圆形肿块,表面光滑,质地硬韧,边界清楚,活动度好。

2. 影像学表现

(1) X线表现:纤维腺瘤为圆形或卵圆形肿块,直径多为1～3cm,边缘光滑整齐,密度近似或稍高于正常腺体,周围可见透亮线环绕,为被推压的周围脂肪组织。部分纤维腺瘤可见钙化,呈粗颗粒状、分支状或斑点状(图14-16)。

(2) MRI表现:T_1WI多表现为低信号或中等信号,圆形、卵圆形或分叶状,大小不一,边界清晰。在T_2WI上,根据肿瘤内细胞、纤维成分含量不同而表现为不同的信号强度:纤维成分含量多的纤维性纤维腺瘤表现信号强度低;而水及细胞含量多的黏液性及腺性纤维腺瘤信号强度高。肿瘤内结构多较均匀,信号一致。

动态增强MRI扫描:纤维腺瘤表现亦可各异,但大多数表现为缓慢渐进性的均匀强化或由中心向外围扩散的离心样强化,少数者,如黏液性及腺性纤维腺瘤亦可呈快速显著强化,其强化类型有时难与乳腺癌鉴别(图14-17)。

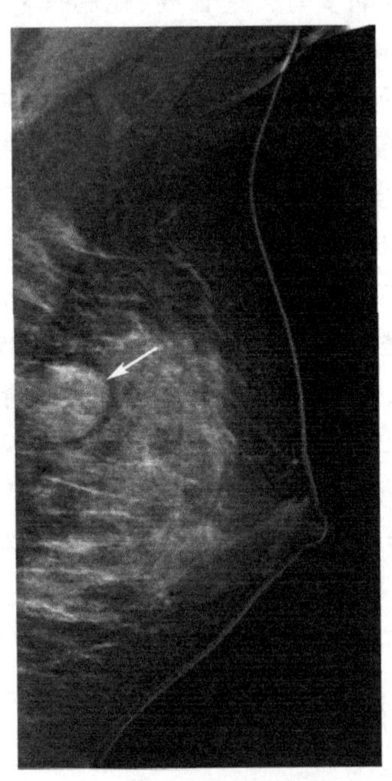

图14-16 乳腺纤维腺瘤X线图像

左乳MLO位片示,卵圆形肿块,边缘光滑整齐,密度近似或稍高于正常腺体,周围见透亮线环绕(↑)

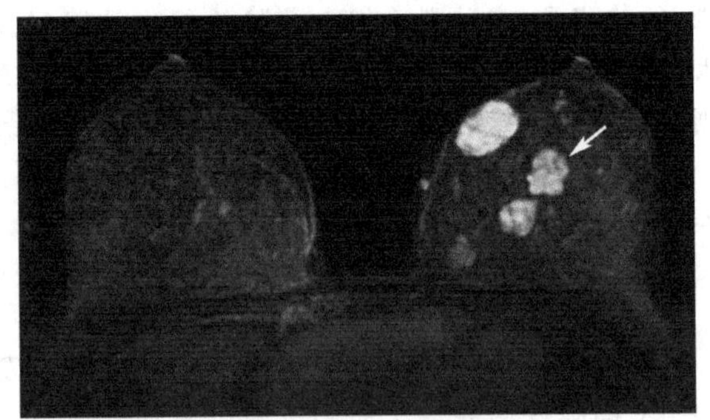

图14-17 纤维腺瘤MRI图像

MRI横断面动态增强,左乳多发纤维腺瘤,MRI增强后明显强化

3. 鉴别诊断 纤维腺瘤与乳腺癌鉴别,其要点:①乳腺癌患者年龄多在40岁以上,常

有相应的临床症状;②乳腺癌形态不规则或分叶状,密度较高,边缘有毛刺,钙化呈砂砾样或成簇状;③MRI动态增强扫描,乳腺癌信号强度或密度趋向于快速明显增高且快速减低,强化方式多呈向心样强化。

三、乳　腺　癌

1. 病理与临床　乳腺癌(breast carcinoma)在女性乳腺恶性肿瘤中约占98%。是女性常见的恶性肿瘤。乳腺癌的发生与家族史、生育与哺乳史、年龄、月经情况、饮食习惯及嗜好、乳腺手术和外伤史等因素相关。

乳腺癌多为来自导管或小叶上皮的腺癌。病理组织学上国内通常将乳腺癌分为非浸润性癌、早期浸润性癌、浸润性特殊型癌及浸润性非特殊癌四类,外加其他罕见癌。

临床上早期多无明显症状,乳腺肿块为首发症状,伴或不伴疼痛,触诊可扪及肿块不规则移动度差,边界不明确,表面不平,坚硬。晚期可有乳头内陷、橘皮、乳头溢血等。肿瘤广泛浸润时可出现整个乳腺质地坚硬、固定,腋窝及锁骨上可触及肿大的淋巴结。

2. 影像学表现

(1) X线表现:乳腺内肿块与钙化是乳腺癌常见两大直接征象。肿块多位于外上象限,相对高密度,多呈分叶状或不规则形状;边缘多不光整,毛刺的形态多样,可见短毛刺或呈粗长状、细长状等。肿块密度多较高,要高于同等大小的良性肿块,肿块周围有时可见透明晕环绕。肿块内可伴有多发细小钙化。当临床检查测量的肿块显著大于X线所示时,恶性可能性较大。钙化是乳腺癌的又一重要特征,约4%~10%的病例,钙化是诊断乳腺癌的唯一阳性依据;临床触诊并无肿块。乳腺癌特有的小叉状、小杆状、针尖样、泥沙样及呈簇状钙化灶;浓淡不一。钙化可单独存在,或位于肿块内或外。乳腺癌有时表现结构扭曲是指乳腺实质与脂肪间界面发生扭曲、变形、紊乱,但无明显肿块。可伴或不伴有钙化。

间接征象包括以上常见表现相伴随的局限性不对称致密、大导管征、肿块周围血管增多、增粗,皮肤增厚和局限凹陷、乳头内陷和腋窝淋巴结肿大(图14-18,图14-19)。

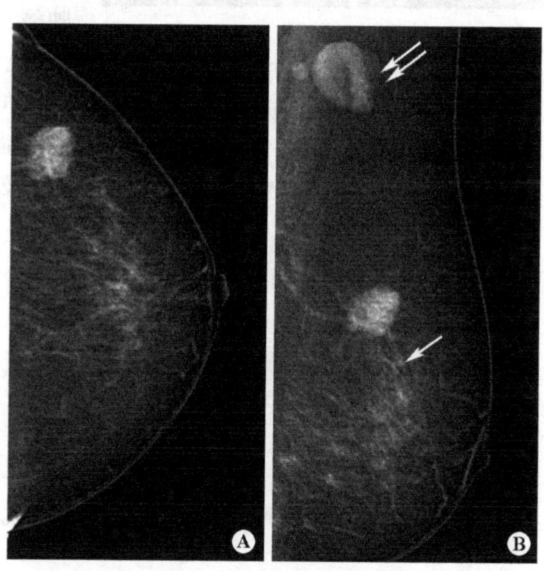

图14-18　乳腺癌X线图像
A和B. 左乳CC位、MLO位片示肿块分叶状,边缘毛刺,周围血管增多(↑),腋窝淋巴结转移(↑↑)

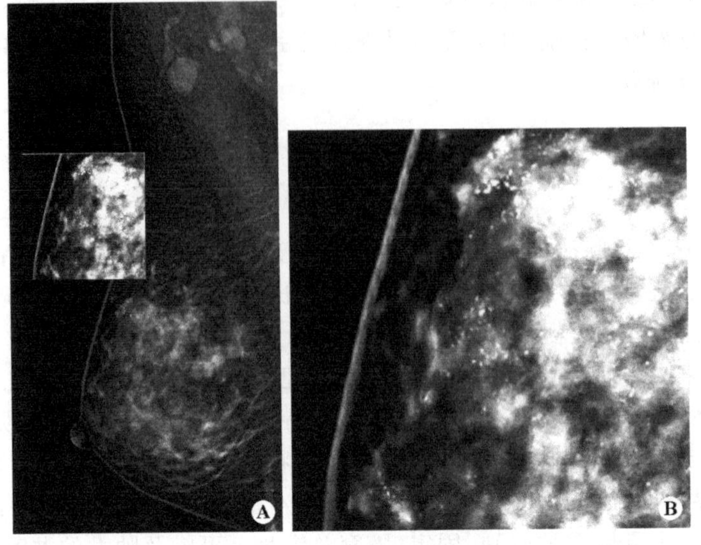

图 14-19 乳腺癌 X 线图像

A. 右乳 MLO 位示上象限见小斑片状致密影，其中及周围细小砂粒状，呈簇状钙化，腋窝淋巴结转移（↑）；B. 局部放大片（↑↑）

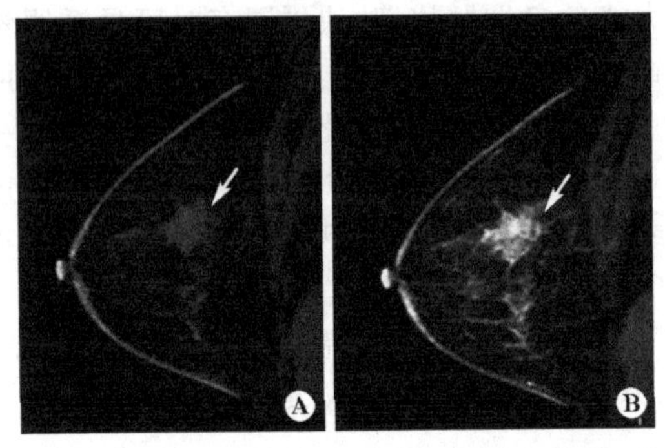

图 14-20 右乳浸润性导管癌 MRI 图像

MR 平扫(A)右乳矢状面后上方不规则肿块，边缘可见分叶集蟹足样浸润，动态增强后(B)明显强化（↑）

（2）MRI 表现：乳腺癌肿块在上 T_1WI 表现为低信号，T_2WI 在高信号脂肪组织围绕时，多呈相对低信号，抑脂后多为高信号，信号不均。平扫肿块形态大多不规则，呈星芒状或蟹足样，边缘可见毛刺。

动态增强 MRI 是乳腺癌诊断及鉴别诊断必不可少的检查步骤，不仅使病灶显示较平扫更为清楚，且可发现平扫上未能检出的肿瘤。动态增强 MRI 表现为不均匀明显强化，乳腺癌信号强度趋于快速明显增高且快速减低，强化方式多由边缘向中心强化，呈向心样强化（图 14-20）。

3. 鉴别诊断 乳腺癌需要与乳腺增生性疾病及纤维腺瘤鉴别。

（尹志伟）

第四篇 腹　部

第十五章 食管与胃肠道

消化道包括食管、胃、十二指肠、空肠和回肠、结肠和直肠。由于消化道缺乏自然对比，常需要使用对比剂，包括阳性和阴性对比剂。消化道常用的影像检查方法主要为X线钡餐造影或气钡双重对比造影检查。对于消化道等空腔脏器，超声、CT和MRI检查有一定的限制，尤其是对局限于腔内黏膜上的早期病变价值不大，故主要用于了解病变内部结构、对邻近结构的侵犯和转移等。

第一节 影像检查方法和正常影像表现

一、食管与胃肠道的X线检查方法和正常X线表现

X线平片对急腹症的诊断有一定价值。血管造影主要用于胃肠道血管性病变、富血管肿瘤、胃肠道出血的检查和介入治疗。

本节主要介绍食管与胃肠道首选的影像学检查方法——硫酸钡造影。硫酸钡(barium sulfate)为不溶于水的白色粉末。钡的原子序数高，不易被X线穿透，充盈钡剂的胃肠道内腔与周围组织形成明显的对比。充气后扩张内腔，形成气钡双重对比相可清楚显示胃肠道内腔形态结构。结合药物低张方法可使消化道扩张、蠕动缓慢，更利于观察内腔的细微病变。但是对于颅内压增高、脑出血急性期、青光眼、新鲜眼底出血、前列腺肥大患者及孕妇禁用山莨菪碱(654-2)低张法。

(一) 食管(oesophagus)

1. 食管钡餐造影或低张气钡双重对比检查方法 直接口服钡剂后透视下摄片即为钡餐造影。低张气钡双重对比检查需先口服654-2片20mg或肌内注射654-2 20mg，30分钟后口服用10ml水送服产气粉，再口服200%左右的医用硫酸钡混悬剂钡剂，采用呃气法使食管形成气钡双重对比相。从多个角度透视观察食管，摄取正位、右前斜位、左前斜位片，并根据透视影像摄取其他体位片。

2. 食管正常钡餐造影表现 食管于第6颈椎水平与下咽部相连，下端在相当于第10～11胸椎水平经贲门与胃相连。分别为为上、下食管括约肌。吞钡后正位观察，食管位于中线偏左。轮廓光滑整齐，管壁伸缩自如，宽度可达20～30mm。右前斜位是观察食管的常用

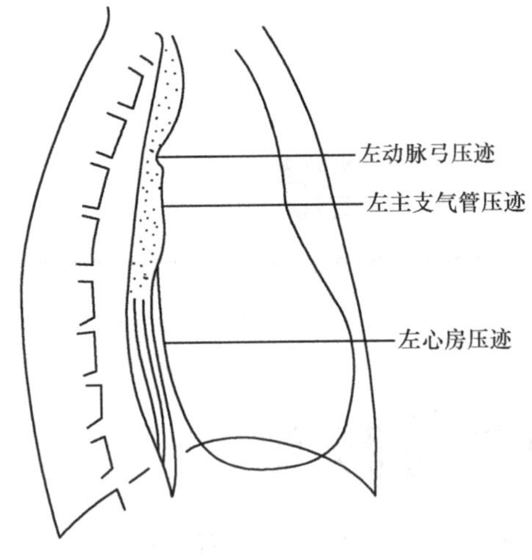

图 15-1 食管三个压迹(右前斜位)示意图

位置,在其前缘可见三个压迹,由上到下分别为主动脉弓压迹、左主支气管压迹和左心房压迹(图 15-1)。贲门上方 30～40mm 长的一段食管,是从食管过渡到胃的区域,称为胃食管前庭段,具有特殊的神经支配和功能。此段是一高压区,有防止胃内容物反流的重要作用。食管的黏膜皱襞表现为数条纤细纵行而平行的条纹状影,通过贲门与胃小弯的黏膜皱襞相连续(图 15-2)。

(二) 胃(stomach)与十二指肠(duodenum)

1. 低张气钡双重对比检查方法 低张、产气方法同食管检查。口服钡剂后请患者翻身,使钡剂均匀涂布在黏膜表面以显示腔内表面的微细结构。在透视下多体位观察的同时摄取必要的黏膜相和充盈相。胃及十二指肠钡剂造影应注意:①透视与摄片结合;②形态与功能并重;③加压观察不同充盈状态下胃及十二指肠的表现。

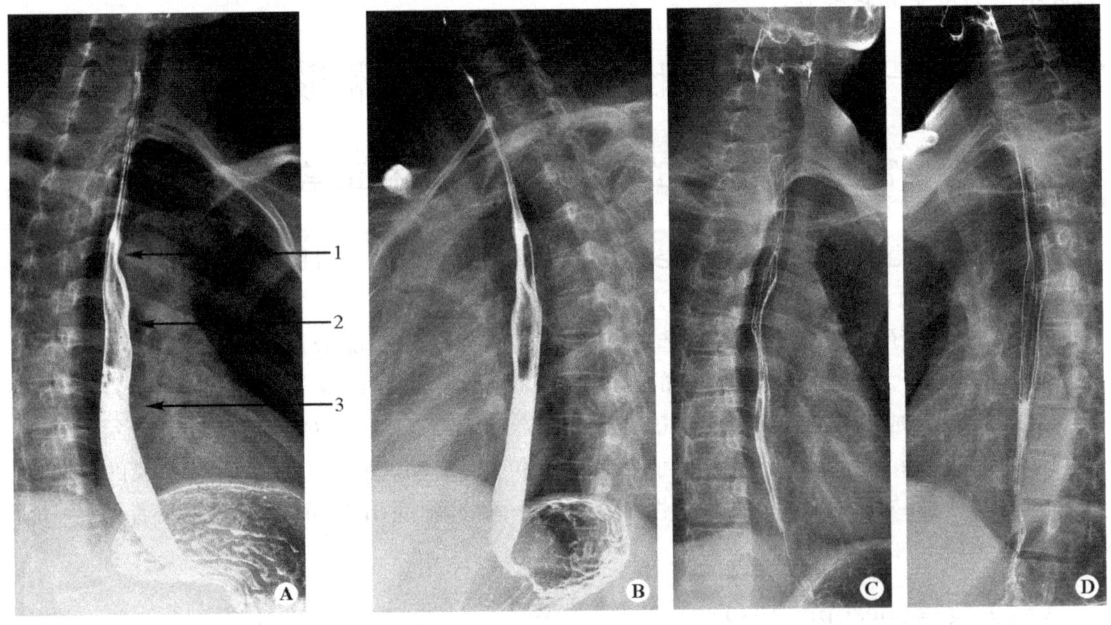

图 15-2 食管钡餐造影图像

A. 右前斜位充盈相:1. 主动弓压迹;2. 左支气管压迹;3. 左心房压迹;B. 左前斜位充盈相;C. 右前斜位黏膜相;D. 左前斜位黏膜相;

2. 胃与十二指肠正常钡餐造影表现 胃分为胃底、胃体、胃窦三部分及胃小弯和胃大弯。贲门入口水平线以上的胃腔称胃底,胃底立位含气时又称胃泡。胃小弯弯曲处为角切迹,角切迹与胃大弯最低点连线近侧与胃底之间称胃、体,远侧为胃窦。幽门为长约 5mm 的短管、连接胃和十二指肠(图 15-3)。

胃的形状与体型、张力和神经功能状态有关。一般分为四种类型(图 15-4):牛角型胃,位置与张力均高，呈横位，上宽下窄，胃角不明显，多见于矮胖体型；钩型胃，位置与张力中等，胃角明显，胃下极大致位于髂嵴水平(图 15-5A)；长型胃，又名无力型胃，位置与张力均较低，胃腔上窄下宽如水袋状，胃下极常在髂嵴平面以下，多见于瘦长体型；瀑布型胃，胃底呈囊袋状向后倾，胃泡大，胃体小，张力高，钡先进入后倾的胃底，充满后再溢入胃体，犹如瀑布。

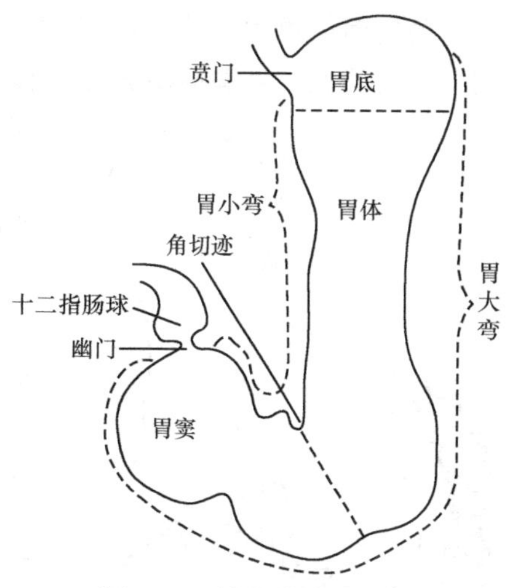

图 15-3 胃的分区示意图

胃的轮廓在胃小弯和胃窦胃大弯侧一般光滑整齐。胃底及胃体大弯侧轮廓常呈锯齿状，系横、斜走行的黏膜皱襞所致(图 15-5A)。

胃的黏膜相因皱襞间的沟内充钡，呈条纹状致密影，皱襞则为条状透明影。胃底皱襞较粗而弯曲，略呈网状或脑回状。胃体小弯的皱襞平行整齐，向大弯处逐渐变粗而成横向或斜行。胃窦黏膜皱襞主要与小弯平行，有时也可斜行(图 15-5B)。胃黏膜皱襞是可塑的，可以自行改变其形状。一般胃体部黏膜皱襞的宽度不超过 5mm。在低张胃双重造影片上，黏膜皱襞可被展平，形成网状影，高密度网线为胃小沟，中心低密度为胃小区。

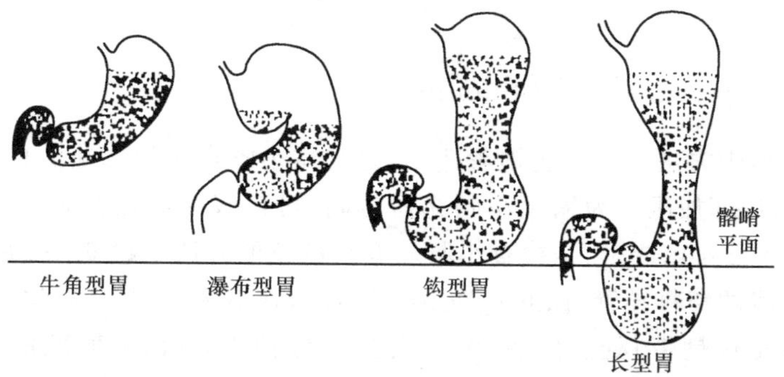

图 15-4 胃分型示意图

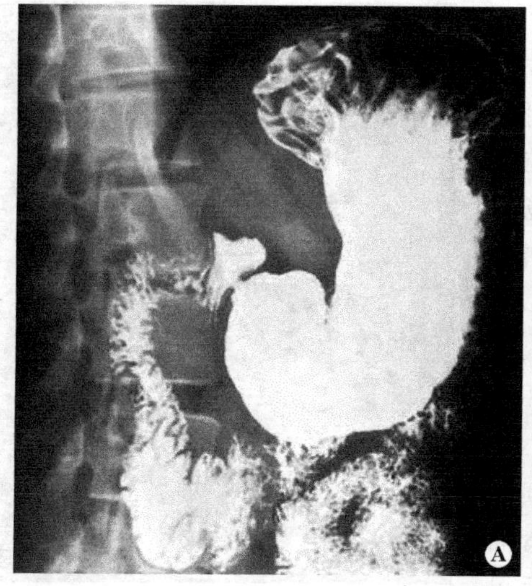

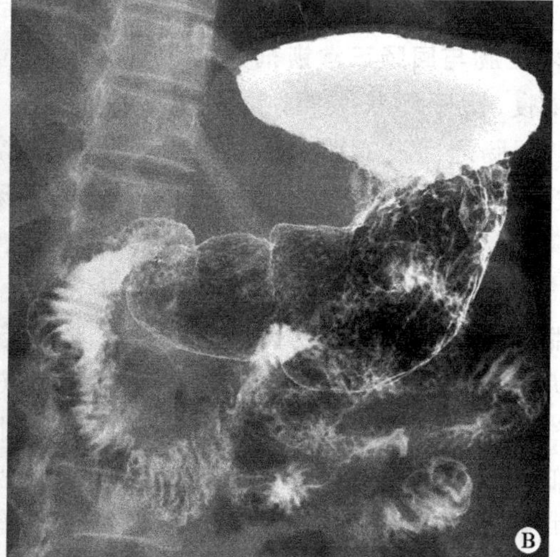

图 15-5 胃十二指肠钡餐造影图像

胃十二指肠钡餐造影充盈相(A)和黏膜相(B)

胃的蠕动由胃体上部开始，有节律地向幽门方向推进，同时波形逐渐加深，一般同时可见到 3 个蠕动波。胃窦蠕动波是整体向心性收缩，使胃窦呈一细管状，将钡剂排入十二指肠。片刻后胃窦又整体舒张，恢复原来状态。胃的排空受胃张力、蠕动、幽门功能和精神状态等影响，一般于服钡后 2～4 小时排空。

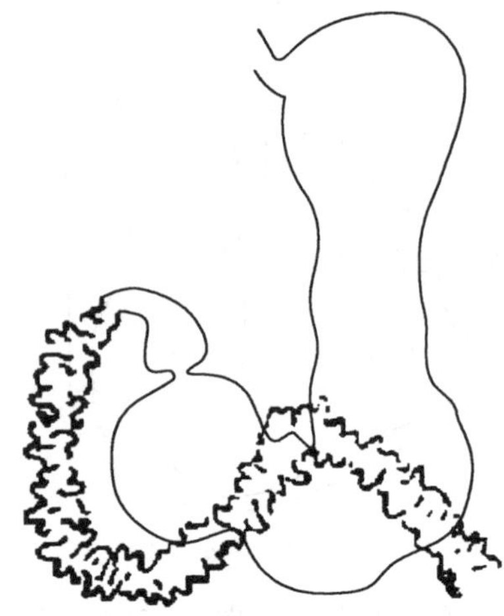

图 15-6　十二指肠与胃关系示意图

十二指肠全程大致呈 C 型，将胰头包绕其中。十二指肠分为球部、降部、水平部和升部。球部呈锥形，两缘对称，尖部指向右上后方，底部平整，球底两侧称为隐窝和穹隆，幽门开口于底部中央。约在第一腰椎水平肠管在球后处急转向下成为降部。降部位于第 1～3 腰椎的右缘，在第 3 腰椎平面肠管向左横行称为水平部，继而肠管转向左上成为升部。升部至第 1～2 腰椎左侧急转向前下续为空肠(图 15-5，图 15-6)。

球部轮廓光滑整齐，黏膜皱襞为纵行的条纹。降部以下则与空肠相似，多呈羽毛状。球部的运动为整体性收缩，可一次将钡排入降部。降、升部的蠕动多呈波浪状向前推进。十二指肠正常时可有逆蠕动。

（三）空肠(jejunum)与回肠(ileum)

1. 钡剂造影检查方法　①小肠钡餐造影：是观察小肠常用的方法。口服钡剂后定时跟踪观察，观察时需局部加压。为缩短小肠充盈时间，可口服甲氧氯普胺 25mg 促进肠蠕动。②小肠灌肠低张双重对比造影：是检查小肠病变最敏感的方法。给 654-2 后，经鼻腔或口腔插入柔软不透 X 线的塑料导管(Bilbao-Dotter 导管)，在 X 线透视及导丝的引导下，直达十二指肠空肠曲(Treitz 韧带)处。然后，经导管按每分钟 100ml 的速率注入 35％(W/V，重量/体积)的钡剂 600～800ml，充盈整个小肠。再由导管缓慢注入气体，使肠腔充分扩张。检查过程中结合加压、改变体位仔细观察并摄片。

2. 空肠与回肠正常钡剂造影表现　空肠位于左上中腹，富于环状皱襞，常显示为羽毛状影像。空肠与回肠之间没有明确的分界线。回肠肠腔较小，皱襞少而浅，轮廓光滑(图 15-7)。末段回肠自盆腔向右上行与盲肠相接。回盲瓣的上下瓣呈唇状突起，可在充钡的盲肠中形成透明影(图 15-8)。蜿蜒盘曲的肠管称为肠曲或肠袢。空肠蠕动活跃、迅速有力，回肠蠕动不活跃、慢而弱。服钡后 2～6 小时钡剂前端可达盲肠，7～9 小时小肠排空。小肠灌肠低张双重对比造影的正常所见为小肠被钡剂涂布并被气体充分扩张、均匀连续，肠袢走行弯曲自然，肠管粗细均匀，空肠可宽达 40mm(充气后可达 45mm)，回肠管径稍细，为 35mm(充气后可达

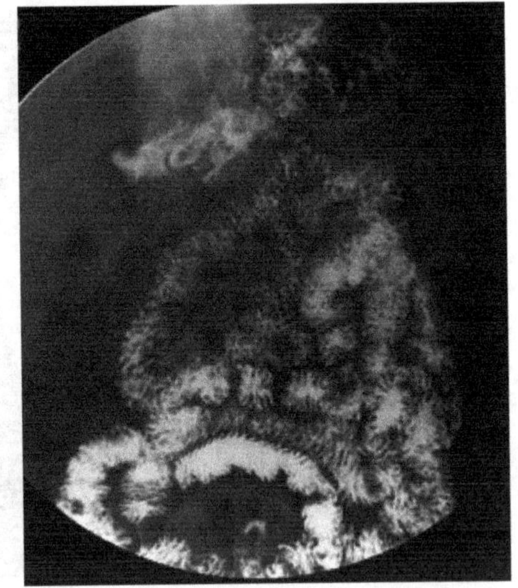

图 15-7　小肠钡餐造影图像

40mm)。由于肠管充分扩张、羽毛状黏膜皱襞被展平而变得不明显，仅显示密集的环形皱襞，呈1～2mm的纤细光滑的弹簧状阴影，越近回肠末端，环形皱襞逐渐变疏。

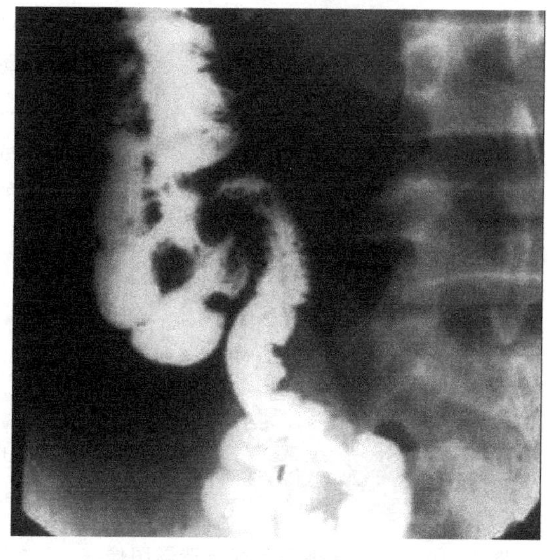

图 15-8　回盲部钡餐造影图像

(四) 结肠(colon)与直肠(rectum)

1. 低张气钡双重对比检查方法　做好肠道清洁准备是获得良好检查效果的必要条件。不主张使用清洁剂洗肠，最好采用连续2天无渣饮食加口服缓泻剂的方法。低张方法同食管检查。插肛管注入80%～100%(*W/V*)的硫酸钡混悬液300ml左右，透视下见钡剂到达结肠脾曲后停止注钡改为注气，回盲部充分扩张后停止注气，拔除肛管。嘱患者翻身，使钡剂涂布均匀。再结合加压、改变体位仔细观察并摄取各段结肠、直肠气钡双重对比相。

2. 结肠与直肠正常钡剂造影表现　气钡双重对比造影的主要特征是结肠显示结肠袋，充钡时可见多数大致对称的袋状凸出。它们之间由半月皱襞形成不完全的间隔。结肠袋是由于结肠壁3条狭窄纵肌纤维形成的纵行结肠带比附着的结肠短六分之一，因而结肠壁缩成了许多囊状袋结构。各段结肠长短不一，各人差异较大。盲肠宽约60mm，至乙状结肠逐渐变细递减为25～30mm。直肠是自肛缘起向上约12～15cm的一段大肠，位于膀胱和生殖器官的背侧，肛管以上部分膨大为直肠壶腹部，内有2～3条半月状的直肠横襞(图15-9)。

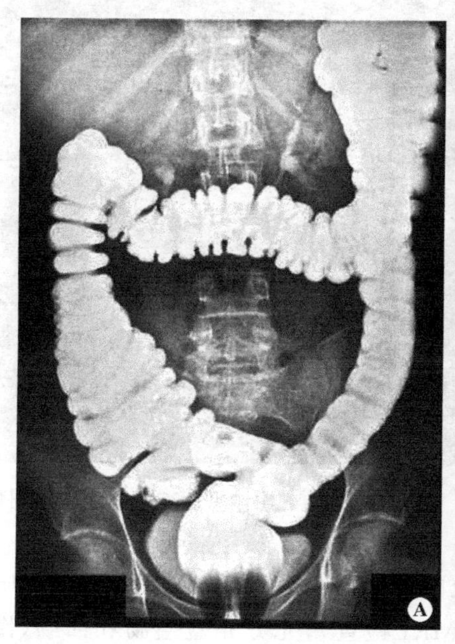

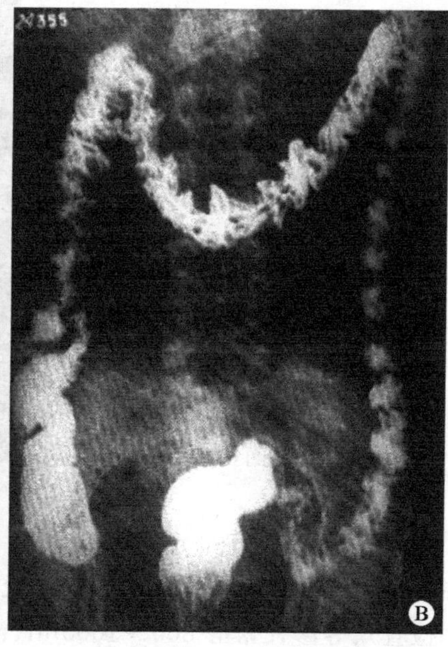

图 15-9　大肠钡剂灌肠造影图像

大肠钡剂灌肠造影充盈相(A)和黏膜相(B)

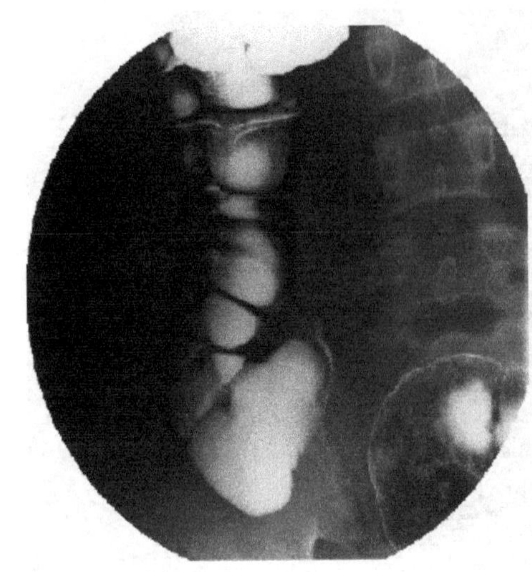

图 15-10 大肠气钡灌肠双重造影图像显示阑尾影像

阑尾在钡餐或钡灌肠时都可能显影，呈长条状影位于盲肠内下方。一般粗细均匀，边缘光滑，易于推动(图 15-10)。阑尾不显影，充盈不均匀或其中有粪石而造成充盈缺损不一定是病理性的。

二、食管与胃肠道的 CT、MRI 检查方法和正常 CT、MRI 表现

影响 CT、MRI 显示食管与胃肠道管腔和管壁的因素较多，主要有腔内清洁程度、对比剂充盈状态、管壁张力、腔外脂肪状况等。一般认为，对显示黏膜细小病变价值不大。CT、MRI 检查主要用于了解病变的内部结构、管壁受浸润程度和邻近结构侵犯、转移情况。多层螺旋 CT 可作多方位的多平面重组及仿真内镜成像。本节主要介绍 CT 和 MRI 检查方法和注意事项。

(一) 食管

一般进行常规平扫和增强扫描。扫描前让患者口服 5%～10%碘对比剂 100ml 左右，再含一大口，咽下即开始扫描。

(二) 胃与十二指肠

检查前禁食 4 小时以上。CT 检查前口服 2%～3%含碘对比剂或温开水 800～1000ml，使胃充分扩张。取仰卧位进行常规平扫和增强扫描(图 15-11)。胃与十二指肠较少用 MRI 检查。MRI 检查前口服等渗甘露醇或清水 800～1000ml，也可用 MRI 检查专用对比剂。一般作 T_1WI、T_2WI 横断面和 T_1WI 矢状面和(或)冠状面平扫，必要时作增强扫描(图 15-12)。

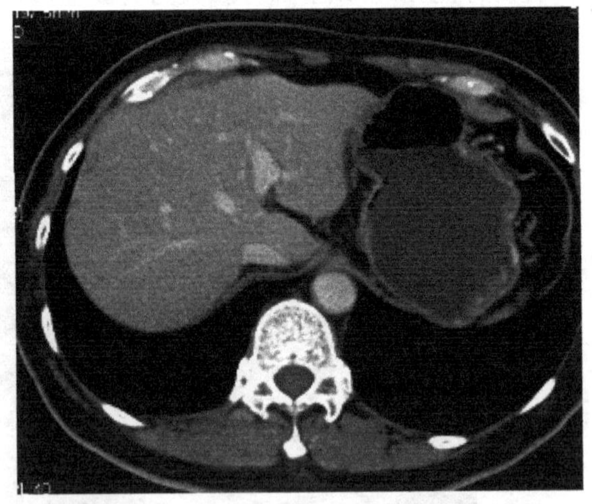

图 15-11 胃体平面 CT 增强扫描图像

(三) 空肠与回肠

检查前禁食 4 小时以上。提前 30 分钟及临检查前各口服含碘对比剂或温开水 500～800ml(CT 检查)、等渗甘露醇 800～1000ml(MRI 检查)，充分充盈空肠和回肠(图 15-13)。常规进行平扫和增强扫描。MRI 一般作 T_1WI、T_2WI 横断面和 T_1WI 矢状面和(或)冠状面扫描。

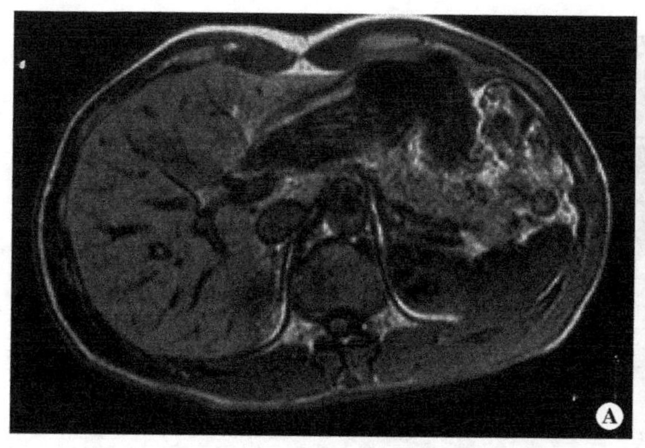
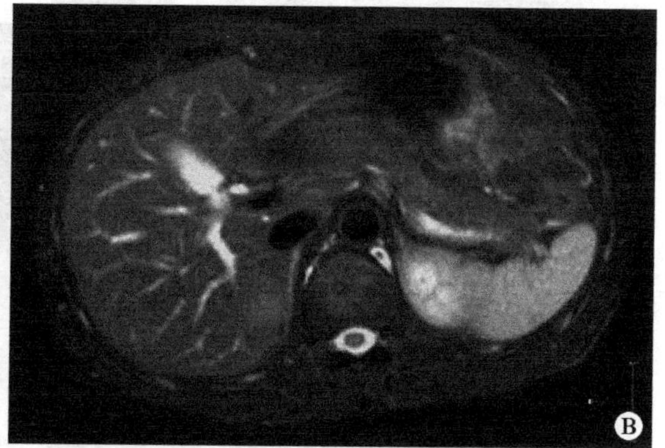

图 15-12　胃体平面 MRI 图像
MRI 横断面 T_1WI、T_2WI 脂肪抑制图像

（四）结肠与直肠

检查前肠道准备同气钡灌肠大肠造影检查。常规 CT 检查前一天晚餐后及检查当日晨 6 时分别口服 3%～5%含碘对比剂 800～1000ml，禁食早餐。检查前口服 2%～3%含碘对比剂 800～1000ml。各段结肠、直肠可在腹腔周边显示（图 15-13）。如欲进行 CT 或 MRI 仿真内镜成像，则需静脉注射 654-2 20mg 降低结肠张力，经肛门插管注入足量的气体后（CT 检查）或稀释的钆对比剂（MRI 检查）充盈肠腔后，作薄层扫描（MRI 一般作 T_1WI 冠状面连续扫描），然后再进行后处理获取仿真内镜图像。

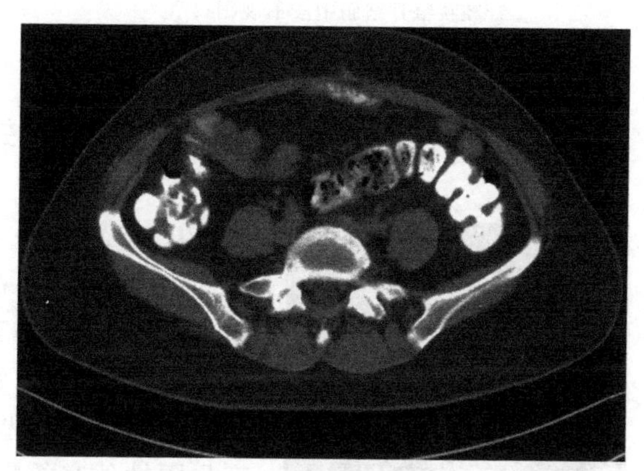

图 15-13　显示部分空肠、结肠平面 CT 增强扫描图像

第二节　基本病变的影像学表现

一、管腔的狭窄或扩张

1. 管腔狭窄　持续的管腔缩小为狭窄。肿瘤所致的狭窄多较局限，边缘不规则且局部管壁僵硬（图 15-14，图 15-15）。外来压迫造成的管腔狭窄则在管腔一侧，呈局限而光滑的压迹。

2. 管腔扩张　可见于狭窄以上管腔。表现为管腔增宽、钡剂滞留、气液平面形成（图 15-15）。

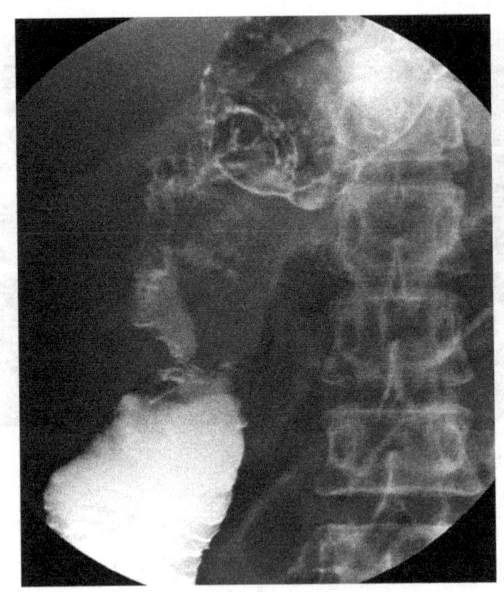

图 15-14 升结肠癌气钡灌肠检查图像
管腔狭窄升结肠中段不规则狭窄

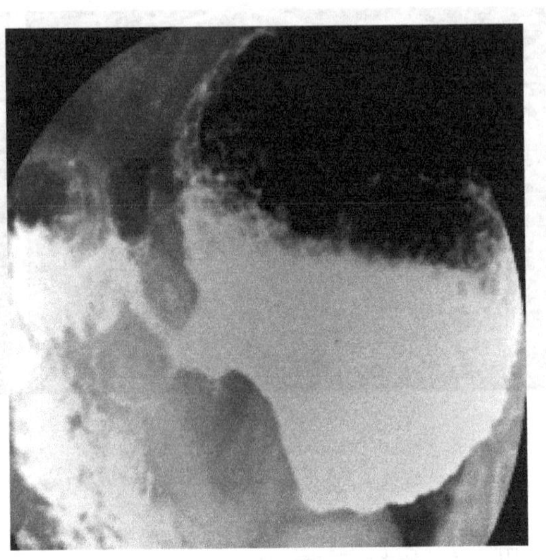

图 15-15 胃窦癌钡餐造影检查图像
胃窦部重度狭窄，狭窄近端胃腔扩张

二、管腔的轮廓异常

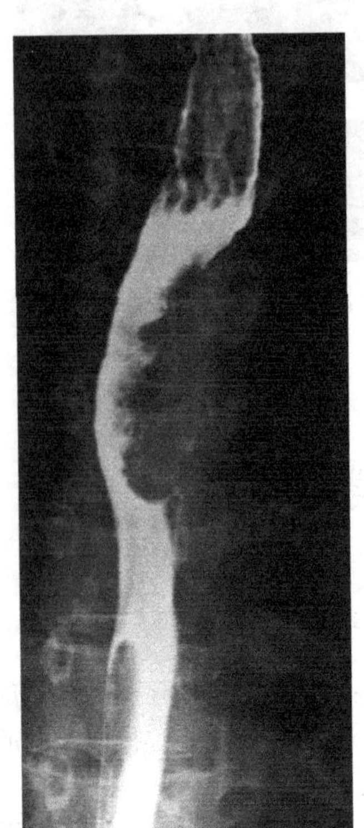

图 15-16 食管癌钡餐造影图像
食管中段左侧不规则充盈缺损

1. 充盈缺损 充盈缺损是指充盈钡剂管腔的轮廓有局限性向内凹陷的表现。由来自管壁的肿块向腔内突出造成局部钡剂不能充盈，称充盈缺损(图 15-16)。常见于肿瘤。钡剂充盈胃肠道轮廓时，钡剂勾画的轮廓是肿块突向腔内的边缘。

2. 龛影 管壁发生坏死形成凹陷，形成充盈钡剂的轮廓有局限性外突的影像，称龛影。由于钡剂充盈，龛影在切线位上呈现局限性向胃肠轮廓外突出的钡影(图 15-17A)；正面观察龛影呈圆形或卵圆形钡斑(图 15-17B)。

3. 憩室 管壁局部薄弱，加上腔内压力增加或者腔外粘连牵拉造成管壁向外膨隆，表现为充盈钡剂的轮廓有局限性外突的影像，称憩室。管壁向外的囊袋状膨出，边缘光整，有正常黏膜进入(图 15-18)。

三、黏膜皱襞异常

黏膜皱襞的异常表现对发现早期病变和鉴别诊断具有重要意义。

1. 黏膜皱襞破坏 正常的细条形黏膜皱襞消失，代之以杂乱不规则的钡斑影，多系恶性肿瘤侵蚀所致(图 15-19)。黏膜破坏与正常黏膜皱襞常有明确的分界，形成黏膜皱襞中断的表现。

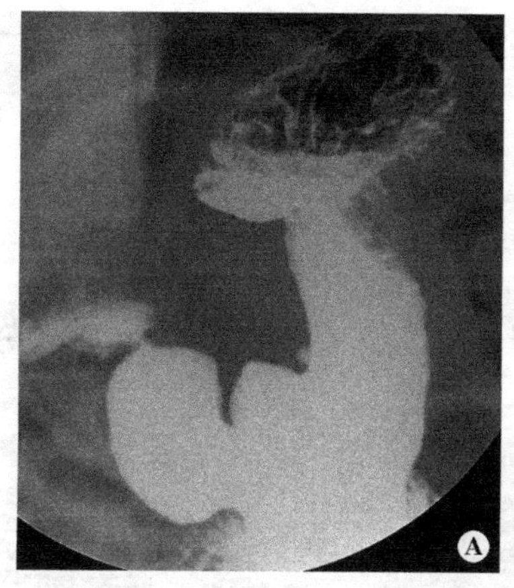

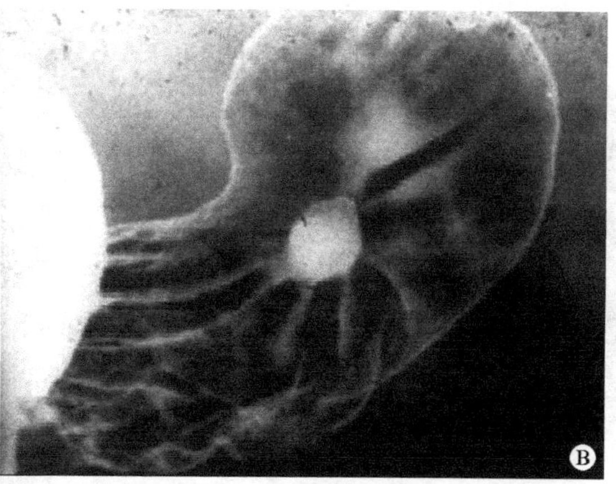

图 15-17　胃小弯溃疡图像

切线位龛影呈小乳头状突出于腔外(A),正面观察龛影呈类圆形钡斑(B)

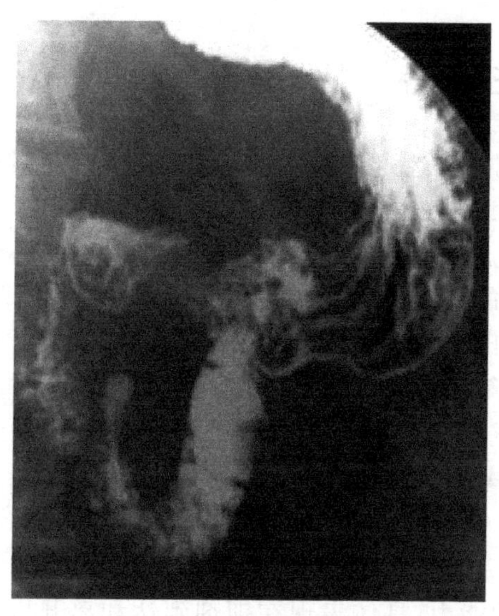

图 15-18　十二指肠憩室钡餐造影图像

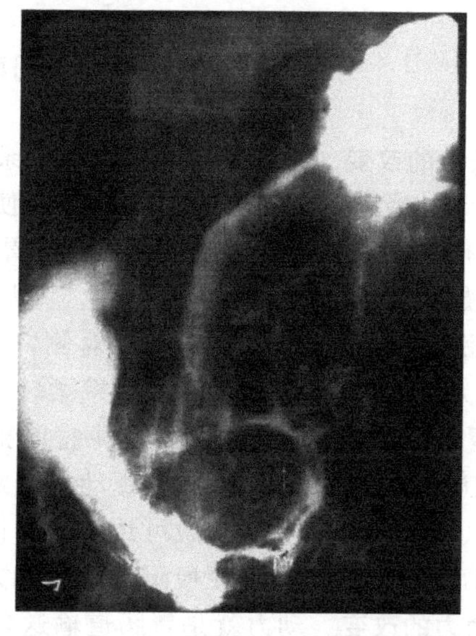

图 15-19　胃黏膜破坏钡餐造影图像

胃体近大弯侧黏膜破坏、不规则

2. 黏膜皱襞迂曲增宽　黏膜皱襞迂曲增宽见于黏膜及黏膜下层的炎性肿胀和增生或黏膜下静脉曲张(图 15-20)。表现为透明条形皱襞影增宽、迂曲和紊乱,也称为黏膜皱襞的肥大。

3. 黏膜皱襞平坦　形成黏膜皱襞平坦的原因有二:一是黏膜与黏膜下层被恶性肿瘤浸润,其形态特点是较为固定而僵硬,且与正常黏膜有明显的分界,常出现在肿瘤破坏区的周边(图 15-21)。另一原因是由于黏膜和黏膜下层的炎性水肿所致,与正常黏膜皱襞无明确的界限,常见于溃疡龛影的周围。表现为黏膜皱襞的条纹状影变得不明显,甚至可以完全消失。

4. 黏膜皱襞纠集　表现为黏膜皱襞从周边向病变区呈放射状集中,常由于慢性溃疡产生纤维组织增生、瘢痕挛缩造成(图 15-17B)。有时硬癌(浸润型癌)的收缩作用也可造成类似的改变,但较僵硬且显示皱襞紊乱或中断。

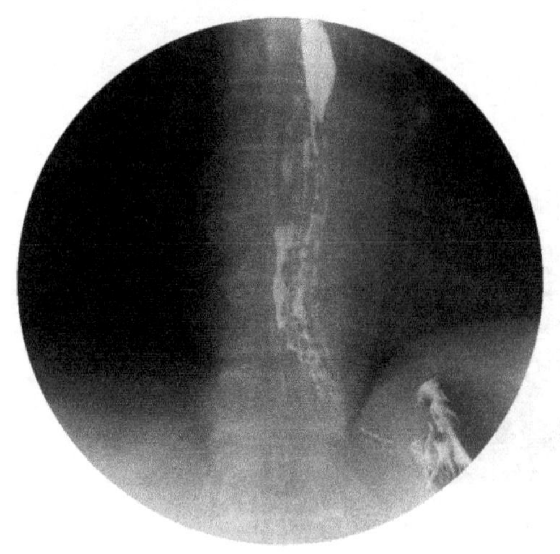

图 15-20 食管黏膜迂曲增宽钡餐造影图像

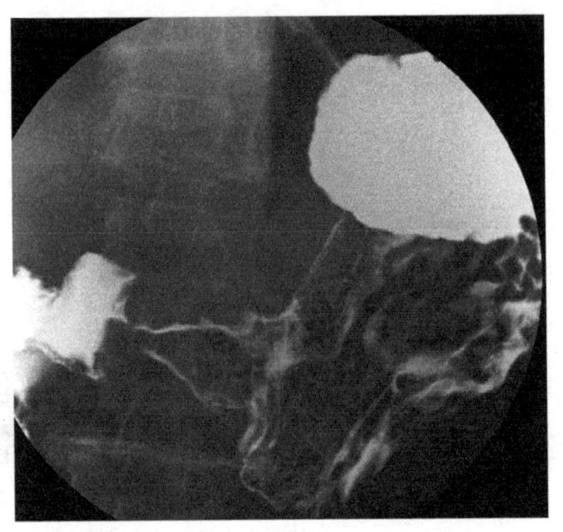

图 15-21 黏膜皱襞平坦钡餐造影图像

四、功能性改变

1. 张力的改变 胃肠道的张力由神经系统调节。迷走神经兴奋时张力增高，交感神经兴奋或迷走神经麻痹时张力降低。张力高使管腔缩小，例如牛角型胃；张力低则使管腔扩大、松弛，例如无力型胃。张力过低可导致胃下垂。

痉挛是局部张力增高，多为暂时性。胃大小弯的痉挛表现为一个或多个深浅不一的凹陷，其边缘光滑。活动性胃小弯溃疡可在对侧胃大弯出现一痉挛切迹，呈手指状指向溃疡。胃窦痉挛表现为胃窦狭窄，但形状可变，胃壁柔软，使用解痉药可以消除，据此可与胃癌鉴别。

2. 蠕动的改变 ①蠕动消失：肿瘤侵犯管壁可使局部蠕动消失。浸润型胃癌所致的“皮革胃”可表现为整个胃僵硬、无蠕动。②蠕动减弱：蠕动波减少、变浅、运行缓慢，见于晚期炎症。③蠕动增强：炎症刺激可致蠕动加快，形成激惹征象。④逆蠕动：是与正常蠕动运行方向相反的蠕动，常出现在梗阻部位的上方。

3. 动力的改变 动力就是胃肠道输送食物的能力，具体表现在钡剂到达和离开胃肠道某部位的时间。胃的排空时间约 4 小时，小肠的排空时间约 9 小时。口服钡剂后少于 2 小时即达到盲肠为小肠运动力增强或通过过快。

动力异常分为动力增强和动力减弱，胃肠道内钡剂的排空与张力、蠕动、括约肌功能和病变本身等有密切关系。动力增强见于早期炎症、溃疡等。动力减弱见于肿瘤、狭窄、梗阻、麻痹等。

4. 分泌功能的改变 某些病变可引起胃肠道分泌功能改变。如炎症、溃疡、过敏等可致分泌增加，形成空腹潴留，钡剂附着不良，呈片絮状沉降且呈不均匀分布。吸收不良综合征亦可引起空腹潴留。

第三节 常见疾病的影像学诊断

一、食 管 癌

1. 病理与临床 食管癌(esophageal carcinoma)是由食管黏膜上皮或腺体发生的恶性

肿瘤，为我国最常见的恶性肿瘤之一。多见于中老年患者。发病与生活条件、不良的饮食习惯、阳性家族史和食管慢性炎症有关。组织学分型有鳞状细胞癌、腺癌、小细胞癌、腺棘皮癌等类型，90%以上为鳞状细胞癌。腺癌多发生在食管下段，占食管癌的0.8%～8%。大体病理上分为浸润型（或称缩窄型）、增生型（或称蕈伞型）和溃疡型。早期食管癌的症状不明显，可有进食哽噎感、胸骨后烧灼感及背痛等。进展期表现为吞咽困难症状进行性持续性加重，胸闷或胸背痛明显，声音嘶哑，呼吸困难或进食呛咳。晚期出现贫血、消瘦及恶病质。

2. 影像学表现

(1) X线表现：

1) 食管癌X线表现：早期食管癌X线诊断困难。中晚期食管癌X线表现为局部黏膜皱襞中断、破坏、甚至消失，腔内锥形、半月形或不规则形龛影和充盈缺损，病变管壁显示僵硬和蠕动消失。各型主要表现如下：①浸润型：病变食管呈环状对称性狭窄或漏斗状梗阻，病变长约20～30mm，局部可见软组织肿块影，管壁僵硬，边缘多较光整，近段食管显著扩张（图15-22A）；②增生型：管腔内偏心低平的充盈缺损，边缘不整，形如菜花或蘑菇样，病变中部常显示表浅腔内龛影，晚期出现管腔偏侧性狭窄（图15-23B）；③溃疡型：显示为大小和形态不同的腔内龛影，边缘不光整，部分龛影底部超出食管轮廓。溃疡沿食管长轴破溃伴边缘隆起时，出现“半月征”，周围绕以不规则环堤（图15-24C）。

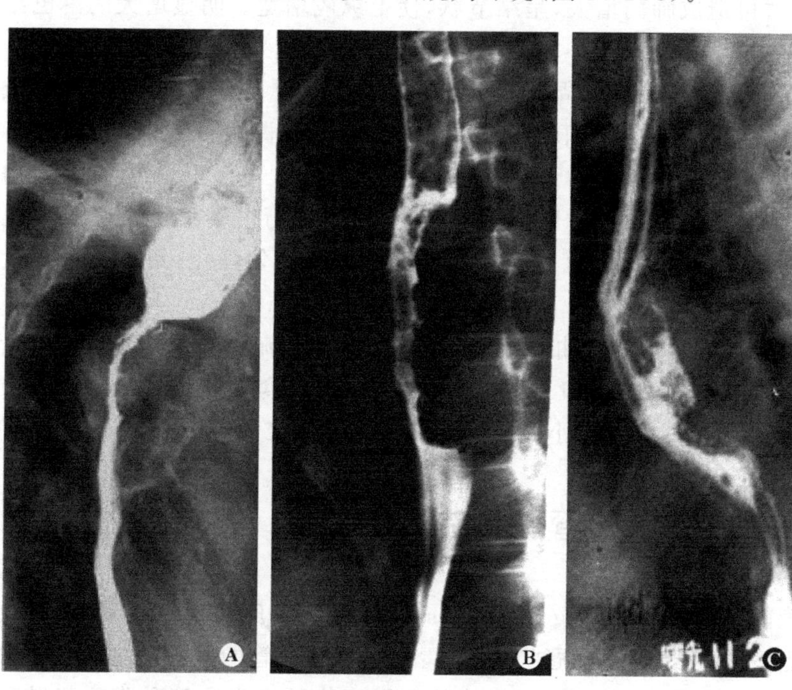

图15-22　中晚期食管癌钡餐造影图像

A. 浸润型食管癌，显示食管上段向心性狭窄，边缘不规则，局部见软组织肿块，狭窄以上食管扩张；B. 增生型食管癌，食管中段偏心性不规则充盈缺损，边缘不规则；C. 溃疡性食管癌，食管中段偏心性肿块，局部见腔内龛影

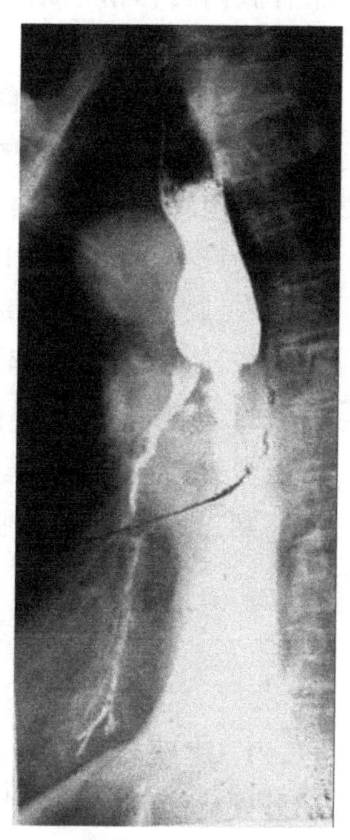

图15-23　中段食管癌并发食管气管瘘钡餐造影图像

吞钡后食管中段狭窄，并见支气管显影

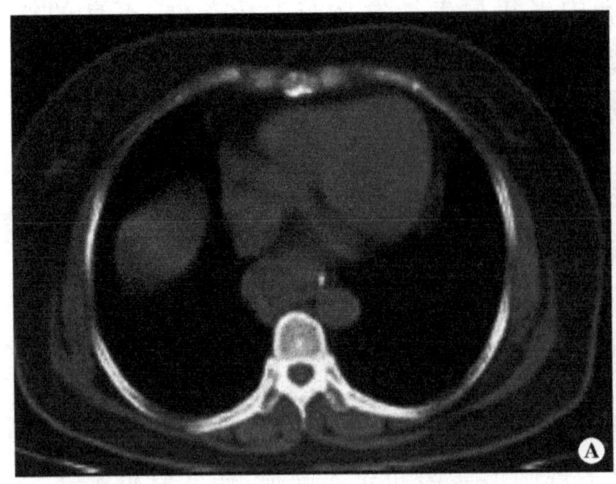
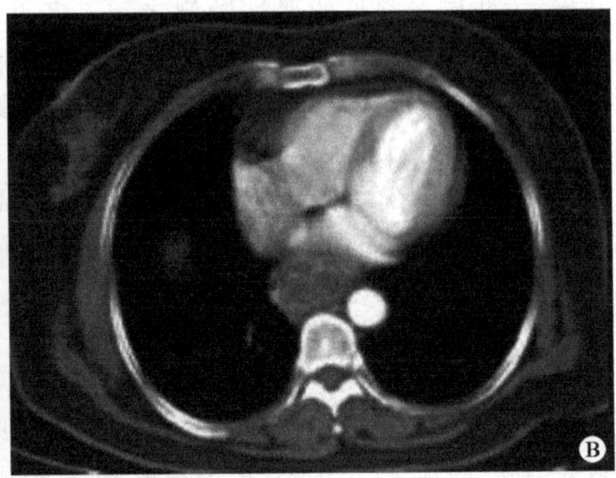

图 15-24 下段食管癌 CT 图像

下段食管腔消失，呈肿块样改变，平扫呈等密度，增强后有明显强化

2）食管癌并发症的 X 线表现：食管癌穿孔形成瘘管，可见对比剂溢出食管轮廓之外。瘘入纵隔可造成纵隔炎和纵隔脓肿，使纵隔影增宽，有的可见液面，其中有钡剂进入。并发食管气管瘘，则钡剂经瘘管进入相应的支气管，使之显影，大多为左下叶（图 15-23）。食管癌有胸内转移淋巴结较大时可造成肺门增大，呈结节状，使上纵隔增宽。明显增大的淋巴结可使食管发生移位。

（2）CT 表现：①食管壁改变：食管壁全周环形或局部不规则增厚，相应平面管腔变窄或消失，呈肿块样改变（图 15-24A）；②食管周围脂肪间隙模糊、消失：提示食管癌向外侵犯；③周围组织器官受累：多为气管和支气管，常形成食管－气管瘘，其次可侵犯心包膜、左心房和主动脉等；④转移：以纵隔、肺门及颈部淋巴结转移多见，也可逆行性转移至上腹部淋巴结，少见肺转移。CT 增强扫描可见瘤体轻度强化。较大瘤体呈不均匀强化，常合并低密度的坏死灶，较小瘤体强化均匀（图 15-24B）。

3. 鉴别诊断 食管癌主要与食管静脉曲张及食管良性狭窄、反流性食管炎鉴别。食管癌患者管壁僵硬、黏膜破坏、腔内充盈缺损和不规则腔内龛影、上段食管扩张等影像表现可供鉴别。良性病变管壁柔软，随吞咽管腔大小、形态有变化，不表现腔内龛影。

二、食管静脉曲张

1. 病理与临床 食管静脉曲张（esophageal varices）是门静脉高压的重要并发症，常见于肝硬化晚期。正常情况下，门静脉通过胃冠状静脉、胃短静脉与食管的静脉网之间存在着吻合。当门静脉压力增高时，大量血液通过胃冠状静脉和胃短静脉进入食管黏膜下静脉和食管周围静脉丛，经奇静脉进入上腔静脉，于是形成食管和胃底静脉曲张。

临床上如出现曲张的静脉破裂，则可发生呕血、黑便，严重者可发生失血性休克、甚至死亡。

2. 影像学表现

（1）X 线表现：钡餐检查是发现食管静脉曲张的有效、简便而安全的一种方法。早期食管静脉曲张发生于食管下段，表现为黏膜皱襞稍宽或略为迂曲，有时因皱襞显示不连续而如虚线状，管壁边缘也稍不整齐(图 15-25B)。典型表现为食管中下段的黏膜皱襞明显增宽、迂曲、呈蚯蚓状或串珠状充盈缺损，管壁边缘呈锯齿状(图 15-26)。病变加重，还可出现食管张力降低，管腔扩张，蠕动减弱，钡剂排空延迟(图 15-25A)。

(2) CT 和 MRI 表现：可以直接观察曲张的静脉血管(图 15-27)。

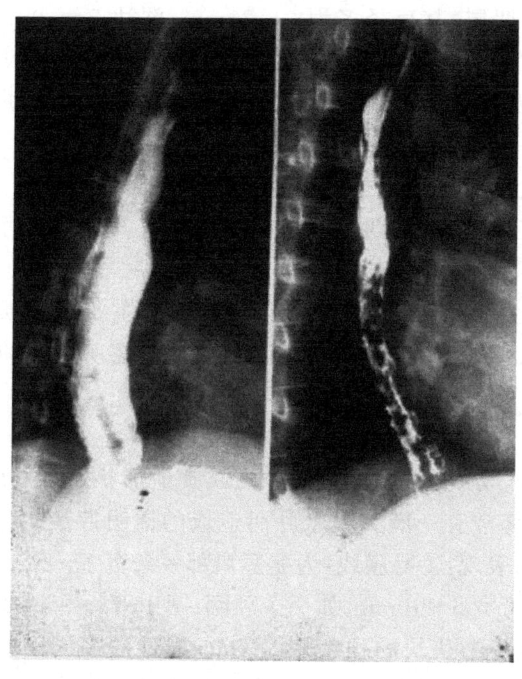

图 15-25　食管静脉曲张钡餐造影图像

钡餐造影显示食管下段黏膜不规则增粗，呈串珠样或蚯蚓样充盈缺损，管壁凹凸不平呈锯齿样改变(B)，食管张力降低，管腔扩张，蠕动减弱，钡剂排空延迟(A)

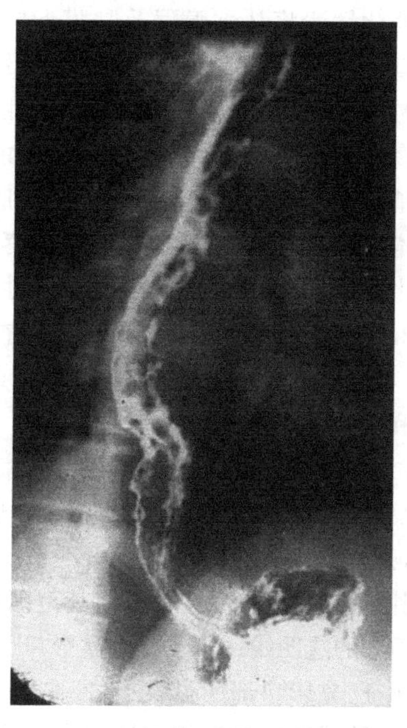

图 15-26　食管静脉曲张钡餐造影图像

食管全段的黏膜皱襞明显增宽、迂曲、呈蚯蚓状或串珠状充盈缺损，管壁边缘呈锯齿状，为食管静脉曲张典型表现

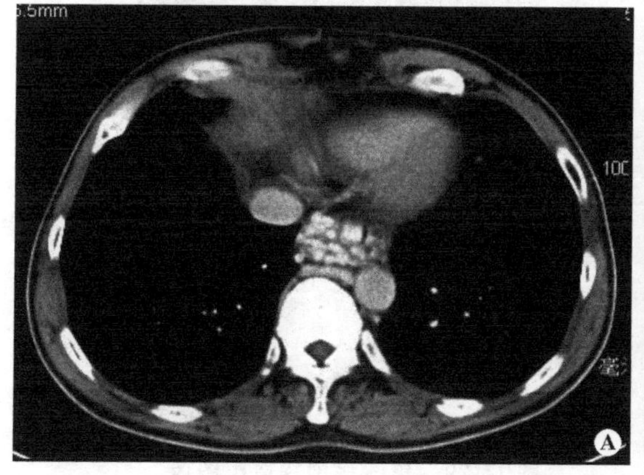

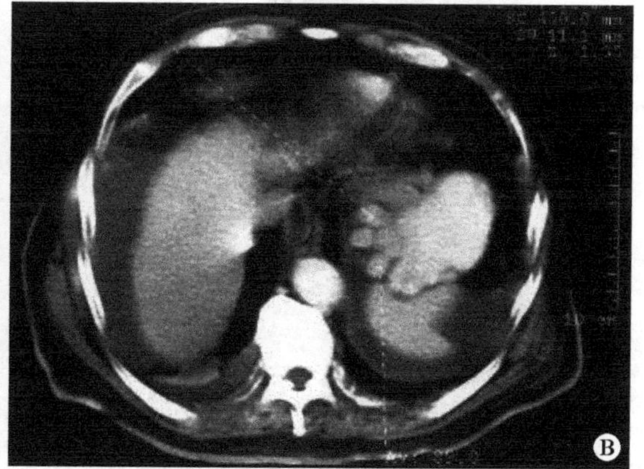

图 15-27　食管、胃底静脉曲张 CT 图像

A. CT 增强扫描显示食管下段结节状强化血管聚集成团块状；B. 胃底周围增粗、扭曲的血管

3. 鉴别诊断　食管静脉曲张的食管壁柔软而伸缩自如，是与食管癌的重要鉴别点。

三、胃十二指肠溃疡

1. 病理与临床 胃溃疡(gastric ulcer)与十二指肠溃疡(duodenal ulcer)又称为消化性溃疡,是临床常见病。好发于20~50岁。十二指肠溃疡的发病率约为胃溃疡的5倍。

消化性溃疡从黏膜侵及黏膜下层,常深达肌层,其直径多为5~20mm,深达5~10mm。溃疡口部周围往往有炎症、水肿。慢性溃疡如深达浆膜层则称穿透性溃疡。如穿破浆膜层、进入游离腹腔则为消化道穿孔。慢性溃疡周围形成增生的坚实纤维结缔组织者,称为胼胝性溃疡。溃疡愈合后,常有不同程度的瘢痕形成,严重者可使胃和十二指肠变形或狭窄。溃疡常单发,少数为多发。胃和十二指肠同时发生溃疡为复合型溃疡。

本病的临床表现主要是上腹部疼痛,具有反复性、周期性和节律性的特点。严重者可继发大出血和幽门梗阻。胃溃疡可恶性变。

2. 影像学表现 CT和MRI检查对溃疡病的诊断价值不大,影像学诊断主要依据钡餐造影。钡餐造影表现可归纳为两类:直接征象,溃疡本身的改变;间接征象,溃疡所造成的功能性和瘢痕性改变。

(1) 胃溃疡

1) 胃溃疡的直接征象是龛影:多见于小弯,切线位呈乳头状、锥状或其他形状,边缘光滑整齐,密度均匀。底部平整或稍不平。龛影口部常有一圈黏膜水肿所造成的透明带。这种黏膜水肿带是良性溃疡的特征,依其范围有不同的表现:①黏膜线:为龛影口部一条宽1~2mm的光滑整齐的透明线;②项圈征:龛影口部的透明带宽5~10mm,如一个项圈(图15-28,图15-29);③狭颈征:龛影口部明显狭小,使龛影犹如具有一个狭长的颈(图15-30)。慢性溃疡周围的瘢痕收缩,造成黏膜皱襞均匀性纠集。这种皱襞如车轮状向龛影口部集中且到达口部边缘并逐渐变窄,是良性溃疡的又一特征(图15-31)。

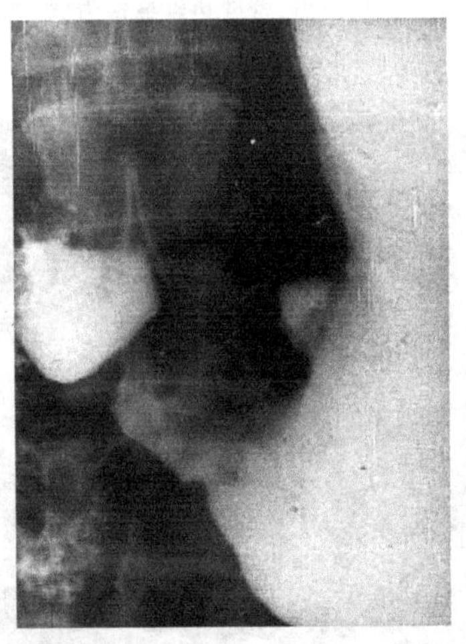

图15-28 胃溃疡钡餐造影图像

显示胃小弯腔外龛影,呈乳头状突出于胃腔外,口部见透明带,形成"项圈征"

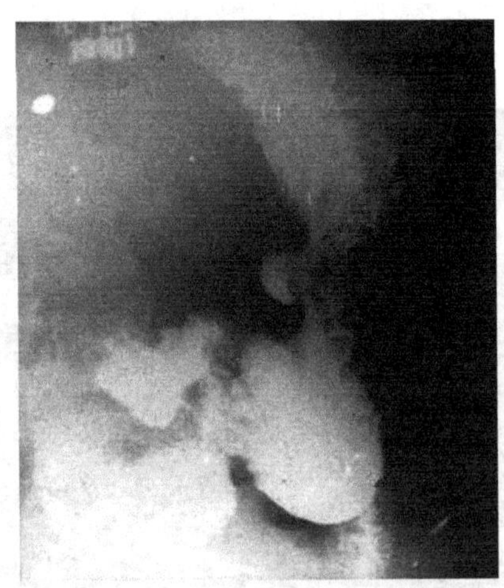

图15-29 胃溃疡钡餐造影图像

显示胃小弯腔外龛影,呈乳头状突出于胃腔外,口部见透明带,形成"项圈征"。相对应胃大弯处见一切迹状凹陷

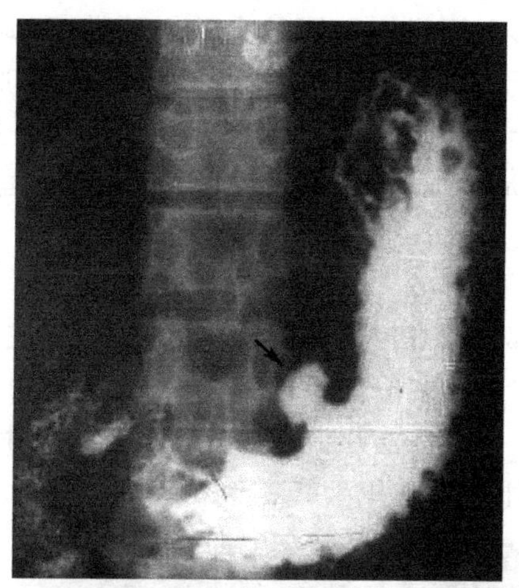

图 15-30　胃溃疡钡餐造影图像

显示胃小弯腔外龛影，呈乳头状突出于胃腔外，口部明显狭小，形成“狭颈征”

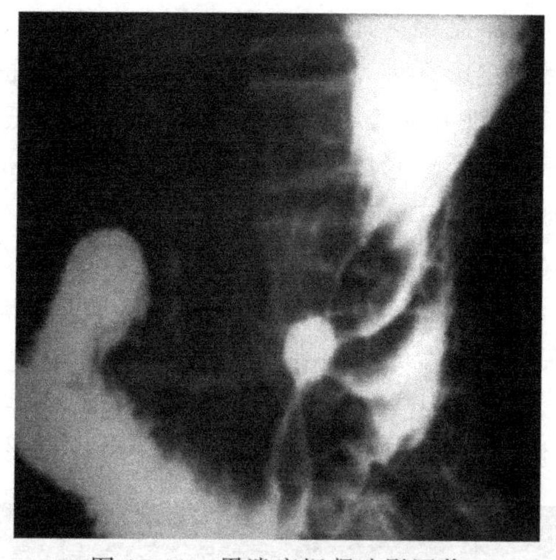

图 15-31　胃溃疡钡餐造影图像

显示胃小弯龛影压迫相，呈类圆形钡斑影，周围黏膜向龛影口部集中，形成黏膜纠集征象

2）胃溃疡间接征象包括：①痉挛性或瘢痕性改变：表现为胃壁上的切迹、缩短，如小弯溃疡可在大弯的相对处出现深的切迹（图 15-29，图 15-32）；胃小弯溃疡瘢痕可引起小弯缩短，致幽门与贲门靠近，似蜗牛状，形成“蜗牛胃”（图 15-33）。也可以使胃体呈环状狭窄而形成“葫芦胃”。近幽门溃疡可造成幽门痉挛、狭窄和梗阻。②胃分泌增加：形成空腹潴留液增加，钡剂不易附着于胃壁，液体多时在胃内形成液面。③胃蠕动增强或减弱、张力增高或减低，排空加速或减慢。④此外，龛影处常有不同程度的压痛。

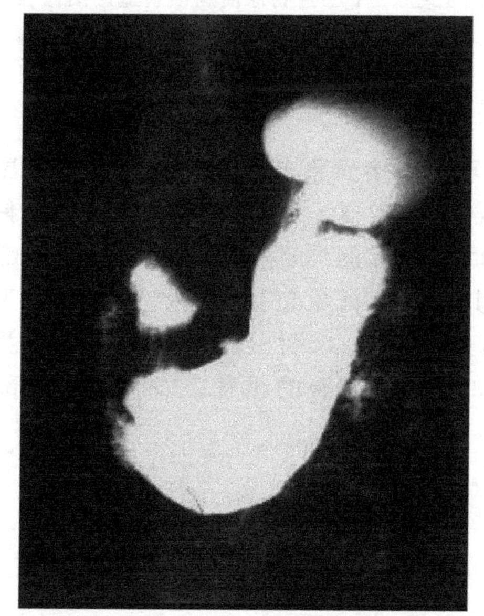

图 15-32　胃溃疡钡餐造影图像

显示胃小弯腔外龛影，呈尖端向外的锥形愈合期表现。其上方胃大弯侧见一较深切迹状凹陷

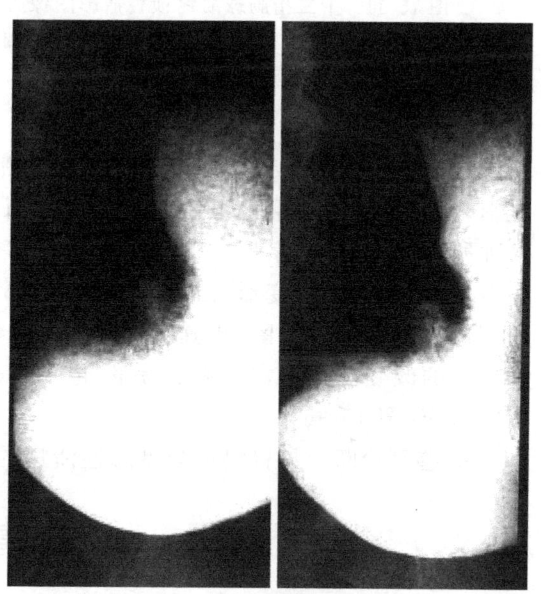

图 15-33　胃溃疡钡餐造影图像

显示胃小弯腔外龛影。整个胃小弯缩短

3）特殊胃溃疡表现：①愈合期溃疡：溃疡愈合期表现为锥状或三角形（图 15-32）。②穿

透性溃疡：龛影深而大，深度和大小均超过 1cm，龛影周围常有范围较大的水肿带。③穿孔性溃疡：龛影很大，如囊袋状，其中常出现液面和分层现象，即气液钡三层或气钡两层现象，但这种表现并非穿孔性溃疡所特有。④胼胝性溃疡：龛影较大，达 15～20mm，深度一般不超过 10mm，龛影口部常有一圈较宽的透明带，边界清楚而整齐，常伴有黏膜皱襞纠集。这种溃疡与恶性溃疡难于鉴别。

（2）十二指肠溃疡

1）直接征象：十二指肠溃疡 90%以上发生在球部。球部溃疡直接征象为龛影，常较胃溃疡小，直径多在 4～12mm，大都在后壁和前壁，因此该龛影轴位像上近似火山口，表现为类圆形或米粒状密度增高影，其边缘大都光滑整齐，周围常有一圈透明带（图 15-34），或有放射状黏膜纠集。可以是单个或多个（图 15-35）。龛影通常使用加压法和双重造影法才能显示。

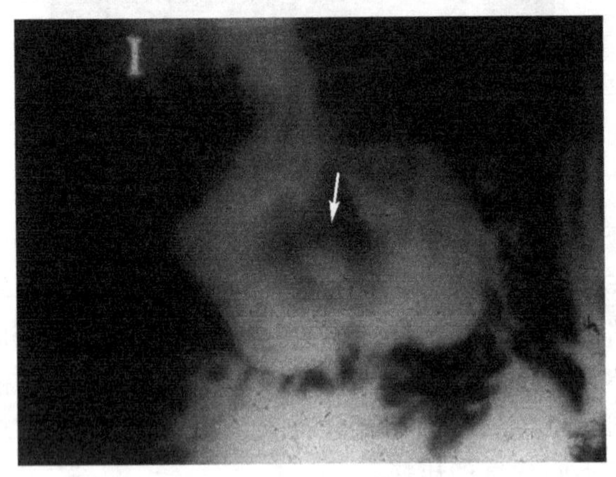

图 15-34　十二指肠球溃疡钡餐造影图像
十二指肠球部类圆形钡斑，边缘光滑整齐，周围有一圈透明带，为黏膜水肿所致

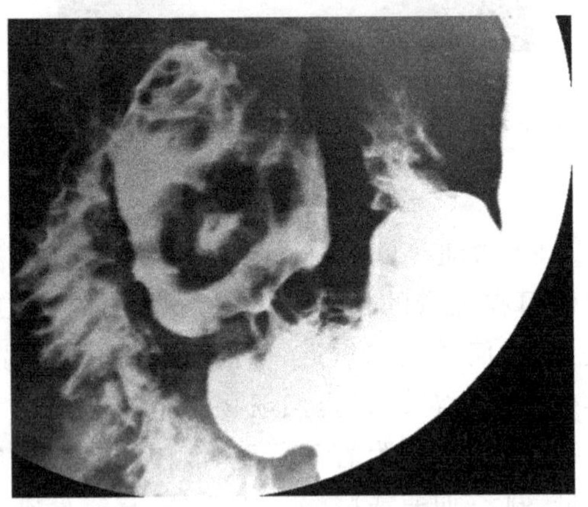

图 15-35　十二指肠球溃疡钡餐造影图像（1）
十二指肠球部类圆形钡斑，边缘欠光滑，周围有一圈透明带，为黏膜水肿所致。球基底部近幽门处见另一小龛影，周围见黏膜纠集征象

2）间接征象：恒定的球部变形为球部溃疡的重要间接征象。许多球部溃疡不易显出龛影，恒定的球部变形也可做出溃疡的诊断。球部变形主要是由于痉挛、瘢痕收缩、黏膜水肿所致，可以是山字形，三叶形，葫芦形等。有时在变形的球部仍可显示龛影。球部溃疡愈合后龛影消失，变形可继续存在。球部溃疡其他间接征象包括：①激惹征：表现为钡剂到达球部后不易停留，迅速排出；②幽门痉挛，开放延迟；③胃分泌增多和胃张力及蠕动方面的改变等。也常伴有胃窦炎的一些表现如胃黏膜皱襞的粗乱、迂曲等；④球部有固定压痛（图 15-36）。

3. 鉴别诊断　见胃癌部分良恶性溃疡的鉴别。

四、胃　　癌

1. 病理与临床　胃癌（gastric carcinoma）是由胃黏膜上皮或腺上皮发生的恶性肿瘤，是我国最常见的消化道恶性肿瘤。好发于 40～60 岁，男性多于女性。可发生在胃的任何部位，但以胃窦、小弯和贲门区常见。胃癌的组织学类型有腺癌、黏液腺癌、印戒细胞癌、低分化腺癌和未分化癌，腺癌占 95%。早期胃癌指病变仅局限于黏膜及黏膜下层，根据形态可

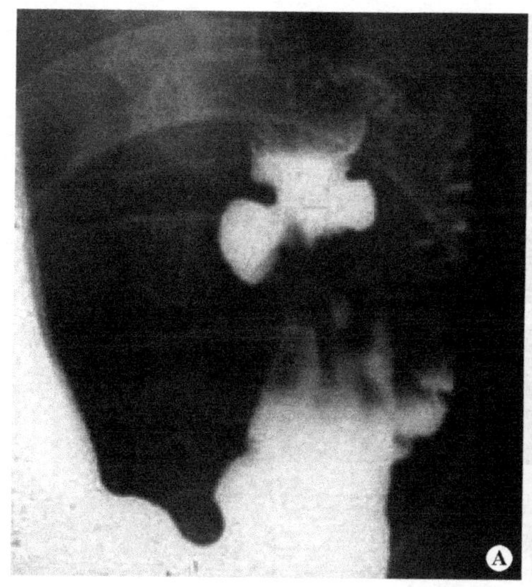
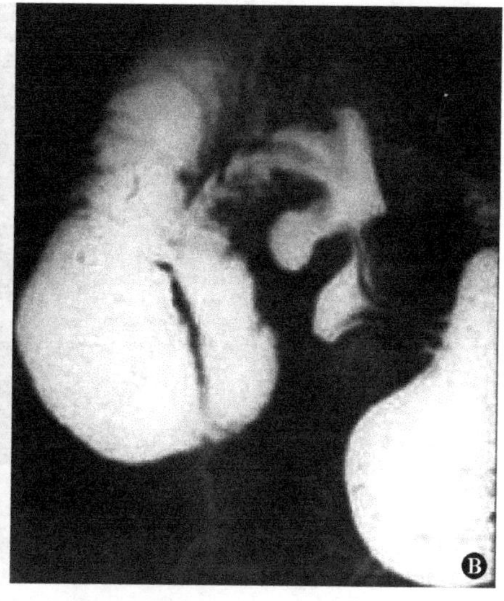

图 15-36　十二指肠球溃疡钡餐造影图像(2)

十二指肠球部恒定的变形，变形形态各异

分成 3 种亚型：隆起型、浅表型和凹陷型。中晚期胃癌常分为：蕈伞型(又称肿块型、增生型等)、溃疡型和浸润型。

胃癌的病理分期对判断预后和临床治疗方法的选择非常重要。以 TNM 分期为基础并考虑肿瘤浸润深度，转移淋巴结与原发癌边缘的距离来判断。

胃癌患者早期可无症状，可表现为上腹不适，隐痛及腹胀。胃癌患者疼痛多无规律，进食难以缓解，常伴有食欲减退、消瘦、乏力。患者大便隐血试验可呈阳性，出血量较大时可出现呕血或黑便。当肿瘤进展时，可在上腹部扪及肿块。

2. 影像学表现　早期胃癌影像检查以低张气钡双重对比造影检查为主。单、双重对比造影对中晚期胃癌的诊断都有很大价值。早期胃癌 X 线诊断困难。定性诊断需要结合内窥镜活检。CT 和 MRI 的价值，在于可以直接观察癌肿侵犯胃壁和邻近组织的程度、远处淋巴结转移情况、癌肿的分期和手术切除可能性评估以及术后随访。CT 仿真胃镜(CT virtual gastroscopy，CTVG)对胃的恶性肿瘤、溃疡、息肉样病变、静脉曲张等有较高的价值。

(1) 胃癌 X 线表现：

1) 蕈伞型：表现为不规则分叶状的充盈缺损，大小不一，与正常胃界限清楚，邻近胃壁僵硬，胃腔狭窄(图 15-37)。

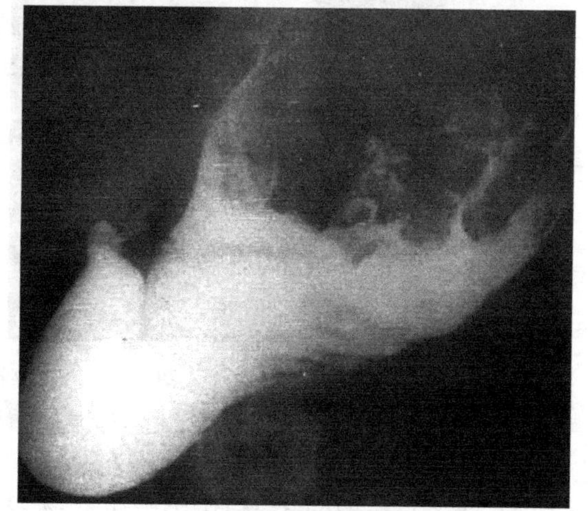

图 15-37　胃癌钡餐造影图像

胃底、胃体部巨大充盈缺损，边缘不规则，邻近胃壁僵硬，胃腔狭窄

2) 浸润型：表现为胃壁僵硬，胃腔狭窄，黏膜皱襞消失。胃广泛受累时形成“皮革袋状胃”(leather bottle stomach)(图 15-38)。

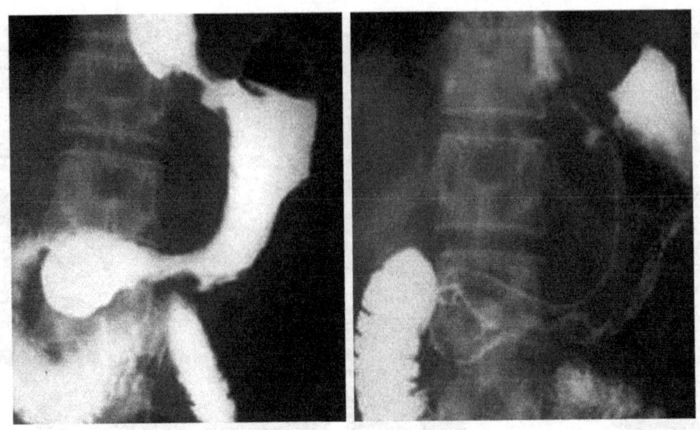

图 15-38 胃癌钡餐造影图像

显示胃体部胃壁僵硬，胃腔狭窄，黏膜皱襞消失，呈皮革样(充盈相和黏膜相)

3）溃疡型：表现为腔内龛影，即龛影位于胃腔轮廓之内。同时有下列征象：①环堤征：指在正位上环绕龛影的宽窄不一的不规则透明带，切线位呈半弧形，为肿瘤周边隆起边缘；②指压迹征：因黏膜及黏膜下层癌结节形成龛影口部隆起的不规则压迹，如手指压迫样，加压后显示更清晰；③裂隙征：指在两指压迹征之间指向口部的尖角，为两个癌结节间的凹陷；④半月综合征：上述征象综合称为半月综合征，加压投照时显示更清晰(图 15-39)；⑤黏膜皱襞破坏、中断、消失或黏膜皱襞结节状或杵状增粗，癌肿区胃蠕动消失。

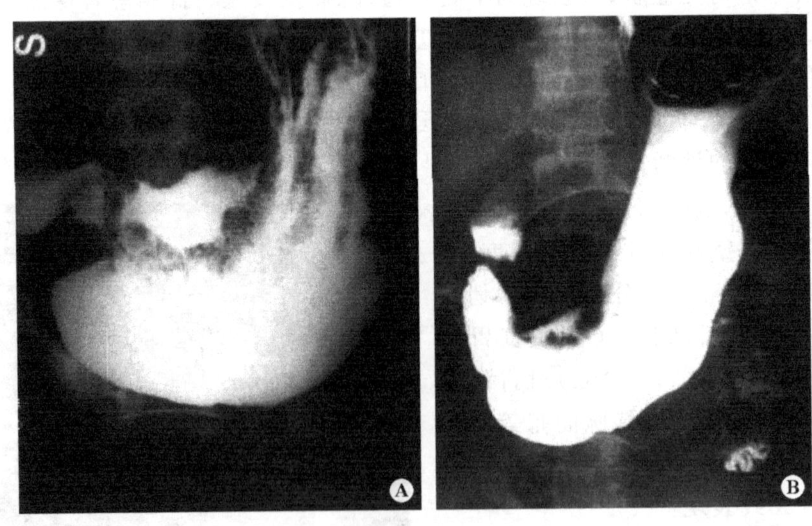

图 15-39 胃癌钡餐造影图像

显示胃体、窦部小弯侧大小不一腔内龛影，邻近胃壁僵硬，胃腔狭窄。龛影周围形成半月综合征，加压后可更清晰地显示较小的腔内龛影(B)

(2) 胃癌 CT、MRI 表现：①蕈伞型表现为突向胃腔内的软组织密度肿块影；浸润型为胃壁增厚，其范围依局限或弥漫而定；溃疡型为肿块表面有不规则的凹陷。②不规则增厚的胃壁，有不同程度的强化(图 15-40)。③胃周围脂肪间线消失提示肿瘤突破胃壁。④可显示病灶有无侵犯邻近结构、有无扫描范围内淋巴结肿大和脏器的转移等(图 15-41)。

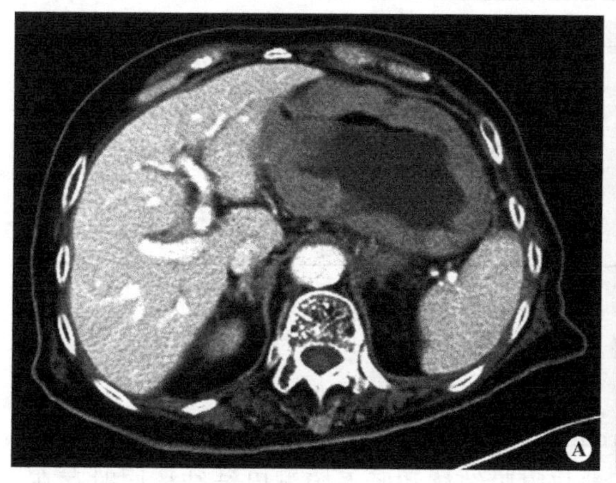

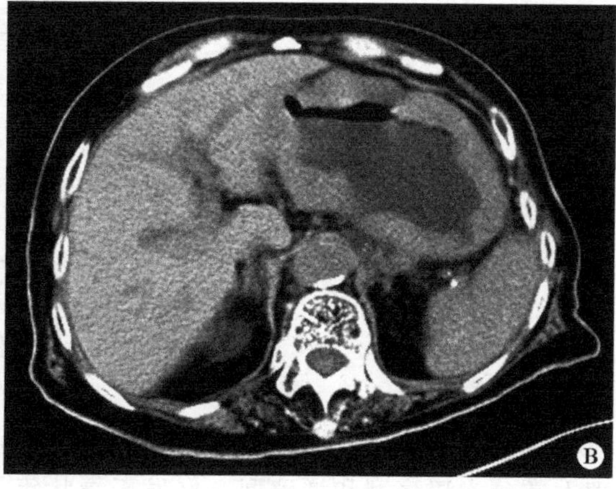

图 15-40 胃癌 CT 图像

胃壁不规则增厚,平扫密度不均匀(A),增强后呈不均匀强化(B),提示有坏死。与肝左叶分界不清,提示侵犯肝左叶

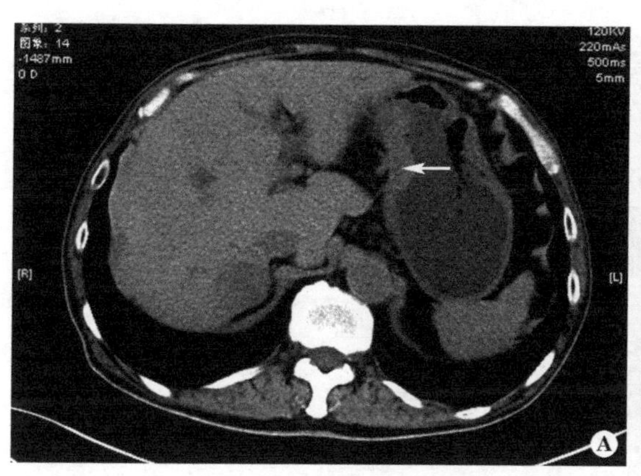

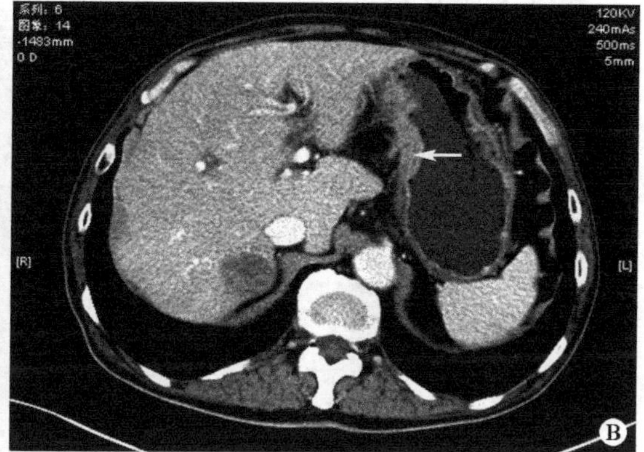

图 15-41 胃癌 CT 图像

胃体后壁不规则增厚(A),增强后有强化(B)。与肝右叶下腔静脉右后方一转移灶

3. 鉴别诊断 胃癌的鉴别诊断主要是与良恶性肿瘤的鉴别(表 15-1)和良恶性溃疡的鉴别(表 15-2)。

表 15-1 胃良恶性肿瘤鉴别表

	良性肿瘤	恶性肿瘤
肿块形态	边缘整齐光滑	边缘不规则
肿块表面	一般无龛影	可有不规则腔内龛影
与正常组织分界	清楚	不规则分界
邻近胃壁情况	柔软、蠕动正常	僵硬、蠕动消失
肿块周边黏膜	无破坏中断	可见破坏中断
远处转移	无远处转移,可压迫邻近组织	可有远处转移,可侵犯邻近组织

表 15-2 胃良恶性溃疡鉴别表

	良性溃疡	恶性溃疡
龛影位置	腔外龛影，突出于胃轮廓外	腔内龛影，位于胃轮廓之内
龛影形态	类圆形或椭圆形，边缘光滑	边缘不规则，浅平，可有多个尖角
龛影周边	黏膜水肿，可见黏膜线、项圈征、狭颈征、黏膜纠集	可见指压迹征、不规则环堤，黏膜皱襞中断、破坏
龛影临近胃壁	柔软，有蠕动波	僵硬，蠕动消失

五、肠 结 核

1. 病理与临床 肠结核(intestinal tuberculosis)多继发于肺结核，好发于回盲部。病理上常分为溃疡型和增殖型。好发于青壮年，常与腹膜结核和肠系膜淋巴结结核同时存在。临床上常为慢性起病，长期低热，有腹痛、腹泻、消瘦、乏力等。

2. 影像学表现

(1) X线表现

1) 溃疡型肠结核：钡餐造影表现为肠管痉挛收缩，黏膜皱襞紊乱。钡剂到达病变区即迅速被推向远侧肠管，不能正常停留。因此常见到回肠末段、盲肠和升结肠部分充盈不良，或少量钡剂充盈呈细线状，或完全没有钡剂充盈，其中夹杂部分正常节段充盈肠管，称之为“跳跃”征，此乃溃疡型肠结核的典型表现。充盈的肠腔不规则，局部突出的钡影呈不规则锯齿状为肠壁溃疡。钡剂灌肠检查显示更明显(图 15-42)。

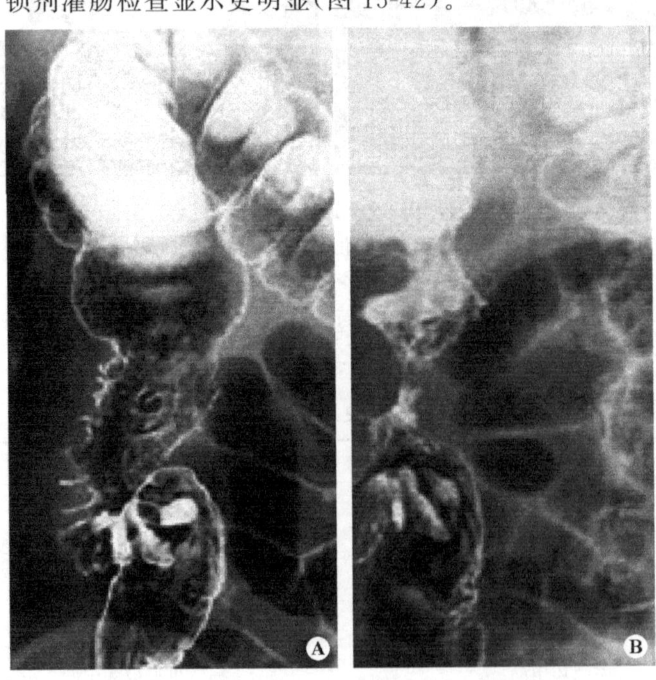

图 15-42 肠结核钡剂灌肠检查图像

显示升结肠的狭窄、缩短。黏膜皱襞紊乱、消失。边缘呈不规则锯齿状突起。A 与 B 比较肠管大小有变化，可与恶性病变鉴别

2）增殖型肠结核：钡剂造影主要表现为回肠末段、盲肠和升结肠变形，狭窄、缩短和僵直，激惹不明显。部分肠腔狭窄可致不全性梗阻，狭窄近段肠腔扩张，黏膜皱襞增粗、紊乱、消失，常形成多发小息肉样充盈缺损。回盲瓣常受侵犯，表现为增生肥厚，使盲肠内侧壁凹陷变形。发生粘连时可致肠管排列紊乱，不易分开。

（2）CT 与 MRI 表现：CT 或 MRI 可发现肠结核段肠管壁明显增厚，增强扫描病变段肠壁明显增强且有分层现象。如并发腹腔淋巴结结核者，还可见肿大淋巴结呈圈状增强。

3. 鉴别诊断　肠结核主要须与 Crohn 病鉴别诊断。Crohn 病好发于回肠及右半结肠。病变呈节段性、跳跃性是其特点，易发生窦道及肠梗阻。有时需要依靠病理来确定，无干酪样病变为区别于结核的要点。

六、结　肠　癌

1. 病理与临床　结肠癌（colonic carcinoma）是由结肠黏膜上皮或腺体发生的恶性肿瘤，是胃肠道内常见的恶性肿瘤。组织学类型多为腺癌，其次为黏液腺癌，印戒细胞癌，未分化癌及鳞癌等。早期结肠癌可分为 3 型，即隆起型、平坦型和凹陷型。中晚期结肠癌一般分为 3 型：①增生型：外观为息肉隆起和广基盘状隆起，后者表面可形成溃疡；②溃疡型：溃疡深达肌层，有环堤形成。如溃疡伴周边浸润，则无环堤表现；③浸润型：肿瘤在肠壁内浸润，致肠壁增厚，肠腔狭窄。以溃疡型居多，占一半以上。

结肠癌好发于 40～60 岁，年轻患者男性多于女性。可发生在结肠的任何部位早期结肠癌影像学诊断困难。患者早期多无症状和体征，可有大便习惯的改变、腹痛便血、腹部包块等。晚期可见进行性消瘦、恶病质和腹水等。

2. 影像学表现　单纯钡剂灌肠可显示进展期结肠癌，是结肠病变基本的检查方法。低张气钡双重造影可查出大于 10mm 的肿瘤。CT 与 MRI 主要用于了解有无肠外浸润及转移的情况，对肿瘤分期具有较高价值。MRI 更多的用于对直肠癌的显示。CTVE 可检出结肠内较小的隆起性息肉样病变。

（1）X 线表现：

1）增生型：由于肿块病变向腔内生长表现为腔内充盈缺损，肿块边界清楚，轮廓不规则，伴黏膜破坏，多偏于管壁一侧或环绕整个肠壁，形成偏心性恒定的管腔狭窄（图 15-43）。病变近段管腔可有扩张。病变肠壁僵硬。

2）浸润型：因肿瘤沿管壁内环形生长，病变区多表现为管腔向心性狭窄，轮廓欠光滑，边界尚清，管壁僵硬，易造成肠梗阻（图 15-44）。

3）溃疡型：表现为较大且不规整的龛影，沿结肠长轴发展，边缘有尖角及不规则的充盈缺损，肠壁僵硬，结肠袋消失。其典型 X 线表现为“苹果核征”（apple-core sign），即狭窄段的两端是溃疡的环堤，中央的管腔狭窄段为癌性溃疡形成的癌性通道（图 15-45）。结肠气钡双对比造影能更清楚地显示腔内不规则软组织肿块影。

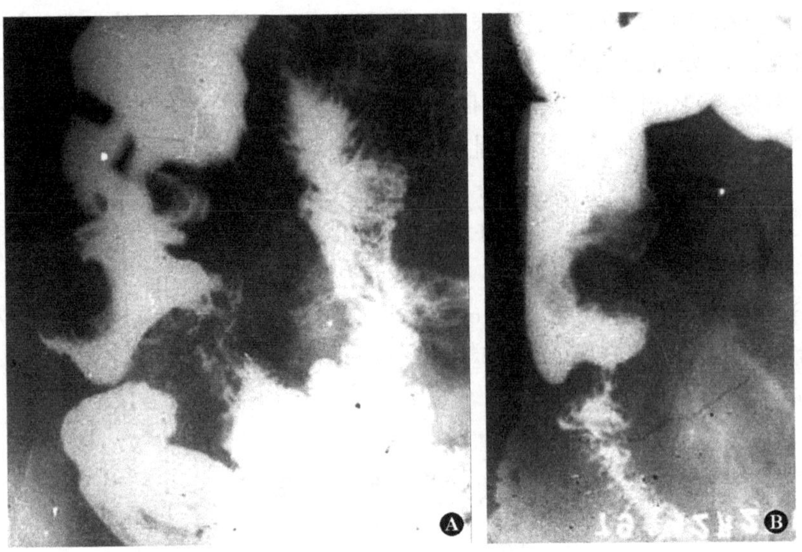

图 15-43 结肠癌钡剂灌肠造影图像

盲肠外侧(A)或升结肠内侧(B)局限性充盈缺损，边缘不规则，与正常肠腔分界清晰

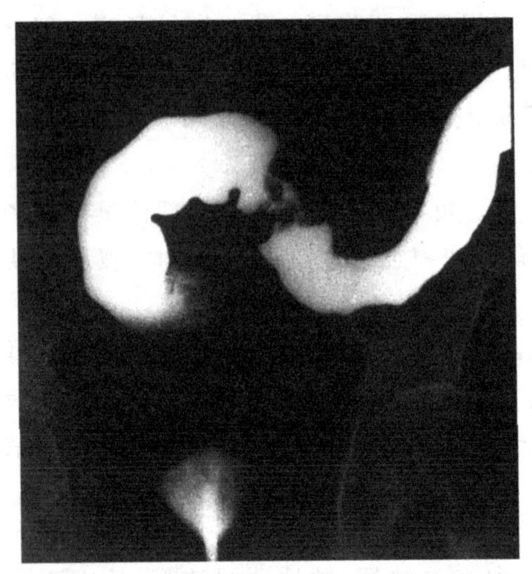

图 15-44 乙状结肠癌钡剂灌肠造影图像

乙状结肠局限性狭窄，不规则，与正常结肠分界清楚

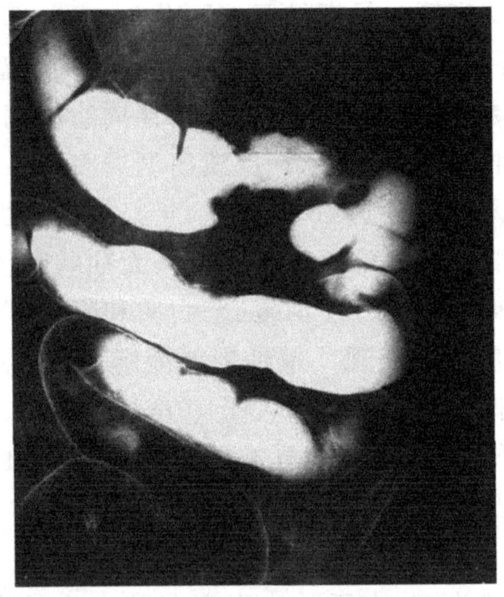

图 15-45 横结肠癌钡剂灌肠造影图像

横结肠偏左见一不规则腔内龛影，形成“苹果核征”，与正常结肠分界清楚

(2) CT 表现：可显示腔内软组织块影、不规则的管壁增厚、肠腔狭窄。肿瘤与周围脂肪界限不清，提示癌肿向腔外侵犯。增强扫描癌肿显示更清楚，对肠壁外浸润、邻近结构侵犯和转移的评价更有价值(图 15-46)。

CTVE 可检出结肠内 5mm 以上的隆起息肉。对腔内肿块或管腔狭窄的发现率较高，对显示狭窄后的情况有独到之处(图 15-47)。

(3) MRI 表现：癌肿可表现为肿块、肠壁增厚，T_1WI 呈等、稍低信号，T_2WI 稍高信号(图 15-48)。用直肠内线圈对显示直肠癌侵犯的深度和局部淋巴结转移的价值更高。直肠癌术后复发，T_2WI 上信号高于瘢痕组织。

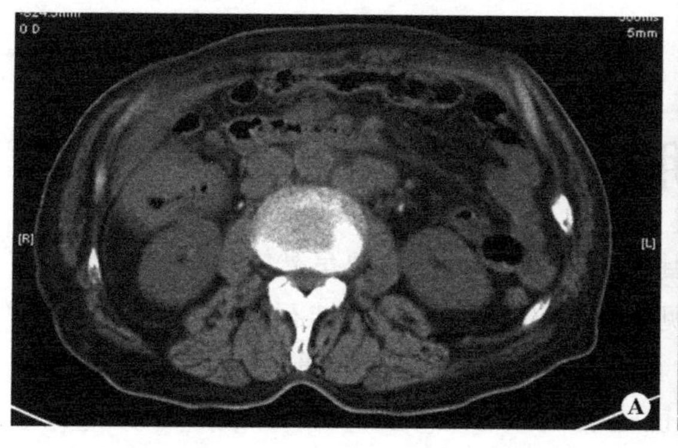

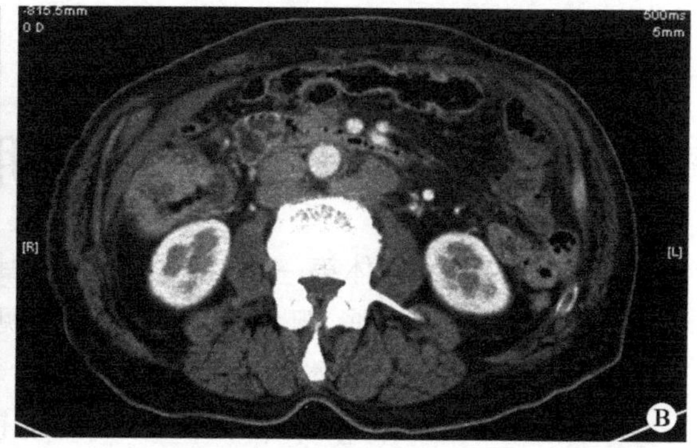

图 15-46　升结肠癌 CT 图像

平扫(A)示升结肠肠壁不规则增厚,增强扫描(B)呈不均匀强化,与邻近结构界限尚清楚

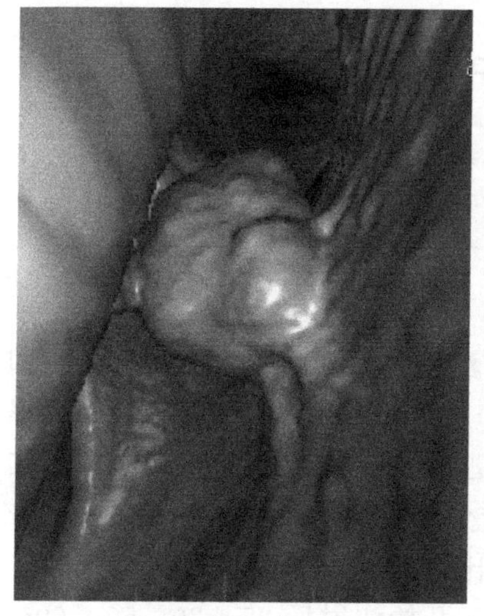

图 15-47　结肠癌 CT 仿真内镜图像

结肠腔内肿块状突起

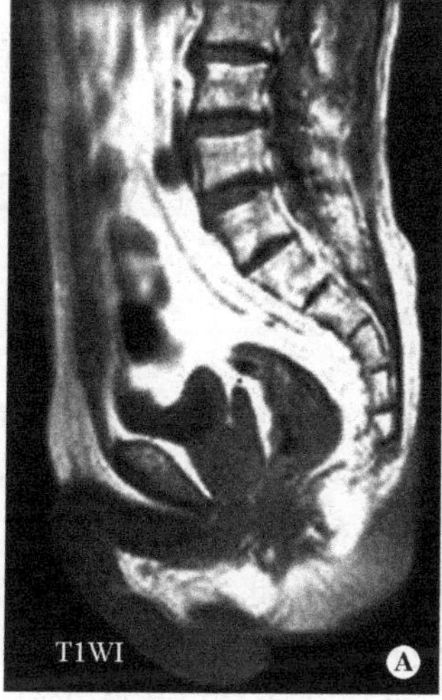

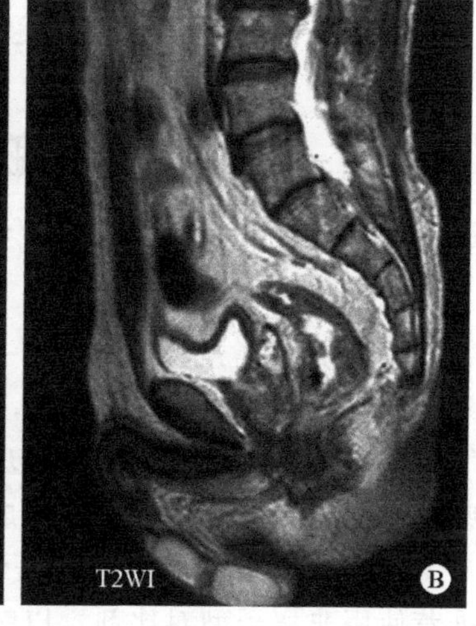

图 15-48　直肠癌 MRI 图像

直肠肠壁不规则增厚,T_1 WI(A)呈等信号,T_2 WI(B)呈稍高信号

3. 鉴别诊断　鉴别诊断主要与结肠结核、Crohn 病、淋巴瘤及其他良性肿瘤鉴别,结合患者病史、临床表现、发病部位、影像学表现等不难做出正确诊断。

（丁承宗）

第十六章　肝、胆、胰、脾

肝脏和胰腺是人体第一、第二大消化腺，其功能重要而复杂。脾虽然不是消化器官，但与肝脏关系密切。肝脏、胆系、胰腺和脾脏常见的疾病有炎症、肿瘤、结石和弥漫性病变等，随着超声、CT 及 MR 等影像学设备的不断更新发展以及经皮经肝胆管造影（percutaneous transhepatic cholangiography，PTC）、经内窥镜逆行性胆胰管造影（endoscopic retrograde cholangiopancreatography，ERCP）和 T 形管胆管造影等技术的日臻成熟，对这些病变大都能够做出明确的定位和定性诊断，已经成为临床必不可缺少检查手段。

第一节　影像学检查方法和正常影像学表现

一、肝、胆、胰、脾 CT 检查方法及正常 CT 表现

（一）CT 检查方法

1. 平扫　常规检查前 15～30 分钟口服 2%～2.5%的泛影葡胺 500～800ml，检查前即刻再服用 200ml。病人仰卧位，两手臂置于头上然后定位。先作定位扫描，扫描时嘱病人屏气。范围上界包括膈顶，下界包括肝右叶下缘。需指出的是，单纯肝脏 CT 平扫图像对于某些小病变或等密度病变可能造成漏诊，因此，增强扫描是十分必要的。

2. 动态增强扫描　方法是使用非离子型或离子型对比剂 80～100ml（为减少副作用，推荐使用非离子型对比剂），以 3ml/s 的流量经静脉注射，于开始注射后 25～30s、50～60s、110～120s 进行扫描，以获得肝脏动脉期、门静脉期和平衡期的 CT 图像，对占位性病变患者，需延迟 5～10 分钟进行扫描。

脾脏病变增强与肝脏相似，胆道及胰腺病变一般使用较薄层厚，扫描方法亦与肝脏基本相同，必要时可利用薄层图像进行多平面重组观察。

（二）正常 CT 表现

1. 肝脏　肝脏分上下两面，上面为膈面，与横膈及前腹壁紧贴，边缘轮廓光滑，外缘紧贴腹壁。肝脏形态及大小个体差异明显，变异较多。正常情况下，肝脏由膈顶至肝下缘不超过 15cm。可通过肝叶径线测量并计算比例来评估肝叶的大小。方法为在肝门横断面上，以门静脉主干的右缘为界，分别测量左、右最大的前后径和右、尾叶最大横径，正常肝右/左叶前后径比值为 1.2～1.9，肝右/尾叶横径比值约为 2～3。正常肝脏 CT 平扫呈均匀一致的软组织密度，CT 值为 55～75HU，较脾脏密度高，肝实质内血管呈条形或圆点状低密度影（图 16-1A）。

增强检查动脉期扫描示肝动脉及其分支呈线状、点状高密度影，肝实质未见强化。门静脉期肝实质密度增高且为均匀一致强化，门静脉及其分支强化明显，由粗至细，走行自然（图

16-1B)。平衡期肝实质强化较门静脉期下降，左、中、右三支肝静脉回流入下腔静脉(第二肝门)，为肝段划分的血管标志，有时可见右后叶肝静脉和尾状叶的小静脉出肝汇入下腔静脉(第三肝门)。

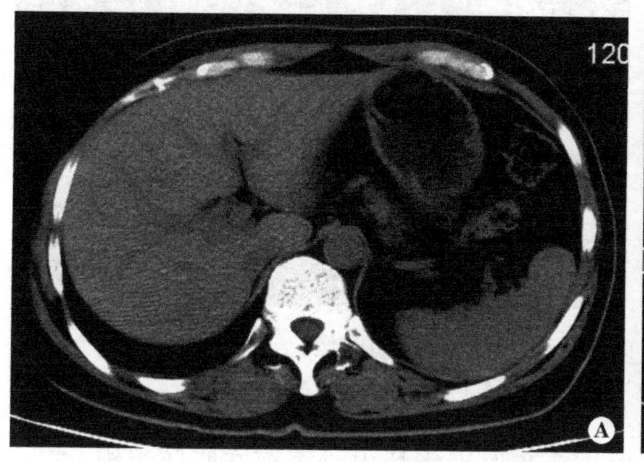

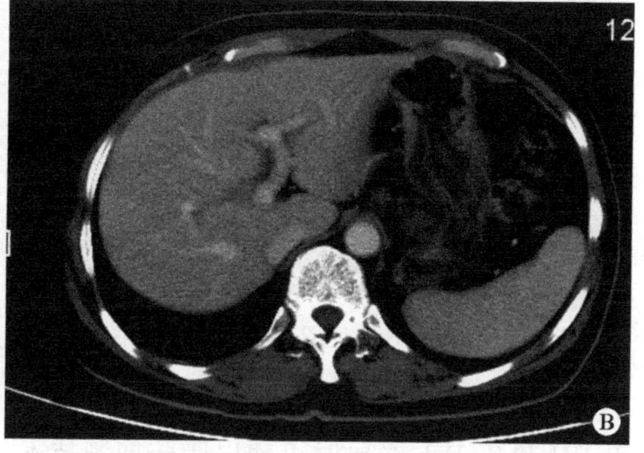

图 16-1 正常肝脏 CT 平扫及增强门静脉期图像

平扫肝内血管呈线条样低密度(A)，增强后呈高密度(B)

2. 胆囊及胆管 胆囊位于肝脏脏面肝右叶及方叶之间，呈圆形或卵圆形，直径约 4～5cm，胆囊腔通常为均匀水样低密度，CT 值约 0～20HU。胆囊壁薄，且光滑锐利，厚度约 2～3mm(图 16-2)。进行增强检查胆囊腔内无对比强化，胆囊壁表现均匀一致的强化。

CT 平扫正常肝内、外胆管大多数不显示，薄层扫描少数可能显示，表现为小圆形或管状低密度影，血管影表现与胆管相同，对比增强后血管增强，而胆管没有增强。

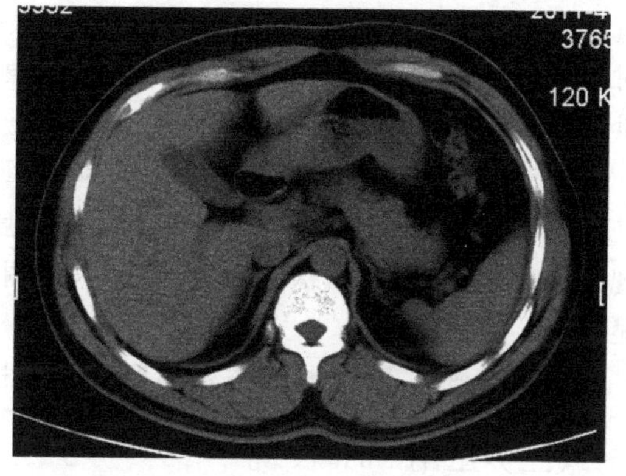

图 16-2 正常胆囊 CT 平扫图像

3. 胰腺 正常胰腺实质密度均匀，CT 值约 40～50HU，密度略低于脾脏。胰腺形态、大小及位置存在一定的差异，老年人胰腺逐渐萎缩。一般胰尾位置最高，胰体位置偏下，钩突为胰头最低的部分，胰头最下方向内延伸的楔形突出，其前方可见肠系膜上动、静脉，外侧为十二指肠降段，下方为十二指肠水平段。脾静脉沿胰体尾后方走行，是识别胰腺的标志(图 16-3)。

4. 脾脏 正常脾前后径平均为 10cm，宽为 6cm，上下径约为 15cm，横断面上脾外缘的肋单位超过 5 个为脾大，脾脏平扫近似于新月形或内缘凹陷的半圆形，密度均匀，略低于肝。增强扫描动脉期脾不均匀强化，门静脉期和实质期脾的密度逐渐变均匀(图 16-3)。

二、肝、胆、胰、脾 MRI 检查方法及正常 MRI 表现

(一) MRI 检查方法

1. 平扫 常进行横断面和冠状面成像。常规采用 SE 和 FSE 序列进行全部肝脏，包括

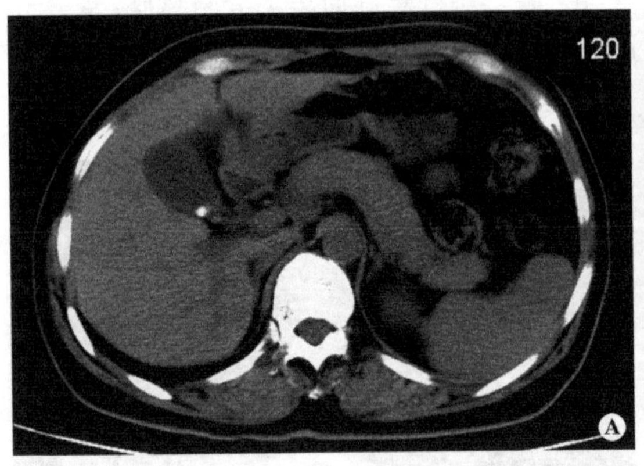

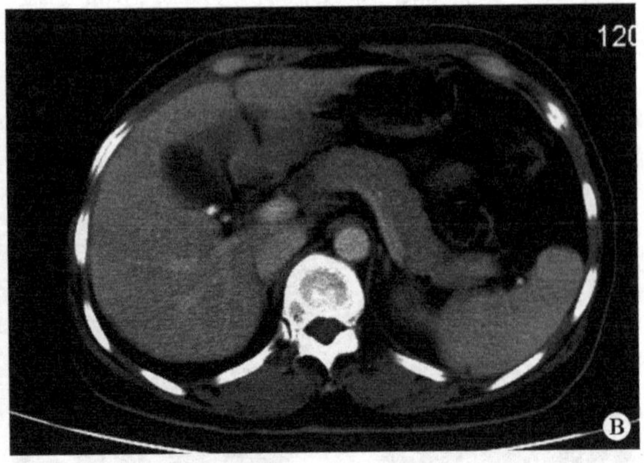

图 16-3　正常胰腺、脾脏 CT 平扫及增强门静脉期图像

平扫胰腺、脾脏密度均匀，胰腺略高于脾脏(A)，增强后呈均匀强化(B)

T_1WI 和 T_2WI，必要时可辅以脂肪抑制技术，以进一步鉴别病灶内是否存在脂肪组织。

2. 增强检查　当平扫发现肝脏病变时，往往需要进行增强检查，以协助定性诊断。常用对比剂为钆二乙三胺五乙酸(Gd-DTPA)，是顺磁性物质，目前已广泛应用于临床，常规用量 0.1mmol/kg，注静脉注射后，行动态增强扫描，获得肝实质增强的各期相 MRI 图像，同时，可以行肝动脉、门静脉和肝静脉血管成像，显示肝血管情况，为疾病的诊断及鉴别诊断提供有价值的信息。

对于胆系及胰管病变还可行 MR 胆胰管成像(MR cholangiopancreatography，MRCP)，是通过增加 TE 回波时间，获得重 T_2WI，胆胰管内由于富含静止或缓慢流动的自由水，而表现为极高信号，背景结构则为极低信号，经图像后处理技术，极高信号的胆管树和胰管清晰显示(图 4-6)。

胰腺及脾脏 MRI 检查方法与肝脏基本相同。

(二) 正常 MRI 表现

1. 肝脏　正常肝脏为一均匀中等信号强度的器官。在 T_1WI 及 T_2WI 上，其信号与胰腺相近，在 T_1WI 上，高于脾的信号，在 T_2WI 上，信号低于脾脏，正常肝内血管呈信号流空影(图 16-4)，但血管内血流较慢时，会产生信号，而肝内较小的血管结构则表现为流动相关增强效应，而呈高信号的条状管状结构。对比增强后，肝实质表现 T_1WI 信号增高。胆管在 T_1WI 呈低信号，在 T_2WI 呈高信号影。梯度回波快速成像或增强后血管增强追踪检查，门静脉及肝静脉呈高信号，二维或三维成像可清楚显示。

2. 胆囊和胆管　横断面胆囊形状与 CT 表现相同，冠状面呈长圆形位于肝门部。胆囊壁薄，胆囊内信号强度取决于胆汁的化学成分，空腹检查胆囊内信号均匀，T_1WI 呈低信号，T_2WI 呈高信号，边缘光滑锐利；胆囊内充满浓缩胆汁时，呈短 T_1 与长 T_2 信号，在 T_1WI 与 T_2WI 像上均呈高信号。MRI 可用于评价胆囊的功能。MRCP 大多数胆囊都能清晰显示，正常胆囊呈极高信号，且信号均匀，边缘光滑，胆囊形状呈长圆形或梨形，容量约为 40ml 左右，长约 7～10cm，宽约 3～4cm，分为底部、体部、漏斗部和颈部，颈部和胆囊管的瓣膜部相连。

正常胆管内含有胆汁，普通 MRI 扫描表现圆形或管状 T_1WI 低信号、T_2WI 高信号影，

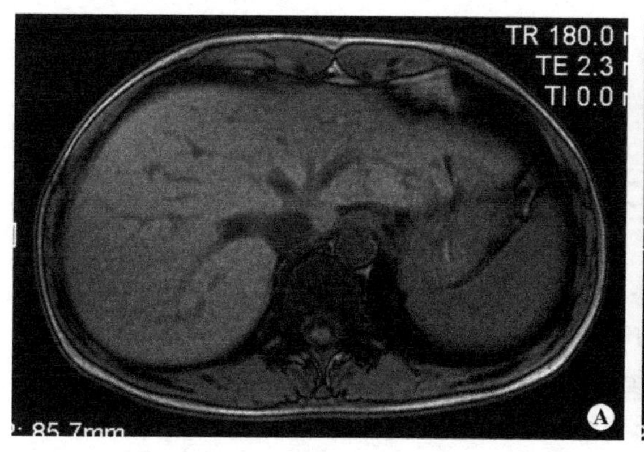

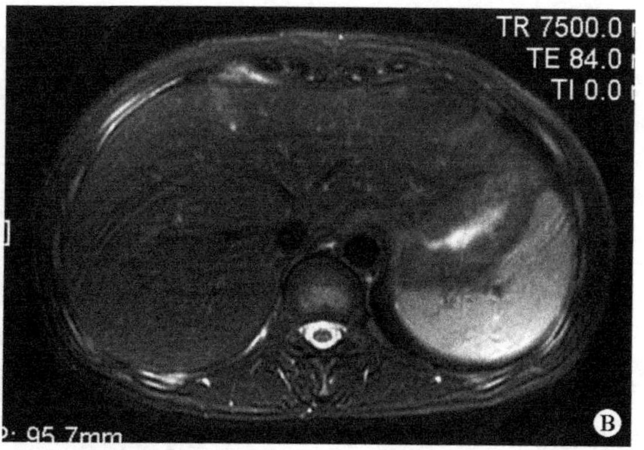

图 16-4　肝脏 T_1WI 及压脂 T_2WI 图像

肝脏、脾脏 T_1WI 及压脂 T_2WI 呈均匀中等信号强度，在 T_1WI 上，高于脾的信号，在 T_2WI 上，信号低于脾脏，肝内血管呈信号流空影

MRCP 不用对比剂，更为简便、安全，且肝内、外胆管显示率高达 90%～100%。所见胆系结构影像清晰，优于 PTC、ERCP、CT 和超声检查，胆系结构表现为边缘光滑整齐、均匀的高信号，显示的胆囊和胆管大小、形态与 PTC 和 ERCP 相同。但 MRCP 不具备 PTC 和 ERCP 介入治疗作用。

3. 胰腺　正常胰腺实质表现为均匀的低信号，信号与肝脏相近。由于周围有脂肪组织衬托，胰腺轮廓一般显示较清楚。

4. 脾脏　脾脏的信号是均匀的，由于脾脏的血窦较肝脏更为丰富，故 T_1 及 T_2 弛豫时间比肝、胰长，而与肾相似。脾门血管呈黑色流空信号，易于辨认(图 16-4)。

视窗 16-1

肝

中医学关于肝的含义十分广泛，认为肝主疏泄，主藏血。肝在五行中属木，主动主升。为筋之宗，魂之局。肝开窍于目，主筋其华在爪，在志为怒，在液为泪等。由此可见中医所讲的肝是一个综合功能单位，与西医所讲的肝脏具有本质区别。

因此利用现代科学技术探索中医肝的奥秘必须从整体观入手，以功能为突破口。但仅就肝脏本身疾病而言，中医从整体和功能角度是可以确切辨证的，这也是中西医结合研究肝脏的前提。以肝癌为例，肝癌是西医病名，但早在《内经》中就有类似记载。历代有肥气、痞气、积气之称，以脏腑气血亏虚为本，气、血、湿、热、瘀、毒互结为标，主病在肝，渐为癥积而成。依其临床表现可分为肝气郁结型、气滞血瘀型、湿热结毒型、肝阴亏损型。

影像医学是目前诊断肝癌的主要检查手段。有学者利用 CT 和 MRI 研究发现巨块型肝癌以气滞血瘀型与湿热结毒型多见，肝阴亏损型中多见弥漫型；死亡病例中肝阴亏损型及弥漫型最多见。还有学者利用彩色多普勒(CDFI)对不同证型原发性肝癌患者血流变化进行分析，发现湿热结毒型肝固有动脉收缩期最大血流速度显著增高，而气滞血瘀型门静脉每分钟血流量增多，且显著高于湿热结毒型。

以上研究结果表明：虽然中医和西医对肝的认识不同，但影像医学介入证型研究对揭示中医肝脏奥秘仍然可以发挥重要作用。

第二节 基本病变的影像学表现

一、实质性脏器大小与形态异常

1. 实质性脏器肿大或萎缩 肝脏增大时，腹部X线平片可见右膈面隆起，肝下角下移，肝边缘变钝，超声表现为肝脏随呼吸上下移动幅度变小，CT或MRI表现肝叶饱满，前后径及横径超出正常范围。肝萎缩表现肝脏体积缩小、变形，肝裂、胆囊窝增宽；肝硬化时，还表现为肝叶比例失调，一个肝叶增大而另一肝叶萎缩。

CT判断脾大通过脾周肋单元进行表示，大于5个肋单元即为增大，小于5个肋单元，但其下缘超过肝下缘也被认为是脾脏增大。

2. 实质性脏器边缘、轮廓异常 实质性脏器所有的边缘、轮廓均异常见于弥漫性病变，如肝硬化表现为肝脏的膈面、脏面均呈结节状、波浪状改变。如表现为局部凸出，常见于近脏器表面的肿瘤等占位性病变。

二、实质性脏器密度、信号异常

1. 单发或多发性局灶性密度、信号异常 CT平扫肝占位病变多表现为单发或多发的圆形或类圆形低密度或等密度肿块，少数表现为高密度，如血肿或钙化。增强CT扫描，囊肿或缺乏血供的病变不强化或仅轻度强化；脓肿表现肿块边缘明显强化；海绵状血管瘤动脉期表现边缘明显结节状强化，门静脉期至平衡期及延迟期强化逐渐向肿瘤中心填充；肝细胞癌在动脉期多表现为明显或比较明显强化，但门静脉期强化程度很快下降。MRI对占位性病变的大小、形态、数目、边缘的显示与CT所见相似，而MRI信号则可为低信号、等信号、高信号和混杂信号。大多数病变在T_1WI表现为低信号，T_2WI表现为高信号。肝囊肿在T_1WI上呈极低信号，T_2WI呈极高信号；海绵状血管瘤在T_1WI上表现为稍低信号，T_2WI呈明显高信号；肝细胞癌在T_1WI上表现为稍低信号，T_2WI表现为稍高信号。静脉注射对比剂后行快速多期检查，肿块对比增强表现与CT多期扫描表现相同。

2. 弥漫性密度、信号异常 多种疾病可造成肝脏弥漫性病变，表现全肝或某一肝叶、肝段的密度、信号减低、增高或混杂密度，依病变的不同，境界可清楚或模糊，密度、信号均匀或不均匀。如肝脏脂肪浸润CT密度降低；MRI T_1WI呈高信号，T_2WI呈稍高信号，脂肪抑制序列则表现信号明显减低。肝含铁血黄素沉着，则CT密度增高；MRI T_1WI和T_2WI都表现为低信号。

三、实质性脏器血管异常

肝血管异常包括肝动脉、肝静脉和门静脉的异常。CT及MR的血管成像均可见肝血管增粗、变细、血管浸润、狭窄、阻塞和门静脉充盈缺损等情况。

肝硬化合并门静脉高压时可见门静脉主干增宽，脾静脉增粗，并见侧支循环开放，常见的为胃底和食管静脉曲张，脐静脉开放等。此外，在CT及MRI增强扫描动脉期时出现门静脉或肝静脉显影，则提示存在动静脉短路或动静脉瘘。

四、胆囊大小、形态和位置异常

1. 胆囊肿大或萎缩　胆囊增大多见于急性胆囊炎或胆总管梗阻。CT 及 MRI 检查显示胆囊横断面直径超过 5cm 可诊断为增大。胆囊缩小则常常并有胆囊壁增厚，主要见于慢性胆囊炎、胆囊腺肌病，可表现弥漫性或局限性增厚。

2. 胆囊异位　位于肝门部胆囊床以外的胆囊（异位胆囊）或双胆囊均为先天异常，CT、MRI 检查多能做出明确诊断。

五、胆囊、胆管内充盈缺损

胆囊及胆管内充盈缺损主要为结石、息肉和肿瘤。CT 对胆囊阳性结石容易显示，阴性结石需口服或注入对比剂，胆管结石可在扩张的胆管末端见到高密度结石影。胆囊肿瘤表现为胆囊内不规则软组织肿块，胆囊壁不均匀增厚，胆管肿瘤可见胆管壁增厚及其向腔外生长的不规则软组织肿块，并可见病变以上胆管扩张。MRI 检查胆结石在 T_2WI 上高信号的胆汁中呈低信号充盈缺损，胆系肿瘤则表现为胆囊或胆管内 T_1WI 相对低信号、T_2WI 相对高信号软组织肿块影。利用 MRCP 可更清晰直接地显示出胆管中断及扩张情况。

六、胆 管 扩 张

胆管扩张分为先天性及后天性胆管扩张。先天胆管扩张表现单发或多发的局部胆管梭形或囊状扩大。后天性的胆管扩张由于结石、炎症或肿瘤等引起上段胆管全程扩张，肝、胆总管受累则直径超过 1.0cm。CT 增强发现肝内无对比剂充盈的管道样结构即认为肝内胆管扩张，对于轻度肝内胆管扩张有时 CT 平扫难以认定。肝总管和胆总管扩张出现从肝门至梗阻处连续不断的低密度结节，直径超过 1cm。壶腹部周围的病变全部胆道系统均显示扩张，同时还可以发现胰管扩张，出现所谓“双管征”，为低位性胆管梗阻的重要征象。扩张的胆管 MRI T_1WI 表现低信号，T_2WI 表现高信号。MRCP 由于黑色的肝脏背景与胆系内静态水的极高信号形成明显的信号差，扩张的胆管表现更加清晰。

七、胆管狭窄或梗阻

引起胆管狭窄或梗阻最常见的原因为感染、结石、肿瘤。狭窄的胆管可见管腔逐渐变细或突然中断，根据胆管壁的弹性，可引起狭窄病变以上的胆管不同程度的扩张。CT 和 MRI 是根据扩张胆管与正常胆管的交界点来确定阻塞的部位，扩张的胆管在横断面 CT 和 MRI 上表现为环状低密度影或水信号影，一直延续至梗阻点，可应用如下两种方法确定梗阻点：①交界点与周围脏器作比较来确定阻塞水平，如肝门部、胰腺等；②以肝外胆管长度为基础，观察扩张胆管环状数目来确定阻塞平面。MRCP 表现与 PTC 所见相同，容易确定阻塞平面，并继而推断阻塞的原因和性质。炎症引起的胆管狭窄呈鼠尾状或漏斗状的狭窄，边缘光滑,范围较长,即为梗阻点逐渐变细,呈尖削型;结石或胆管癌引起的胆管狭窄为局限的偏心性或向心性狭窄,即为梗阻点胆管突然消失,呈中断型。

第三节 常见疾病的影像学诊断

肝脏常见的疾病主要包括局灶性病变和弥漫性病变,前者如原发性肝癌、海绵状血管瘤、肝脓肿等,后者如肝硬化、脂肪肝等,大部分肝脏疾病通过超声检查、CT 检查和 MRI 检查可做出影像学诊断。

一、肝脏恶性肿瘤

(一) 原发性肝细胞癌

1. 病理与临床 原发性肝癌(primary hepatic carcinoma)是我国常见的恶性肿瘤之一,特别在沿海地区发病率较高,90%以上为肝细胞癌(hepatocellular carcinoma, HCC)。男性多见,好发于 30～60 岁。发病与乙型、丙型肝炎和肝硬化密切相关。

病理学上分三型:巨块型,肿块直径≥5cm,最多见;结节型,每个癌结节＜5cm;弥漫型,＜1cm 的小结节弥漫分布全肝。直径不超过 3cm 的单发结节,或 2 个结节直径之和不超过 3cm 的结节为小肝癌,小肝癌一直是各个领域研究的重点。肝细胞癌主要由肝动脉供血,90%病例血供丰富。肝细胞癌容易侵犯门静脉和肝静脉引起血管内癌栓或肝内外血行转移;侵犯胆道引起阻塞性黄疸;淋巴转移可引起肝门及腹主动脉或腔静脉旁等处淋巴结增大;晚期可发生肺、骨骼、肾上腺和肾等远处转移。

早期一般无症状,中晚期表现为肝区疼痛,消瘦乏力,腹部包块。大部分患者血清甲种胎儿球蛋白(α-fetoprotein, AFP)升高。

2. 影像学表现

(1) X 线表现:肝动脉造影可出现供血的肝动脉分支扩张,肿瘤内显示病理血管,肿瘤染色,勾画出肿瘤的大小;临近肝血管受压拉直、移位或被肿瘤包绕;动静脉瘘。

(2) CT 表现:平扫常见肝硬化表现,即肝脏变小,肝裂增宽,肝表面不光滑等;肝实质内出现单发或多发、圆形或类圆形肿块,边界清楚或模糊,大多为低密度,合并出血和(或)坏死时可出现高和(或)更低密度,有时,周围可见更低密度的线状影,为肿瘤的假包膜。CT 动态增强扫描动脉期,肿瘤即出现斑片状、结节状强化;门静脉期,正常肝密度开始升高,而肿瘤密度升高较少或下降,呈低密度或相对低密度改变;平衡期肿块对比增强密度继续下降,呈低密度。整个增强过程呈"快进快出"征象(图 16-5)。肿瘤侵犯胆道、门静脉、肝静脉及下腔静脉时,可出现相应的胆管扩张及血管内充盈缺损;肝门部或腹主动脉旁、腔静脉旁淋巴结增大提示淋巴结转移。

(3) MRI 表现:T_1WI 上肿瘤表现为稍低或等信号,肿瘤出血或脂肪变性表现为高信号,坏死囊变则表现为低信号。T_2WI 上肿瘤表现为稍高信号,巨大肿块的信号多不均匀。假包膜在 T_1WI 上表现为环绕肿瘤周围的低信号影。Gd-DTPA 对比增强多期扫描,肿块增强表现与 CT 相同(图 16-6)。

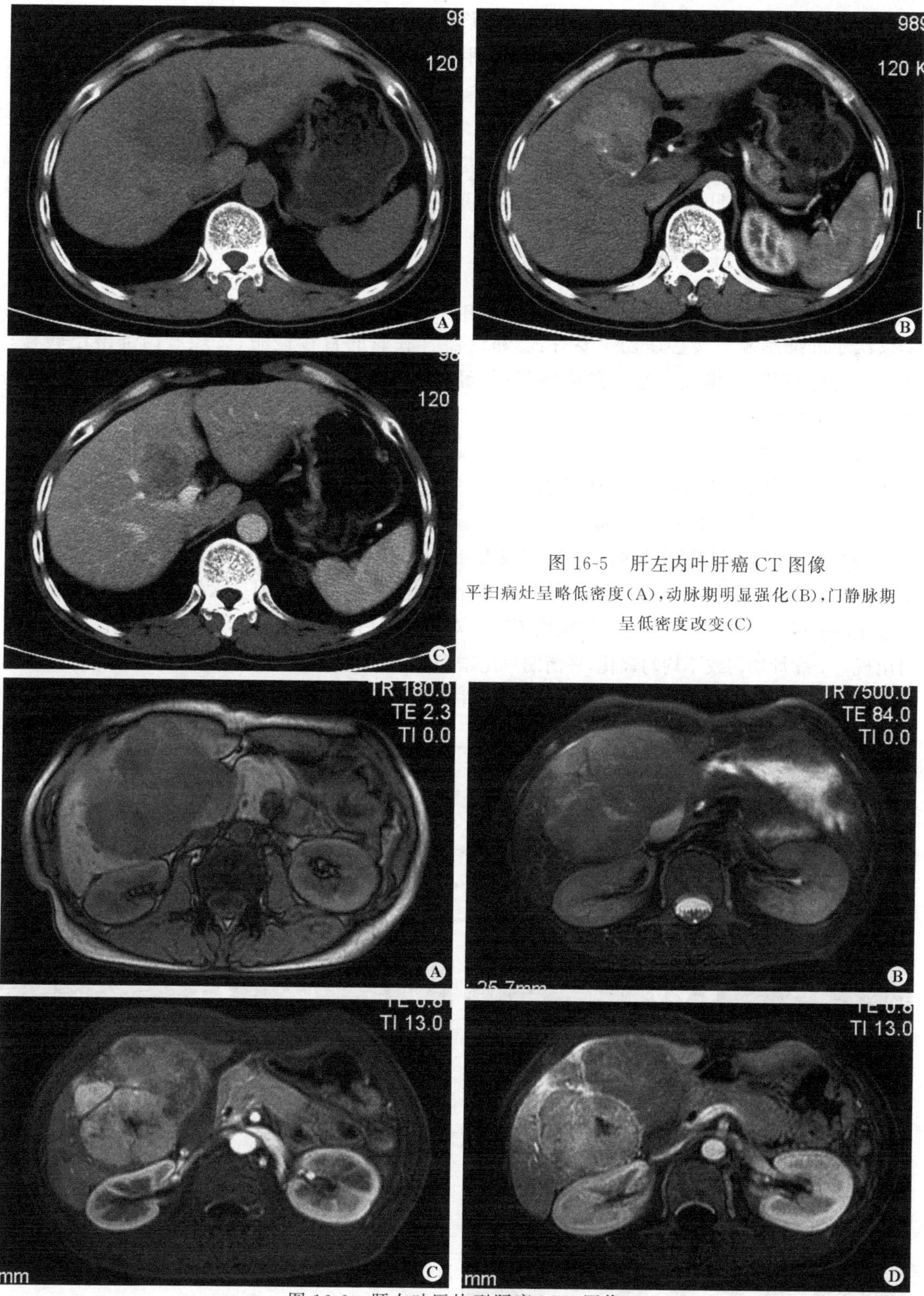

图 16-5　肝左内叶肝癌 CT 图像

平扫病灶呈略低密度(A),动脉期明显强化(B),门静脉期呈低密度改变(C)

图 16-6　肝右叶巨块型肝癌 MRI 图像

T_1WI 呈低信号(A),T_2WI 呈稍高信号(B),增强动脉期明显不均匀强化(C),门静脉期呈低信号,可见无强化坏死区及包膜延迟强化(D)

3. 鉴别诊断 影像学检查在肝癌的临床诊断中占有重要地位。肝癌的影像学诊断包括：肝内肿块，肿块边缘出现的假包膜征，对比增强肿块表现“快进快出”征象，肿块 MRI 表现 T_1WI 低或等信号，T_2WI 为稍高信号。还可发现门、腔静脉癌栓，肝门或上腹部淋巴结增大，肝外器官转移灶等。超声和 CT 对肝癌大都能做出诊断，包括肿瘤的类型、部位、大小及肝内外转移等。MRI 对小肝癌的鉴别诊断要优于 CT 和超声。表现不典型的肝癌需与血管瘤、肝硬化再生结节、炎性假瘤、肝转移瘤、肝腺瘤、局灶性结节增生等鉴别。AFP 升高有助于肝癌的诊断。

（二）肝转移性肿瘤

1. 病理与临床 肝转移性肿瘤(hepatic metastases)是较常见的恶性肿瘤，在我国发病率仅次于肝细胞癌。转移途径主要有：①邻近器官肿瘤的直接侵犯；②经肝门部淋巴转移；③经门静脉转移，如消化道恶性肿瘤转移；④经肝动脉转移。临床上除有原发肿瘤表现外，还有肝大、肝区痛，黄疸等。

2. 影像学表现

(1) X 线表现：转移性肿瘤血管造影大多血供不丰富，灶内可见病理血管，并出现轻度肿瘤染色等。周围血管受压弯曲。

(2) CT 表现：平扫肝实质内小的圆形或类圆形的低密度病灶，常为多发，少数也可单发。肿块密度均匀，发生钙化或出血时，则内有高密度灶，液化坏死、囊变区则呈水样密度。液化坏死即使在很小的肿瘤也可发生，这与肝细胞癌不同。对比增强扫描动脉期呈不规则边缘强化，门静脉期可出现整个瘤灶均匀或不均匀强化，平衡期对比增强消退。肿瘤中央呈无增强的低密度，边缘强化呈较高密度，与正常肝组织交界处强化密度更高，构成肝转移性肿瘤典型的征象“牛眼征”(图 16-7)。

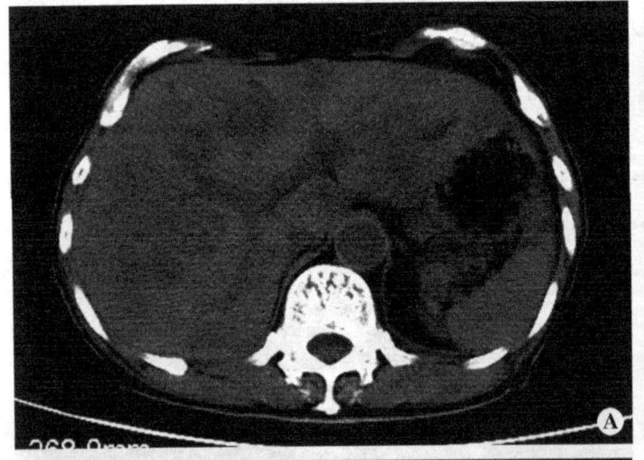

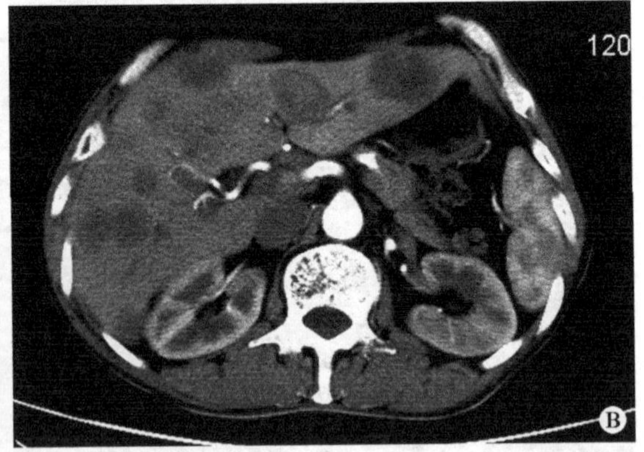

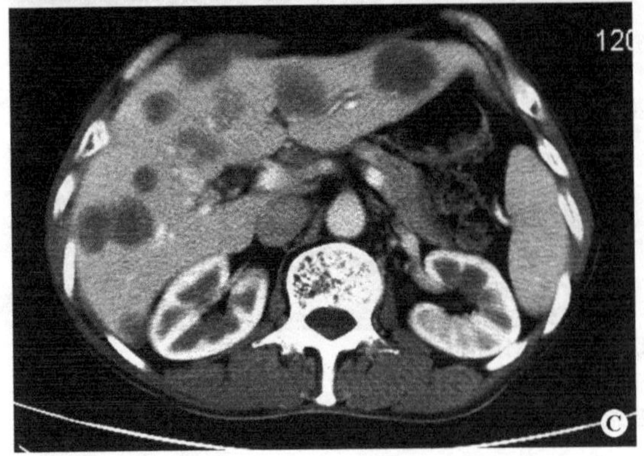

图 16-7 直肠癌肝脏多发转移瘤 CT 图像

平扫肝脏内多发大小不等低密度结节及肿块影(A)，动脉期不均匀强化(B)，门静脉期呈明显低密度，部分见“牛眼征”(C)

(3) MRI 表现：显示肝内多发或单发、边缘清楚的瘤灶。T_1WI 常表现均匀的稍低信号，T_2WI 则呈稍高信号。少数肿瘤中心在 T_2WI 上呈高信号，T_1WI 呈低信号，称为“环靶征”。约 30%肿瘤周围 T_2WI 表现高信号环，称为“亮环征”或“晕征(halo sign)”，这可能与肿瘤周边水肿或丰富血供有关。

3. 鉴别诊断 肝外原发恶性肿瘤诊断明确，一旦发现肝内多发结节，肝转移瘤的诊断比较容易。影像学检查可以清楚判断病灶的性质和肝段受累情况。对于肝内水样密度(信号)病灶，尤其是多发时，要鉴别囊性转移或囊肿，肝囊肿密度均匀，增强后无强化(图 16-8)鉴别困难时注意复查。在原发癌灶不明的情况下，肝转移瘤需与不典型肝脓肿、肝结核等肝内多发病变相鉴别。

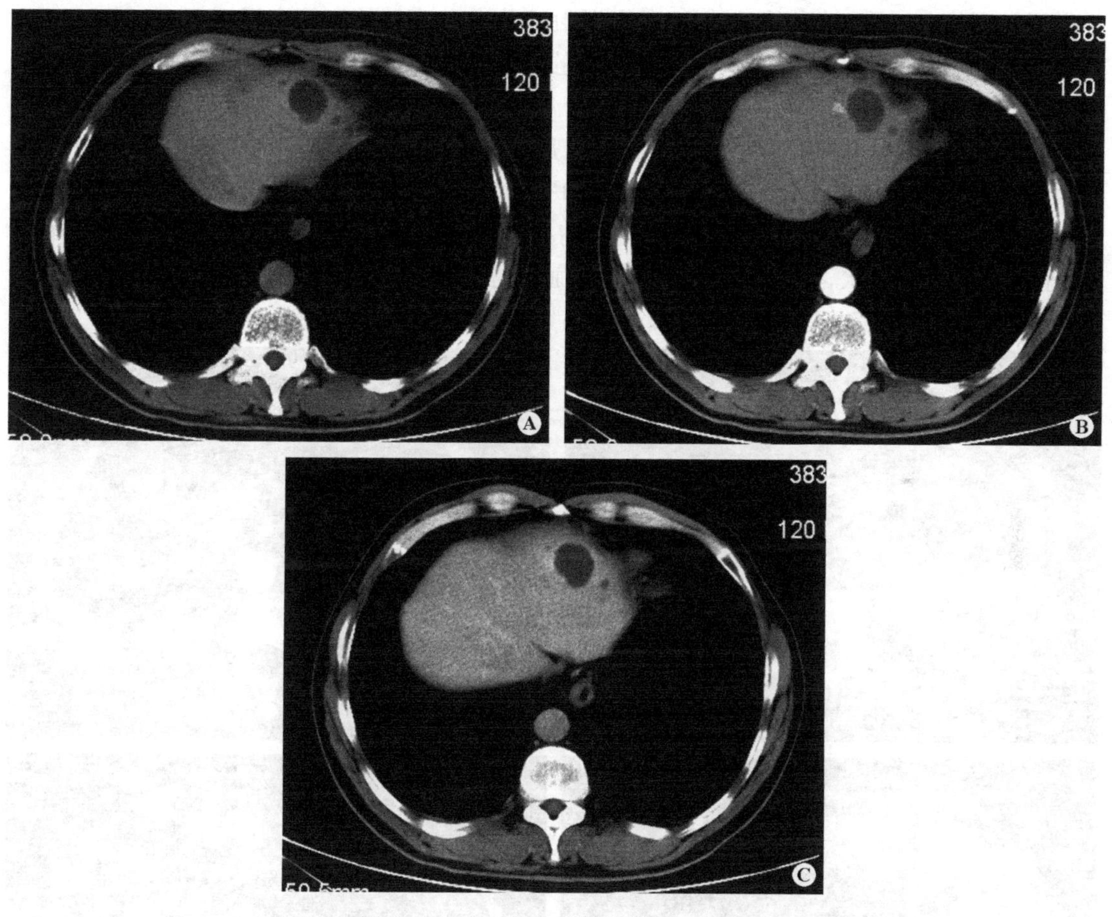

图 16-8 肝左外叶多发囊肿 CT 图像

平扫呈大小不一囊性低密度灶(A)，增强扫描动脉期(B)、静脉期(C)为无强化低密度

二、肝海绵状血管瘤

1. 病理与临床 肝海绵状血管瘤(hepatic cavernous hemangioma)是肝脏最常见的良性肿瘤，多见于 30～50 岁，女性多于男性。常在体检中偶尔发现，其重要性在于和肝脏恶性肿瘤的鉴别。

肿瘤多为单发,9%～22%为多发,肝左右叶均可发生。血管瘤小者多为实体性,大者多为囊性,超过 5cm 者称巨大海绵状血管瘤。肿瘤实际上是由许多扩张、扭曲的异常血窦组成,内衬单层的血管内皮细胞。血窦内纤维组织不完全间隔形成海绵状结构,并充满新鲜血液。偶尔肿瘤内血栓形成,并可出现钙化。

临床上多见于 30～50 岁,女性多于男性,大多无临床症状,常在体检中偶然发现,巨大血管瘤可引起压迫症状,如破裂出血可威胁生命。

2. 影像学表现

(1) X 线表现:肝动脉造影主要表现为供血动脉增粗,巨大肿瘤压迫周围血管呈弧形移位,出现“抱球征”;动脉早期,肿瘤边缘出现斑点、棉团状染色;静脉期,肿瘤染色逐渐向中央扩散而达到均匀一致;这种轮廓清楚、均匀的肿瘤染色一直持续到肝实质后期。

(2) CT 表现:平扫为肝实质内境界清楚的圆形或类圆形低密度灶,增强动脉期可见肿瘤边缘出现斑点状或结节状明显强化区,其密度接近动脉大血管的密度;门静脉期,强化区融合增大,向肿瘤中央扩展;延迟期,可使整个肿瘤增强,呈等密度或高密度肿块,并持续一段时间。整个对比增强过程表现为“早出晚归”的特征。综上所述,以下 3 点可作为肝海绵状血管瘤的 CT 诊断标准:①平扫表现境界清楚的低密度灶;②增强扫描从周边部开始强化,呈斑点状或结节状,强化密度接近同层大血管的密度,并不断向中央扩展;③长时间持续强化,最后与周围正常肝实质成等密度或略高密度(图 16-9)。

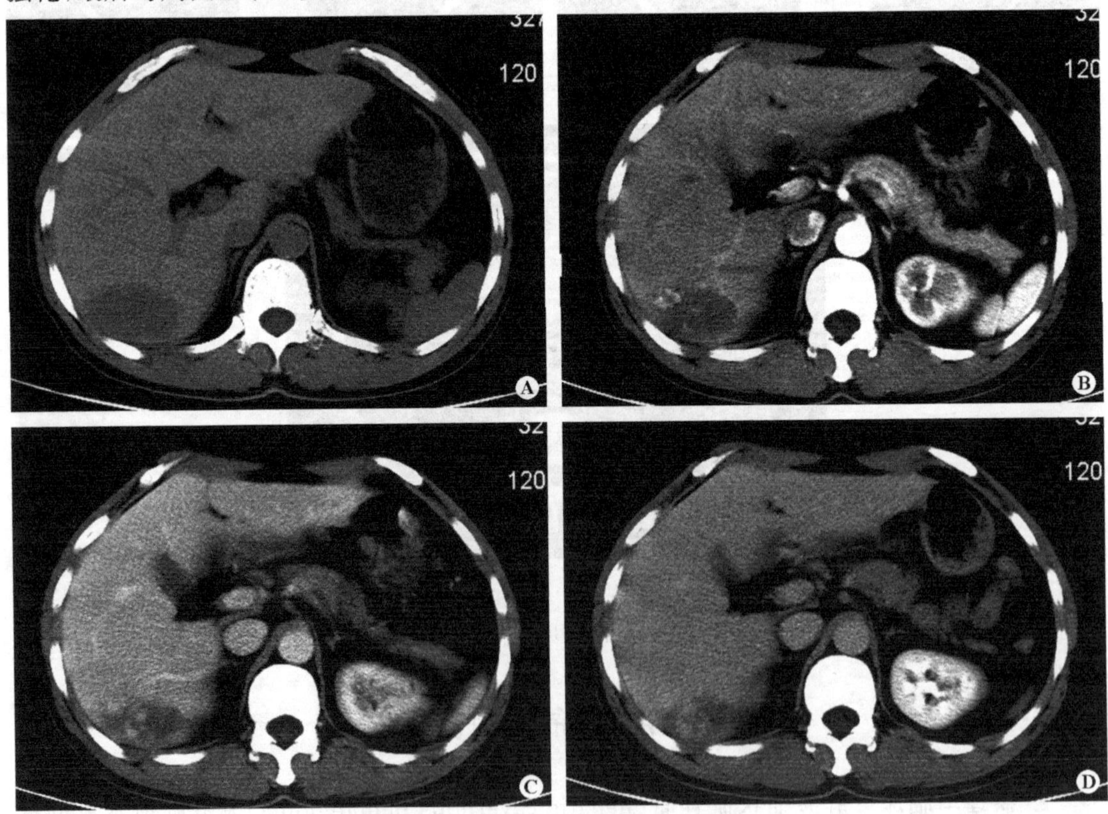

图 16-9 肝右后叶血管瘤 CT 图像

平扫呈等低密度(A),动脉期病灶边缘见小结节样明显强化(B),门静脉期(C)及延迟期(D)逐渐向病灶充填,“早出晚归”的特点

(3) MRI表现：血管瘤的MR信号具有特征性。T_1WI呈均匀的低信号，T_2WI呈均匀的高信号，随着回波时间延长，信号强度增高，在肝实质低信号背景的衬托下肿瘤表现为边缘锐利的极高信号灶，称为"灯泡征"。Gd-DTPA对比增强后行多期扫描，肿瘤强化过程及表现与CT相同(16-10)。

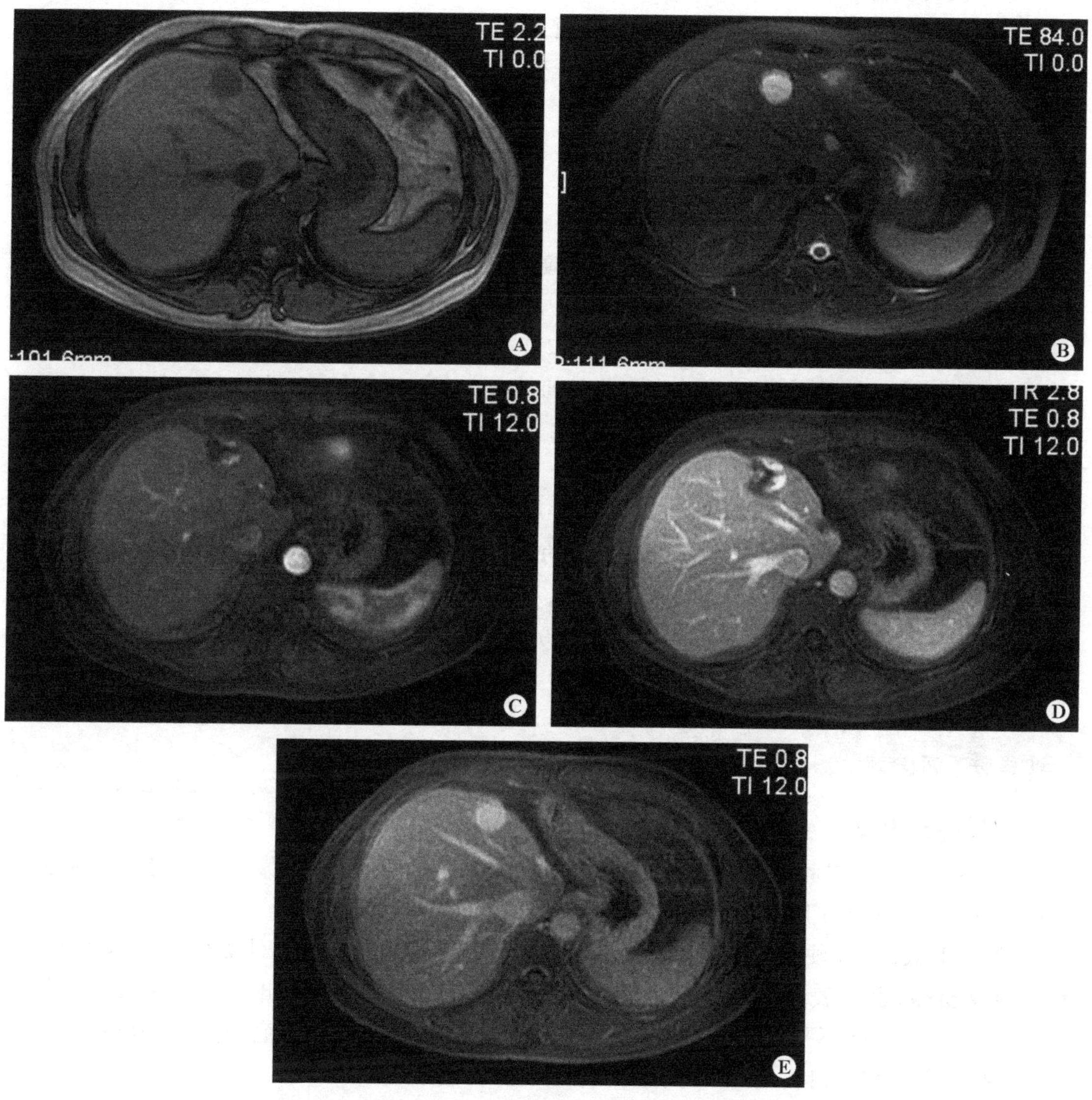

图16-10　肝左内叶多发血管瘤MR图像

T_1WI呈低信号(A)，压脂T_2WI呈明亮高信号(B)，动脉期病灶边缘区见小结节样明显强化(C)，门静脉(D)及延迟期(E)逐渐向病灶充填呈高信号

3. 鉴别诊断　大多数的海绵状血管瘤影像学检查可以确诊，CT表现为"早出晚归"的增强特点，MRI有"灯泡征"，超声时病灶具有边缘裂开征、血管进入或血管贯通征，等等。但是，对于不典型的海绵状血管瘤仍需与肝细胞癌或肝转移癌鉴别。

三、肝 硬 化

1. 病理与临床 肝硬化(cirrhosis of liver)是各种原因所致的肝纤维化的后期或终末性病变,常见病因为病毒性肝炎和酗酒。肝硬化早期,肝细胞弥漫性变性、坏死,进一步发展致纤维组织增生和肝细胞结节状再生,使得肝变形、变硬,肝叶萎缩或增大,体积变小,并产生门静脉高压。

临床与表现为肝区疼痛、消瘦、黄疸、腹胀等。

视窗 16-2

肝 硬 化

肝硬化多由慢性乙型肝炎发展而来,中医属于胁痛、黄疸、鼓胀等范畴,西医认为乙型肝炎病毒是其致病因素,迁延不愈,久之则发生肝硬化,主要表现为肝功能损害和门静脉高压。中医认为其病因为外感湿热之邪,继而在正邪斗争的过程中演变。乙肝后肝硬化的中医证型包括肝气郁结证、脾虚湿盛证、湿热内蕴证、肝肾阴虚证、脾肾阳虚证和血瘀证。

有学者利用超声观察发现,血瘀证患者脾大明显、门静脉血流速度的均值小于其他证型,湿热内蕴证患者的门静脉主干直径均值小于其他证型,肝硬化早期以肝气郁结证、湿热内蕴证为主,病情加重则以血瘀证、肝肾阴虚证、脾肾阳虚证为主,门静脉内径增宽及血流流速减低明显。与从中医角度分析,肝气郁结、湿热侵袭人体,肝失条达而气行不畅则致血滞,久之而肝失血养,先、后天之本脾肾受损,及“湿-气滞-血瘀-阴虚”的病理演变规律相符。从上述研究可以看出,以病因为基点,中医证型的发展与西医病理过程密不可分。

2. 影像学表现

(1) X线表现:胃肠道钡餐造影可显示食管、胃底静脉曲张。动脉造影可见肝动脉分支变小、变少、扭曲;脾、门静脉扩张。

(2) CT表现:肝硬化可为全肝萎缩,但更多地表现为尾叶、左叶外侧段增大和右叶、左叶内侧段萎缩,也可表现为右叶增大和左叶萎缩或尾叶萎缩,结果出现肝各叶大小比例失常;肝轮廓显示凹凸不平,肝门、肝裂增宽。脾静脉、门静脉增粗和胃底与食管静脉曲张等为门静脉高压征象(16-11)。脾大、腹水等为肝硬化的间接征象。

(3) MRI表现:肝脏大小、形态改变和脾大、门静脉高压征象与CT表现相同。肝血管分支细小、混乱,同时存在脂肪变性或肝炎可见肝实质信号不均匀。其中T_2WI上可见弥漫分布大小不等、低信号的再生结节,为其特征。

3. 鉴别诊断 早期肝硬化影像学表现缺乏特异性,中晚期肝硬化CT、超声、MRI一般都可做出诊断。再生结节有时需与早期肝癌鉴别,前者门静脉供血而非肝动脉供血,故动脉期CT增强扫描结节没有强化,而静脉期只有轻度强化,与肝癌增强表现不同。

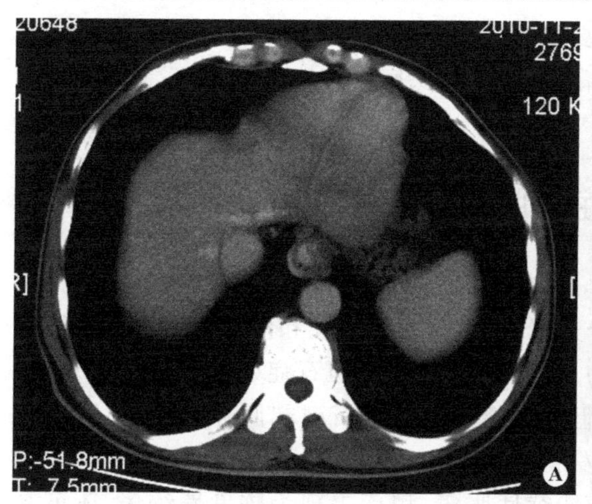

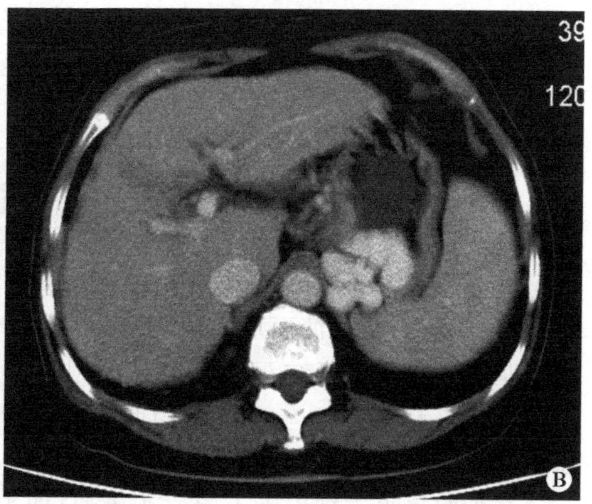

图 16-11　肝硬化 CT 图像

CT 增强门静脉期图像，肝脏形态变小，表面不光滑，脾大，食管静脉曲张，胃底静脉明显团样曲张

四、脂　肪　肝

1. 病理与临床　脂肪肝为肝脏的代谢和功能异常，由肝内脂肪过度积聚，特别是甘油三酯在肝细胞内过度沉积引起。正常肝脏脂肪含量低于 5%，超过 5%则为肝脏脂肪浸润(fatty infiltration)，即为脂肪肝。当潜在的代谢异常纠正后，脂肪肝可消失。根据脂肪浸润的范围，分为弥漫性和局灶性脂肪肝。临床上多无症状，严重者可出现肝功能异常。

2. 影像学表现

(1) CT 表现：平扫显示肝的密度降低，低于脾脏密度低。弥漫性脂肪浸润表现全肝密度减低，局灶性浸润则表现肝叶或肝段局部密度降低。严重脂肪肝时，肝实质密度明显减低，肝内血管呈相对高密度而可清楚显示，但走向、排列、大小、分支正常，没有受压移位或被侵犯征象。对比增强扫描，肝比脾的强化差，强化的肝内血管显示更为清晰(图 16-12)。

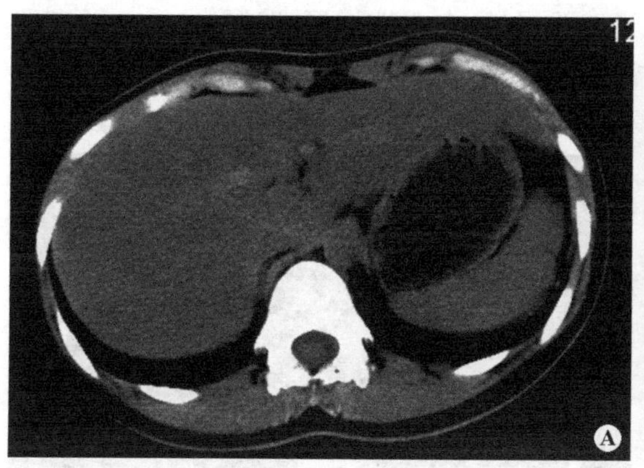

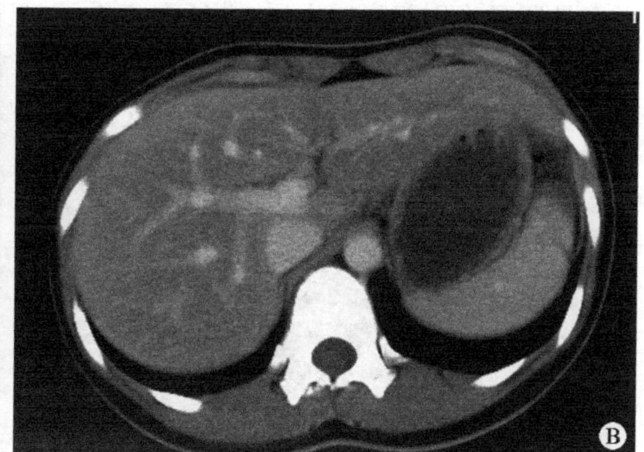

图 16-12　重度脂肪肝 CT 图像

平扫肝实质密度弥漫性减低，肝血管呈相对稍高密度(A)，增强后肝血管走行正常(B)

(2) MRI 表现：轻度脂肪肝可表现正常。明显的脂肪肝 T_1WI 和 T_2WI 可出现肝实质信号增高，采用脂肪抑制序列扫描可见肝实质信号降低。

3. 鉴别诊断 影像学是诊断脂肪肝的重要手段。局灶性脂肪肝，平扫有时表现片状或类圆形低密度区，可与肝癌等占位性病变混淆，但前者的低密度区内有分布正常的增强血管，可资鉴别。

五、胆石症与胆囊炎

1. 病理与临床 胆石症主要因胆汁淤滞，胆红素与胆固醇代谢障碍，胆道感染，使胆固醇浓度增加、钙质沉淀而形成结石。胆结石分为胆固醇性、胆色素性和混合性胆结石。结石位于胆囊者称为胆囊结石，位于胆管者则称为胆管结石，统称为胆石症(cholelithiasis)。胆囊炎和胆石症往往是互为因果的两个疾病，胆囊或胆管内的结石引起胆汁淤滞，并继发胆囊、胆道梗阻和感染，继而又促进结石形成和发展。

急性胆囊炎表现以右上腹痛为主，早期为持续性胀痛，稍后表现为阵发性绞痛，还可有腹膜炎表现，伴有畏寒、高烧、呕吐。检查右上腹压痛，墨非(Murphy)征阳性。

胆结石和慢性胆囊炎以女性多见，平时临床表现可不典型，病人可无特殊不适，偶有剑突下隐痛及轻度消化道症状，饱餐特别是大量脂肪餐、疲劳时可诱发急性发作，与急性胆囊炎临床表现相同。

2. 影像学表现

(1) X线表现：平片可发现胆囊阳性结石，胆囊结石仅10%～20%为阳性结石，表现为胆囊区大小不等、边缘高密度中间低密度的环形、菱形、多角形影，大量结石在胆囊内聚集形似石榴籽，可随膈肌运动上下移动。阴性结石平片不能显示。PTC或ERCP可见胆管或胆囊内结石的充盈缺损，结石引起胆道狭窄或梗阻并梗阻以上胆管扩张。

(2) CT表现：可见胆囊或胆管内单发或多发的柱状、圆形、多边形、泥沙状高密度影，其位置可随体位变换而改变，可与占位病变鉴别。CT上胆囊内结石定位更为准确，结石显示更为特征(图16-13)。胆总管结石可见上部胆管扩张，扩张的胆总管直径＞1.0cm。结石部位的层面，扩张的胆管突然消失，同时见到高密度或等密度结石呈"靶征"或"半月征"(图16-14)。合并急性胆囊炎则胆囊增大，其横径大于5cm，胆囊壁弥漫性、向心性增厚，壁厚＞3mm，并有明显均匀强化，且持续时间长，胆囊周围有环形低密度水肿带或液体潴留。慢性胆囊炎则表现胆囊缩小，胆囊壁增厚，可有钙化，胆囊壁钙化是慢性胆囊炎的典型表现，增强扫描囊壁有强化。

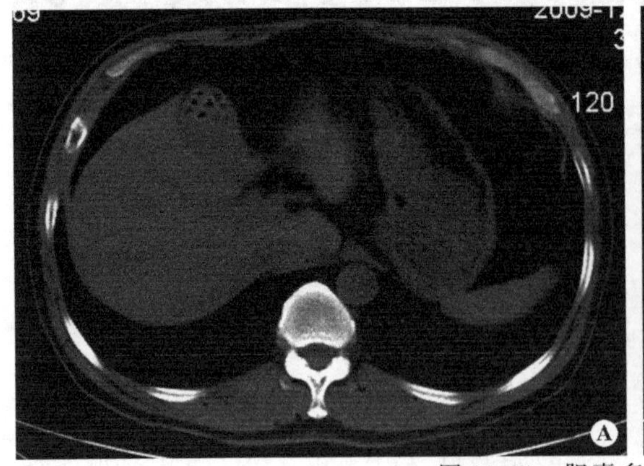

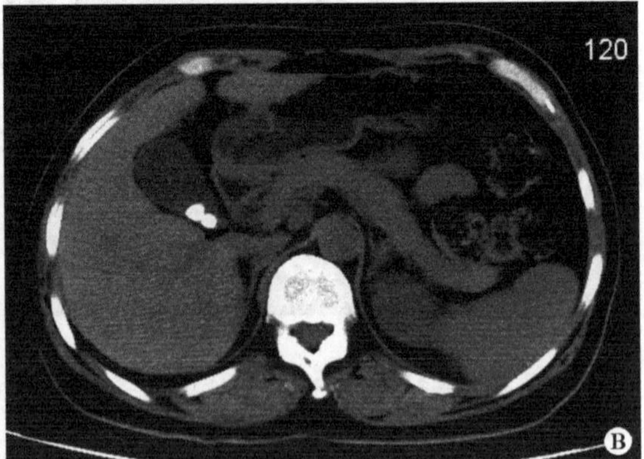

图16-13 胆囊多发结石CT图像

两例分别可见边缘稍高密度中间低密度石榴籽样结石(A)及高密度结石(B)

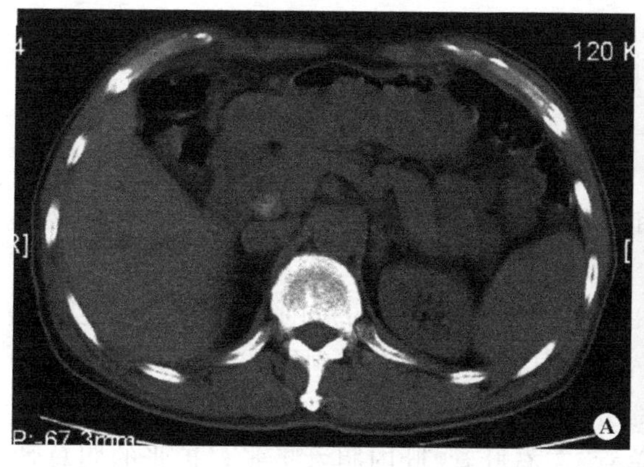

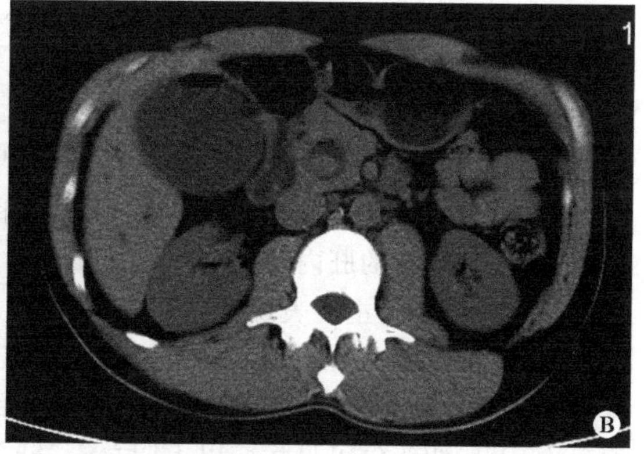

图 16-14 胆总管下段结石 CT 图像

CT 平扫显示胆总管下段高密度结石(A)和等密度结石(B)

(3) MRI 表现：胆囊或胆管结石在 T_1WI、T_2WI 上均呈无信号或低信号。在 T_2WI 上，高信号的胆囊及胆管内可清楚显示低信号的充盈缺损。MRCP 可更好地显示低信号的结石及其部位、大小、形态、数目等，又能清晰显示胆管扩张及其程度(图 16-15)。像 CT 与超声一样，MRI 也只能借助于形态学改变来诊断急、慢性胆囊炎，胆囊炎也表现胆囊增大，胆囊壁增厚。增厚的胆囊壁因水肿而出现 T_1WI 低信号，T_2WI 高信号。

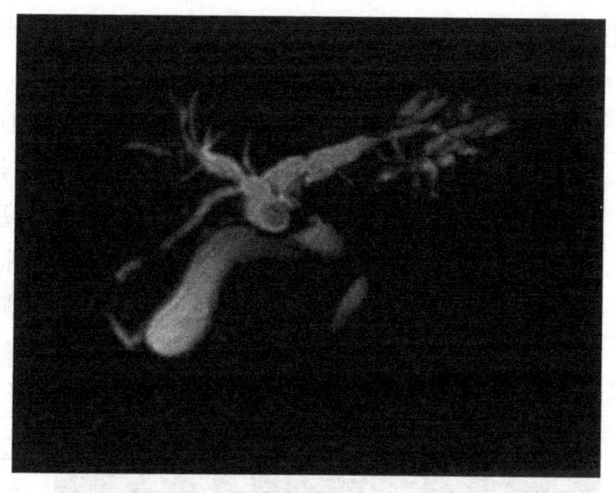

图 16-15 胆管结石 MRCP 图像

显示胆总管及肝内胆管多发结石并结石以上胆总管及肝内胆管扩张，阻塞端呈“杯口样”低信号充盈缺损

3. 鉴别诊断 X 线平片仅能显示少数胆系阳性结石，超声简便易行，可靠性高，为胆结石的首选检查方法，但它也有一定限度，且超声检查受医生水平影响较大。CT 显示胆管结石优于超声。诊断有困难的胆石症，如阴性结石，可行 MRI 及 MRCP 检查进一步确诊。PTC 或 ERCP 因其为有创检查，现已逐渐被 MRCP 所代替。胆结石超声检查出现结石的三大特征或 CT 发现胆囊内多角形、圆形、边缘高密度中间低密度影，即可诊断。当结石合并胆囊增大或缩小，胆囊壁弥漫性增厚并明显强化，则支持胆囊炎的诊断。胆结石或炎症引起胆道梗阻，需与胆管肿瘤等鉴别。

六、胆 管 癌

1. 病理与临床 胆管癌(cholangiocarcinoma)在胆系恶性肿瘤中的发生率仅次于胆囊癌，居第二位，以 50 岁以上男性多见。临床所指的胆管癌不包括肝内胆管细胞癌，是指左、右肝管以下的肝外胆管癌 ，分为肝外近侧段胆管癌，以肝门胆管癌多见，及肝外远侧段胆管癌。80％为腺癌，少数为鳞癌，大体形态分为结节型、浸润型、乳头型，以浸润型多见。结节型和乳头型肿瘤在胆管内生长，形成肿块。早期浸润型多引起胆管局限性狭窄，无肿块形成，晚期容易发生胆道梗阻。肿瘤好发于肝外近侧段，约占50%。临床表现为进行黄疸、脂肪泻、陶土样大便、上腹部痛及上腹出现包块，胆囊肿大。

2. 影像学表现

(1) X线表现：PTC和ERCP均可直接显示胆管癌的形态和部位。浸润型可见范围较短胆管狭窄，境界清楚，边缘不规则；结节型和乳头型，则显示胆管内表面不光整的充盈缺损，胆管阻塞以上的肝内外胆管明显扩张。

(2) CT表现：主要表现为胆道梗阻性改变，可根据胆管扩张的范围、部位，推断梗阻的部位，再在梗阻部位薄层扫描并进行图像重组，还可显示肿瘤形态与周围的组织关系。肿瘤发生于上段胆管，可见肝门部软组织肿块；但部分病例仅见肝门部胆道梗阻，而不能显示肿瘤。中、下段胆管癌可见病变以上胆总管、肝总管、左右肝管、肝内胆管扩张。扩张的胆总管或肝总管与肿瘤交界处突然变小或中断，末端可见局部胆管壁增厚或形成不规则软组织肿块，对比增强明显强化。有时可有肝门部淋巴结肿大。如胆囊增大，则提示病变位于胆总管，反之，胆囊缩小，则提示病变位于或已侵犯肝总管。

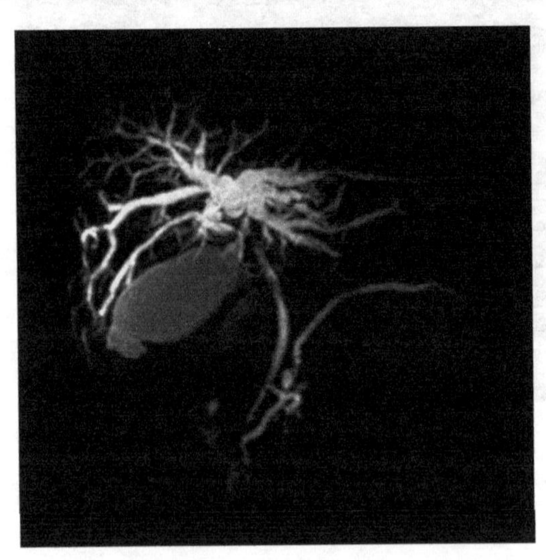

图16-16　肝门区胆管癌MRCP图像
肝内胆管扩张，肝、胆总管无扩张，胰管显影

(3) MRI表现：普通扫描表现与CT相似，扩张的胆管呈T_1WI低信号、T_2WI高信号。肿瘤表现呈T_1WI低信号、T_2WI不均匀高信号的软组织肿块。MRCP在显示胆管扩张方面与PTC大致相同，同时显示胆管内不规则软组织肿块，病变胆管不规则狭窄或阻塞(图16-16)。

3. 鉴别诊断　胆管癌的CT、MRCP和超声检查都比较容易显示胆管扩张，在扩张的胆管远端发现胆管突然狭窄或中断，或发现胆管内不规则软组织肿块、胆管壁不均匀增厚等征象，结合临床表现可作出诊断。鉴别诊断主要排除引起胆道梗阻的胆管结石和胆管炎。胆总管结石可于扩张胆总管末端见到阳性结石影；长范围的胆管鼠尾状狭窄，末端不显示结石或软组织肿块，则一般为慢性胆管炎。

七、胆　囊　癌

1. 病理与临床　胆囊癌(carcinoma of the gallbladder)是胆系最多见的恶性肿瘤，多发生于50岁以上的女性。70%～90%为腺癌，其他如鳞状上皮癌、胶样癌、未分化癌等较少见。肿瘤常发生在胆囊底部或颈部。70%以上呈浸润性生长，早期胆囊壁局限性不规则增厚，晚期广泛浸润形成肿块，使胆囊完全闭塞；20%呈乳头状从胆囊壁向腔内生长。肿瘤增大，可占据整个胆囊，形成软组织肿块，并侵犯周围肝组织。约70%合并胆囊结石。临床表现右上腹持续性疼痛、黄疸、体重减轻、肝大和上腹部包块。

2. 影像学表现

（1）X线表现：胆囊癌侵犯胆管，PTC可见胆管不规则狭窄、充盈缺损、胆道梗阻及梗阻以上胆管扩张。动脉造影，进展期胆囊癌可显示胆囊动脉增粗，受压移位，血管受侵不规则狭窄，甚至闭塞。可见肿瘤血管和肿瘤染色。

（2）CT表现：胆囊肿瘤表现三种类型；胆囊壁肥厚型，胆囊壁呈局限性或弥漫性不规则增厚；腔内型，胆囊腔单发或多发乳头状或菜花状肿块，肿块基底部胆囊壁增厚浸润；肿块型，胆囊腔大部分或全部被肿瘤所占据，形成软组织肿块。对比增强，肿瘤部分及增厚的胆囊壁可见明显强化。肿瘤侵犯肝脏时，可见周围肝实质出现低密度带，增强后不均匀强化。侵犯胆囊管及肝总管或淋巴结转移压迫肝、胆总管时，均可出现梗阻性肝内胆管扩张。可合并有胆囊结石及慢性胆囊炎征象。

（3）MRI表现：与CT表现相似，表现胆囊壁局限性或全部不规则增厚，胆囊内实质性肿块与增厚的胆囊壁相连。T_2WI肿块周围的肝实质可形成不规则高信号带，提示肿瘤侵犯肝脏。同时可显示肝内转移、邻近淋巴结转移、胆结石及梗阻性胆道扩张。

3. 鉴别诊断　超声和CT为胆囊癌最常用的影像学检查方法，MRI及MRCP可从多方位显示肿块及胆管扩张。这些检查显示胆囊壁不规则增厚、胆囊腔内大小不等的肿块及其合并症，诊断大多不难。动脉造影比较少用。已经波及周围肝实质的肿块型胆囊癌，易与肝癌混淆。一般胆囊癌引起的胆道侵犯，扩张比较明显，而肝癌引起的胆管侵犯胆道扩张较轻，肝癌容易发生门静脉侵犯和癌栓。肥厚型胆囊癌还需与胆囊炎鉴别，胆囊壁明显不规则增厚，对比增强增厚的胆囊壁明显强化，明显的胆道扩张，周围肝实质侵犯和肝内转移则支持胆囊癌诊断。

八、胰　腺　炎

（一）急性胰腺炎

1. 病理与临床　急性胰腺炎（acute pancreatitis）系胰蛋白酶原被异常激活成胰蛋白酶，再诱发一系列酶反应，引起胰腺及周围组织自身消化的一种急性炎症。急性胰腺炎分急性水肿型和出血坏死型两种。急性水肿型多见，占80%～90%，表现为胰腺肿大变硬，间质充血水肿并细胞浸润。后者较少见，表现为广泛的胰腺坏死、出血为特征。炎性渗出、脓液、出血、坏死组织等聚积在胰腺内外，并可沿多条途径在腹膜后间隙或向腹腔内扩散，常引发不同程度的并发症。急性胰腺炎临床上表现为突发上腹部剧痛并可出现休克，疼痛环腰背部放射，可伴有恶心、呕吐、发热等。发病前多有酗酒、暴饮暴食或胆道疾病史，实验室检查生化、血液学方面多有一定的改变，比如尿、血淀粉酶升高。

2. 影像学表现

（1）X线表现：平片可显示上腹部肠管积气扩张，由于肠系膜水肿可致的胃与横结肠间距增大，并可见肺底炎症浸润和胸腔积液等改变。

（2）CT表现：CT检查对急性胰腺炎的诊断具有重要作用，对了解病变的范围和程度有很大帮助，在提供腹部和后腹膜腔的综合性信息方面具有一定优势。急性胰腺炎行CT检查时不必口服对比剂。因为正常胰腺大小存在一定的差异，因此胰腺轻度肿大有时难以

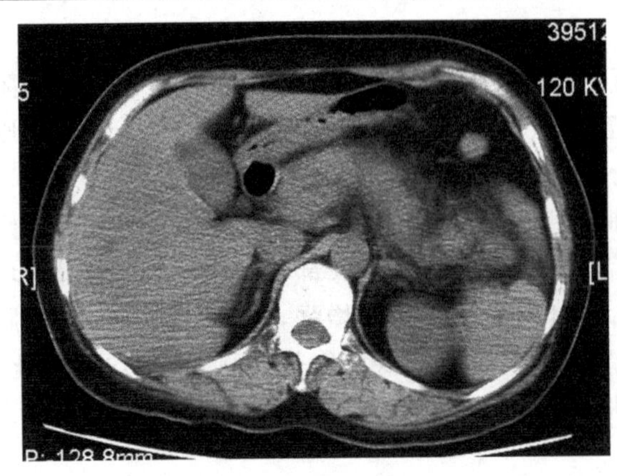

图 16-17 急性胰腺炎 CT 平扫图像
胰腺弥漫性增大，密度减低且不均匀，胰周渗出

辨认，需依赖于临床表现和生化检查诊断。急性胰腺炎典型表现是胰腺局部或弥漫性肿大，密度稍减低，胰腺周围常有炎性渗出，导致胰腺边缘模糊（图 16-17），邻近肾前筋膜增厚表现并非胰腺炎所特有，但却是胰腺炎的重要征象。水肿型胰腺炎病变程度较轻，而出血坏死型胰腺炎者胰腺明显肿大，上述改变更显著，胰腺密度不均匀。坏死呈低密度区而出血呈高密度，增强扫描可见坏死区不强化，据此可帮助了解胰腺的坏死范围。由于胰腺炎炎性渗液内含有消化酶，极具侵蚀性及流动性，可聚积在胰内、胰周，向外可扩散到小网膜、脾周围、胃周围、肾旁前间隙、升、降结肠周围间隙、肠系膜以至盆腔，因此 CT 扫描范围必要时要向下扫描至盆腔。脓肿形成是胰腺炎的重要并发症，可危及生命，CT 征象与坏死区相似，为局限性低密度灶，出现气体是脓肿的特征。胰腺假性囊肿形成时，可见边界清楚的囊状低密度区。脓肿诊断时需与假囊肿鉴别，必要时可针吸活检进一步明确诊断。

（3）MRI 表现：胰腺肿大，于 T_1WI 上表现为胰腺信号减低，T_2WI 上则增高，T_1WI 脂肪抑制像上信号不均匀，增强扫描为不均匀强化。由于胰腺周围脂肪组织水肿渗出，胰腺边缘多模糊不清。胰周积液时在 T_1WI 上呈低信号，在 T_2WI 呈高信号。出血时在 T_1WI 和 T_2WI 上都表现为高信号，并随着血红蛋白演变而变化。假性囊肿呈长 T_1、长 T_2 的圆形、边界清楚、壁厚的囊性病变、囊内信号可不均匀。脓肿征象与假囊肿类似，不易区分。

3. 鉴别诊断 急性胰腺炎多有明确病史、体征及化验检查依据，结合影像学表现，诊断并不困难。但影像学检查有助确定病变的病理情况，扩散范围及有无并发症。这些信息对判断病情、决定治疗方案及预后评估，具有很大帮助。

（二）慢性胰腺炎

1. 病理与临床 慢性胰腺炎（chronic pancreatitis）是指由各种因素引起的胰腺局部、节段性或弥漫性的慢性进展性炎症，引起胰腺实质和胰管组织的不可逆性损害。肉眼观察胰腺呈结节状，质地较硬。病理上胰腺间质细胞浸润，常有纤维组织增生，腺泡和胰腺组织萎缩、消失，可有钙化或结石形成，胰管呈不同程度扩张。临床上患者可有上腹痛，可合并糖尿病，多伴有胆系疾患。

2. 影像学表现

（1）X 线表现：平片胰腺走形区可发现致密的多发性小结石及钙化。ERCP 对慢性胰腺炎诊断较敏感，表现为胰管的狭窄、扩张，胰管内结石等。

（2）CT 表现：CT 检查对胰腺实质的显示更加明确，对钙化的显示更敏感。可表现为胰腺局部肿大或萎缩，胰管不同程度扩张，胰腺钙化呈斑点状致密影（图 16-18），沿胰管分布。合并假性囊肿形成时表现为边界清楚的囊状低密度区，CT 值呈液性密度。

（3）MRI 表现：胰腺的大小和形态可发生改变，胰管串珠状扩张及胰腺周围筋膜增厚等。

慢性胰腺炎时胰腺可发生纤维化，在 T_1WI 脂肪抑制像和 T_2WI 上均可表现为低信号。在动态增强 MRI 上，纤维化区不强化或强化不明显。慢性胰腺炎合并假囊肿时，T_1WI 表现为局限性囊状低信号区，T_2WI 为高信号区。钙化是慢性胰腺炎的重要表现，但在 MRI 上难以显示。

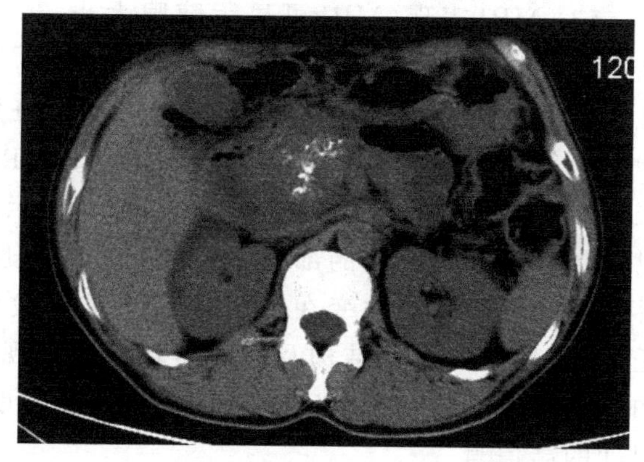

图 16-18　慢性胰腺炎 CT 平扫图像

胰头体部可见多发斑点状钙化

3. 鉴别诊断　慢性胰腺炎，特别是慢性胰腺炎所致的胰头局限性增大，有时与胰腺癌鉴别较为困难，它们都可表现为胰头增大及胰体尾部萎缩。鉴别要点：①胰头慢性炎性肿大以纤维化表现为主，在 T_1WI、T_2WI 上均呈低信号表现。②动态扫描各期慢性胰腺炎强化规律基本与正常胰腺的强化规律相一致，胰头癌则在动脉期为低密度或低信号。③显示钙化、假囊肿，提示慢性胰腺炎机会大。④胰腺癌更易引起胰腺邻近组织结构受到侵蚀或被包埋。⑤胰腺癌较早即可能出现肝、腹膜后转移。诊断困难时尚需穿刺活检或随访来明确诊断。

九、胰　腺　癌

1. 病理与临床　胰腺导管细胞癌，简称胰腺癌(pancreatic carcinoma)，系胰腺最常见的恶性肿瘤，约占全部胰腺恶性肿瘤的 95%。其他还有内分泌细胞肿瘤及非上皮性肿瘤。导管腺癌病理上为致密的纤维化硬化性病变。约 60%～70% 发生于胰腺头部，其次为体、尾或全胰受累。胰腺癌的大小和外形不一。边缘有的清楚，有的模糊不清。呈硬结节样，肿块中心常有坏死。由于胰腺淋巴引流丰富和缺乏胰周包膜，常发生其他脏器或淋巴结的转移。

临床上胰腺癌 40 岁以上男性多见，发病率随年龄增长而增高。早期多无症状或症状不明确。胰头癌常直接侵犯或压迫胆总管胰内段，多出现进行性阻塞性黄疸，临床就诊相对早。胰体尾部癌往往出现持续性腹痛、腰背痛或发现上腹深部肿块时而就诊。胰腺癌预后差，5 年生存率仅约 5%。

2. 影像学表现

(1) X 线表现：低张十二指肠造影可见十二指肠曲扩大，其内侧缘出现压迹、双边征或反“3”字征。十二指肠内侧襞黏膜皱壁平坦、消失破坏、肠壁僵硬。ERCP 可显示胰管狭窄和阻塞，如已有阻塞性黄疸，ERCP 和 PTC 可显示胆总管在胰腺段的梗阻。

(2) CT 表现：CT 能较清楚的显示病变解剖细节。CT 平扫肿瘤的密度常与胰腺的密度相等或略低，故可发生漏诊。较大的肿块胰腺局部可增大。病灶内可出现坏死、液化，形成低密度区。胰腺癌属少血供性肿块，增强扫描时肿块增强可不明显，呈相对低密度。胰管、胆管扩张可形成“双管征”，为胰腺癌的常见征象。胰腺癌可伴有胰体尾萎缩或引起远端潴留性假囊肿。胰腺癌进一步发展，可使胰周脂肪层消失，邻近组织血管可被推移或包埋。胰周、腹膜后、肝门淋巴结和肝内可发生转移。CT 对胰腺癌能作出较为准确的术前分期，对判断手术切除的可能性与准确性较高。条件允许时应常规进行术前螺旋 CT 双期扫描以更清楚地显示病变细节。

(3) MRI表现：MRI可显示胰腺大小、形态、轮廓的改变，局部肿大，轮廓不规则。T_1WI上肿瘤信号一般稍低或等于正常胰腺，坏死区信号更低，T_2WI上则为稍高信号且不均匀，坏死区显示为高信号。使用T_1WI脂肪抑制和动态增强GRE序列观察胰腺肿块可获得更好的检查效果（图16-19）。MRI能较好地显示肝内外胆管及胰管的扩张，扩张的肝内外胆管及胰管在T_1WI上显示为低信号，T_2WI上为高信号。MRCP可以直接显示胰管梗阻的部位、形态、程度。胰腺癌多向周围侵犯，常有组织血管受累和淋巴结转移。这些改变在SE T_1WI上能够较好显示，表现为在高信号脂肪组织背景衬托下，被侵犯的组织结构及淋巴结转移灶表现为低信号。SE序列T_2WI脂肪抑制序列和动态增强实质期T_1WI脂肪抑制序列能够明确显示淋巴结转移的情况，表现为中等程度的高信号。

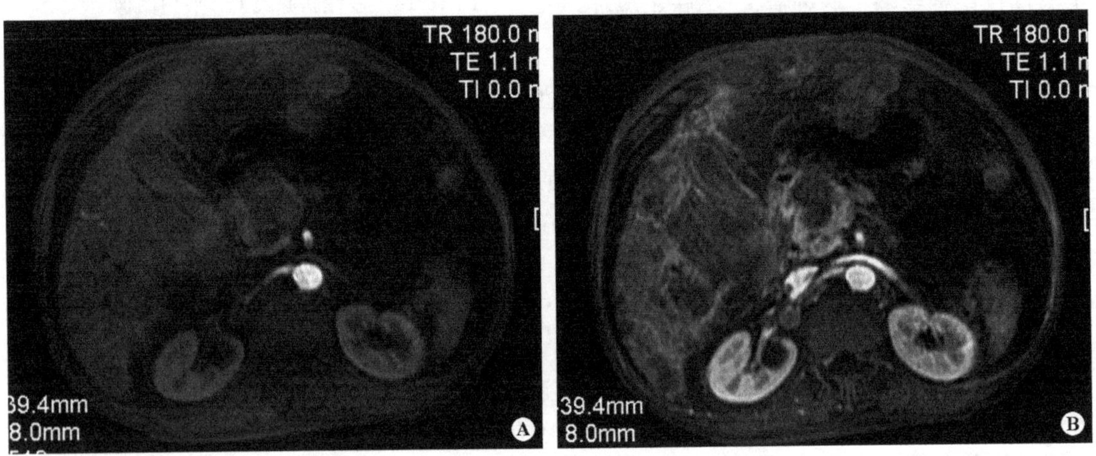

图16-19 胰头癌伴肝内多发转移MR图像

MR增强脂肪抑制T_1WI动脉期(A)、静脉期(B)肿块强化不明显，呈明显低信号，右肾可见一囊肿影

3. 鉴别诊断 主要应与慢性胰腺炎鉴别。胰头癌还需与胆总管下端肿瘤、壶腹癌等鉴别。

十、脾梗死

1. 病理与临床 脾梗死(splenic infarction)是继发于脾动脉或其分支的栓塞，造成局部组织的缺血坏死。常见原因为左心系统血栓脱落，脾周围脏器的肿瘤或炎症引起脾动脉血栓并脱落，某些血液病和淤血性脾增大等。脾梗死灶大小不等，可数个病灶同时存在或有融合，多呈尖端指向脾门的扇形，有时可呈不规则形，肉眼上分为贫血性梗死和出血性梗死两类，梗死区常含有大量含铁血黄素，梗死愈合后由于纤维化和瘢痕组织形成可使脾脏局部轮廓凹陷。梗死大多无症状，也可有左上腹疼痛，左膈抬高，左胸腔积液，发热等。

2. 影像学表现

(1) X线表现：陈旧性梗死灶内偶有钙化。选择性脾动脉造影可见受累动脉中断，并见一三角形无血管区，尖端指向脾门。

(2) CT 表现：典型脾梗死表现为尖端朝向脾门的扇形或楔形低密度影，边界清楚，增强后因病灶无强化，与正常脾实质对比边界更清楚。

(3) MRI 表现：梗死区的信号强度根据梗死时间长短可有不同表现。急性和亚急性梗死区在 T_1WI 和 T_2WI 上分别为低信号和高信号区，慢性期由于梗死区内有瘢痕组织和钙化形成，在 MRI 各种序列上均呈低信号。对于常规 T_1WI、T_2WI 诊断困难者，还可行屏气快速梯度回波 Gd-DTPA 增强扫描。

3. 鉴别诊断　脾梗死应与脾脏肿瘤、脾囊肿鉴别，前者增强后无强化、形态上具有特征性。

（李振龙）

第十七章　泌尿系统与肾上腺

泌尿系统疾病有先天性发育异常、炎症、结石、肿瘤、血管性病变及外伤，影像学检查对泌尿系统疾病诊断具有重要价值，也是选择治疗方法的重要依据。泌尿系统病变影像学检查方法有：X线检查(腹部平片、尿路造影)、CT检查(平扫、增强)、MR检查(平扫、增强)和超声检查。腹部平片主要用于泌尿系阳性结石，其他病变已很少应用；尿路造影主要用于了解尿路的形态，还可大致了解双肾的排泄功能。CT、MRI检查能发现、诊断大部分泌尿系病变，并有助于鉴别诊断。

肾上腺与肾脏同位于腹膜后间隙肾周筋膜囊内，是人体内重要的内分泌腺。肾上腺疾病依据其激素水平分为：功能亢进性疾病、功能低下性疾病和非功能性疾病。肾上腺功能性疾病临床常有典型的表现，影像学检查的目的是确定病变的位置(左右)、大小和性质；肾上腺非功能性疾病影像学检查的目的是发现病变及判断病变的性质。肾上腺疾病首选的影像学检查方法是CT。MRI是CT检查的补充。

第一节　影像学检查方法和正常影像学表现

一、泌尿系统X线检查及正常X线表现

(一) 腹部平片(plain film,KUB)

在投照条件良好的情况下，双肾外形在肾周脂肪间隙的衬托下可较清晰地显示，双肾通常位于胸12至腰3椎体之间，蚕豆型，长径12～13cm，宽径5～6cm，呈“八”字样排列于脊柱两侧，与脊柱中线有15～25°夹角，称为肾脊角，右肾略低于左肾。输尿管不显示，膀胱难显示。

(二) 尿路造影

排泄性与逆行尿路造影两种方法能显示正常肾盏、肾盂、输尿管、膀胱。

1. 排泄性尿路造影(excretory urography)　又称静脉尿路造影(intravenous urography, IVU)，是对比剂在注入静脉后，几乎全部以原形经过肾小球滤过、肾小管浓缩排至尿路，使之显影。正常排泄性尿路造影注入对比剂后1～2分钟，肾实质显影；2～3分钟后，肾盏、肾盂开始显影；15～30分钟时，肾盏、肾盂显影最浓；解除压迫后，输尿管膀胱显影。在肾脏各显影时段分别摄双肾区，最后摄全腹片(图17-1)。

2. 逆行尿路造影(retrograde urography)　通过膀胱镜将导管插入输尿管并注入对比剂后摄片。适用于排泄性尿路造影显影不佳者。

3. 正常影像学表现

(1) 肾脏(kidney)：肾实质显影密度均匀，两肾一致。肾盏包括肾小盏和肾大盏。每侧

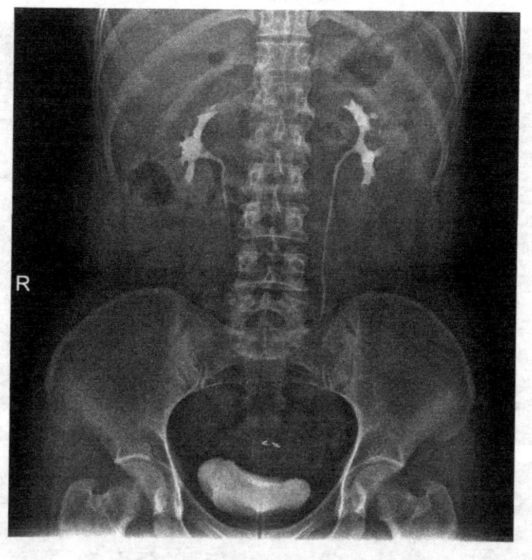

图 17-1 正常静脉尿路造影

肾脏各有 2～4 个肾大盏和 6～14 个肾小盏，其形态和数目变化较大。肾小盏分体部和穹隆部(又称漏斗部)，穹窿部的顶端因有肾乳头的突入而呈杯口状凹陷，体部与肾大盏相连。肾大盏呈长管状，边缘光整，顶端与一个或数个肾小盏相连，长管状部分为体部，基底部与肾盂相连。肾盂形态变异较大，多数呈喇叭状，边缘光整，少数呈分支状或壶腹状。肾盂上缘稍膨隆，下缘稍凹陷。

(2) 输尿管(ureter)：输尿管全长 25cm 左右，因有蠕动宽度变化较大，3～7mm 左右，输尿管上端与肾盂相连，腹腔段在腹膜后间隙脊柱两旁下行；盆腔段上部在骶髂关节内侧下行，越过骶骨后弯向外侧，最后斜行进入膀胱。输尿管三处生理性狭窄分别是：肾盂输尿管交界处；跨越髂血管处；膀胱入口处。

(3) 膀胱 (bladder)：膀胱大小及形态与充盈程度相关，充盈良好的膀胱呈圆形或卵圆形，横置于耻骨联合上。

二、泌尿系统 CT 检查及正常 CT 表现

(一) CT 平扫

在轴位图像中，双肾在肾周低密度脂肪组织的对比下，呈圆形或卵圆形，软组织密度，皮髓质不能区分。被肾实质包绕的肾窦呈脂肪密度，肾盂呈水密度，肾中部是肾门，朝向前内方，有肾动静脉进出及肾盂。由肾盂平面向下可追踪发现腹段输尿管，腹段输尿管呈小环状或点样软组织密度影，盆腔段输尿管难以分辨。膀胱大小及形态与充盈程度相关。膀胱腔内尿液为均匀的水密度，膀胱壁厚度一致，内外缘光滑。

(二) CT 多期增强扫描

皮质期(注射对比剂后 1 分钟)肾皮质明显强化，髓质强化不明显，皮髓质分界清晰，髓质之间有强化明显的肾柱间隔。实质期(注射对比剂后 2 分钟)皮髓质明显强化，强化程度相似。肾盂期肾实质强化下降(图 17-2)，肾盏、肾盂、输尿管及膀胱腔内充盈高密度对比剂，输尿管呈点样高密度影。膀胱壁早期即有强化，观察膀胱腔内对比剂充盈情况需作延迟扫描(5～10 分钟以上)，早期扫描由于对比剂与尿液混合不均匀可产生假象。

三、泌尿系统 MRI 检查及正常 MRI 表现

(一) MRI 平扫检查

在 T_1WI 上，由于肾皮质与肾髓质含水量不同，信号强度有所差异，肾皮质信号强度稍

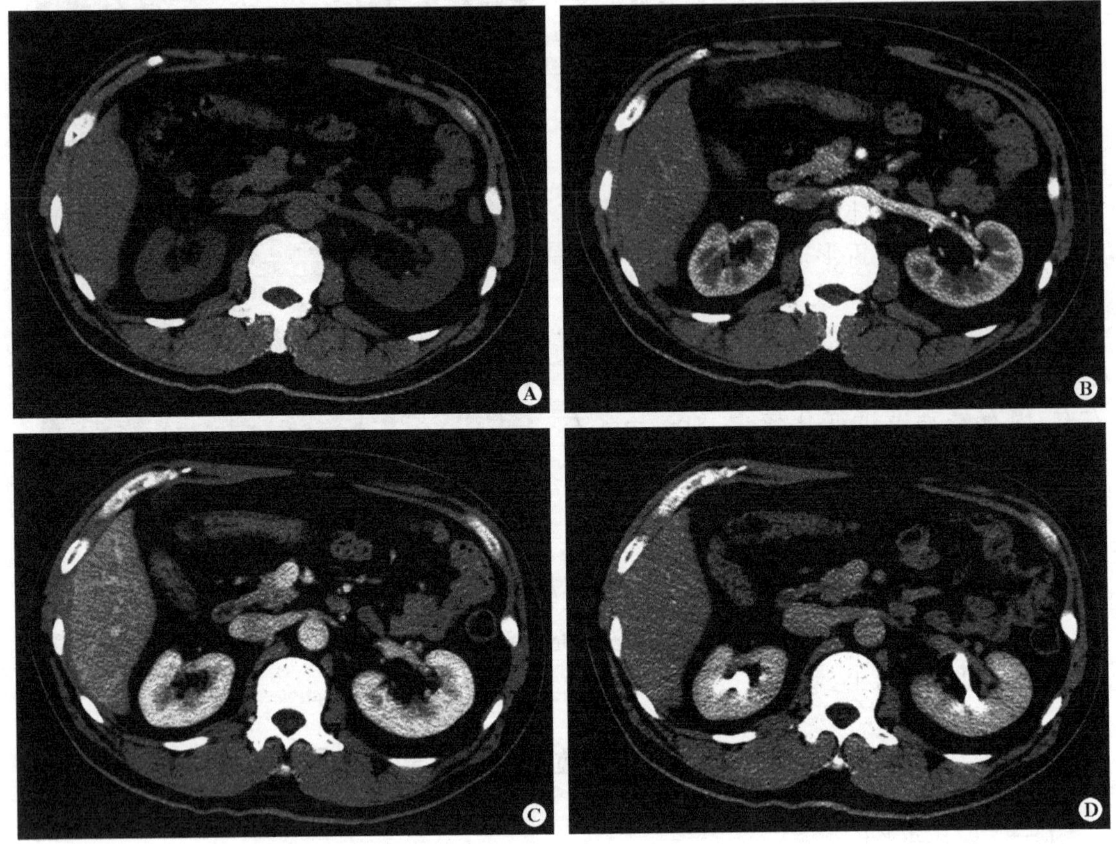

图 17-2 正常双肾 CT 图像

A. 平扫：双肾呈软组织密度；B. 皮质期：双肾皮质强化；C. 实质期：双肾皮髓质强化；D. 肾盂期：肾盏肾盂充盈对比剂

高于肾髓质信号强度，脂肪抑制技术成像时这种差异更加明显；在 T_2WI 上，肾皮质与肾髓质均呈较高信号而难以区分，肾窦脂肪组织在 T_1WI 和 T_2WI 图像上分别呈高信号和中高信号（图 17-3A～C）。膀胱壁信号强度类似肌肉组织信号，壁薄、厚度均匀一致，膀胱腔内尿液在 T_1WI 和 T_2WI 图像上分别呈均匀的低信号和高信号。

（二）MRI 增强检查

肾实质的强化形式与检查时间和成像速度相关，表现类似于 CT 增强扫描（图 17-3D、E）；膀胱的强化形式与检查时间和对比剂浓度相关。

（三）MR 尿路造影（MR urography，MRU）

MRU 的正常表现与正常排泄性尿路造影相似，并可以从多个角度进行观察。

四、肾上腺 CT、MRI 检查及正常 CT、MRI 表现

（一）CT 表现

肾上腺在周围脂肪的衬托下，能够清楚显示。右侧肾上腺位于右侧膈脚与肝右叶内后

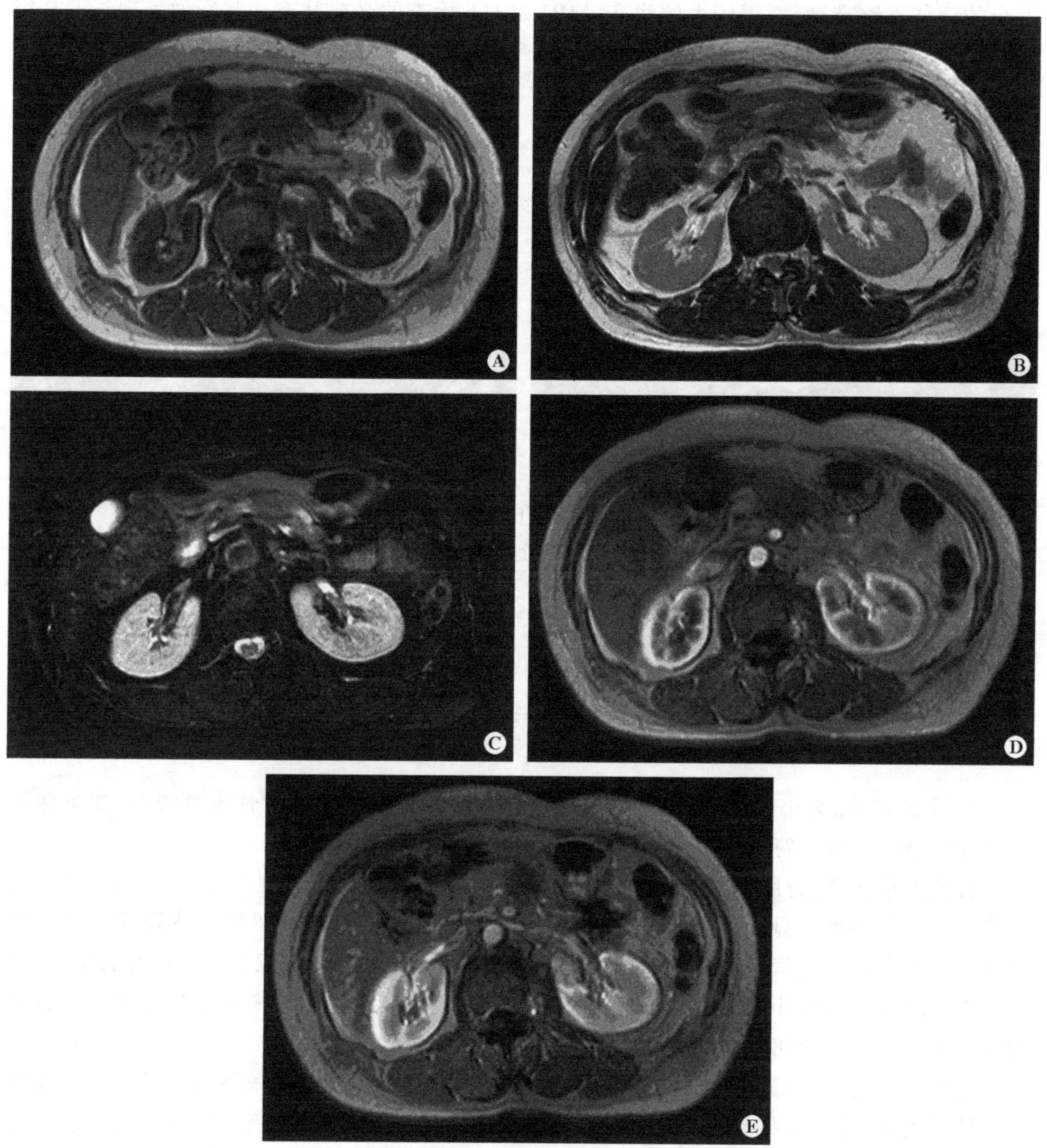

图 17-3　正常双肾 MRI 图像

A. MRI T_1WI；B. MRI T_2WI；C. MRI T_2WI 脂肪抑制像；D. MRI 增强 T_1WI 动脉期；E. MRI 增强 T_1WI 静脉期

缘之间，前方毗邻下腔静脉，呈斜线样、倒"V"或倒"Y"形。左侧肾上腺位于左肾上极前内侧，前外方毗邻胰体，内为左侧膈脚，呈倒"V"、倒"Y"或三角形。肾上腺呈均匀软组织密度，侧支厚度小于 10mm，肾上腺面积小于 $150mm^2$。当平扫发现病变时，尤其是肿块性病变，应做增强检查，增强扫描肾上腺均匀强化。

（二）MRI 表现

MRI 对肾上腺病变内组织成分的判断优于 CT，但受空间分辨率的影响，对肾上腺病变大小的评估不够准确，对于较大的病变，MRI 是 CT 检查的必要补充。其影像表现与 CT 相似(图 17-4)。

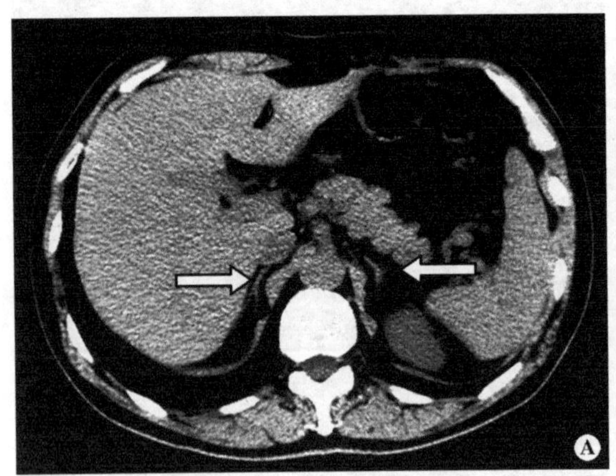

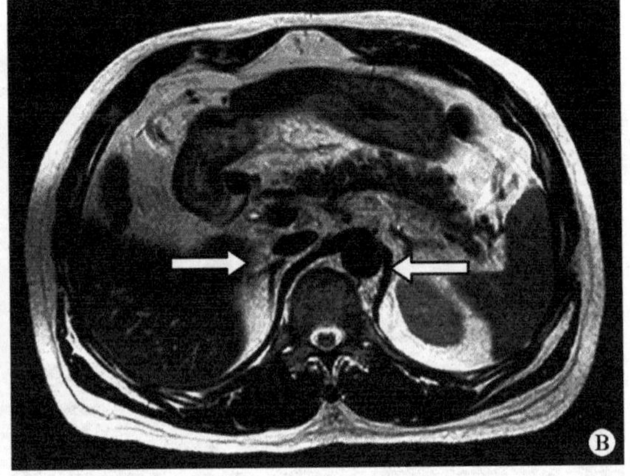

图 17-4 正常肾上腺 CT、MR 图像

A. CT 所见双侧肾上腺；B. MR T_1WI 所见双侧肾上腺(↑所示，右侧呈倒“Y”形，左侧近似三角形)

第二节 基本病变的影像学表现

一、肾脏基本病变的影像学表现

1. 肾脏数目、大小、位置及形态异常 肾脏数目异常常见于先天性发育异常，如单侧肾缺如(孤立肾)及额外肾。

肾脏大小异常：肾脏缩小与肾实质萎缩有关。在腹部平片上表现为肾影变小，尿路造影除前述表现外还可见显影延迟。CT、MRI 见肾影变小，增强扫描时见肾脏皮髓质变薄。慢性肾小球肾炎常表现为双侧肾脏一致性缩小，慢性肾盂肾炎可以是双肾或一侧肾脏缩小，肾结核常表现为病肾缩小而对侧肾脏常有积水或代偿性增大，肾动脉狭窄早期仅有病侧肾脏的轻度缩小。此外也可见于肾脏先天性发育不全。

肾脏增大与结石、肿瘤、积水及代偿性增生有关。在腹部平片、尿路造影及 CT、MR 见肾脏体积增大，见于多种原因引起的肾盂积水或积脓，多囊肾、肾肿瘤。急性肾炎可表现外双侧肾脏的轻度增大。代偿性肾脏增大则发生于对侧肾脏萎缩或手术切除后。此外也可见于肾脏先天性发育异常如先天性肾肥大、巨肾盏等。

肾脏位置异常与肾脏周围支持结构薄弱或先天性发育异常有关。肾下垂时，立卧位腹部平片肾脏的位置相差超过一个椎体的高度。先天性异位肾通常位于盆腔内，也可以是单侧或双侧肾脏向中线或对侧移位。移植肾位于盆腔髂窝处。CT、MR 能清楚显示异位肾的位置。

肾脏形态异常与肾实质肿瘤及先天性发育异常有关。肾实质肿瘤主要表现为肾脏轮廓的局部增大膨隆、肾盂肾盏的移位变形及密度、信号异常。先天性发育异常以马蹄肾常见，主要表现为两肾下极在中线处融合。

2. 肾脏肿块 肾脏肿块有囊性和实性之分，大多数肾脏囊性肿块以良性为主，如肾囊肿、多囊肾；肾脏实性肿块可以是恶性的如肾癌，也可以是良性的如肾血管平滑肌脂肪瘤。

肾脏肿块较大时，拍摄良好的腹部平片，有时可见患肾局限性增大，但不能发现不引起肾脏轮廓改变的较小肿块。尿路造影主要表现为肾盂肾盏的变形、移位。CT 平扫肿块主要表现为密度异常，可以是低密度、稍高密度或不均匀密度，较大的肿块还有肾脏的局部增大；增强扫描主要表现为与正常肾脏强化不同的异常强化肿块。MR 扫描主要表现为信号异常，表现与 CT 类似，流空效应肾脏血管在平扫时也能显示。一般而言，肾脏的实性肿块形态不规则，密度、信号不均匀，增强后有不均一强化；肾脏的囊性肿块多呈圆形或椭圆形，边缘光整，水样密度或信号，增强后无强化。

二、肾盂、肾盏、输尿管、尿道基本病变的影像学表现

1. 肾盏、肾盂、输尿管扩张积水　泌尿道的梗阻、神经源性膀胱、泌尿道张力下降、长期大量的膀胱输尿管反流可引起泌尿道不同部位、不同程度的扩张与积水。影像学表现为肾盏、肾盂、输尿管变形增大，为水密度或信号(图 17-5)。

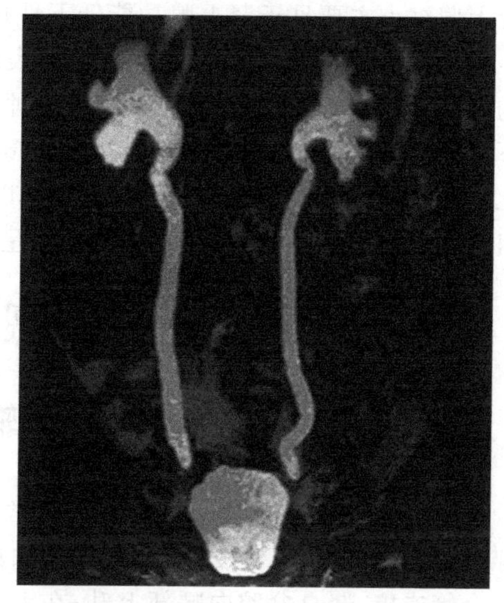

图 17-5　MRU 图
双侧肾盏、肾盂、全程输尿管扩张积水

2. 肾盏、肾盂、输尿管、尿道狭窄、梗阻　泌尿道的狭窄终将引发梗阻，狭窄的病因可以是先天性发育异常、慢性炎症、腔内肿瘤、腔外浸润或压迫，梗阻最常见的病因是结石。影像学表现为狭窄、梗阻部位原发病变征象，如腔内病变等；以及继发征象梗阻上方泌尿道的扩张积水。

3. 肾盏、肾盂、输尿管、尿道充盈缺损　泌尿道充盈缺损多为结石或肿瘤。

大部分结石在腹部平片、CT 上表现为形态各异的高密度影，CT 较腹部平片更敏感，MR 不敏感。年龄较大的受检者肾门区血管壁钙化不要误认为结石。肿瘤在尿路造影时表现为肾盂肾盏内的充盈缺损，CT、MR 表现为肾盂内的软组织密度或信号，增强扫描表现为肾盂内软组织肿块有不同程度的强化及充盈缺损。

三、膀胱基本病变的影像学表现

1. 膀胱大小、形态异常　膀胱增大或缩小是指膀胱的体积或容积明显大于或小于正常。膀胱大小变化较大，一般情况下正常成人膀胱上缘不应超过第 2～3 骶椎水平。膀胱增大常是各种原因引起的后尿道梗阻所致，如前列腺增生。膀胱缩小主要见于慢性炎症或结核所造成的膀胱挛缩。膀胱形态异常是指其形态不规则，单个或多个囊状多是膀胱憩室，神经源性膀胱呈“圣诞树”样改变。

2. 膀胱壁增厚　正常情况下膀胱适度充盈时，膀胱壁厚 2～3mm 且厚度均匀一致。膀胱壁增厚可分为局限性增厚和弥漫性增厚。膀胱壁局限性增厚常见于肿瘤，也可以是膀胱

周围的病变如肿瘤或炎症累及膀胱所致。弥漫性增厚多见于各种类型的炎症或尿道的慢性梗阻所致。

3. 膀胱腔内充盈缺损 腔内充盈缺损多见于膀胱肿瘤，也可以是血块或结石。膀胱肿瘤主要表现为膀胱腔内软组织肿块，可以是宽基底部与膀胱壁相连，也可以是带蒂的。腔内有对比剂时，表现为腔内充盈缺损。血块和结石各有其影像学特征，诊断和鉴别不难。

四、肾上腺基本病变的影像学表现

1. 肾上腺大小的改变 肾上腺增大主要见于肾上腺皮质功能亢进性疾病，常为双侧弥漫性增大，侧支厚度或面积大于正常值，形态正常，CT 密度、MR 信号与正常肾上腺相似。肾上腺缩小主要见于肾上腺功能低下性疾病，如特发性或继发性肾上腺萎缩。

2. 肾上腺肿块 依据典型的临床表现、体征、实验室检查，结合影像学表现，多数肿块的性质可确定。大多数肾上腺肿块为肿瘤性病变。通常良性肿块较小，直径多在 3cm 以下，多数是单侧病变，内部结构较均匀，多呈水样或脂肪密度或信号，增强后不强化或均匀强化。恶性肿块一般较大，直径多在 5cm 以上，转移瘤可以是双侧病变，内部结构不均匀，软组织密度内可伴有囊变、坏死、出血等，呈混杂密度或信号，增强后有不均匀强化。

第三节 常见疾病的影像学诊断

一、肾输尿管先天异常

1. 病理与临床 肾输尿管先天异常与发育异常有关。肾脏由两部分发育而来，输尿管芽发育膨大成肾盂、分支为肾大、小盏和集合管；包绕输尿管芽的生肾组织生成肾小球并与集合管连接；肾自盆腔向腰部上升；在上升时肾轴旋转。在胚胎发育过程中，上述任何一步发生障碍或异常都会出现肾脏或输尿管异常。肾盂输尿管重复畸形、异位肾、孤立肾、马蹄肾临床较常见，这些异常可无症状或因并发症出现感染、结石及梗阻等表现。

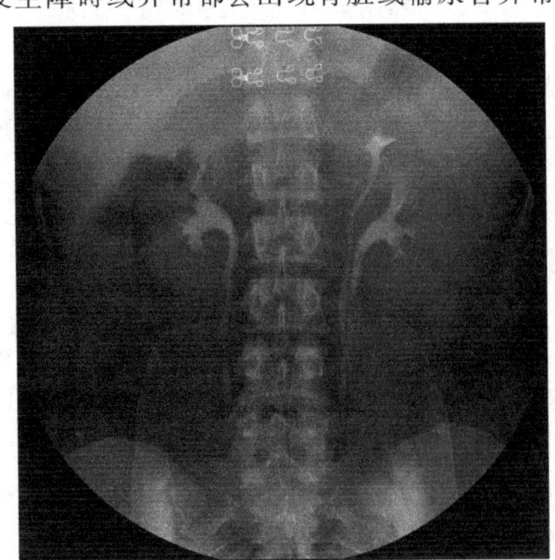

图 17-6 肾盂输尿管重复畸形 IVP 图像
左肾上下两肾盂各自连接一输尿管

2. 影像学表现 肾盂输尿管重复畸形（renal pelviureteral duplication）变化较多，较为典型的是一侧或双侧肾脏分为上下两部分，并各自与独立的肾盂输尿管连接。排泄性尿路造影、MRU、CTU 可显示患侧有双肾盂双输尿管（图 17-6）。

异位肾（ectopic kidney）：位于盆腔内的肾胚在上升过程中受阻即形成异位肾。异位肾通常位于盆腔，偶尔位于胸腔。排泄性尿路造影、CT、MRI 增强扫描均能显示这种异常，表现与正常肾相同，仅位置不同而已。

孤立肾（solitary kidney）：一侧无肾且无

异位肾。排泄性尿路造影单侧肾脏显影，对侧不显影，但不能与其他原因所致的病肾不显影鉴别。CT、MRI表现为一侧肾窝内无肾结构且无异位肾，同侧肾窝内多为肠管影，对侧肾代偿性增大(图17-7)。

马蹄肾(horse-shoe kidney)：是肾脏融合畸形。在胚胎发育早期两侧的肾胚受挤压融合，多数为两肾下极融合，形如马蹄。排泄性尿路造影两肾下极融合成峡部，位置较正常低，肾轴由外上斜向内下，肾盂位于腹侧，肾盏指向背侧。CT、MRI显示两肾在腹主动脉、下腔静脉前融合并有肾轴旋转不良(图17-8)。

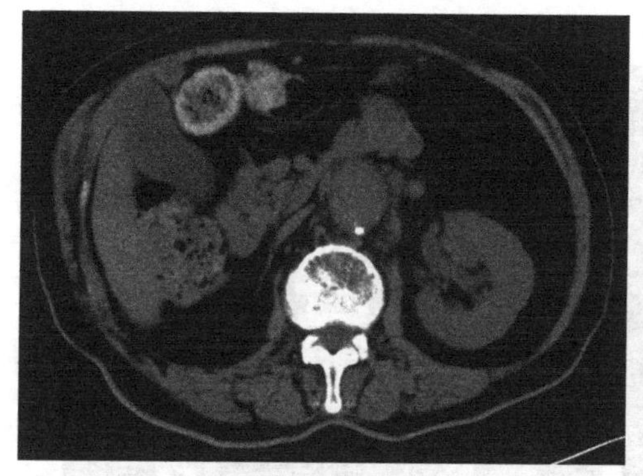

图17-7　孤立肾CT图像

右侧肾窝无肾影，左肾代偿性增大

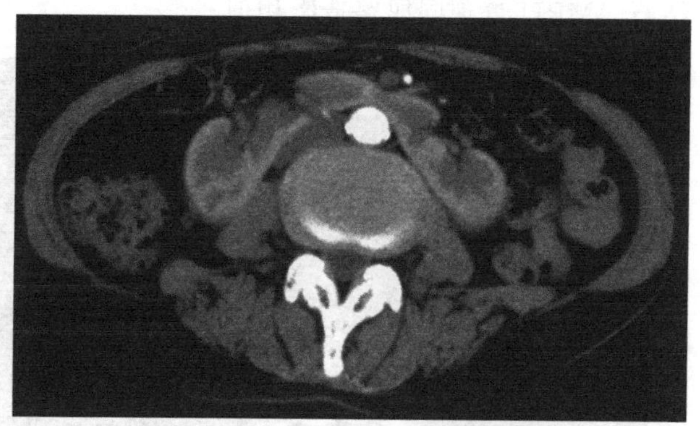

图17-8　马蹄肾CT增强图像

两肾下极融合及肾轴旋转不良

3. 鉴别诊断　上述肾输尿管先天异常影像学诊断不难，当排泄性尿路造影诊断有疑问时，选择超声、CT或MR检查常能明确诊断。

二、泌尿系统(肾、输尿管、膀胱)结石

1. 病理与临床　结石(renal stone)是泌尿系统常见病之一，中医称为“石淋”。好发年龄20～50岁，男性多见。大多数肾结石含有大量的钙盐故密度高，在腹部平片上可以发现，称为阳性结石。少数肾结石钙盐含量低，腹部平片上不能发现，称为阴性结石。输尿管结石大部分是由肾结石排入输尿管不能顺利下行而来，结石易停留在输尿管三个生理狭窄处，大于输尿管内径的结石不能自然排入膀胱，因此输尿管结石的短径一般小于5～6mm。膀胱结石可以是肾结石下行而来，也可以是原发。肾结石常见的临床表现有血尿，常伴有肾区痛或肾绞痛。输尿管结石在下行时，可发生绞痛及出血。绞痛初发在脊肋角处，逐渐向脐旁及会阴处放射。结石停留在输尿管可引起阻塞上方的肾盂及输尿管的扩张、积水；阻塞严重时继发感染可引起肾盂肾炎。膀胱结石主要表现为膀胱刺激症状，尿频、尿急、尿痛。

2. 影像学表现

(1) X线表现：腹部平片肾结石可表现为圆形、卵圆形、桑葚样、分支状或鹿角状高密度影，桑葚样和鹿角状为肾结石的典型表现。侧位片，肾结石位于脊柱前缘的后方，与脊柱重叠。输尿管结石表现为枣核样，位于输尿管走行区。膀胱结石大多数为椭圆形，位于耻骨联合上方。

阴性结石在尿路造影上表现为肾盏、肾盂、输尿管内的充盈缺损。阳性结石可能与肾

盏、肾盂、输尿管内对比剂密度相似而被掩盖，此时需要对照腹部平片避免遗漏。如结石引发梗阻，梗阻近段的肾盏、肾盂、输尿管扩张积水。

(2) CT 表现：平扫容易发现泌尿系结石的存在(图 17-9)，结石的 CT 值往往大于 100HU。CT 平扫还能显示腹部平片不能显示的、发生在肾窦的小结石。结石较大引起阻塞，扩张的肾盏、肾盂、输尿管内充满水样密度尿液。严重的阻塞影响肾功能，表现为增强扫描时，患侧肾皮质强化程度不及健侧。

(3) MRI 表现：肾结石在 T_1WI 和 T_2WI 图像上均呈非常低的信号，MRI 不易显示肾结石。MRU 表现同尿路造影相似。

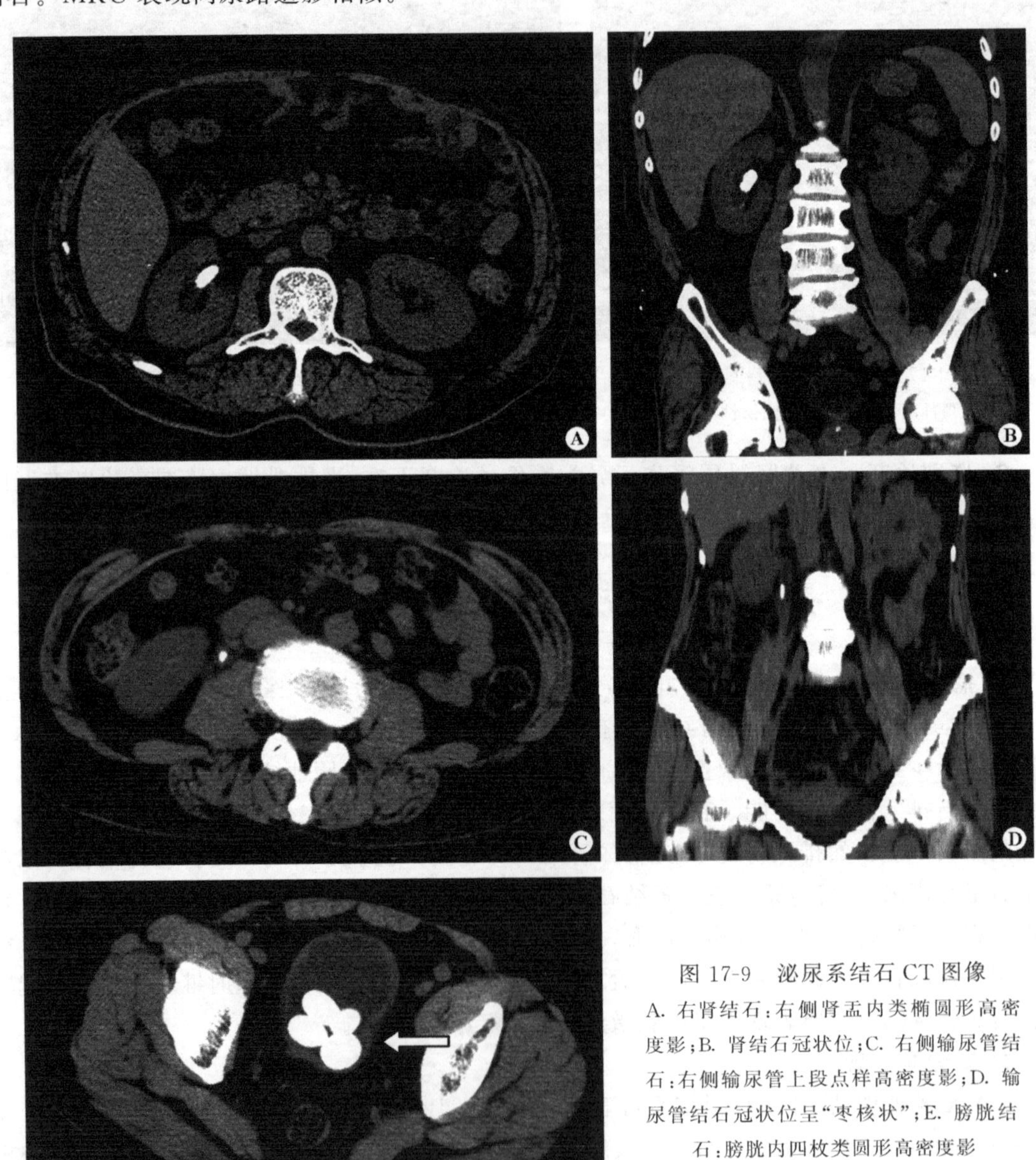

图 17-9　泌尿系结石 CT 图像

A. 右肾结石：右侧肾盂内类椭圆形高密度影；B. 肾结石冠状位；C. 右侧输尿管结石：右侧输尿管上段点样高密度影；D. 输尿管结石冠状位呈“枣核状”；E. 膀胱结石：膀胱内四枚类圆形高密度影

视窗 17-1

泌尿系结石

肾为先天之本，藏志，腰为肾之府，在五行属水。生理功能：①藏精、主生长发育与生殖；②主水；③主纳气；在体为骨，主骨生髓，其华在发、开窍于耳及二阴，在志为恐，在液为唾，肾与膀胱相表里。从上述描述中可以看出：中医肾是一个综合功能单位，与西医肾有本质区别。尽管如此，其主要功能与泌尿系统相关已成共识。

泌尿系结石属中医"石淋""血淋"范畴，历代文献均认为与湿热和肾虚有关。如《诸病源候论·淋病诸侯》"石淋者，淋而出石也，肾主水，水结则化为石，故肾客砂石，肾虚为热所乘，热则成淋……"。肾和膀胱气化不利，多因湿热蕴结下焦，尿液受其煎熬，而致结成沙石。根据《中医病证诊断疗效标准》将其分为湿热蕴结，瘀血阻滞，肾元亏虚三型。

影像学手段对泌尿系结石的显示良好。有学者研究发现，湿热蕴结型多见于泌尿系结石急性发作期伴感染者，影像学表现为肾或输尿管结石，梗阻表现不明显或仅为轻度，肾脏形态正常，IVP 见肾脏排泌功能无改变。气滞血瘀型多见于泌尿系结石亚急性期，病程相对较长，影像学表现为肾或输尿管结石，伴有梗阻和积水，肾脏形态尚正常，IVP 见肾脏排泌功能减退，显影延迟。脾肾亏虚型多见于中老年患者，病程较长，影像学表现为肾内多发结石，梗阻、积水及肾脏形态改变明显，IVP 见肾排泌功能严重受损，延迟显影甚至不显影。

泌尿系结石为病已成形，影像学对其显示可作为循证医学证据。有学者尝试用六经辨治的方法探讨泌尿系结石，分别从太阳病证、阳明病证、少阴病证（少阴热化证、少阴寒化证）来认识该病并治疗，影像医学参与观察或许可为"六经"辨证提供新的思路。

3. 鉴别诊断

胆囊结石：典型的胆囊结石多呈石榴子样，与肾结石的桑葚样、分支状或鹿角状形态不同，容易鉴别。鉴别困难可加摄侧位片，胆囊结石位于脊柱前缘的前方，肾结石与脊柱重叠。

肾结核钙化：肾结核钙化接近肾皮质而位于肾脏外周，并常伴有相邻的肾盏的破坏；肾自截时，钙化多而广泛，常累及肾的大部分或全肾。肾结石位于肾盏、肾盂内。CT 平扫容易鉴别。

盆腔静脉石：盆腔静脉石大多数位置偏外，小而圆，造影时静脉石不在输尿管下段走行部位。

三、泌尿系统（肾、输尿管、膀胱）结核

1. 病理与临床 肾结核（renal tuberculosis）多继发于身体其他部位的结核。肾结核初期结核杆菌局限在肾皮质内，此时大多数患者无临床症状。进展期病变发展到肾髓质的深部形成干酪性病灶，则出现结核病的一般性全身症状，如低热、盗汗、乏力、消瘦等。干酪性病灶累及肾乳头并排出，则形成小空洞，空洞融合，累及肾盏、肾盂致其破坏，此时出现尿频、尿痛、脓尿或血尿。晚期肾结核病灶内有纤维化改变，造成了肾盏、肾盂的变形狭窄，可继发肾盂积水。此期还可出现肾衰竭的症状。晚期严重的病变肾盏广泛钙化，功能丧失，称"肾自截"。输尿管结核（ureteral tuberculosis）和膀胱结核（vesical tuberculosis）多来自肾结核向下播散蔓延，输尿管管壁增厚、管腔狭窄及不规则扩张。膀胱壁纤维化致膀胱壁增厚，膀

胱痉挛致膀胱容积缩小，当病变累及输尿管膀胱开口使其狭窄与闭锁不全，则发生膀胱输尿管反流，病变蔓延到对侧开口，对侧肾盂输尿管积水扩张，肾输尿管感染结核。输尿管、膀胱结核的临床表现与肾结核相似。

2. 影像学表现

（1）X线表现：晚期病变腹部平片可见患肾不规则钙化或全肾钙化。排泄性尿路造影在进展早期阶段，肾小盏杯口样边缘不光整如“虫蚀”样改变。干酪样坏死与肾小盏相通后，在肾小盏的外侧有小团样对比剂与小盏相连；随着病变的进展，肾盏、肾盂广泛破坏，可见肾盏肾盂变形与扩张及对比剂在肾实质空洞内聚集（图 17-10A）。当有肾盂积脓时，排泄性尿路造影不显影，逆行造影显示肾盏肾盂呈不规则囊样扩张。输尿管结核表现为输尿管多发狭窄与扩张，扩张呈不规则“串珠”样。膀胱结核表现为膀胱体积缩小，有一侧或双侧膀胱输尿管反流。

（2）CT 表现：干酪样坏死平扫时显示为肾实质内低密度影（图 17-10B），边缘不光整，增强扫描病灶无强化，有时可见对比剂进入肾小盏外侧空洞。病变进展，肾盏肾盂变形扩张，多呈囊状，并有对比剂在肾实质内聚集。空洞壁可见钙化，肾实质内可见点样或不光整钙化，甚至全肾钙化。输尿管管壁增厚，管腔狭窄与扩张并存。膀胱壁明显增厚，膀胱体积缩小，并有双侧膀胱输尿管反流。

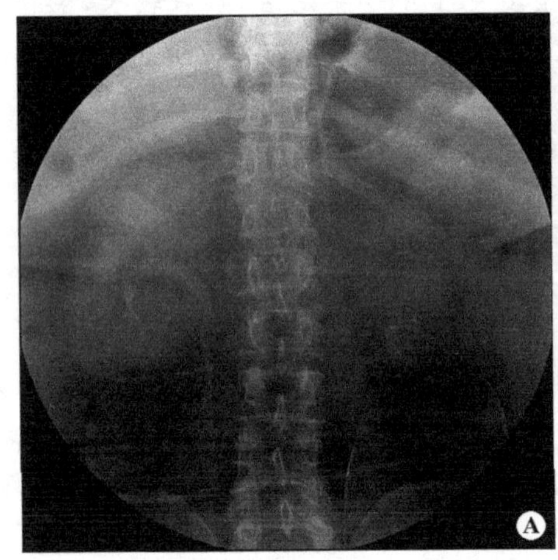

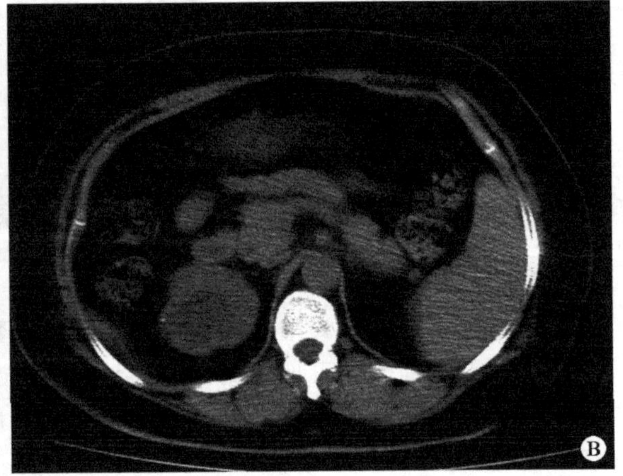

图 17-10　肾结核 IVP 及 CT 平扫图像

A. 右肾上中部肾盏外有团状对比剂聚集，输尿管全程扩张，左肾下极类圆形钙化；B. 右肾下极肾实质内有圆形稍低密度区

（3）MRI 表现：与 CT 相似。MRU 可清楚显示肾盏、肾盂、输尿管及膀胱的异常形态改变。

3. 鉴别诊断　泌尿系统结核明确诊断是尿液细菌学检查证实有结核杆菌。影像学检查主要是了解病变的范围、程度和病期。

四、肾细胞癌

1. 病理与临床　肾癌（renal carcinoma）是肾脏最常见的恶性肿瘤，又称肾细胞癌，好发年龄 40～70 岁，男性多于女性。肾癌起源于肾小管的上皮细胞，有透明细胞、颗粒细胞、梭形细胞，以透明细胞癌最常见。瘤体无包膜，但可以有纤维组织形成的假包膜。瘤体内常发生出血、坏死、囊性变、钙化及纤维化。早期小肾癌无症状，体检中偶尔发现；典型的三大临床症状：血尿、患侧腰痛或肾绞痛、患侧腹部包块。三种症状同时出现少见。肾癌恶性程度较高，肾静脉、下腔静脉易被侵犯，可出现下肢水肿、腹水。也可较早出现淋巴结及远处转移。

2. 影像表现

(1) CT 表现：肾癌平扫时表现为肾实质内类圆形肿块，多呈稍低密度，也可呈等密度或稍高密度；肿块较小时，肾轮廓可正常，肿块较大时，肾轮廓局限性膨隆；当肿块内有液化、坏死或新鲜出血时，则肿块内密度不均匀，出现不规则低密度区或斑片样高密度区；少数瘤体内可见钙化。增强扫描皮质期，富供血的肿块多呈不均匀强化，程度与邻近的肾皮质相似；实质期，肿块密度较周围肾实质密度低(因肾实质显著强化)，瘤内坏死液化区无强化；肾静脉或下腔静脉内可有癌栓形成，表现为肾静脉或下腔静脉内强化不明显的充盈缺损；肿块突破肾包膜后，肾周脂肪间隙模糊或消失，肾筋膜增厚，也可向肾盂侵犯，形成肾盂内肿块；可有淋巴结及其他脏器转移(图 17-11)。

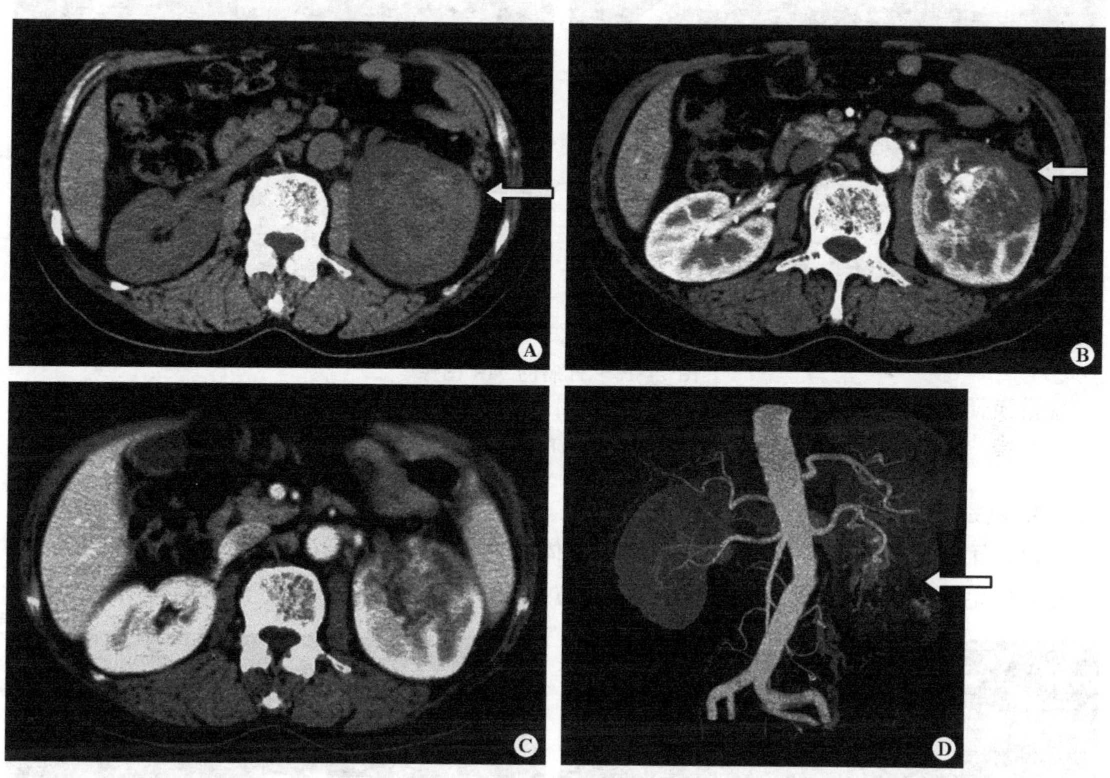

图 17-11 肾癌 CT 图像

A. CT 平扫，左肾软组织密度肿块(↑)，密度不均匀；B. 增强 CT 皮质期，肿块不均匀强化；C. 肾盂被肿块侵犯；D. 肾脏 CTA，左肾肿块见增多、增粗、迂曲的肿瘤血管；不规则染色；局部“血湖”形成

(2) MRI 表现：肾癌瘤体较小时，T_1WI 呈等信号，T_2WI 呈高信号；瘤体较大时多呈混杂信号，瘤体实质部分信号与小肾癌相似，坏死液化区在 T_1WI 呈低信号，T_2WI 呈不均匀高信号，出血灶在 T_1WI、T_2WI 均呈斑片样高信号；假包膜表现为瘤体周围线样低信号环；肾静脉或下腔静脉内瘤栓，则静脉内流空效应消失，软组织信号代之。增强后表现类似 CT 增强后所见(图 17-12)。

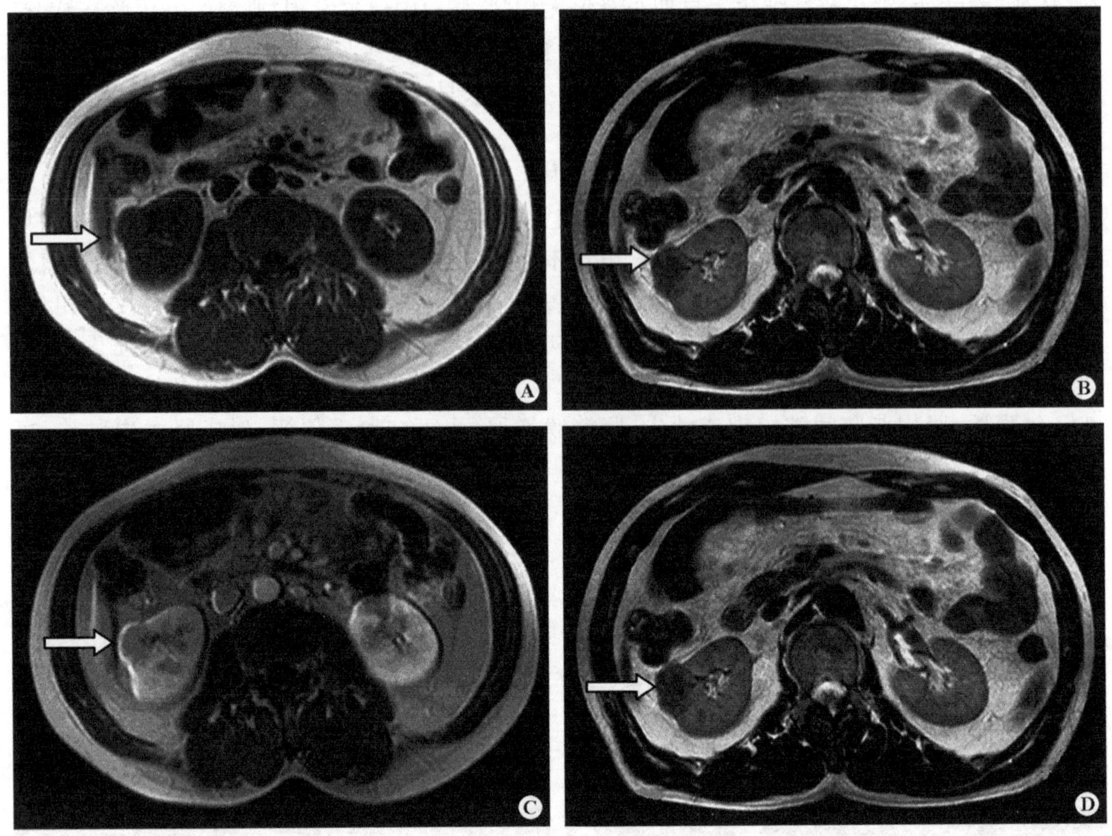

图 17-12 肾癌的 MR 图像

A. MRI T_1WI 示，右肾低信号结节，边界不清，向肾外突出；B. MRI T_2WI 示，右肾病灶呈低信号；C. MR 增强 T_1WI 示，右肾癌病灶有强化 ；D. MRI 增强 T_2WI 示，右肾癌病灶强化程度低于周围肾皮质

3. 鉴别诊断

(1) 肾血管平滑肌脂肪瘤：CT 可发现瘤体内脂肪密度、MRI 有脂肪信号是其特征，一般与肾癌鉴别不难(图 17-13)。当瘤体内脂肪成分少或不能检出时，与肾癌鉴别困难。

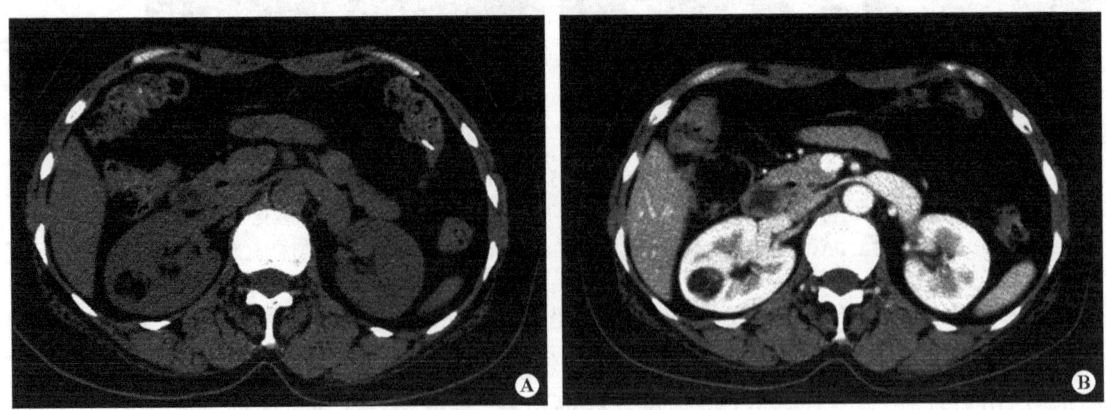

图 17-13 肾血管平滑肌脂肪瘤 CT 图像

A. CT 平扫示右肾实质圆形混杂密度影，内可见脂肪密度影；B. 增强 CT：软组织密度区有强化，脂肪不强化

（2）肾盂癌：肾盂癌主体在肾盂内，肾癌的主体在肾实质内；肾癌的强化程度高于前者，肾盂癌液化坏死、钙化多于后者，常合并肾盂积水，而后者少见。晚期肿瘤，是肾盂癌侵犯肾实质，还是肾癌累及肾盂影像学很难区分，需病理判断。

（3）肾淋巴瘤：主要表现为肾皮髓质分界不清，肾内多发结节灶增强后仅有轻度强化或不强化；如双肾同时受累肿大、腹膜后淋巴结肿大融合成团并伴有脾内低密度灶，肾淋巴瘤的诊断可能性更大。

（4）肾炎性包块：如肾细菌性脓肿、肾结核、黄色肉芽肿性肾盂肾炎，临床上尿检可见蛋白、白细胞，同时伴有发热、腰痛、尿路感染等症状，对诊断有参考价值。难以鉴别的病例需组织学定性。

五、肾　盂　癌

1. 病理与临床　肾盂癌（renipelvic carcinoma）大多起源于肾盂肾盏的移行上皮，少数为鳞状上皮。移行上皮癌有多发倾向，可顺行种植于输尿管、膀胱；位于肾盂输尿管交界处的肾盂肿瘤，因阻塞可继发肾盂积水；肾盂肿瘤易转移到周围淋巴结；晚期可有远处脏器转移。间歇性、无痛性、全程肉眼血尿为临床初发症状，出血较多，血块通过输尿管时可有肾绞痛。

2. 影像表现

（1）X线表现：尿路造影主要表现为肾盂肾盏内固定不变的结节样充盈缺损，肾盂肾盏不同程度的扩张。

（2）CT表现：肾盂内结节样软组织密度影，增强后结节影轻度强化（图17-14）；肾盂期扫描可显示肾盂内充盈缺损。肾实质受侵犯则肾盂肿块与邻近的肾实质分界不清；肿块位于肾盂输尿管交界处则出现肾盂积水；晚期肿瘤可穿透肾实质累及肾周脂肪，并可有淋巴结或远处脏器转移。

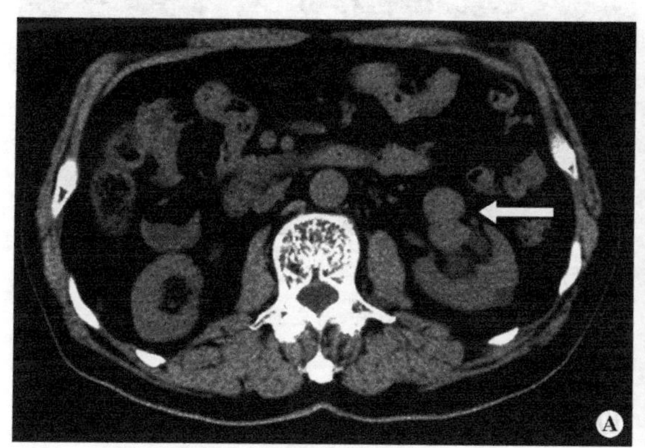

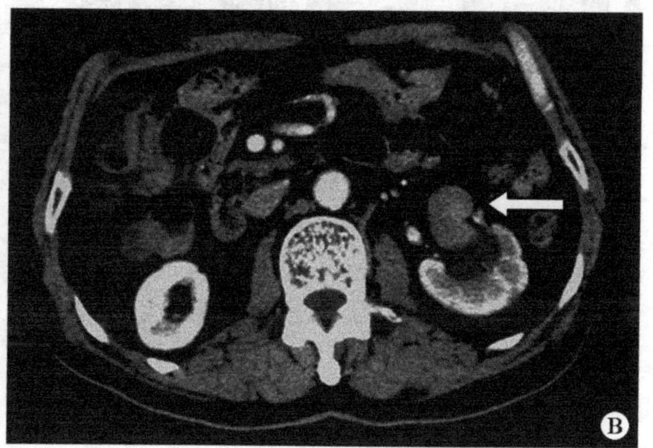

图17-14　肾盂癌CT图像

A. CT平扫示，左侧肾盂内见不规则软组织密度影，密度均匀，肾盏扩张积水；B. CT增强示，肾盂内病灶均匀强化

（3）MRI表现：肾盂内肿块与尿液相比在T_1WI呈稍高信号，在T_2WI与尿液相似不易区分。增强后T_1WI中肿块相对尿液呈高信号，肿块显示清楚。肿瘤侵犯肾实质，皮髓质分界不清。MRU显示肾盂内肿块呈充盈缺损。

3. 鉴别诊断

（1）肾盂内血块：CT平扫时CT值高于肾盂癌，增强后血块不强化，而肾盂癌有轻度强化;二次复查时血块可溶解、消失或排出,位置发生变化或密度下降,肾盂肿块位置固定不变。

(2) 肾盂内结石:结石密度高于肾盂癌,CT 值常在 100HU 以上。肾盂肿块为软组织密度。

(3) 肾囊性病变:包括肾盂旁囊肿、单纯性肾囊肿和多囊肾,囊肿常为小样密度(信号),密度低于肾盂癌和肾癌,增强后不强化(图 17-15,图 17-16)。

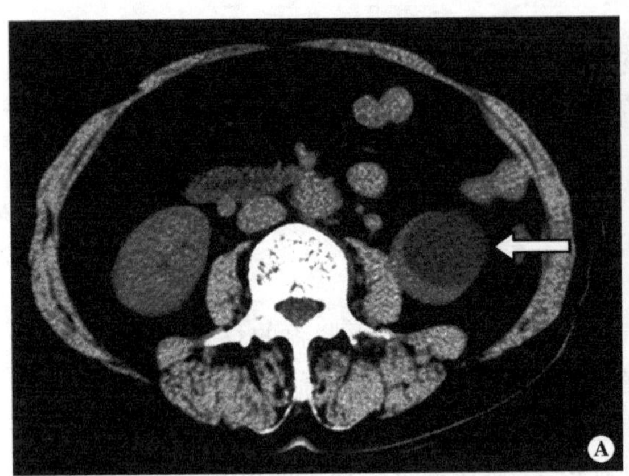

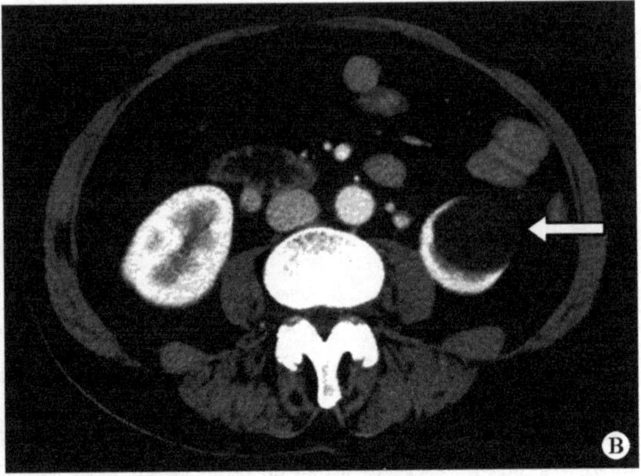

图 17-15 肾囊肿 CT 图像

A. 平扫示左肾圆形低密度影;B. 增强后囊肿无强化

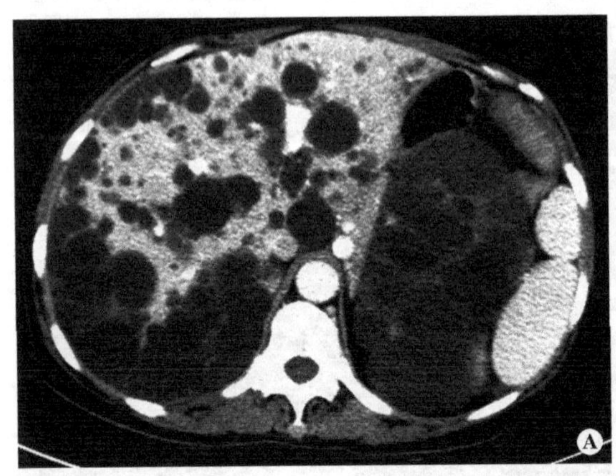

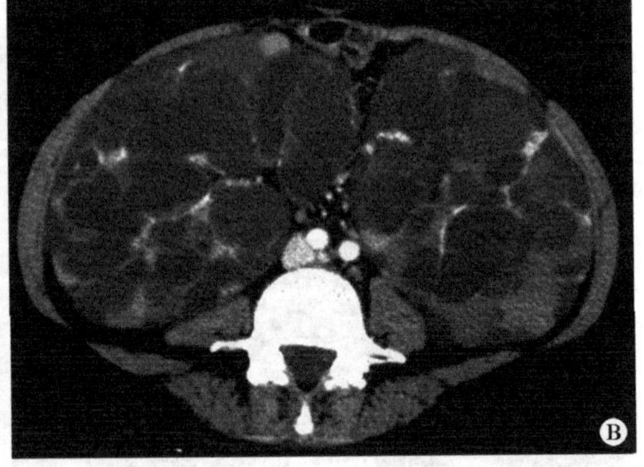

图 17-16 多囊肾、多囊肝 CT 图像

A. 左肾多发性囊肿、肝脏多发性囊肿;B. 同一病例,双肾多发性囊肿,肾皮质菲薄

六、膀 胱 癌

1. 病理与临床 膀胱癌 (bladder carcinoma)是泌尿系最常见的恶性肿瘤之一,大多起源于膀胱的移行上皮,少数为鳞癌或腺癌。临床主要症状为间歇性或持续性全程无痛性血尿;常有膀胱刺激症状,尿频、尿急、尿痛;肿瘤或血块阻塞尿道口时可有排尿困难或尿潴留。晚期可发生膀胱周围浸润或远处脏器转移。

2. 影像表现

(1) X 线表现:膀胱造影显示肿瘤大小不一、呈结节状或菜花状腔内充盈缺损,或表现为局限性膀胱壁僵硬。

(2) CT表现:为膀胱壁局限性增厚;①单发或多发结节状腔内突起(图17-17);②累及膀胱周围结构,最初仅见膀胱壁局限性增厚,膀胱周围脂肪间隙模糊;肯定的外侵征象是膀胱周围脂肪层中出现软组织结节影;肿块位于输尿管口,可致输尿管口阻塞,输尿管口以上部位出现积水;③可累及邻近脏器如前列腺或子宫,也可有远处脏器转移;④周围淋巴结大于15mm时,提示有淋巴结转移。

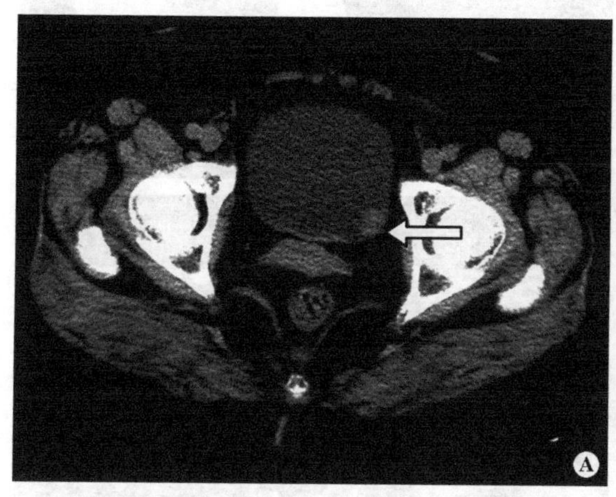

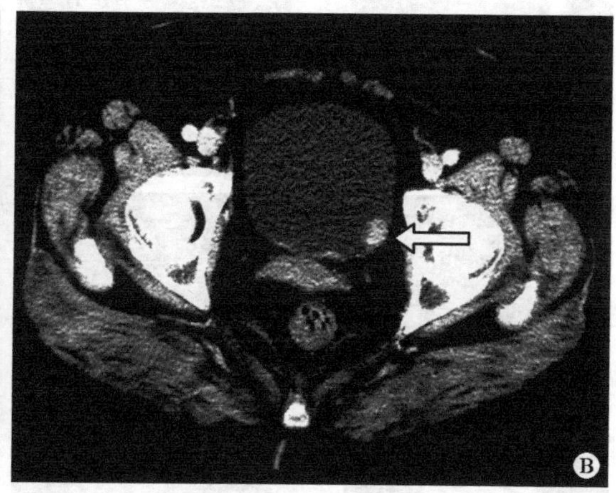

图17-17　膀胱癌CT图像

A. CT平扫示,膀胱后壁左侧见软组织密度结节影;B. CT增强示,瘤体明显均匀强化

(3) MRI表现:在 T_1WI正常膀胱壁与尿液信号相似,而肿瘤信号与正常膀胱壁相似,肿瘤的显示不及在 T_2WI清晰。在 T_2WI肿瘤表现为腔内突起;低信号的膀胱壁连续的带状影有中断,表示膀胱壁肌层受侵犯;肿瘤侵及膀胱周围时,高信号的周围脂肪间隙模糊或出现低信号的软组织影。MRI增强表现以及淋巴结转移、脏器转移表现与CT相似。

3. 鉴别诊断　依据临床症状及影像学表现,膀胱癌的诊断一般不困难。有时需与膀胱结石或血块鉴别,比较密度、信号强度及可移动性,鉴别诊断也不困难(参见肾盂癌)。与少见的非上皮性肿瘤鉴别困难,需组织学检查方能定性。

七、肾上腺常见疾病

(一) 肾上腺腺瘤

1. 病理与临床　肾上腺腺瘤是肾上腺皮质较常见的良性肿瘤,功能性腺瘤主要为库欣腺瘤、Conn瘤,少数为性征异常综合征。主要临床表现为内分泌紊乱,少数为性变态综合征。非功能性腺瘤大多数在影像学检查时意外发现。

2. 影像表现　CT、MRI表现为单侧肾上腺圆形或椭圆性肿块,密度较均匀,边缘光滑,在 T_1WI、T_2WI上信号强度与肝脏相似或略高,内部脂肪较多时CT表现密度较低,可类似于水,在MRI脂肪抑制序列中信号衰减。增强扫描呈均匀或不均匀一过性强化(图17-18)。

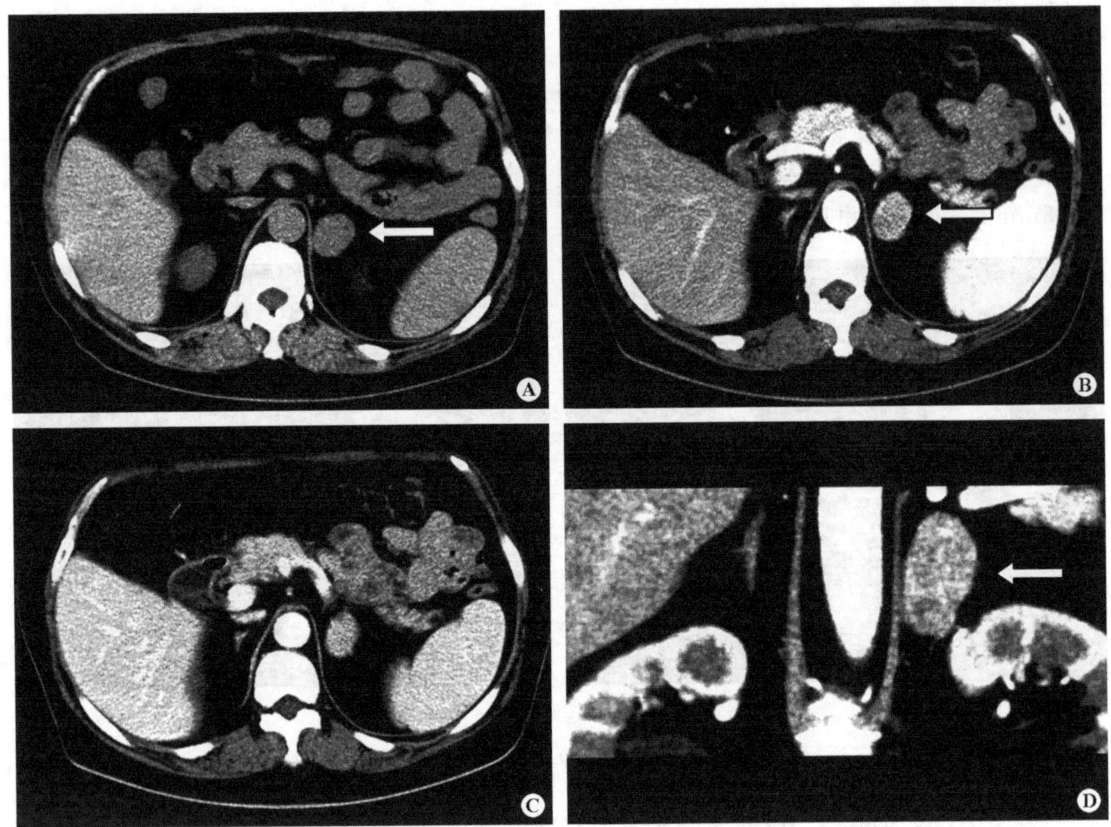

图 17-18 左侧肾上腺腺瘤 CT 图像

A. CT 平扫左侧肾上腺软组织密度结节影，密度均匀，边界清晰；B 和 C. CT 增强：瘤体均匀强化；D. CT 增强冠状位重组图像

3. 鉴别诊断 库欣腺瘤患者肥胖，瘤体一般大于 2cm；Conn 瘤患者消瘦，瘤体一般小于 2cm。

（二）嗜铬细胞瘤

1. 病理与临床 嗜铬细胞瘤是肾上腺髓质肿瘤，也可发生在肾上腺外，少数为恶性。主要临床表现为阵发性或持续性高血压，血压升高时常伴有头痛、心悸、多汗、面色苍白、恶心、呕吐等。

2. 影像表现 CT 表现为肾上腺圆形或椭圆性肿块，约 3～5cm，较大的肿瘤常有出血、坏死、囊变，故密度不均匀，增强扫描呈不均匀强化（图 17-19）。MRI 表现为 T_1WI 上为低信号或等信号，T_2WI 上为高信号，较大的肿瘤因有出血、坏死、囊变，囊内信号不均匀。当临床考虑嗜铬细胞瘤时，CT、MRI 未能发现肿块，则应扩大检查范围，查找异位嗜铬细胞瘤。恶性者，肿块有分叶，邻近组织浸润，腹膜后淋巴结肿大，远处脏器可有转移。

3. 鉴别诊断 临床表现典型，CT、MRI 发现肾上腺较大肿块，可诊断嗜铬细胞瘤。

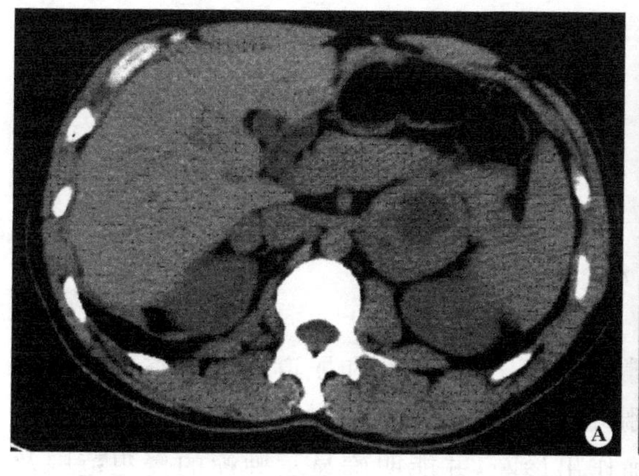
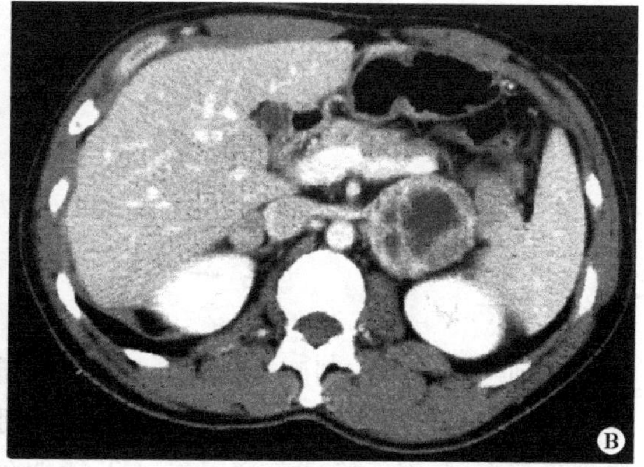

图 17-19　嗜铬细胞瘤 CT 图像

A. CT 平扫示，左侧肾上腺肿块，中央囊变区密度低；B. CT 增强示，中央低密度区无强化

（三）肾上腺转移瘤

1. 病理与临床　肾上腺转移瘤多数为肺癌转移，其次为乳腺癌、肾癌等。转移瘤初始于肾上腺髓质，后累及皮质。肾上腺转移瘤多累及双侧肾上腺，单侧受累少见。肾上腺转移瘤很少影响肾上腺皮质功能，故以原发肿瘤的临床表现为主。

2. 影像表现　CT 表现为双侧肾上腺圆形或椭圆形肿块，境界清晰，密度较均匀，约 2～5cm，或更大。MRI 在 T_1WI 上低于或等于肝脏信号，在 T_2WI 上信号强度明显高于肝脏信号。增强后强化较均匀。有坏死、出血时，密度、信号不均匀。

3. 鉴别诊断　有原发恶性肿瘤病史，无肾上腺皮质功能失调的临床表现，影像学检查发现双侧肾上腺肿块，可考虑肾上腺转移瘤；无肾上腺外恶性肿瘤，有双侧肾上腺肿块，需与其他双侧肾上腺病变如淋巴瘤、肾上腺结核等鉴别，依据临床表现鉴别多不困难。诊断困难时，可考虑穿刺活检定性。

（黄海青）

第十八章 生殖系统

第一节 男性生殖系统

前列腺增生和前列腺癌是男性生殖系统常见病变，X线平片和尿道造影检查可以显示某些异常，但价值有限。CT能明确显示前列腺增大，但对于前列腺增生和早期前列腺癌的鉴别价值有限，对于晚期前列腺癌，CT能明确作出诊断，并能明确显示肿瘤的侵犯范围及有无淋巴结转移、骨转移。睾丸病变较少作CT检查，但CT易于发现睾丸癌腹膜后淋巴结转移和腹股沟内隐睾。MRI能清楚区分前列腺各叶，因此对于来源于两种不同解剖区域病变的诊断及鉴别诊断价值较大，其价值明显优于CT和USG，特别对于局限于包膜内的早期前列腺癌。同时，MRI对于评价前列腺癌的侵犯范围也相对准确。

一、影像学检查方法和正常影像学表现

1. 男性生殖系统X线检查及正常X线表现 骨盆平片：X线平片可以了解骨盆的形态、大小、有无畸形以及骨盆骨质病变。由于生殖器官均呈软组织密度影，与周围组织结构缺乏对比，因此正常情况下难以显示。若盆腔某些器官或组织发生钙化，如前列腺钙化、精囊腺钙化、阴茎海绵体钙化等，骨盆平片可以显示。

2. 男性生殖系统CT检查及正常CT表现 盆腔CT检查前需做胃肠道及膀胱准备。检查前3h于空腹状态下分次口服稀释的非离子对比剂或泛影葡胺800～1000ml充盈小肠，并对直肠及乙状结肠先行清洁灌肠，再用生理盐水或含对比剂的溶液进行保留灌肠，以避免将肠道误认为肿块。同时CT检查前充分饮水以充盈膀胱。CT扫描方式包括平扫和增强扫描，患者通常选择仰卧位，扫描范围从耻骨联合下缘水平扫描至髂嵴连线，平扫后根据需要加做增强扫描。

男性生殖系统包括前列腺、精囊腺、睾丸、附睾及输精管等。前列腺在解剖上可分为5叶，前、中、后及两个侧叶。正常前列腺随着年龄的增长逐渐增大，年轻人前列腺左右径小于3～4cm，老年人小于5cm。

在CT横断面上，正常前列腺位于耻骨联合平面，呈类圆形，为均匀的软组织密度。中心小圆形低密度区为尿道。前列腺前上方为膀胱，后方为直肠(图18-1)。前列腺上方、膀胱颈部后方为精囊，呈两侧对称、“八”字样突出物，精囊与膀胱后壁的间隙为精囊角(图18-2)。

3. 男性生殖系统MRI检查及正常MRI表现 检查前嘱患者适量饮水(约300ml左右)使膀胱充盈。扫描范围从耻骨联合下缘水平至髂嵴连线，方式包括平扫和增强扫描，可行轴位、冠状位及矢状位扫描。平扫常规行SE序列T_1WI及FSE序列T_2WI检查，对于盆腔脂肪成分较多或怀疑有脂肪组织的肿块可加作脂肪抑制序列。MRI的软组织分辨率高，可以作多方位扫描，对盆腔内器官的解剖、病变的侵犯范围及深度等方面可提供详细的信息。

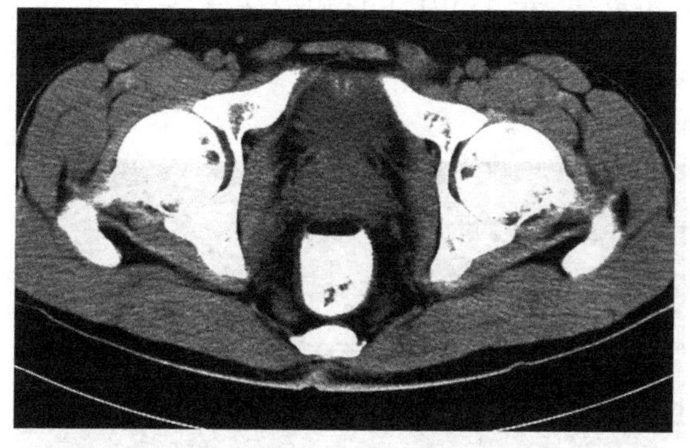

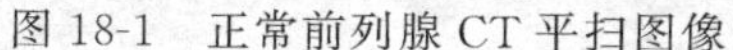

图 18-1 正常前列腺 CT 平扫图像

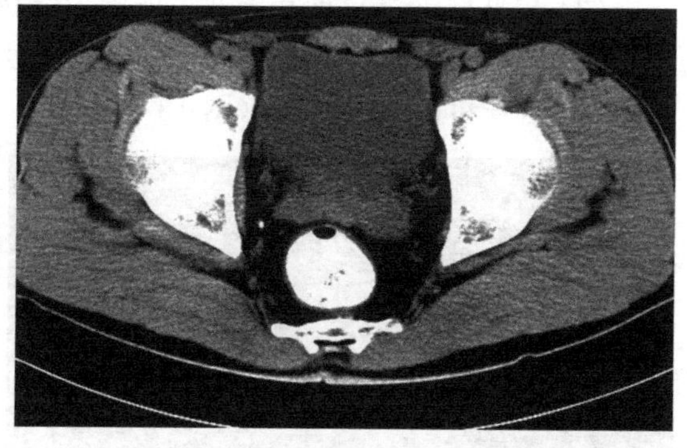

图 18-2 正常精囊腺 CT 平扫图像

(1) 前列腺(prostate)和精囊(seminal vesicles):正常前列腺在 T_1WI 上呈较低信号,比较均匀,T_2WI 上可显示中央区、移行区和周围区。中央区信号稍低,周围区因腺体含水量较大,信号较强,移行区很细窄,信号低(图 18-3)。精囊腺位于膀胱后、前列腺上缘,由卷曲的细管构成,呈双侧对称性卵圆结构,富含水分,呈长 T_1 低信号和长 T_2 高信号,增强扫描腺管壁强化呈蜂窝状结构(图 18-4)。

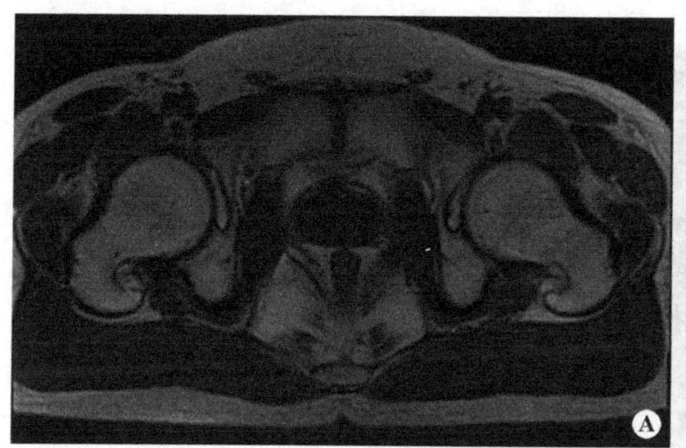

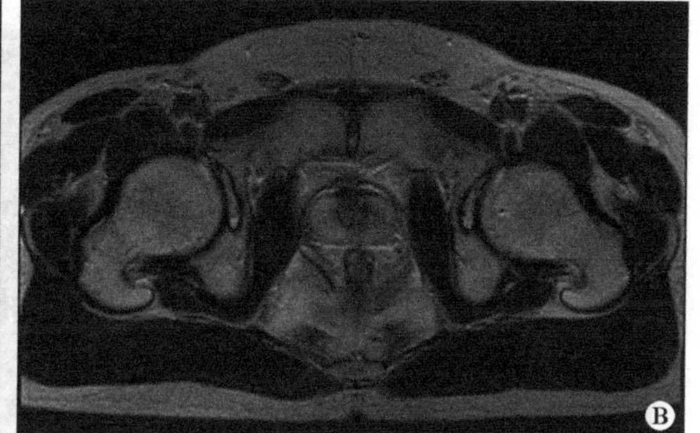

图 18-3 正常前列腺 MRI 图像

A. MRI T_1WI;B. MRI T_2WI

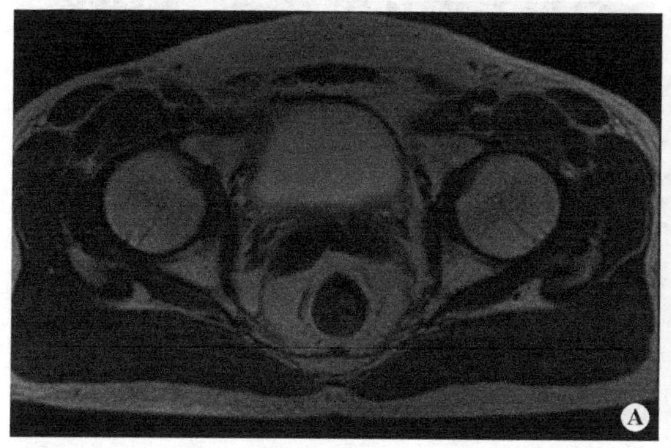

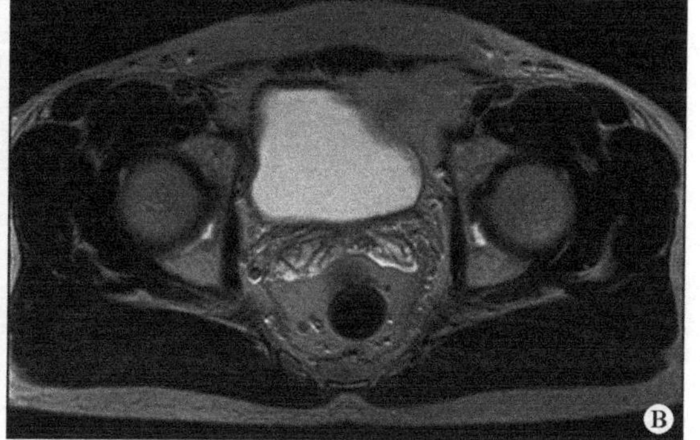

图 18-4 正常精囊腺 MRI 图像

A. MRI T_1WI;B. MRI T_2WI

(2) 睾丸(testes):正常睾丸呈卵圆形结构,边界清,在 T_1WI 上呈均匀低信号,在 T_2WI 上呈均匀高信号,睾丸周边有一薄环状低信号,代表白膜。睾丸鞘膜内正常有少量液体,呈长 T_1 低信号和长 T_2 高信号(图 18-5)。

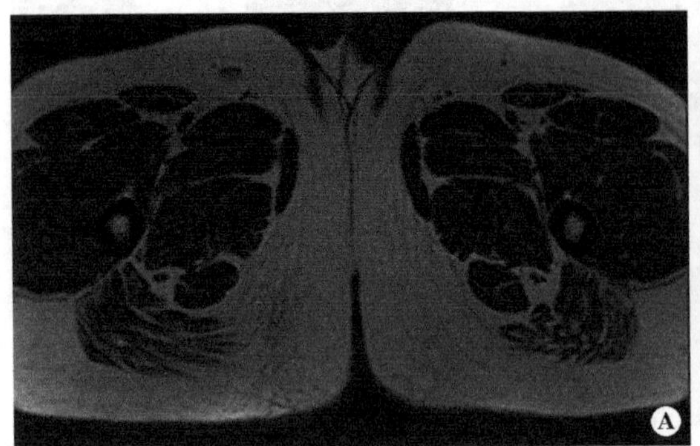

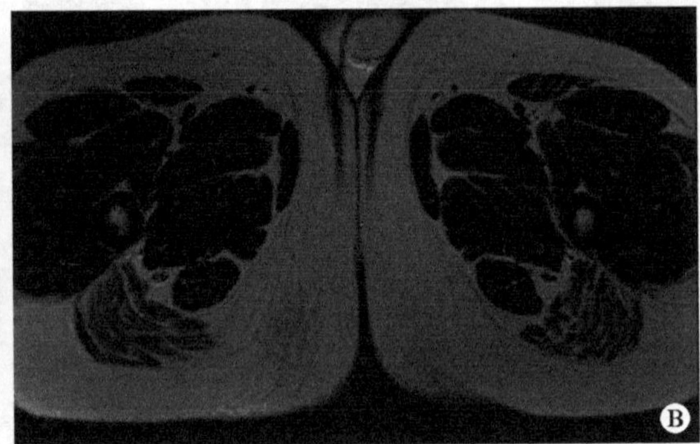

图 18-5 正常睾丸 MRI 图像

A. MRI T_1WI;B. MRI T_2WI

二、基本病变的影像学表现

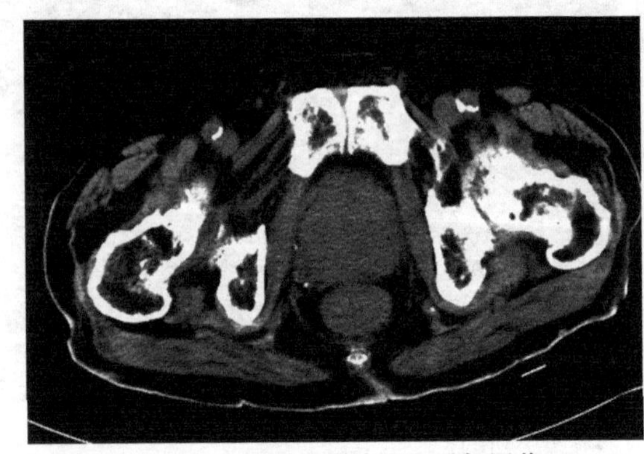

图 18-6 前列腺增大 CT 平扫图像

1. 前列腺、精囊、睾丸大小、形态异常 前列腺增大(图 18-6)常见于前列腺增生或前列腺癌,其判断依据是前列腺的横径超过 5.0cm,或向上突向膀胱,于耻骨联合上方 2.0cm 仍可显示前列腺。精囊腺增大(图 18-7)常见于精囊腺炎,正常精囊腺长径不大于 3.0cm,短径不大于 1.0cm,精囊角存在,多变小。睾丸增大(图 18-8)多见于睾丸肿瘤,伴有密度异常;阴囊内睾丸未见显示,提示隐睾,应寻找睾丸的位置。

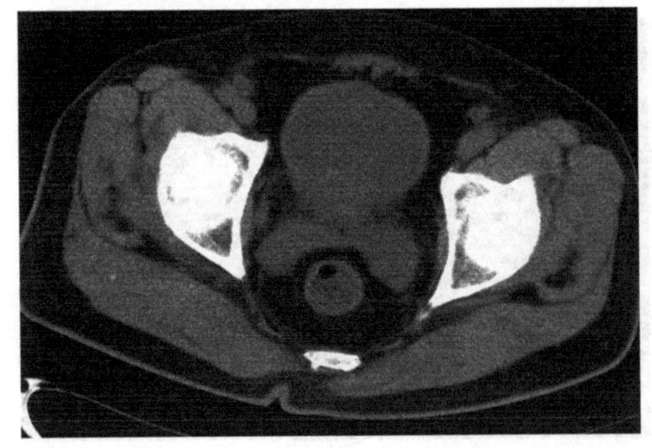

图 18-7 精囊腺增大 CT 平扫图像

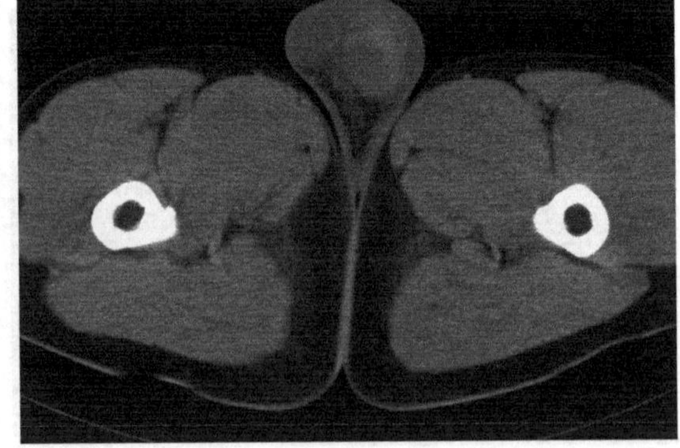

图 18-8 睾丸增大 CT 平扫图像

2. 前列腺、精囊、睾丸内部密度、信号异常 前列腺钙化(图 18-9),X 线检查能显示生殖系统异常钙化，前列腺钙化见于耻骨联合上方，常呈斑点状钙化，CT 能精确显示钙化的位置、数目、大小及形态，表现为前列腺内斑点状、不规则小结节状高密度影，MRI 对前列腺钙化不敏感，表现为低信号或无信号影。

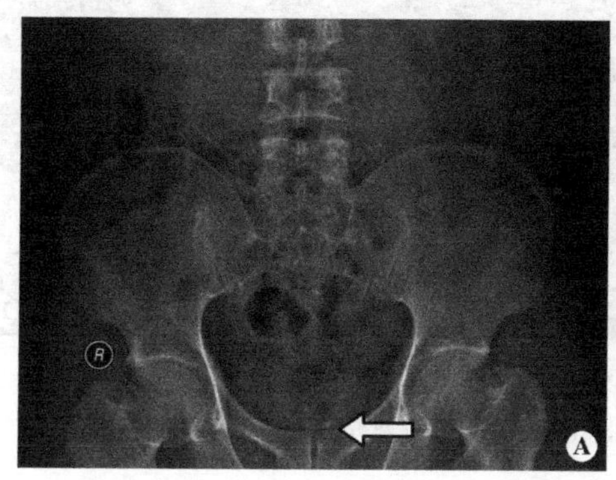
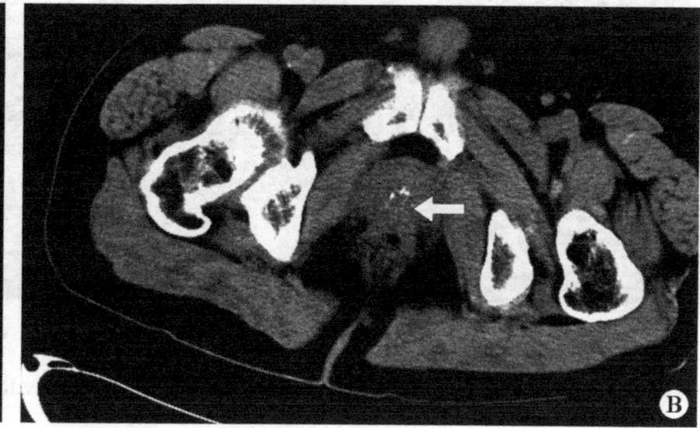

图 18-9　前列腺钙化图像

A. X 线平片显示耻骨联合上方斑点状钙化；B. CT 平扫前列腺内斑点状钙化

前列腺癌多发生于前列腺的外周带，在 T_2WI 中表现为正常高信号外周带内的局部稍低信号（图 18-10），在 T_2WI 上正常前列腺外周带呈两侧半月形均匀高信号。

精囊腺钙化见于耻骨联合上方两侧，常呈不规则斑点状钙化。精囊内边界清楚圆形或椭圆形占位，呈长 T_1 低信号和长 T_2 高信号，常见于精囊囊肿（图 18-11）。

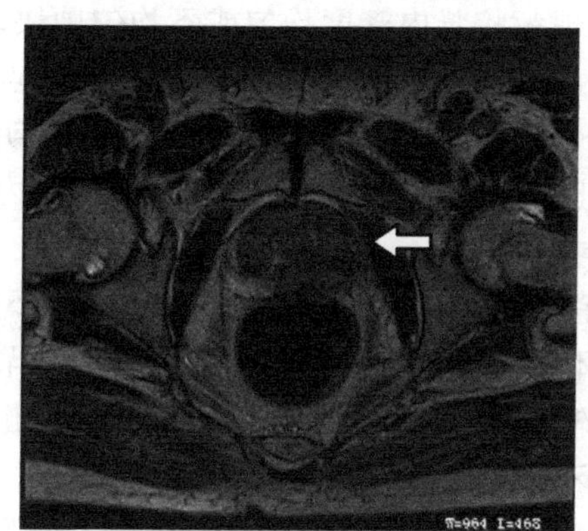

图 18-10　前列腺癌 MRI 图像

MRI T_2WI 外周带呈低信号

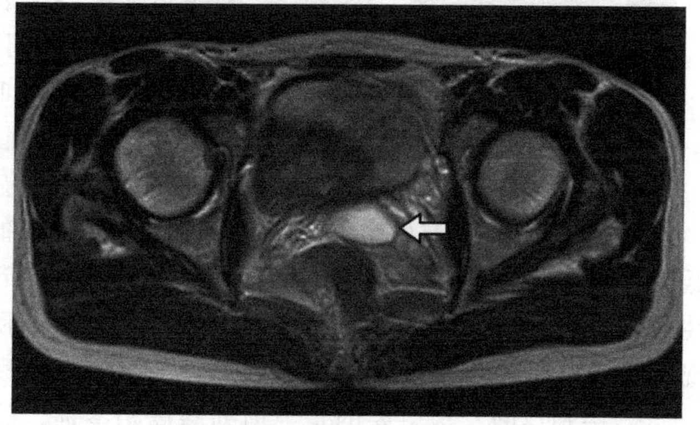

图 18-11　精囊囊肿 MRI 图像

MRI T_2WI 精囊腺内椭圆形占位，边界清楚，均匀高信号

睾丸肿块多为睾丸肿瘤，其信号特点与肿瘤的病理性质有关，非精原细胞瘤多信号不均，在 T_1WI 上呈等信号，在 T_2WI 上呈不均匀高信号，但比正常睾丸信号要低（图 18-12）。

三、常见疾病的影像学诊断

（一）前列腺增生

1. 病理与临床　前列腺增生（prostatic hyperplasia）好发于老年人，通常以中叶及外侧叶为多见，可压迫尿道，引起排尿困难。临床主要表现为梗阻性排尿困难，严重时发生尿潴留。

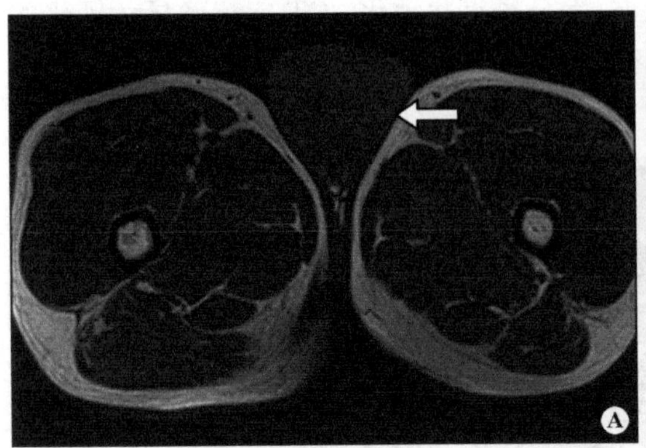

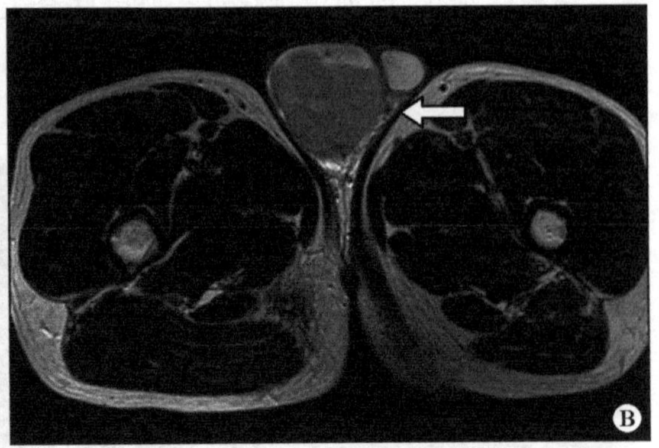

图 18-12 睾丸肿瘤 MRI 图像

A. MRI T_1WI 显示右侧睾丸均匀低等信号肿块；B. MRI T_2WI 显示右侧睾丸不均匀高信号肿块

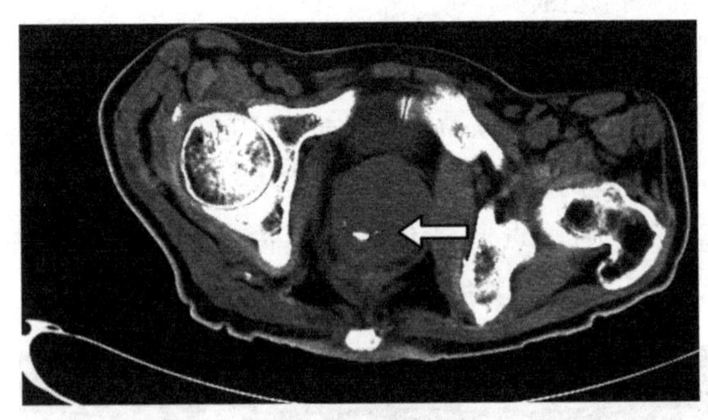

图 18-13 前列腺增生 CT 平扫图像

CT 平扫显示前列腺体积增大，外缘光滑，内部可见斑点状钙化

2. 影像学表现 经腹或经直肠超声检查是临床常用的检查方法，CT、MRI 对前列腺增生的判断同样具有优势。

(1) CT 表现：前列腺体积增大，边缘光滑，与邻近组织器官分界清，外形可有分叶改变。增大的前列腺压迫尿道并突入膀胱，表现为膀胱内密度均匀或不均匀肿块。前列腺内可有小的囊样低密度区及钙化点（图 18-13）。增强扫描增生的前列腺呈明显强化，若出现变性时，可表现为前列腺内不均匀低密度。

(2) MRI 表现：前列腺体积增大，主要为中央区和移行区体积增大。在 T_1WI 上呈均匀低信号，在 T_2WI 上表现依据增生成分的不同而有所不同：若以腺体增生为主表现为结节性高信号，若基质增生则表现为中等信号，周围区显示较高信号，受压变薄。增强扫描可出现中度以上的均匀强化，当发生囊变坏死时，囊变坏死区不强化。

3. 鉴别诊断 最主要的是与前列腺癌相鉴别。前列腺癌常起源于前列腺外周带，前列腺癌患者前列腺特异性抗原（PSA）常呈阳性，并随病情加重有逐渐升高改变，这有助于二者的鉴别。

（二）前列腺癌

1. 病理与临床 前列腺癌（prostate cancer）是老年人常见的恶性肿瘤，绝大多数是腺癌，少数为移行细胞癌、大导管乳头状癌、内膜样癌、鳞状细胞癌。最常见发生部位为前列腺的外周带（占 70%），少数可发生于前列腺的中心区。肿瘤早期局限在包膜内，晚期可突破包膜侵犯前列腺周围脂肪组织、精囊和临近其他器官，远处骨转移以成骨性转移常见。

临床早期无症状，中晚期经肛检查可触及前列腺结节，表面不规则，化验室检查，前列腺特异性抗原（PSA）增高，肿瘤侵犯到膀胱和尿道时，出现尿频、尿痛、血尿和排尿困难。

2. 影像学表现 经直肠超声检查是临床诊断前列腺癌的常用检查方法，同时，在超声的引导下穿刺活检，可大大提高诊断前列腺癌的准确性。对局限在包膜内的早期前列腺癌，CT 发现病变的阳性率明显低于 MRI，CT 与 MRI 同样能够显示列腺癌的对临近组织侵犯、淋巴结转移和远处转移。

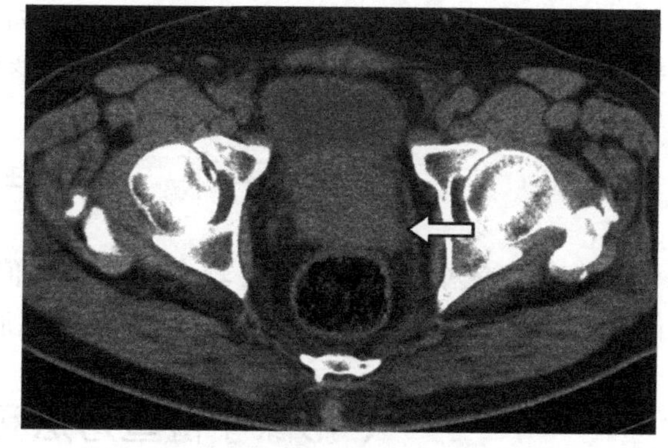

图 18-14 前列腺癌 CT 平扫图像

CT 平扫显示前列腺体积不规则增大，左后方结节状突起（↑所示）

（1）CT 表现：早期前列腺癌在平扫上较难显示，部分增强后表现为前列腺内局限性低密度区。当癌肿穿破包膜，向外生长时，表现为前列腺形态不规整，局部呈结节状突出（图 18-14）。中晚期前列腺癌可向临近器官侵犯，癌肿可累及精囊腺和膀胱，膀胱精囊腺三角消失是肿瘤向外侵袭的重要征象；前列腺癌常发生骨转移，以骨盆、椎体为主，呈多发成骨性转移为特征性改变。

（2）MRI 表现：前列腺癌多发生于前列腺的外周带，早期呈结节性改变，在 T_1WI 上呈低或等信号，在 T_2WI 中表现为正常高信号外周带内的局部稍低信号，增强扫描癌结节呈轻度强化（图 18-15）；

癌肿可累及精囊腺和膀胱，MRI 可明确显示膀胱精囊腺三角受累程度；

前列腺癌常发生骨转移，表现为在骨盆、脊柱上的多发异常高或低信号。

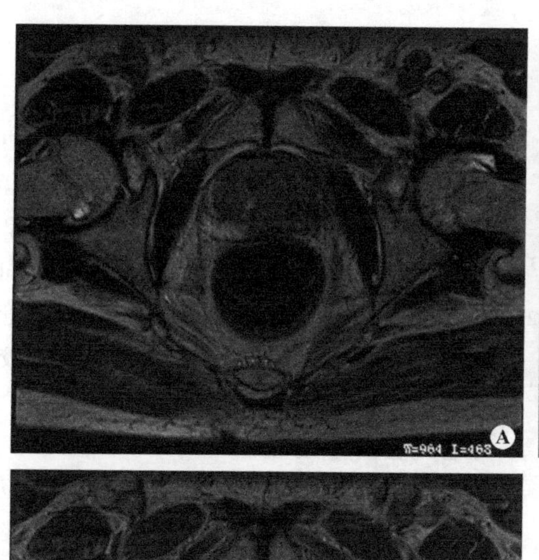

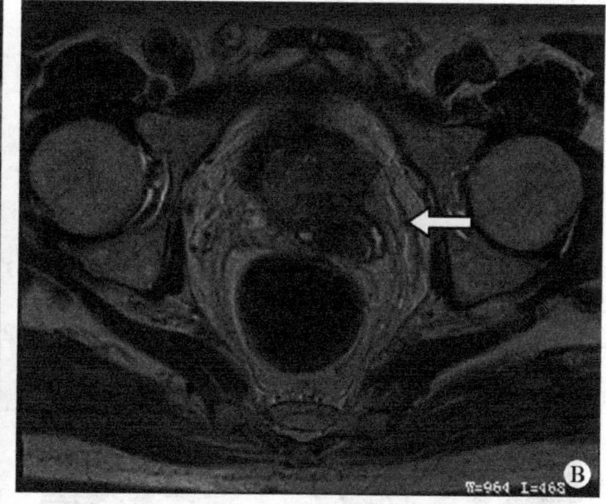

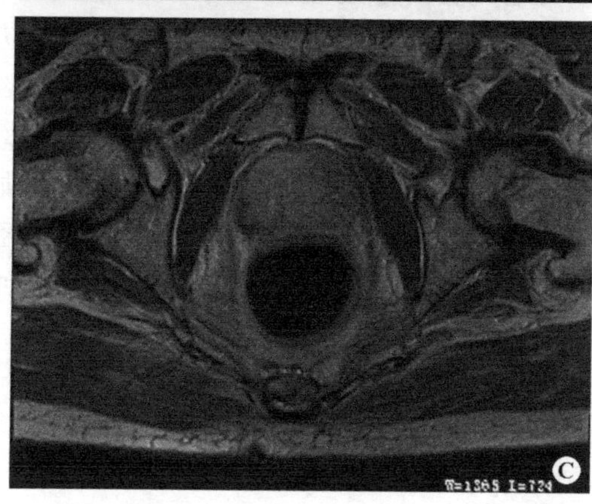

图 18-15 前列腺癌 MRI 图像

A 和 B. MRI T_2WI 显示左侧局部外周带结构中断，被异常软组织信号替代，包膜不光整，左侧精囊腺受侵犯；C. MRI T_1WI 增强扫描显示前列腺左侧病灶轻度强化

3. 鉴别诊断 主要与前列腺增生鉴别,前列腺增生多发生在中央叶,而前列腺癌多发生于外周部,CT 较难鉴别,MRI 上显示包膜完整性中断提示前列腺癌。

第二节 女性生殖系统

影像学检查对生殖系统具有较高的诊断价值,主要检查方法包括 B 超、CT 及 MR 等,它们对确定疾病的位置、大小、性质、范围及恶性肿瘤分期具有重要意义。

一、影像学检查方法和正常影像学表现

(一) 女性生殖系统 X 线检查及正常 X 线表现

1. 骨盆平片 X 线平片可以了解骨盆的形态、大小、有无畸形以及骨盆骨质病变。由于生殖器官均呈软组织密度影,与周围组织结构缺乏对比,因此正常情况下难以显示。若盆腔某些器官或组织发生钙化,如附件结核、卵巢畸胎瘤和子宫肌瘤等,骨盆平片可以显示。

2. 子宫输卵管造影 是经宫颈口注入非离子对比剂以显示子宫和输卵管内腔的一种检查方法。主要用于观察宫腔的大小、形态,了解子宫有无畸形,观察输卵管是否通畅、管腔有无狭窄或扩张、有无梗阻及梗阻位置等。临床上经常用于寻找不孕症的原因,以及了解各种绝育术后输卵管情况。

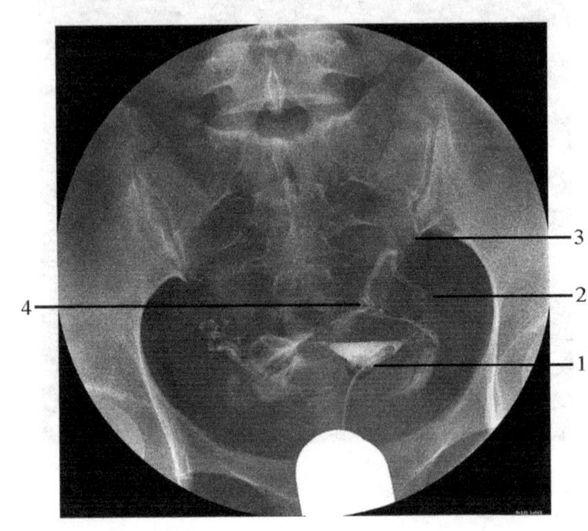

图 18-16 正常子宫输卵管造影表现

1. 子宫腔;2. 输卵管峡部;3. 输卵管壶腹部;4. 输卵管伞端

正常子宫输卵管造影 X 线表现如下,子宫腔呈倒置三角形,底边在上,为子宫底,下端与子宫颈管相连。宫腔上部两侧为子宫角,与输卵管相通。两侧壁和宫底光滑整齐。子宫颈管呈长柱形,边缘呈羽毛状。两侧输卵管自子宫角向外并稍向下走行,呈迂曲柔软的线条状影。输卵管近子宫的一段细而直,为峡部,其远端较粗大,为壶腹部;壶腹部末端呈漏斗状扩大,为输卵管的伞端(图 18-16)。

3. 盆腔动脉造影 经皮穿刺行股动脉插管,将导管置于腹主动脉分叉处或髂总动脉内,注入对比剂,可显示子宫动脉及盆腔异常血管影,主要用于了解盆腔肿块的血供来源及丰富程度,判断盆腔肿块的良恶性及发现盆腔内动脉瘤或动脉畸形等,还可经导管作局部栓塞治疗。如盆腔恶性肿瘤多显示为盆腔内丰富、迂曲、不规则、杂乱分布的血管影,若对比剂血管外溢则提示为血管损伤。

(二) 女性生殖系统 CT 检查及正常 CT 表现

盆腔 CT 检查前准备及检查方法同男性生殖系统章节。

CT 上宫体表现为横置的密度较高的圆形或椭圆形软组织影，子宫体中央密度稍低。子宫前方为膀胱，后方为直肠。子宫颈在宫体层面以下，呈梭形软组织影，长径一般不超过3cm。正常大小的卵巢一般不能显示，当卵巢内有较大的卵泡时，可表现为附件区圆形囊状低密度影，边缘光滑。增强检查，正常子宫肌明显均一强化，中心低密度宫腔无强化而显示更为清楚，卵巢和输卵管仍不能显示(图 18-17)。

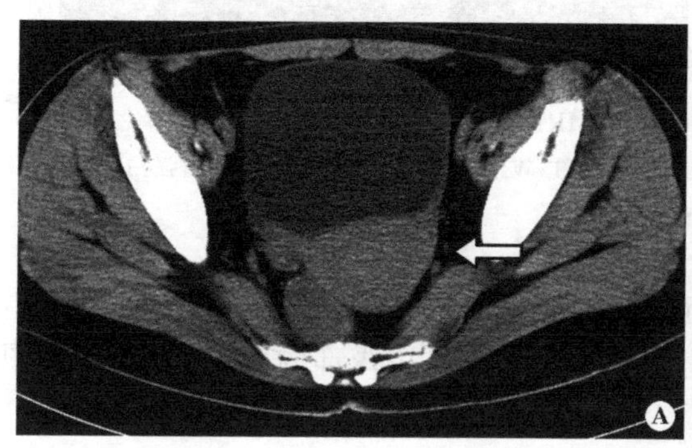

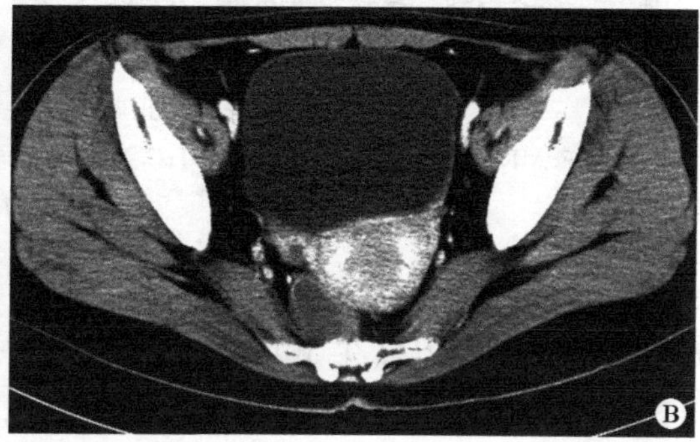

图 18-17 正常女性生殖系统 CT 图像

A. CT 平扫；B. CT 增强

(三) 女性生殖系统 MRI 检查及正常 MRI 表现

检查前准备及检查方法同男性生殖系统章节。

1. 子宫(uterine) 生育期妇女子宫体在矢状和横断面显示最好，在 T_1WI 显示为中等信号，在 T_2WI 宫体可分三种信号：肌层显示中等信号，内膜及宫腔黏液为高信号；两者之间有一薄而较低信号的中间层。子宫前方，膀胱内尿液在 T_1WI 上表现为低信号，T_2WI 上尿液为高信号，膀胱壁则为较低信号(图 18-18A～D)。

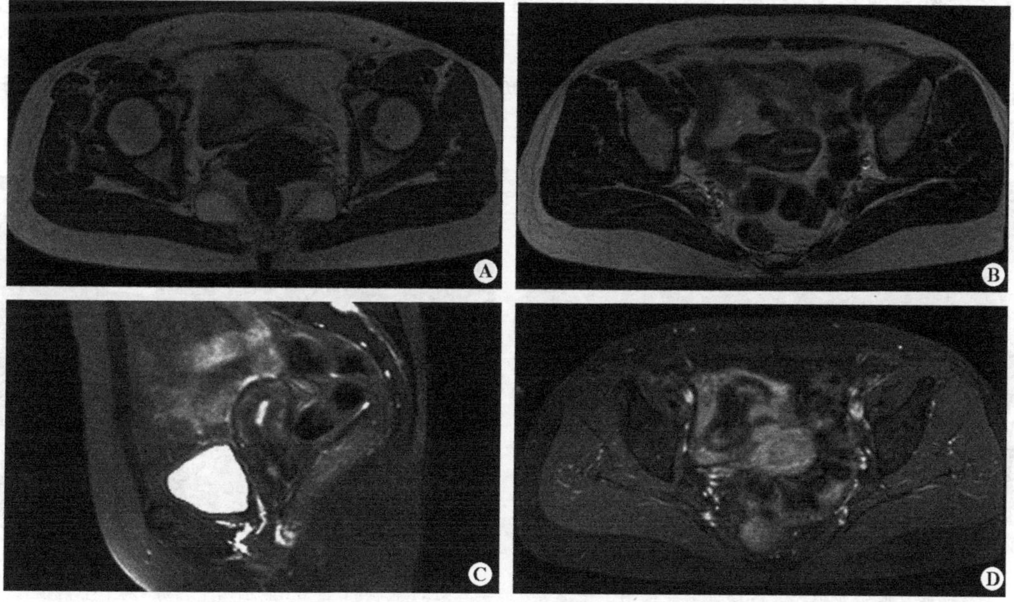

图 18-18 正常女性生殖系统 MRI 图像

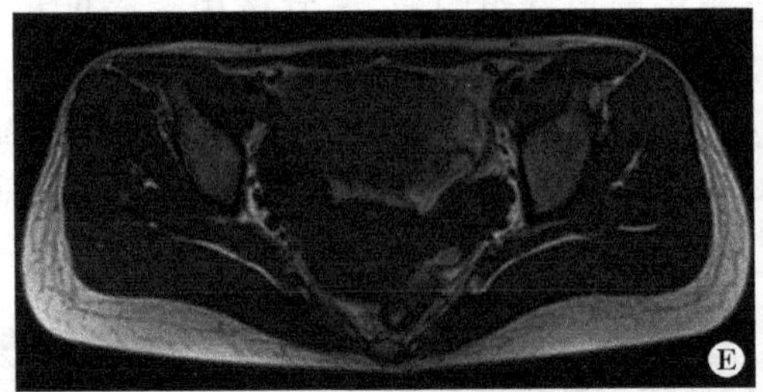

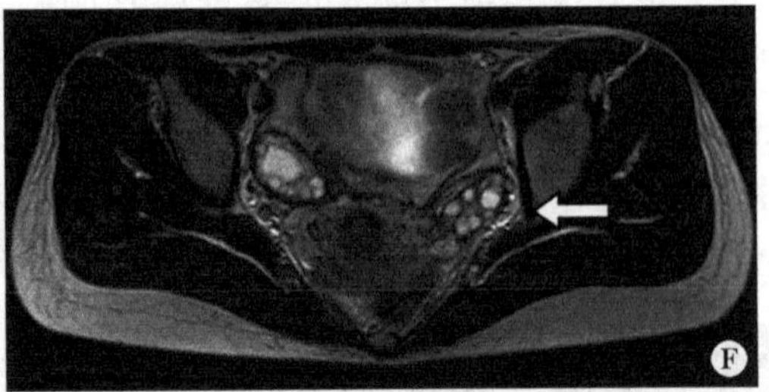

图 18-18 正常女性生殖系统 MRI 图像(续)

A 和 E. MRI T_1WI;B 和 F. MRI T_2WI;C. MRI 矢状面脂肪抑制 T_2WI;D. MRI 脂肪抑制 T_1WI 增强扫描。

↑所示为正常卵巢

2. 卵巢(ovary)、**输卵管**(uterine tube) 在正常育龄期妇女中,大部分可以识别卵巢,卵巢呈卵圆形结构,在 T_1WI 上呈均匀低信号,在 T_2WI 上卵巢边缘部的卵泡呈高信号(图 18-18E、F)。因输卵管细而长,MR 较难识别。

3. 阴道(vagina) 阴道前后扁,呈塌陷状态,阴道壁具有伸展性,正常情况下阴道呈一狭长的腔隙,内存少量气体,在 T_2WI 上,阴道壁呈低信号,其内分泌物呈高信号,这种信号分层表现与生理状态有关,绝经前妇女可识别。

二、基本病变的影像学表现

(一) 子宫大小、形态异常

宫腔大小、形态异常,但边缘光滑,见于各类子宫畸形,如单角子宫、双角子宫、双子宫、纵隔子宫等。双角子宫(图 18-19)在子宫输卵管造影上表现为一个宫颈管上连接两个梭形子宫腔,在两个梭形子宫腔的顶端各连接一根输卵管,两个子宫腔之间的距离一般比较宽。双子宫(图 18-20)与双角子宫相比,除了有两个宫腔外,子宫腔各有一宫颈,可伴有阴道纵隔。

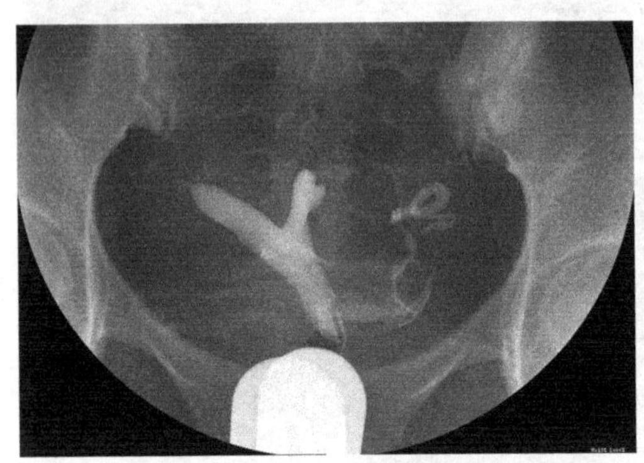

图 18-19 双角子宫图像

子宫输卵管造影显示一个宫颈管上连接两个梭形子宫腔,左侧输卵管通畅,右侧输卵管阻塞

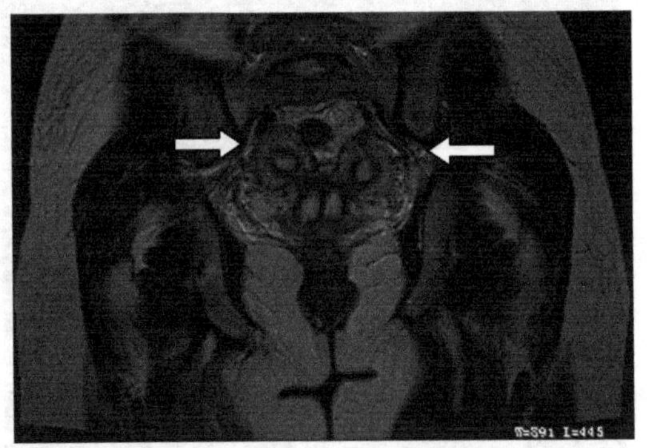

图 18-20 双子宫图像

MRI 冠状面 T_2WI 显示两个宫腔、两个子宫颈

（二）子宫密度、信号异常

多见于子宫肌瘤和子宫癌，前者子宫增大，表面突起，呈分叶状，边界清楚，可有钙化，CT 能精确显示钙化的位置、数目、大小及形态（图 18-21）。MRI 对钙化不敏感，表现为低信号或无信号影，但肌瘤在 T_1WI 及 T_2WI 上表现为均匀的中等或低信号（图 18-22），边界清晰，有包膜。子宫癌表现为子宫增大，分叶状，内有坏死低密度区，可侵犯周围组织及盆腔淋巴结转移。

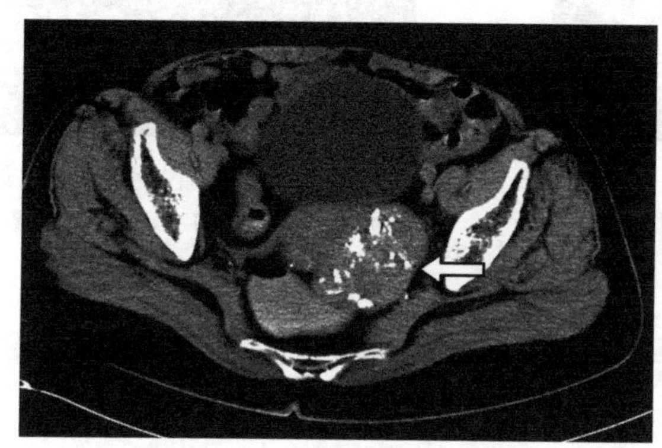

图 18-21　子宫肌瘤并钙化图像

CT 平扫显示子宫左后部浆膜下肌瘤，内见多方不规则斑点状钙化

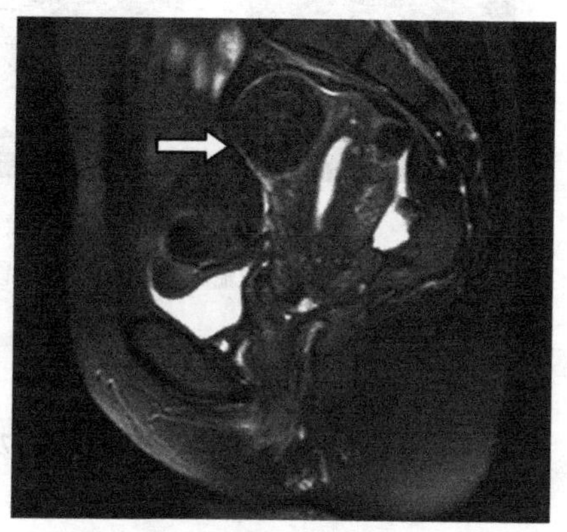

图 18-22　子宫肌瘤 MRI 图像

MRI 矢状面脂肪抑制 T_2WI 显示子宫前壁肌瘤，低信号，边界清楚

（三）卵巢异常

正常卵巢呈卵圆形结构，在育龄期妇女中大部分可以识别，卵巢病变多表现为盆腔肿块，此时正常卵巢多不能识别，表现为子宫一侧或两侧的肿块，可伴有腹水，某些肿块具有特征性表现，可推断其来源及性质，如混杂有脂肪、牙齿等不同组织成分密度的卵巢畸胎瘤（图 18-23）。

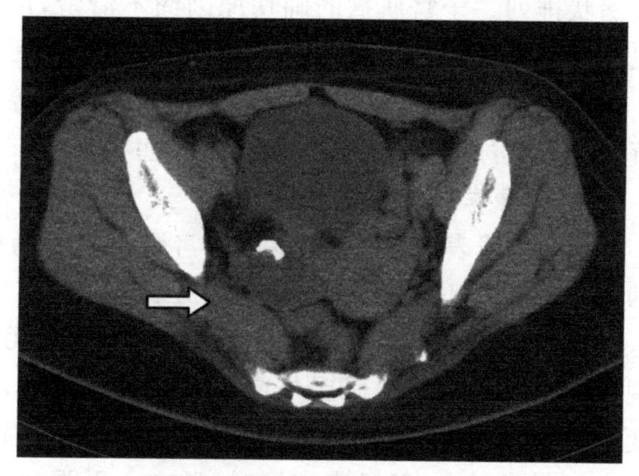

图 18-23　卵巢畸胎瘤 CT 图像

CT 平扫显示右侧卵巢混杂密度占位，内见脂肪及钙化

（四）输卵管阻塞

子宫输卵管造影能显示输卵管各段，并能显示对比剂通过输卵管伞端进入盆腔；由于炎症引起的粘连程度不同，输卵管阻塞可出现完全性梗阻或部分性梗阻。输卵管粗细不均匀，呈串珠样改变，或者输卵管僵直、狭窄、扩张积液，甚至输卵管不显影，见于输卵管结核或炎症（图 18-24）。MRI 对显示输卵管积液敏感，扩张积液的输卵管呈迂曲管状结构，越靠近远端扩张程度越明显，积液呈长 T_1 低信号长 T_2 高信号（图 18-25），增强扫描管壁中等程度强化，积液无强化，有时需要与卵巢囊腺瘤鉴别。

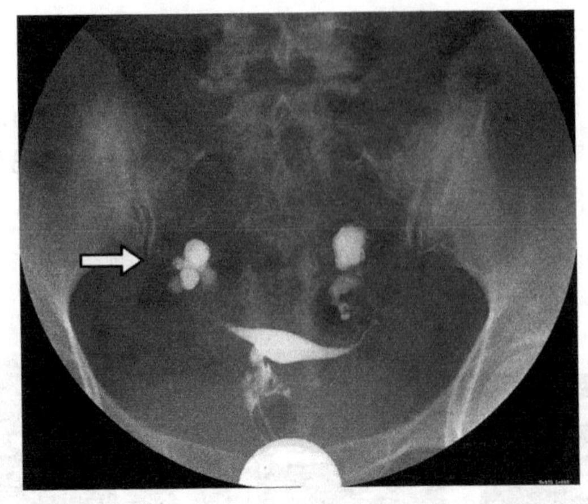

图 18-24 输卵管阻塞图像
子宫输卵管造影显示双侧输卵管远端阻塞，壶腹部扩张积液

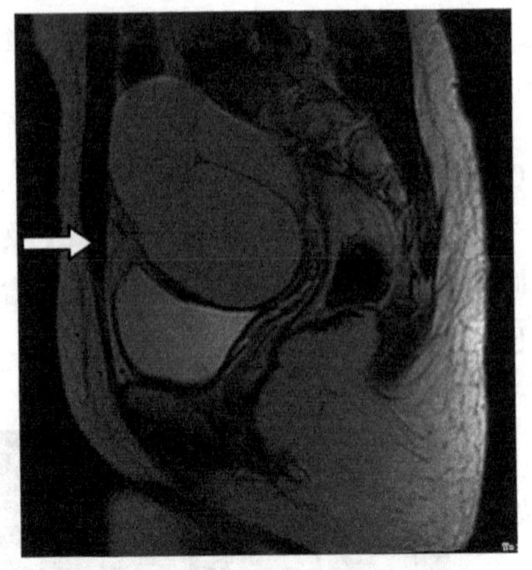

图 18-25 输卵管扩张 MRI 图像
MRI 矢状面 T_2WI 显示输卵管壶腹部明显扩张呈腊肠样

三、常见疾病的影像学诊断

（一）子宫肌瘤

1. 病理与临床 子宫肌瘤（uterine leiomyoma），又称子宫平滑肌瘤，为最常见的子宫肿瘤，好发于30～50岁生育期妇女，大体病理表现为肿瘤组织致密，细胞呈束状交错编织或漩涡状排列。子宫肌瘤的确切原因尚不清楚，可能与长期和过度的雌激素刺激有关，绝经后肌瘤可萎缩退化。

临床症状主要表现为子宫增大、月经过多等，肌瘤较大可扪及下腹部包块，若压迫膀胱、直肠可引起尿频、排尿或大便困难等症状。

2. 影像学表现

（1）X线表现：平片能显示子宫肌瘤内的钙化。若作膀胱造影术，可见膀胱受子宫肌瘤的压迫而充盈不良，局部有弧形外压改变。

（2）CT表现：由于肌瘤密度与正常子宫无明显区别，当肌瘤较小时，CT平扫不能发现；当肌瘤较大，突出肌层外或生长与浆膜下时，可表现为子宫局部增大或整体增大，当伴有变性时，表现为增大的子宫内出现低密度。增强扫描子宫肌瘤多数明显强化，密度往往等于或高于正常子宫，但肌瘤变性时，呈中心无强化的低密度影（图18-26）。

（3）MRI表现：子宫局部或整体增大，MRI能分辨直径2mm的小肌瘤，肌瘤在T_1WI及T_2WI平扫上表现为均匀的中等或低信号，边界清晰，有包膜。发生在黏膜下的肌瘤可致宫腔内膜结构受压变形，而浆膜下肌瘤表现为子宫向外突出的肿块（图18-27）。增强扫描肌瘤呈轻中度强化。变性肌瘤表现：肌瘤囊性变时在T_1WI表现为低信号，T_2WI表现为高信号；黏液变性、红色样变、脂肪变性时或玻璃样变性时表现为高低混杂信号。

3. 鉴别诊断

（1）子宫内膜癌：多见于60岁以上绝经期妇女，临床上阴道不规则流血。CT和MRI

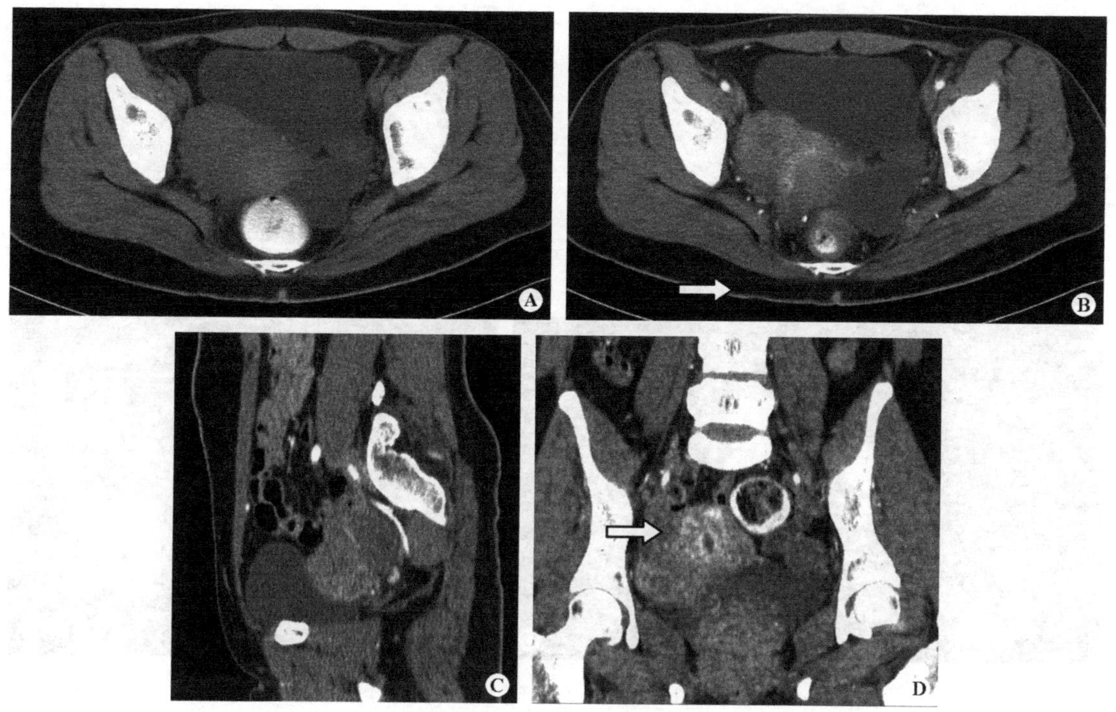

图 18-26　子宫肌瘤 CT 图像

A. CT 平扫；B. CT 增强扫描；C. CT 增强矢状面重组图；D. CT 增强冠状面重组图。显示子宫体积增大，子宫右侧局部隆起；增强扫描显示子宫右侧有一增强的类圆形肿块

表现为子宫体整体增大，形态不规则，癌肿在 CT 上为低密度，MRI T_1WI 为低信号，T_2WI 为高信号。盆腔内常见淋巴结转移。

（2）子宫腺肌病：子宫内膜组织侵入子宫肌层引起平滑肌增生所致。临床上有明显的痛经病史。MRI T_1WI 及 T_2WI 显示病变区内斑点状高信号出血灶有鉴别意义。

（3）子宫平滑肌瘤恶变或平滑肌肉瘤：平滑肌肉瘤常较大，巨大肉瘤常有出血和坏死，子宫平滑肌瘤病人如短期内肿瘤迅速增大，特别是绝经期妇女应考虑平滑肌瘤恶变。

（二）子宫内膜癌

1. 病理与临床　子宫内膜癌（endometrial carcinoma）是子宫内膜最常见的恶性肿瘤，又称子宫体癌，多见于绝经后老年妇女，病理多为腺癌。大体病理分弥漫型和局限型，前者呈绒毛状或多发息肉状，广泛侵犯子宫腔；后者为息肉状病变，常局限于子宫内膜表面，呈突入子宫腔的肿块或结节，后壁较前壁多见。确切病因尚不清楚，可能与外源性雌激素有关。

本病的首发症状为无痛性阴道流血，妇科检查可见子宫增大。

2. 影像学表现　超声是子宫内膜癌的首选检查方法，可以发现早期内膜病变。CT 检查对子宫内膜癌的诊断较困难。但 CT 可用于发现盆腔淋巴结的肿大。MRI 发现子宫内膜癌的阳性率较高，能较早期发现肿瘤病变，明确判断肿瘤对肌层和宫外侵犯，对肿瘤分期的确定有很大帮助。

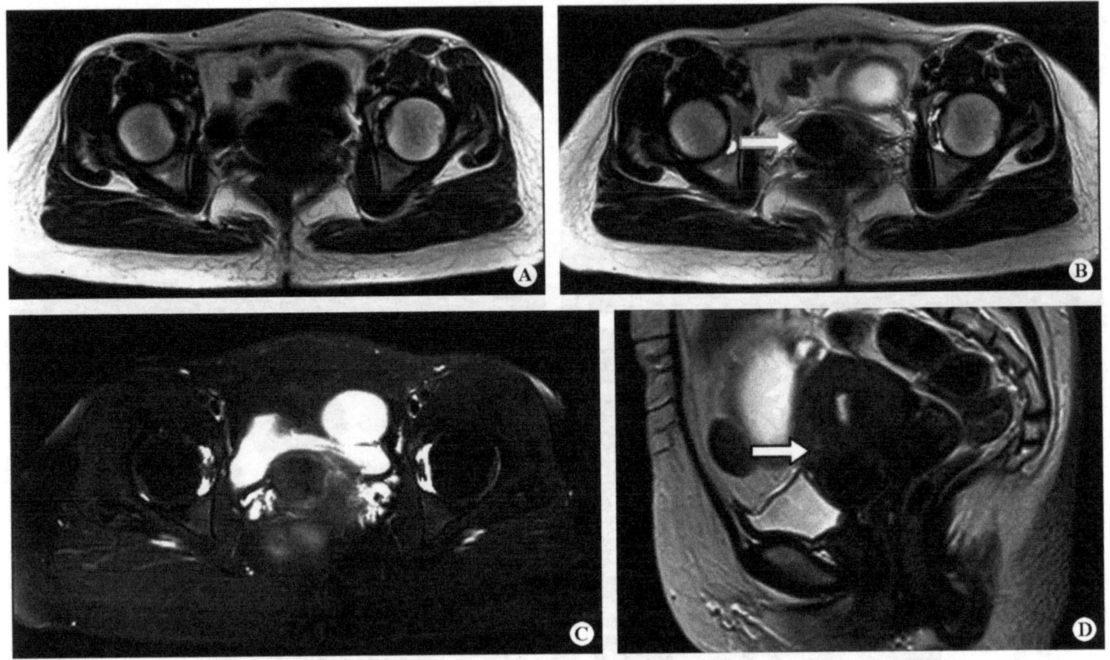

图 18-27 子宫肌瘤 MRI 图像

A. MRI T_1WI 横断面显示子宫局部球形病变，与子宫肌层呈等信号；B. MRI T_2WI 横断面显示病变为低信号；C. MRI 脂肪抑制 T_2WI 显示病灶为略低信号；D. MRI T_2WI 矢状面显示病变在子宫前壁，呈不均匀低信号，边界清

(1) CT 表现：子宫体局限性或弥漫性增大，CT 平扫子宫中央呈不规则低密度区。增强扫描肿瘤中度强化，中心坏死区可不强化，子宫肌层受侵犯时，表现为正常强化的子宫肌内局限性低密度区(图 18-28)。宫外侵犯时表现为子宫形态不规整，广泛盆腔内播散，盆腔内淋巴结肿大。

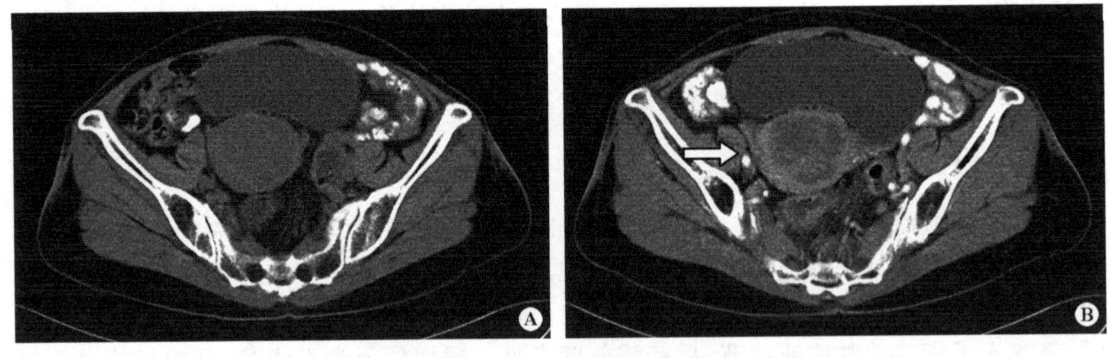

图 18-28 子宫内膜癌 CT 图像

A. CT 平扫显示子宫体增大，子宫中央为不规则低密度区；B. CT 增强扫描显示肿瘤中度强化，子宫肌层受侵犯

(2) MRI 表现：早期肿瘤局限在内膜内，表现为子宫内膜不光整，有结节样异常信号，T_1WI 呈等信号，T_2WI 为高信号；当肌层受侵表现为结合带的不完整，肿瘤继续增大时表现子宫体积增大、内膜的广泛性增厚、盆腔内及腹膜后淋巴结肿大(图 18-29)。增强扫描肿瘤中度以上强化，有助于了解子宫受累程度。

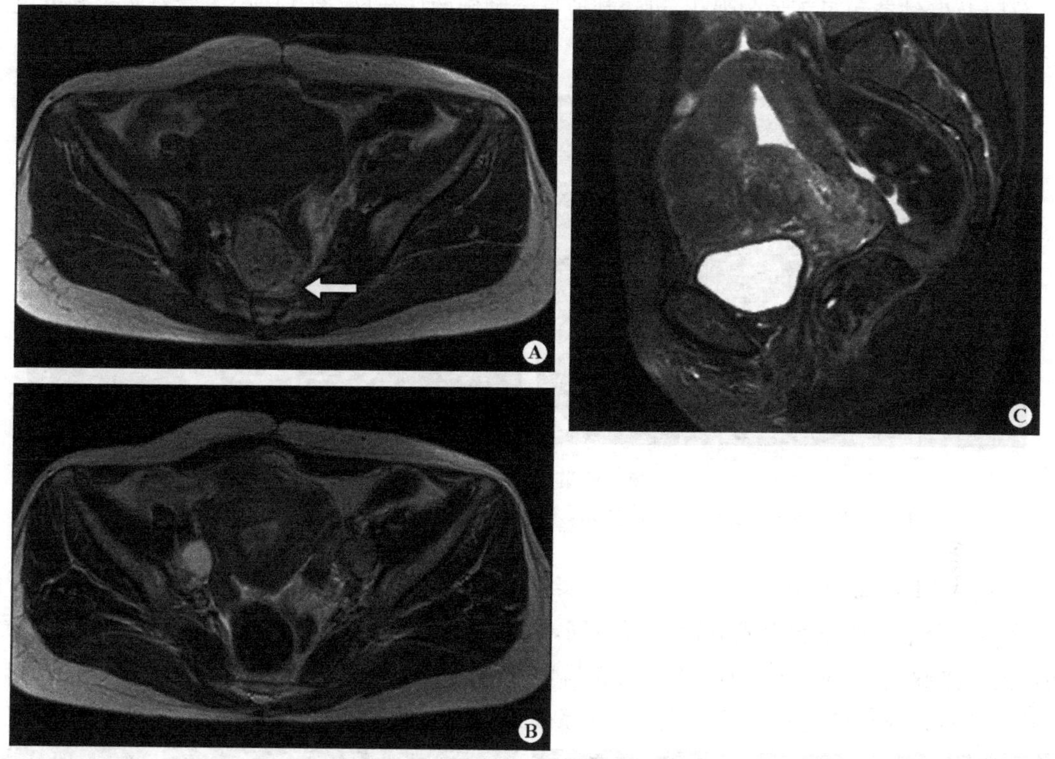

图 18-29 子宫内膜癌 MRI 图像

A 和 B. MRI T_1WI、T_2WI 横断面显示子宫体弥漫性增大，宫腔内积液；C. MRI 脂肪抑制 T_2WI 矢状面显示子宫腔扩大，宫腔内有明显软组织信号影

3. 鉴别诊断

（1）子宫颈癌：子宫颈癌病变位于子宫颈部，当肿瘤阻塞子宫颈口时也可导致子宫腔扩大。鉴别要点是子宫内膜癌和子宫颈癌的原发部位不同。

（2）子宫平滑肌瘤及平滑肌肉瘤：发生在子宫黏膜下和子宫肌层的肌瘤或肉瘤同样可以引起子宫增大，但肌瘤的密度或信号与子宫肌一致，可有钙化，增强扫描有中度以上强化。

（三）卵巢囊腺癌

1. 病理与临床 卵巢囊腺癌（ovarian carcinoma）主要来自卵巢上皮成分，多由卵巢囊腺瘤恶变而来。分浆液性囊腺癌和黏液性囊腺癌，以浆液性囊腺癌为最常见。50%的浆液性囊腺癌双侧发生，囊壁有不规则软组织结节，其内常见出血、坏死。黏液性囊腺癌常见多房改变。

早期临床症状不明显，晚期常见腹痛、腹水、腹部包块，部分病人有胸水。大部分患者血清 CA125 升高。

2. 影像学表现 超声对卵巢囊腺癌有较高的诊断率。MR 能区分浆液性或黏液性囊腺癌，在确定肿瘤的起源、良恶性肿瘤的鉴别和肿瘤临床分期方面 MR 明显优于 CT。

（1）CT 表现：CT 平扫表现为盆腔内肿块，肿块多呈囊实性，少数表现为完全囊性或实性；体积较大，直径多在 5cm 以上。肿块实性部分形态不规则，密度不均匀，常有坏死表现。囊内分隔厚薄不均，部分有实性结节。肿块占据盆腔或下腹部。增强扫描肿块实性部分、囊壁、分隔及壁结节可见不均匀强化，可清楚地显示肿瘤的坏死区(图 18-30)。常有腹水和淋巴结转移。

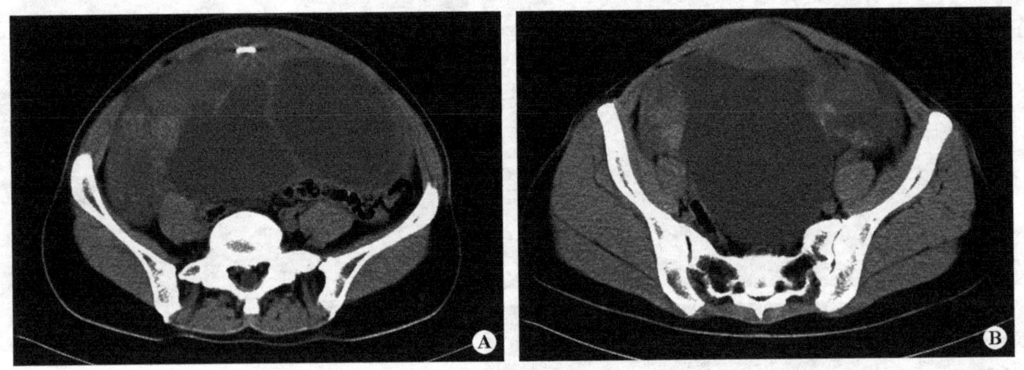

图 18-30 卵巢囊腺癌 CT 平扫图像

显示盆腔内巨大囊实性肿块，囊壁厚薄不均，实性部分密度不均，子宫及肠管受推移位

(2) MRI 表现：肿块多呈囊实性为主，实性成分在 T_1WI 呈等信号，T_2WI 中表现为中高信号，囊性部分信号依据囊内成分而有所不同，浆液性囊腺癌 T_1WI 为低信号，T_2WI 为高信号；而黏液性囊腺癌 T_1WI 及 T_2WI 均可为高信号。增强扫描肿瘤实性部分明显强化(图 18-34)。可有盆腔器官或盆壁受累，或伴有腹膜、肠系膜或大网膜及淋巴结转移，腹水(图 18-31)。

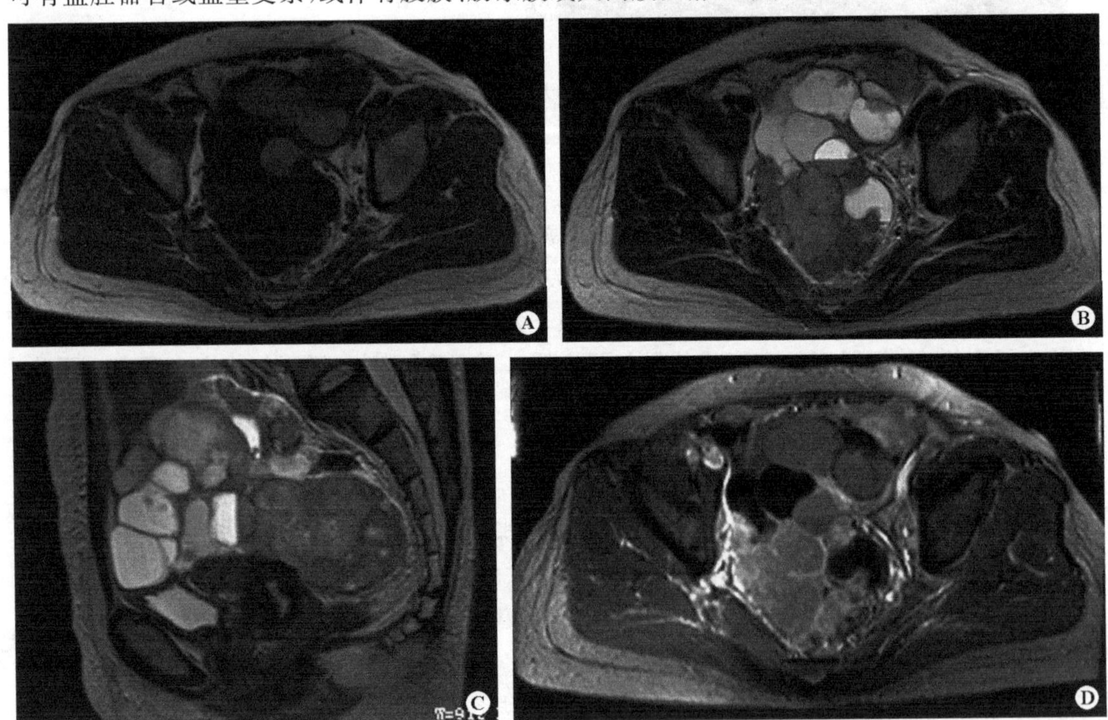

图 18-31 卵巢囊腺癌 MRI 图像

A. MRI T_1WI；B 和 C. MRI T_2WI 横断面、矢状面；D. MRI T_1WI 增强扫描。显示盆腔囊实性肿块，囊性病灶部分 T_1WI 低、T_2WI 高信号，部分 T_1WI、T_2WI 均为高信号，内可见液液平面，实性病灶 T_1WI 稍低信号，T_2WI 稍高信号，增强扫描实性部分明显强化

3. 鉴别诊断　主要与卵巢囊腺瘤鉴别。卵巢囊腺瘤囊壁及囊内分隔薄，厚度均匀，囊壁实性结节较小而且少见。一般无淋巴结肿大、腹腔转移和腹水征象（图 18-32，图 18-33）。

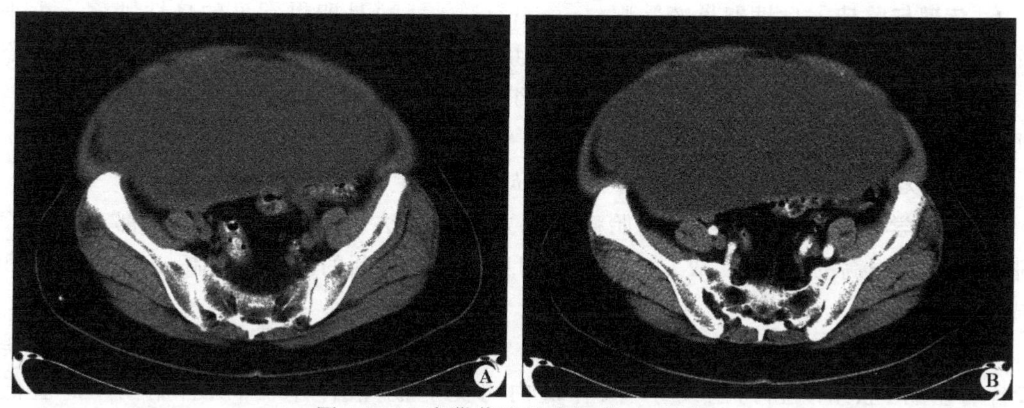

图 18-32　卵巢浆液性囊腺瘤 CT 图像

A. CT 平扫显示盆腔内单房囊性病变，壁薄，轮廓光整，囊内无分隔，水样密度；B. CT 增强扫描显示囊内无强化

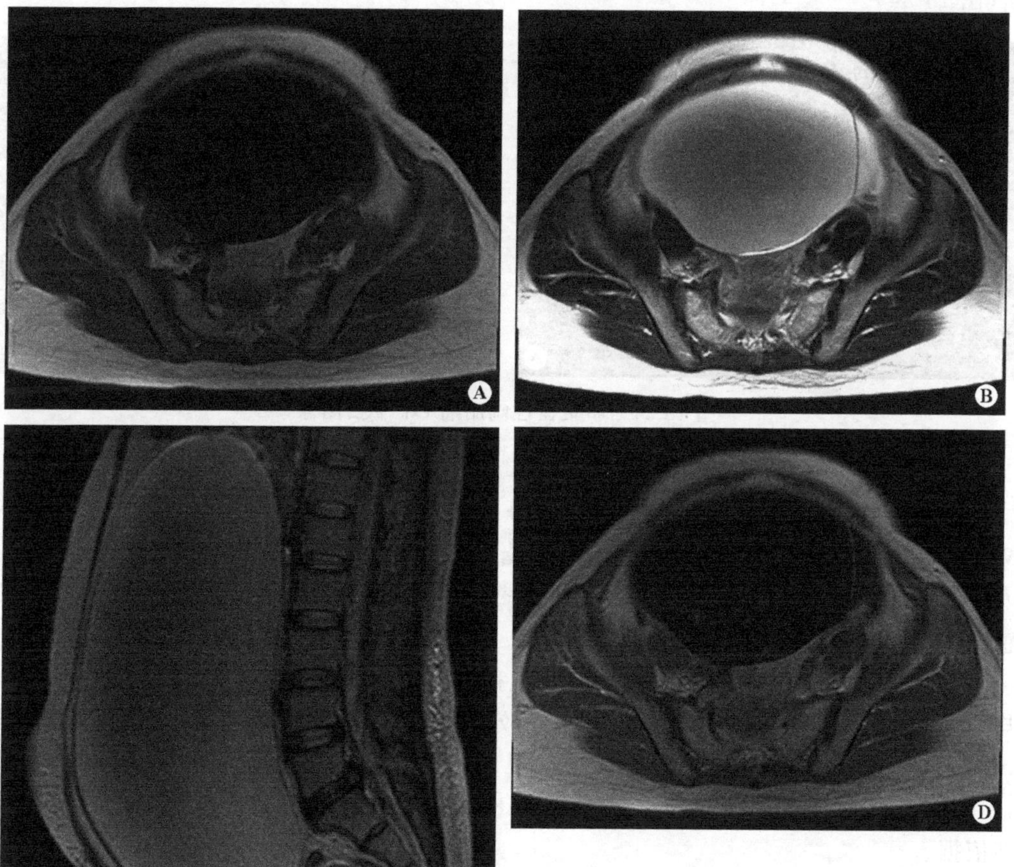

图 18-33　卵巢浆液性囊腺瘤 MRI 图像

A. MRI T_1WI 显示盆腔椭圆形囊性病变，呈低信号，其内有分隔，外缘光滑；B 和 C. MRI T_2WI 横断面、矢状面显示囊性病变为高信号；D. MRI T_1WI 增强扫描显示囊内分隔轻度强化

（四）卵巢畸胎瘤

1. 病理与临床 良性卵巢畸胎瘤(ovarian teratoma)是卵巢常见的良性肿瘤。由来自三个胚层的成熟组织构成，其中以外胚层组织为主，肿瘤以囊性为多，表面光滑，壁厚薄不均，内含皮脂样物质、脂肪、毛发、牙齿或骨组织，约10%左右的畸胎瘤为双侧。极少数畸胎瘤可发生恶变。

临床常无症状，有时可触及包块，少数病人肿瘤发生扭转可致腹痛。

2. 影像学表现 超声是卵巢畸胎瘤的主要检查方法。由于CT和MR都对畸胎瘤内的脂肪成分有很高的敏感性，故CT、MR对卵巢畸胎瘤诊断的准确性较高，MR对钙化和骨化成分不敏感。

(1) CT表现：肿瘤呈圆形或椭圆形，边界光滑，瘤内密度不均匀，呈高中低混杂密度，含有脂肪、软组织和钙化或牙齿，肿块内可见脂肪-液体平面，所含脂肪CT值低于−40 HU，偶可见界面处有漂浮物，代表毛发团，与周围分界清楚。大多数平扫可作出明确诊断(图18-34)。

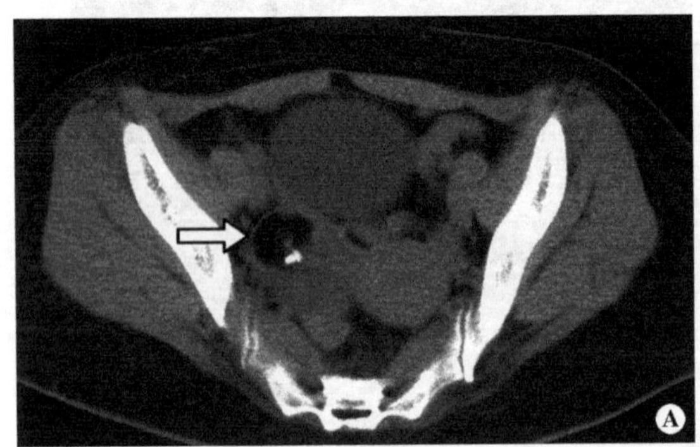

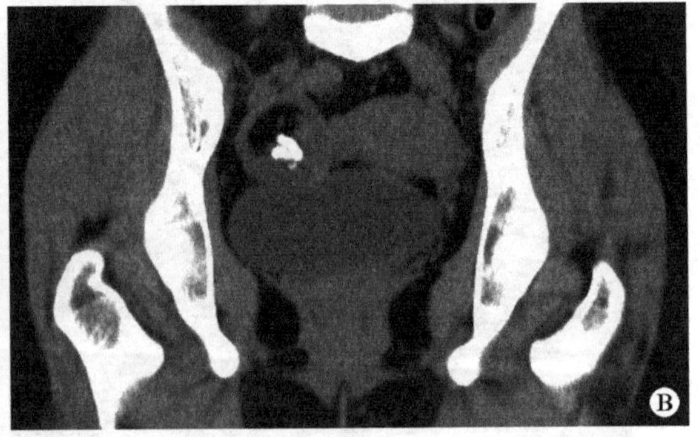

图18-34 卵巢良性畸胎瘤CT平扫图像

CT平扫横断面(A)及冠状面重组(B)图，显示右侧附件区圆形混杂密度肿块，内部可见低密度脂肪及不规则钙化影

(2) MRI表现：表现为盆腔内混杂信号肿块，较特征的是肿块内脂肪成分，T_1WI、T_2WI均为高信号，与皮下脂肪信号接近。脂肪抑制像上脂肪信号明显降低(图18-35)。囊内液态成分与碎屑间有分层，有时可见到多发脂肪球征。钙化或牙齿在MRI图像上不敏感。

3. 鉴别诊断 肿块内有脂肪、牙齿等多种成分，是诊断良性畸胎瘤的主要依据。仍需与恶性畸胎瘤鉴别。后者实性组织成分较多，钙化密度少，与周围组织或器官分界不清，临近器官常有侵犯，并有早期转移。卵巢畸胎瘤还应与巧克力囊肿鉴别，前者无痛经史，不同时期囊内密度(信号)表现不同(图18-36)。囊内脂肪成分是CT和MRI的主要鉴别依据。

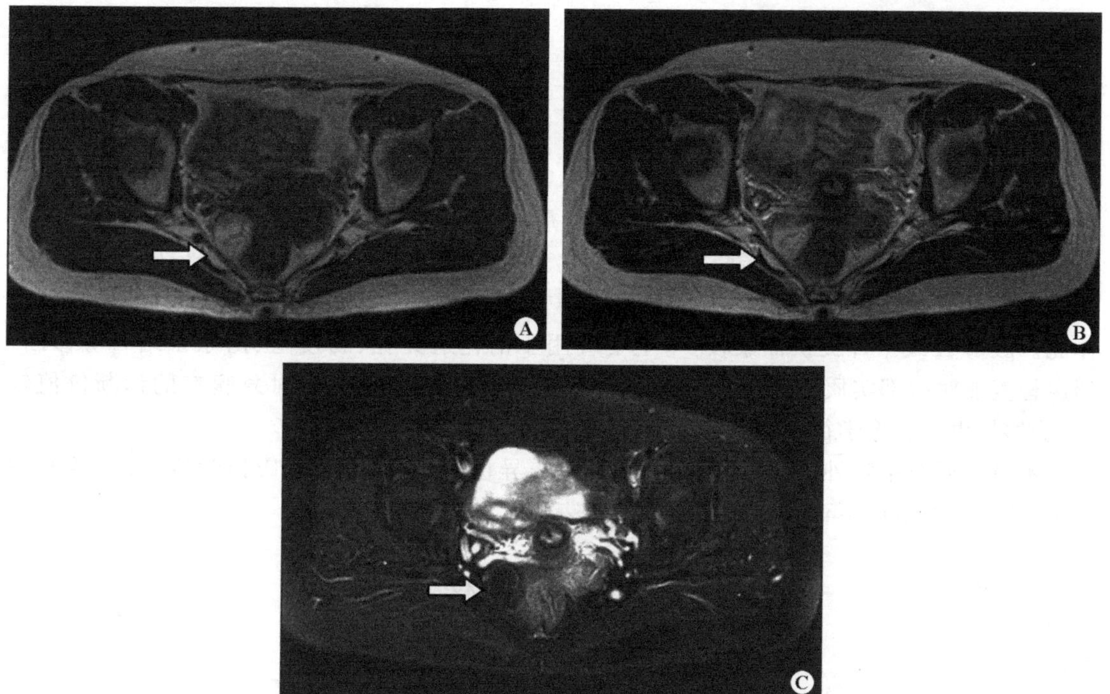

图 18-35 卵巢畸胎瘤 MRI 图像

A. MRI T_1WI；B. MRI T_2WI；C. MRI 脂肪抑制 T_2WI。显示右侧附件区椭圆形病灶，边界清楚，T_1WI、T_2WI 均为高信号，脂肪抑制像上脂肪高信号明显降低，内见低信号线状分隔

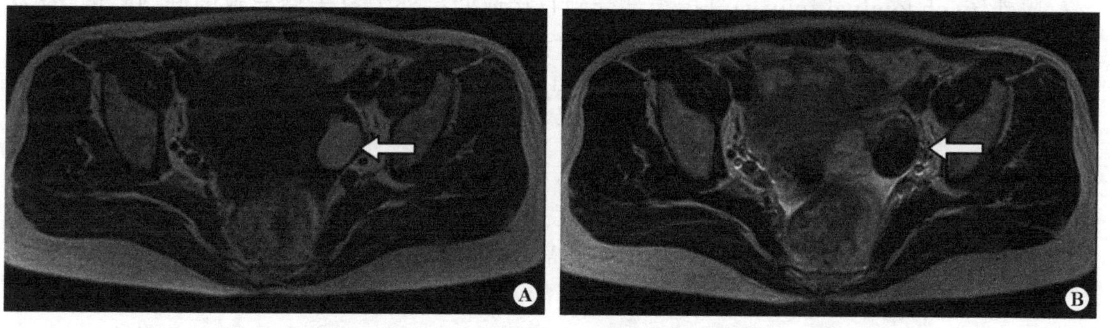

图 18-36 卵巢巧克力囊肿 MRI 图像

A. MRI T_1WI 显示左侧附件区圆形高信号；B. MRI T_2WI 显示病变为低信号

（刘 波）

第十九章　急　腹　症

急腹症(acute abdomen)是一类以急性腹痛为主要症状,需要早期诊断和急诊处理的腹部疾病。其主要特点是:起病急,发展快、变化多、病情重。主要包括:腹部外伤、肠梗阻、消化道穿孔、泌尿系结石、宫外妊娠、卵巢扭转等。临床表现主要有腹痛、腹胀、呕吐、便血甚至休克。腹部X线平片提供征象较少,主要应用于消化道穿孔、肠梗阻、泌尿系结石等诊断;超声检查能对腹部实质脏器急症及妇产科急症进行早期诊断;CT对急腹症的诊断价值较高,能够提供的影像学征象更为丰富和精细。

本章主要介绍腹外伤、肠梗阻、消化道穿孔、异位妊娠、卵巢扭转影像学诊断,包括B超表现,故超声章节中不再介绍急腹症的超声表现。

常见急腹症的影像学诊断

一、腹　外　伤

(一) 病理与临床

腹外伤(abdominal injury)是指腹部受到直接或间接外力打击后导致的肝、脾、胰、肾及胃肠道的损伤。腹部外伤既可以是单一器官损伤,也可以多器官复合伤。脾损伤(spleen trauma)发生率占腹部闭合性损伤的第一位,占各种腹部损伤的40%～50%,通常合并腹内多脏器官损伤。有明确的外伤史,左下胸或左上腹损伤及左下肋骨骨折易致脾损伤,左上腹疼痛,同时伴有恶心、呕吐等或有腹膜刺激征,严重者发生休克。脾脏是一个含血丰富的实质性器官,质地较脆,稍受外力即易破裂,病理上脾损伤分为:①中央型破裂,损伤破裂在脾实质深部;②包膜下破裂,损伤破裂在脾实质周边部包膜完整;③真性破裂,损伤累及实质和包膜。临床所见的脾损伤85%为真性破裂。

肝损伤(liver trauma)是仅次于脾损伤的常见腹部外伤,约占各种腹部损伤的15%～20%。肝损伤的病理分类:①肝破裂,损伤累及实质和包膜;②包膜下血肿,实质裂伤但包膜完整;③中央型破裂。依损伤程度,分为挫伤和撕裂伤,可兼有或无实质内血肿;严重者发生肝断裂。与脾损伤一样,CT对诊断肝损伤有较高敏感性、特异性和准确性。临床上常有右侧胸、腹外伤史,右上腹疼痛,有时向右肩放射,严重时可出现失血性休克。

(二) 脾损伤的影像学表现

1. CT表现

(1) 脾包膜下血肿:脾周新月形或双凸状高密度影,随时间延长,变为等密度或低密度影。

(2) 脾挫裂伤:脾内线条状或不规则状低密度区。

(3) 脾撕裂伤:实质分离,分离处呈低密度,这种分离可局限于脾实质内,也可延伸至脾边缘。

(4) 脾实质内新鲜血肿:脾内圆形或卵圆形稍高密度或等密度影。

(5) 脾破裂并活动性出血:增强扫描可见对比剂外溢。

2. B超表现

(1) 脾包膜下血肿:脾实质边缘与包膜之间出血条带状或梭形无回声区或低回声区。

(2) 脾破裂:脾包膜回声明显不规则或连续性中断,或脾脏某一局部边缘不整,内部为低回声区伴无回声区(图19-1)。

(3) 脾实质内血肿:实质内见圆形或不规则无回声区或低回声区,且有杂乱的分隔光带和网眼,血肿边缘不规整,无囊壁回声。

(4) 腹腔内大量积血可探及无回声区。

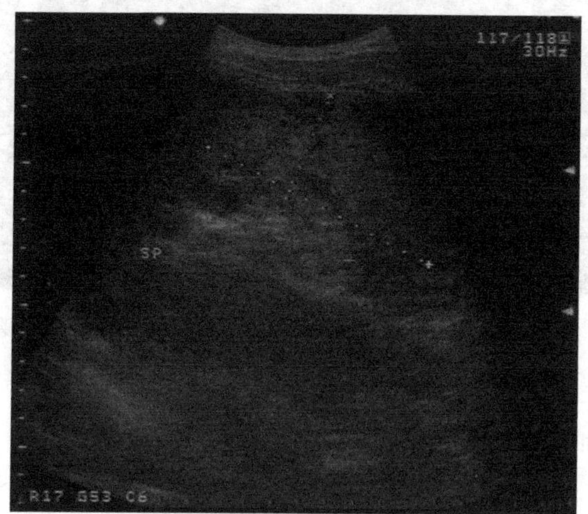

图19-1 脾脏破裂B超图

脾破裂分为4级:

Ⅰ级:局限性包膜破裂和小的包膜下血肿。

Ⅱ级:小的外周撕裂及实质内血肿直径小于3cm。

Ⅲ级:撕裂延伸至脾门及脾实质内,血肿直径大于3cm。

Ⅳ级:粉碎性脾及血管断裂。

延迟性脾破裂:少见,此类患者伤后立即行CT检查无阳性发现,为了避免漏诊应注意一些细微征象:如脾实质细微不均匀和左肾前筋膜增厚,这些可能是迟发性脾破裂的唯一征象,增强后扫描有助于发现脾破裂。脾受伤后,由于脾内血量减少或肾上腺素反射作用,脾体积可暂时缩小,伤后2周可逐渐恢复正常。

(三) 肝损伤的影像学表现

1. CT表现

(1) 肝挫伤:表现为肝内界限模糊、形态不规则的斑片状低密度灶,损伤广泛时呈弥漫性低密度改变,类似脂肪肝。

(2) 包膜下血肿:多表现为肝外缘等密度或低密度区,相应部位的肝实质受压变平。包膜下血肿多在6~8周内吸收。

(3) 肝实质血肿:肝内圆形或不规则高密度或低密度区,周围多可见环形低密度影。肝实质血肿吸收较包膜下血肿慢,有的完全吸收,部分可形成低密度囊腔。

(4) 肝破裂:单发撕裂或多发撕裂,表现为肝内线状、带状、星状或分枝状低密度区,边界清晰。可同时合并肝内血肿或肝包膜下血肿(图19-2)。

2. B超表现 肝破裂时与脾破裂声像图相似。

肝钝性伤根据CT表现可分为5级:

Ⅰ级:肝包膜撕裂,表面撕裂小于1cm深,包膜下血肿直径小于1cm,仅见肝静脉血管

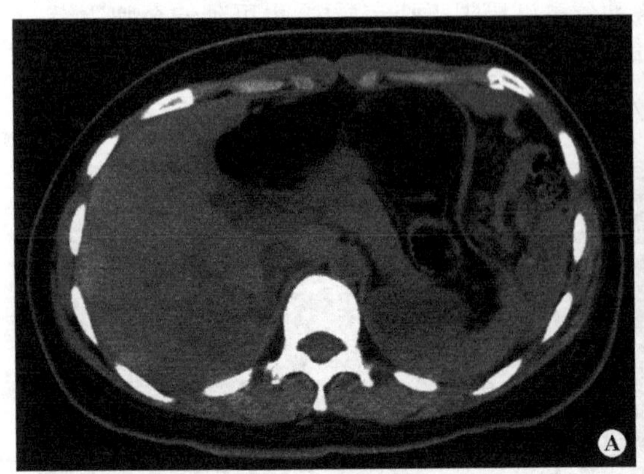

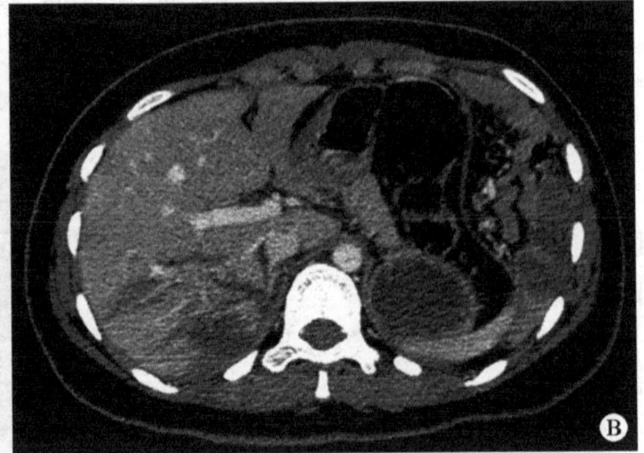

图 19-2 肝挫裂伤 CT 图像

CT 平扫显示肝脏右后叶线状、分枝状低密度影(A),增强后呈斑片状低强化改变(B)

周围轨迹。

Ⅱ级:肝撕裂深度约 1～3cm,中央和包膜下血肿直径为 1～3cm。

Ⅲ级:肝撕裂深度大于 3cm,实质和包膜下血肿直径大于 3cm。

Ⅳ级:肝叶组织破坏或血供中断。

Ⅴ级:两叶组织破坏或血供中断。

二、肠 梗 阻

肠梗阻(intestinal obstruction)是指由于肠粘连、炎症、肿瘤、腹腔手术后、肠系膜栓塞等因素导致肠腔部分或完全性阻塞所造成的肠内容物通过受阻。一般分为机械性、动力性和血运性肠梗阻三类,以机械性肠梗阻最为常见。机械性肠梗阻分为单纯性与绞窄性,前者只有肠道通畅障碍,而后者同时伴有血循环障碍;动力性肠梗阻分为麻痹性与痉挛性,肠道本身并无器质性病变;血运性肠梗阻见于肠系膜血栓形成伴有血循环障碍及肠肌运动功能失调。

(一) 病理与临床

(1) 单纯性小肠梗阻,是小肠梗阻最常见的一种,以粘连性肠梗阻最为常见。小肠肠腔梗阻后,梗阻上方肠腔扩张、充气并积液,而梗阻以下肠曲空虚、萎缩。肠壁吸收气体及液体功能障碍,加之肠腔内细菌分解食物,加重了肠腔内的气体及积液量。若得不到缓解,梗阻以上肠腔内压力进一步增高,肠腔扩张加重,肠壁血运发生障碍可致肠壁坏死、穿孔,引起腹膜炎。主要临床症状表现为腹痛、腹胀、呕吐及肛门停止排便排气。

(2) 绞窄性肠梗阻是急性肠梗阻的最严重状况,由于急性肠梗阻未及时得到缓解,同时累及肠系膜血管,使肠襻发生血液循环障碍,引起肠坏死,进一步成为闭襻性肠梗阻(图 19-3)。小肠扭转、内疝等是常见原因。发生绞窄的肠段静脉回流受阻,血管通透性增高,血液大量渗入肠腔及腹腔内导致体液丢失及电解质紊乱;肠壁缺血、水肿可致肠壁坏死、穿孔引发腹膜炎;绞窄的肠腔内可产生大量细菌,患者吸收其毒素,最终可致全身性中毒反应。主要表现为持续性腹痛伴阵发性加剧，同时可有呕吐、腹胀、无排便排气，压痛性包块及腹膜刺激征。

(3) 麻痹性肠梗阻主要表现为腹胀、便秘，无绞痛，腹部膨隆但无肠型，肠鸣音减弱或消失。

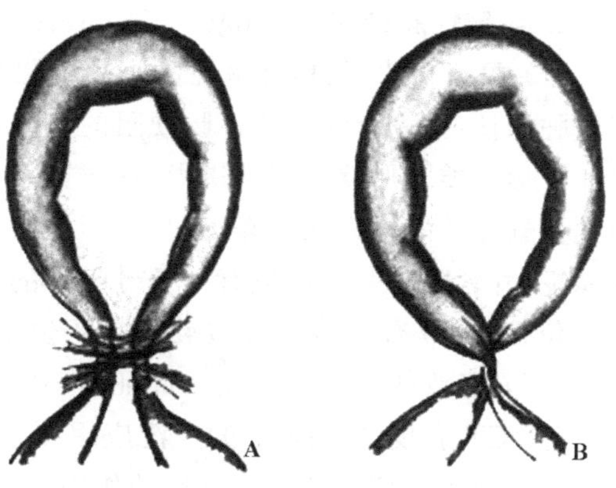

图 19-3 闭襻性肠梗阻示意图

A. 粘连索带所致闭襻；B. 肠扭转所致闭襻

(二) 影像学表现

影像学检查主要是要解决是否有肠梗阻存在、梗阻的类型、部位及分析梗阻可能的原因。腹部平片是肠梗阻首选的检查方法，一般常规摄取站立位和仰卧位片，若患者不能站立，可侧位水平投照。

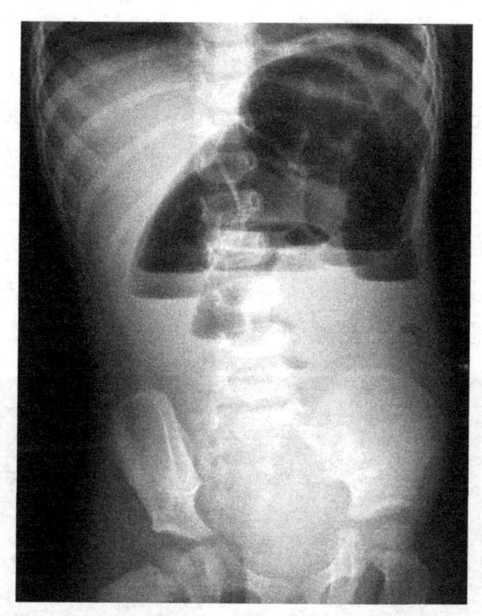

图 19-4 单纯性小肠梗阻 X 线平片图像

立位片示小肠扩张胀气，有高低不平气液平，呈阶梯状排列

1. 单纯性小肠梗阻(simple small intestinal obstruction) 腹部平片：根据梗阻部位分为高位梗阻(十二指肠及空肠上段)与低位梗阻(空肠下段和回肠)。典型的表现为梗阻近端肠腔积气扩张，立位或水平侧位投照可见多个弓形排列的扩张肠曲和阶梯状、大小不一的气液平面，远端肠腔气体少或消失(图 19-4)。①阶梯状液面征：单纯性小肠梗阻的 X 线特征，立位平片表现为梗阻近侧的肠曲积气扩张，呈弓形、拱门形或倒“U”形。弓形肠曲两端的气液平面可处于不同高度，多个气液平面在腹部平行排列呈阶梯状、大小不一。②大跨度长襻：多见于低位梗阻，特别时回肠中下段梗阻的 X 线征象。在卧位腹部平片上表现为空、回肠积气扩张，充气肠曲跨越距离超过整个腹腔横径一半以上，立位片表现为高低不等的液平面。③鱼肋征：是空肠梗阻的重要 X 线征象，表现为扩大的空肠内见到密集排列的线条状或弧线状皱襞，形似鱼肋骨样，为空肠皱襞在气体衬托下显影之故，位置多在上腹或左上腹部。回肠梗阻则无此征象，梗阻扩张的回肠表现为连贯的均匀透明的肠管，呈腊肠状，其位置多在中下腹，有助于鉴别。

肠梗阻按其梗阻程度分为完全性和不完全性梗阻。完全性肠梗阻，肠内容物不能通过梗阻点，梗阻远端肠道吸收了梗阻前肠腔内的气体及液体，因此梗阻远端肠腔内无明显积气及液平面，结肠内无积气或显示混在粪便中的少许气体影；不完全性肠梗阻，肠腔内容物可部分通过梗阻点，因此梗阻点远端肠腔内可见少量积气及积液，在梗阻点以上肠管扩张程度则较轻，结肠内有较多的气体影。

2. 绞窄性肠梗阻(strangulated intestinal obstruction)

(1) 腹部平片:除具有单纯性小肠梗阻征象外,以下征象有助于绞窄性肠梗阻的诊断:①假肿瘤征:是完全性绞窄性肠梗阻的典型征象,梗阻的肠襻充满液体,在周围充气的肠曲衬托下形成类圆形软组织肿块影,并非真正的肿瘤,称为假肿瘤征。②咖啡豆征:近端肠管内大量气体及液体进入闭襻肠曲,使闭襻肠曲不断扩大,闭襻肠曲的内壁因水肿而增厚且相互靠拢,并紧贴在一起形成有一条分隔带的透亮影,形如咖啡豆,故称为咖啡豆征。③空回肠换位征:指具有较多黏膜皱襞的空肠位于右下腹,而环形黏膜皱襞较少的回肠位于左上腹,与正常肠管排列正好相反。此征是小肠扭转的可靠征象。

(2) CT表现:随着CT的广泛应用和CT技术的进步,特别是螺旋CT的应用,CT在肠梗阻的诊断中发挥着越来越重要的作用。CT可实现腹部平片和钡剂灌肠不能显示的肠壁增厚和肠壁血供异常、肠系膜和腹腔间隙是否存在病理改变等,在明确梗阻病因、梗阻部位和判断绞窄等方面有诸多优势,对于观察病情变化和指导治疗有重要意义。①肠腔扩张积液:由于肠壁缺血缺氧,肠壁向肠腔内和腹腔内渗液,所以肠腔内充满血性液体,另外,由于肠蠕动消失而使肠腔扩张,绞窄性闭襻肠段在CT表现为肠腔扩张,其内充满液体,该征象占56%~91%。②肠壁增厚、肠壁密度改变、腹水。③肠壁异常强化:缺血性肠壁充血,其典型表现为发生于肠系膜上静脉闭塞,缺血肠壁的充血可以是弥漫性,或首先累及黏膜层或黏膜下层,由于黏膜或黏膜下强化,而周围肠壁水肿或黏膜及浆膜呈高密度,而肌层呈低密度,可以产生典型靶征。肠壁明显增强是一种预后较好的征象,表示肠壁是存活的。全层不增强是则提示预后较差,表示肠壁坏死。④肠系膜血管缆绳征:肠系膜血管充血水肿,表现为扇形缆绳状增粗,边缘毛糙。对诊断肠系膜栓塞具有特征性(图19-5)。⑤旋涡征:肠系膜软组织和脂肪组织伴肠结构扭转的软组织肿块,是肠扭转的直接征象(图19-6)。

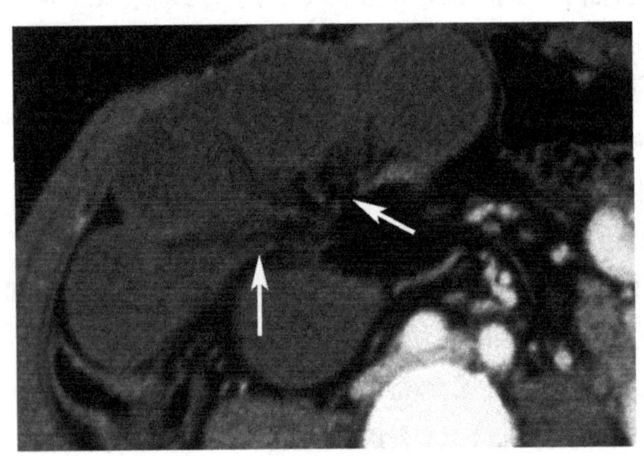

图19-5 闭襻性肠梗阻CT图像

闭襻性梗阻呈放射状排列的扩张肠管存在肠壁增厚和肠系膜水肿,表示局部缺血

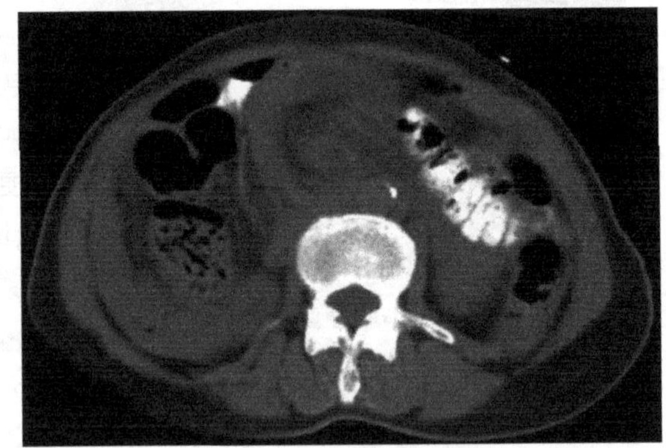

图19-6 绞窄性肠梗阻CT图像

CT平扫示肠系膜软组织和脂肪组织伴肠结构扭转呈旋涡征

由于多层螺旋CT检查时间短及图像重组技术优势,使其在分析肠梗阻的病因和部位方面得到越来越准确的诊断,根据多层螺旋CT血管成像(CTA)肠系膜血管的分布特点及其主要分支的供血部位可以正确判断肠扭转的部位,为外科医生提供更正确的信息,文献报道,CTA的敏感度为100%,阳性预测值达83.3%。

3. 麻痹性肠梗阻(paralytic intestinal obstruction) 最常见于急性腹膜炎、腹部手术术

后、败血症等各种原因引起交感神经过度兴奋致整个胃肠道动力明显降低或消失所致的肠内容物无法正常运转。卧位平片可见胃、小肠、大肠普遍性扩张、胀气，其中结肠积气较为显著。立位片可见宽窄不等及高低不平的气液平面等。透视下示肠管蠕动明显减弱或消失。

三、消化道穿孔

（一）病理与临床

胃肠道穿孔(gastro-intestinal perforation)是常见的急腹症，常继发于溃疡、创伤、炎症、肿瘤等。胃及十二指肠溃疡穿孔是胃肠道穿孔最常见部位。创伤破裂多发生在小肠，常为开放性损伤结果。肿瘤坏死、溃疡性结肠炎、坏死性肠炎等均可造成胃肠穿孔。临床表现为起病突然，持续上腹剧痛是其典型临床表现，可延及全腹，肌紧张、全腹压痛等腹膜刺激症状。

（二）影像学表现

1. 腹部立位平片表现　是最简单、最有效的方法，主要表现为腹腔游离气体，以膈下游离气体为典型表现，表现为膈下线条状或新月形透光影(图 19-7)。

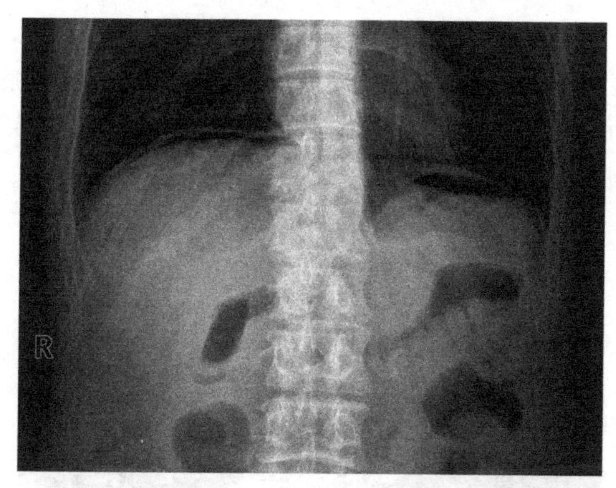

图 19-7　消化道穿孔 X 线平片图
立位腹部 X 线平片显示膈下游离气体，双侧膈下新月形气体影

2. CT 表现　胃肠道穿孔病人腹部平片多可做出正确诊断，但部分患者并不表现为腹腔游离气腹，如胃后壁溃疡穿孔时，胃内气体可进入小网膜囊而不表现为游离气腹，当平片表现正常而临床高度怀疑时，选择 CT 扫描，可发现少量气腹、腹水及腹膜炎等表现。

胃肠道穿孔应以腹部平片为首选检查方法，结合临床症状、体征多可明确诊断，CT 主要用于检查胃肠道穿孔后的并发症。

（三）鉴别诊断

左侧胃泡不易与膈下游离气体区分。结肠通常位于肝脏下缘，结肠过长者可移至膈肌与肝脏之间，称为间位结肠，需与膈下游离气体鉴别。以上两种情况通过变换体位或侧卧位水平投照做出鉴别。

腹部手术后病人短期内膈下可见游离气体，不要误诊为胃肠道穿孔，近期手术病史有助于诊断。

四、异位妊娠

（一）病理与临床

受精卵在子宫体腔以外的部位种植、发育，称为异位妊娠(ectopic pregnancy)，也叫宫外孕(extrauterine pregnancy)。宫外孕是常见的妇产科急腹症之一,多发生于育龄期妇女,以 30～39 岁最多。宫外孕发生率占所有妊娠的 0.3%～1.0%,但死亡率却占孕妇死亡率的 10%～26.4%,因此,早期诊断、早期处理相当重要。

引起异位妊娠的因素主要是输卵管炎症、输卵管及子宫发育异常和肿瘤等,使受精卵的发育、运行、种植出现异常所致。根据孕卵着床部位不同,可分为输卵管妊娠、宫颈妊娠、腹腔妊娠等,以前者最多见,约占 95%。

临床主要为停经、腹痛、不规则阴道流血三大症状为主。然而,一些做过节育手术或放置节育器以及一些月经周期不规律患者,临床症状不典型常被忽视。宫外孕的诊断要密切结合病史及尿 HCG 检测,由于超声检查易行,对性腺无辐射性损伤并可反复检查,是诊断宫外孕的首选检查方法。

(二) 影像学表现

1. 超声表现 ①子宫正常大小或轻度增大,内膜增厚,宫腔无孕囊。②未破裂前,在附件区可见较规则的包块,内为低回声,偶尔可见妊娠囊、胚芽高回声和心管搏动。③破裂后,表现为宫旁一侧见强弱不等、分布不均、形态不规则、界限模糊的混合性回声,同时盆腔有积液征象。

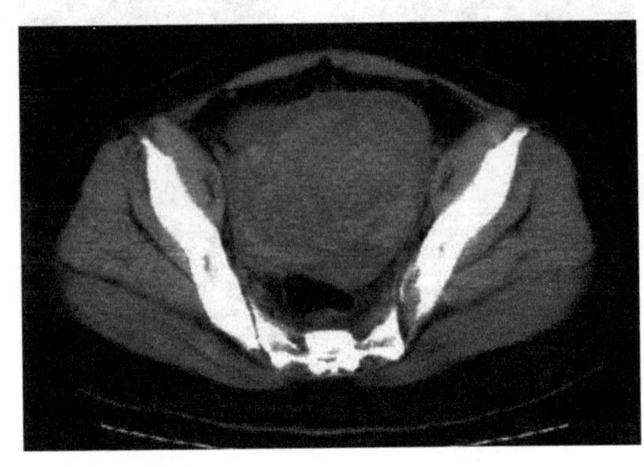

图 19-8 宫外孕破裂 CT 图像

患者,女,33 岁,尿 HCG 阳性。CT 平扫示盆腔混合包块影(“面包圈”样改变)

2. CT 表现 附件区发现包块影,包块内发现完整或变形的胎头骨骼影、孕囊影是直接征象,混合包块影(附件区或下腹区混杂密度占位影,这是宫外孕的胚胎结构,由于破裂使得相邻见漩涡样血块相伴,形成“面包圈”样改变)以及子宫直肠窝液性或血性高密度影等征象(图 19-8)。

陈旧性宫外孕为不均匀密度的“囊性”结构,CT 值为 35～40HU 的滋养层,血运丰富,机化的胚胎组织也含大量血管,故增强扫描强化明显,这种高密度“囊性”病灶内有血运丰富的实性结构的 CT 征象是本症所特有。

(三) 鉴别诊断

1. 黄体囊肿破裂 黄体囊肿破裂时,可有急性下腹痛,同时可伴有盆腔及腹腔积血,易与宫外孕破裂混淆。超声检查时子宫大小正常,宫腔内见正常宫内膜,无蜕膜样反应,宫旁肿块不明显,且无停经史、早孕反应及阴道出血等临床表现,尿妊娠试验阴性。

2. 急性盆腔炎 有急性下腹痛、发烧等症状,无停经史及早孕反应。血象白细胞升高,尿妊娠试验阴性。超声可见子宫增大,回声减低。有炎性包块时其边缘模糊不清与子宫粘连、子宫直肠窝可有少量液体。

3. 早期流产 有停经史、阴道出血及下腹痛,临床症状与宫外孕破裂极为相似,超声检查见子宫最大,宫腔内可见变形的妊娠囊,附件区无包块,无盆腔积液。

4. 卵巢囊肿蒂扭转 有腹痛病史,超声可见附件区肿块,子宫直肠窝可见少量液性暗区，但无停经史，尿妊娠试验阴性（图 19-9）。

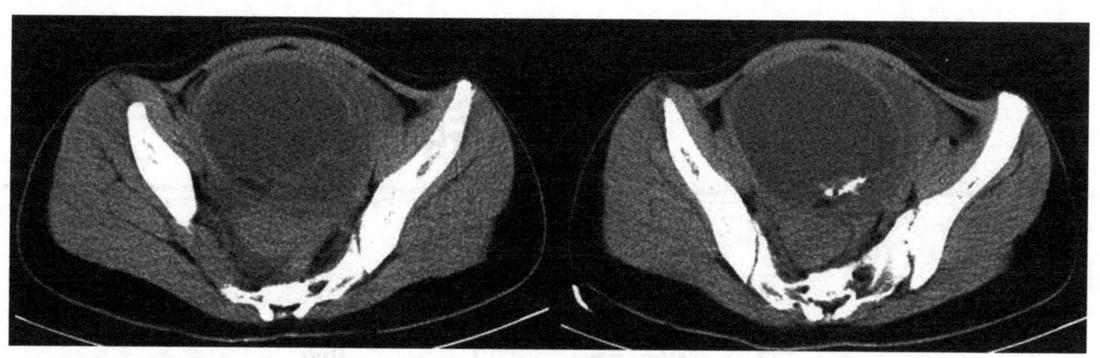

图 19-9　附件区囊性畸胎瘤扭转 CT 图像

患者，女，25 岁。剧烈下腹疼就诊。盆腔囊性肿块，左后边缘不规则钙化和低密度改变

5. 急性阑尾炎　典型症状为发热、转移性右下腹痛，右下腹局限性压痛、反跳痛、肌紧张。当出血阑尾穿孔时也表现为突发右下腹痛。CT 上阑尾增粗，阑尾腔内结石是阑尾炎重要的直接征象（图 19-10）。阑尾周围渗出、脂肪层模糊等是急性阑尾炎最有价值的间接征象。

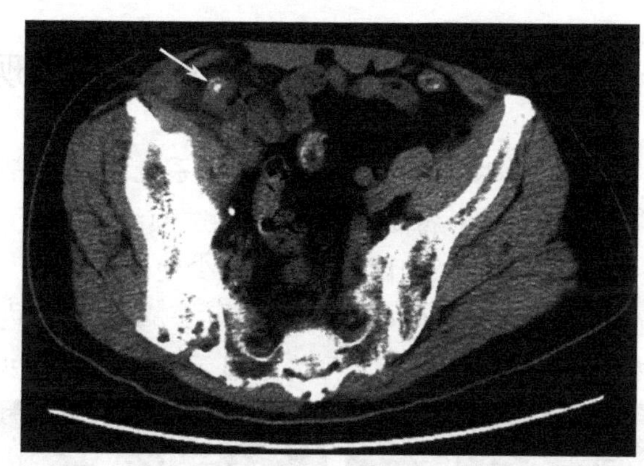

图 19-10　急性阑尾炎 CT 图像

CT 平扫示阑尾壁肿胀，阑尾腔内见粪石影，周围脂肪密度影增高、模糊

（常时新）

第五篇　中枢神经系统

第二十章　颅　　脑

影像学检查对颅脑疾病的诊断非常重要，常需要影像学检查以确定病变的有无、位置、大小及数目和性质，其中 CT 及 MRI 发挥了重要作用。随着新技术的发展，影像学突破了单纯的形态学显示，进一步向代谢、功能学发展，为临床治疗方案的选择和预后评价提供了重要信息。

第一节　影像学检查方法和正常影像学表现

一、颅脑的 X 线检查及正常 X 线表现

在 CT 及 MR 技术出现以前，X 线检查是中枢神经系统病变的基本检查方法。X 线检查为重叠影像，软组织分辨率低，对于病变的显示多通过颅缝、脑回压迹、蝶鞍改变、生理性钙化移位等间接征象提示诊断，存在一定限度，目前较少使用。

头颅平片投照位置以后前位与侧位（图 20-1）为主。颅骨分为内板、外板和板障。内、外板为致密骨；板障居中，为松质骨侧位片上可清晰显示位于颅底中央的蝶鞍，前为鞍结节，

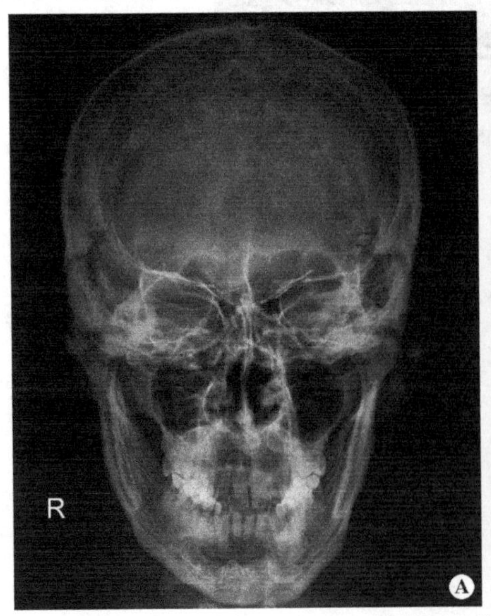

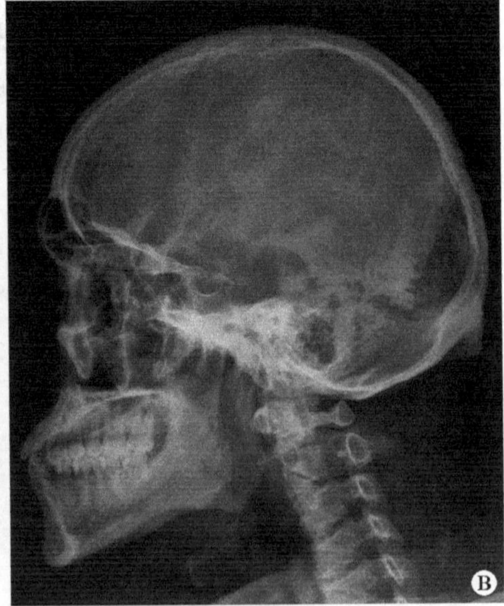

图 20-1　正常头颅正位（A）、侧位（B）平片图像

后为鞍背，鞍底光滑规则呈一条弧线状致密影。正常蝶鞍前后径最大距离为 7～16mm，平均 11.7mm，深径最大为 7～14mm，平均 9.5mm。

二、颅脑的 CT 检查及正常 CT 表现

颅脑 CT 检查为断面成像，具有较高的软组织分辨率，已成为颅脑疾病的首选检查方法。常规使用横断面扫描，鞍区病变采用冠状面扫描。

正常头颅 CT 平扫显示脑实质呈等密度，皮质稍高于白质。大脑半球中由尾状核、豆状核、屏状核构成的基底节是非常重要的部位，其内侧是脑室，外侧紧靠最外囊，丘脑位于其后内方，内囊在豆状核、尾状核和丘脑之间走行。这些神经核团的密度类似于皮质并略高于内囊。新生儿大脑半球前中央沟前区及岛盖未发育，额极与颞极较短，皮质与髓质分界不清。老年人的脑实质尤其是脑白质的密度随年龄的增长有下降趋势。脑实质内并可见非病理性钙化。第三脑室后部可显示松果体与缰联合钙化；侧脑室内可见脉络丛钙化；大脑镰钙化，多见于 40 岁以上的成人；基底节钙化在高龄人群中易出现；齿状核钙化，偶在老年人出现，呈对称性。脑脊液呈现为存在于脑室及蛛网膜下腔中的水样密度。骨窗可显示颅骨及颅内含气空腔(图 20-2)。

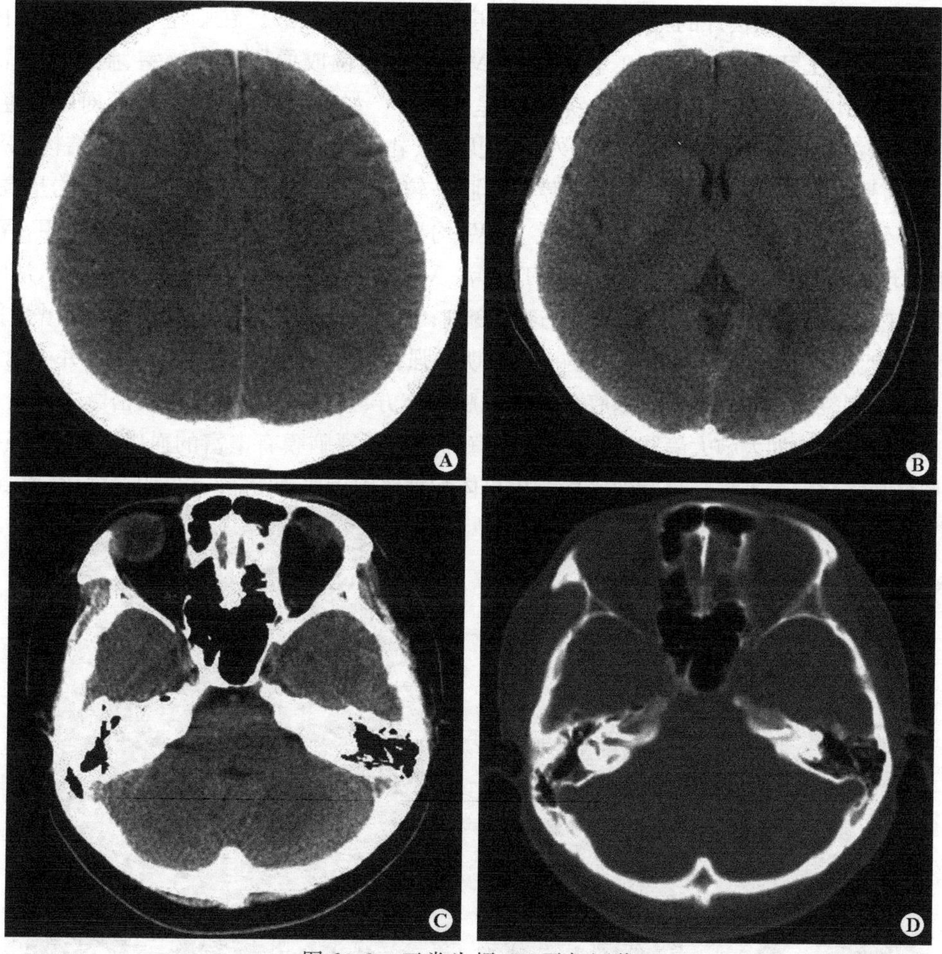

图 20-2　正常头颅 CT 平扫图像

A. 半卵圆中心层面；B. 基底节层面；C. 桥小脑角区层面；D. 桥小脑角区层面骨窗，显示两侧内听道

三、颅脑的 MRI 检查及正常 MRI 表现

MRI 具有无电离辐射、多方位成像、软组织分辨率高的特点，相较于其他影像学方法，MRI 对于颅脑疾病的诊断具有独特优势，颅脑常规 MRI 扫描方位包括横断面、矢状面及冠状面，常用序列包括 SE T_1WI 或 T_1WI-FLAIR、FSE-T_2WI、T_2WI-FLAIR 及 3D-TOF MRA。随着 MRI 技术的发展，各种功能成像方法广泛使用。弥散加权成像(diffusion weighted imaging, DWI)可以在体反应水分子弥散，在急性脑梗死、感染、脱髓鞘及脑肿瘤中有重要价值。弥散张量成像(diffusion tensor imaging, DTI)可显示颅脑疾病对白质纤维束的影响，追踪脑白质纤维束走行。灌注加权成像(perfusion weighted imaging, PWI)显示脑组织血流灌注情况。磁共振波谱(MR spectroscopy,MRS)是唯一能够进行活体组织内检测物质代谢的方法。血氧水平依赖功能磁共振成像，可找到人脑的某种功能在大脑中所对应的区域。

正常头颅 MRI 平扫图像上脑白质与灰质相比，其 T_1 值和 T_2 值较短，在 T_1WI 上脑白质信号高于脑灰质，在 T_2WI 上则低于脑灰质，在质子密度加权像上两者信号相近。脑实质内一些铁质沉积较多的核团，如苍白球、红核、黑质及齿状核等，在高场 T_2WI 上呈低信号，在低场质子密度加权像和 T_2WI 上，除红核外的其余核团信号强度常与脑皮质一致。在脑室、脑池及脑沟内含有大量脑脊液，T_1WI 呈低信号，T_2WI 呈高信号，MR 的多方位成像使得各脑室、脑池结构清晰显示。高分辨率 MRI 并可清晰显示各对颅神经，呈等信号。如蝶鞍层面能显示第Ⅴ对颅神经，鞍上池层面可显示第Ⅲ、Ⅳ对颅神经。颅骨内外板、硬脑膜、乳突气房及含气鼻旁窦腔等结构几乎不含或少含质子，呈无信号或低信号。颅骨板障内含脂肪较多，且其内的静脉血流缓慢，均呈高信号。头皮和皮下组织因含大量脂肪，在 T_1WI 及 T_2WI 均呈高信号。颅内血管在常规 SE T_1WI，FSE T_2WI 上呈现流空信号(图 20-3)。采用 3D-TOF 法 MRA，可在不使用对比剂的情况下，清晰显示脑内动脉，正常脑血管走行自然，由近至远逐渐变细，管径光滑，分布均匀(图 20-4)。增强扫描正常脑实质轻度强化，皮质较髓质稍高。脑内血管明显强化，在鞍上池内可见 Wills 环，并可见大脑中动脉水平段及侧裂段的岛叶分支。基底动脉位于脑桥前方、鞍背后方，呈点状致密影。并可显示大脑静脉和静脉窦结构如大脑大静脉、上矢状窦和海绵窦等。硬脑膜有丰富的血供，可明显强化。侧脑室内脉络丛强化后呈不规则带状致密影。松果体和垂体因无血-脑屏障常见明显强化(图 20-3)。

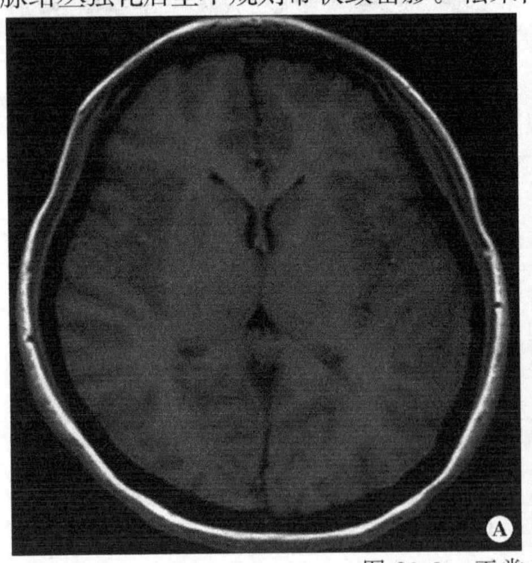

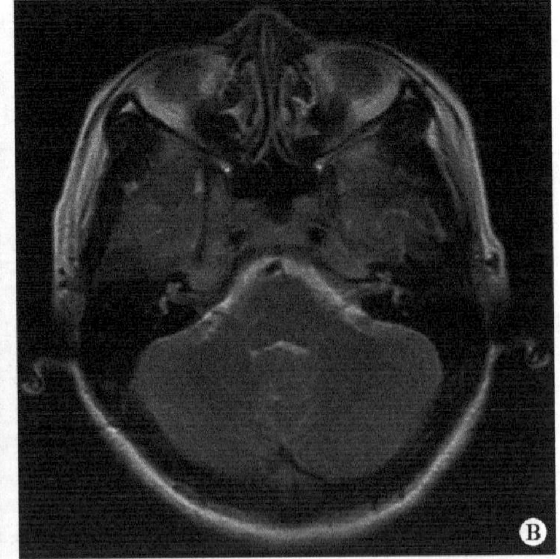

图 20-3　正常头颅 MRI 图像

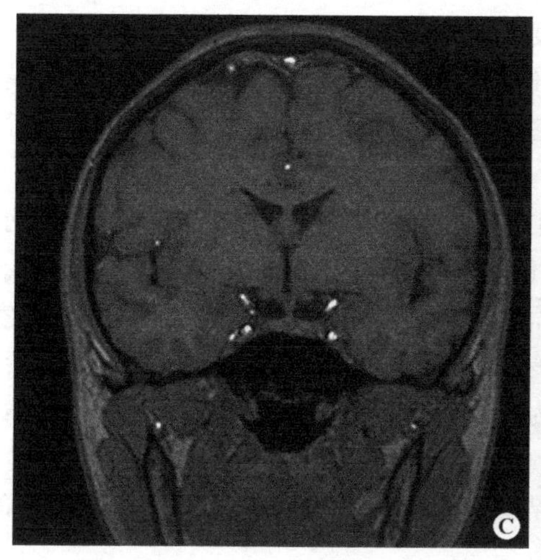
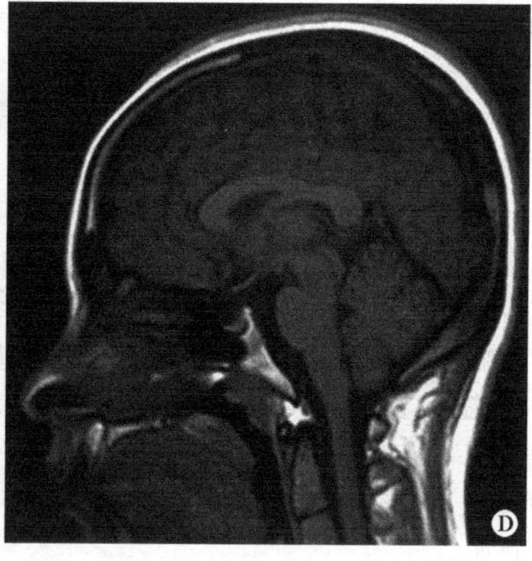

图 20-3　正常头颅 MRI 图像(续)

A. MRI 横断面 T_1WI 基底节层面;B. MRI 横断面 T_2WI 桥小脑角区层面;C. MRI 冠状面 T_1WI 增强扫描,显示视交叉、垂体柄及垂体组成"工"字形结构;D. MRI 正中矢状面 T_1WI

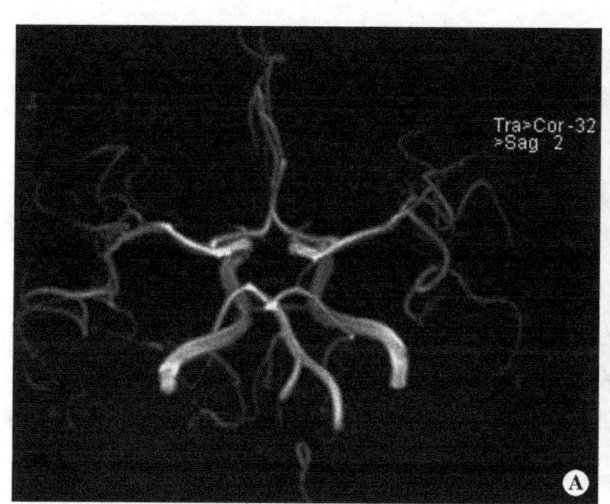

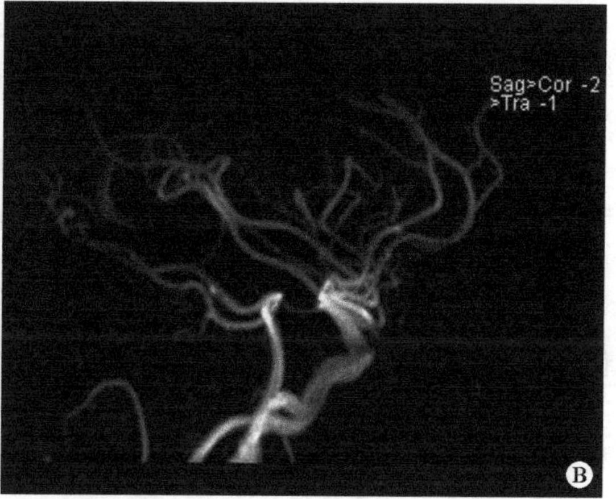

图 20-4　正常头颅 MRA 图像

第二节　基本病变的影像学表现

一、颅骨异常

颅骨异常包括颅骨形态异常(颅板增厚、变薄)及颅骨骨质异常。后者可分为颅骨本身的病变(骨折、感染、肿瘤等)及颅内病变侵犯颅骨(如垂体瘤致鞍底下陷、脑膜瘤致邻近颅骨增生硬化、听神经瘤致内听道扩大等)。

二、脑组织位置、形态异常

1. 位置异常　肿瘤、出血等占位性病变推压邻近脑组织,并可使中线结构(大脑镰、松果体钙化、三脑室、透明隔、四脑室等)不同程度向健侧移位,严重时可见脑疝形成。

先天性畸形脑膨出时,颅腔内容物经颅骨缺损处疝出颅外,膨出内容物可为脑膜、脑脊液、脑组织、脑室结构,并可见局部脑组织、脑室牵拉变形,向患侧移位。Chiari 畸形时,可见小脑扁桃体下疝。

2. 形态异常 脑实质内占位性病变,可引起邻近脑组织水肿、肿胀,局部脑沟、脑池、脑室变浅或闭塞,中线结构向对侧移位。脑干占位性病变常引起脑干膨大,四脑室受压。

脑萎缩即各种原因所引起的脑组织体积缩小,表现为脑沟、脑裂增宽,脑池和脑室的扩大。按萎缩范围可分为广泛性萎缩和局限性萎缩;按部位可分为皮层萎缩、脑白质萎缩、基底节萎缩、脑干萎缩和小脑萎缩;按病因可分为外伤性萎缩、缺血性萎缩、出血性萎缩、炎症后萎缩及缺氧后萎缩等。

颅脑先天性畸形,如胼胝体发育异常、视隔发育不良、脑裂畸形等,可见相应结构的形态异常或缺如。

三、脑组织密度、信号异常

以正常脑组织为参照,病灶密度/信号高于正常脑组织者为高密度/高信号,低于正常脑组织者为低密度/低信号,与正常脑组织相等者为等密度/等信号,两种或两种以上密度/信号同时存在为混杂密度/信号。

高密度病灶见于钙化、出血和某些实性肿瘤。低密度病灶见于组织的坏死、水肿(肿瘤、脑梗死、炎症、脑挫伤等),液性病灶(囊肿、软化灶等)和脂类(脂肪瘤等)。等密度病灶常为出血性病灶的某一阶段和某些肿瘤病灶。

MRI 上大多数病灶呈 T_1WI 低信号,T_2WI 高信号;脂肪类病灶 T_1WI 及 T_2WI 均呈高信号;含顺磁性物质的肿块如黑色素瘤呈 T_1WI 高信号,T_2WI 低信号;钙化和骨化 T_1WI 及 T_2WI 均呈低信号,较细小的钙化和骨化 MRI 上常不能显示;出血的信号改变较复杂,与病程有关,详见相关章节。

四、脑血管移位、狭窄或中断

1. 脑血管移位 颅内占位性病变、水肿等常推压局部脑组织,致使脑血管移位、走行改变,移位的程度取决于病变的大小和生长方式。

2. 脑血管狭窄或中断 颅内血管性病变(血管栓塞、动脉硬化性狭窄),致使脑血管局部狭窄、闭塞,DSA、CTA 及 MRA 上可见局部脑血管影的狭窄或中断,并可见远端血管影纤细、分支稀疏,或不显示。

五、脑室系统及蛛网膜下腔异常

1. 脑室系统移位 颅内占位性病变,可引起邻近脑室系统受压、不同程度向健侧移位。脑膨出时,可见局部脑室牵拉变形、向患侧移位,甚至局部脑室结构膨出颅外。

2. 脑室系统扩张 脑萎缩及脑积水时均可见脑室系统扩张。脑萎缩时脑组织体积缩小，脑沟增宽，脑室系统扩大，脑室扩大与脑沟增宽成比例，脑室扩大无张力。脑积水是指由脑脊液产生和吸收失衡或脑脊液循环通路障碍所致的脑室系统异常扩大，可分为交通性脑积水、梗阻性脑积水及正常压力性脑积水，脑室扩大与脑沟增宽不成比例，扩大的脑室角圆钝，邻近脑实质内可见不同程度间质性水肿。

3. 脑室系统狭窄或阻塞 先天性狭窄、外伤或炎症后粘连及占位性病变阻塞或压迫，可引起脑室系统局部狭窄或阻塞，近端脑室系统不同程度扩张。

4. 脑室系统及蛛网膜下腔密度、信号异常 正常脑室系统及蛛网膜下腔 CT 扫描呈水样低密度，MRI 呈 T_1WI 低信号，T_2WI 明亮的高信号，T_2WI FLAIR 低信号。脑室系统及蛛网膜下腔出血、肿瘤及肿瘤样病变均可引起其密度、信号异常及形态改变。

第三节 常见疾病的影像学诊断

一、颅内肿瘤

（一）星形细胞瘤

1. 病理与临床 星形细胞瘤(astrocytoma)是神经系统最常见肿瘤，约占神经上皮肿瘤的 75%，占颅内肿瘤的 5.6%，成人胶质瘤的 25%～30%。肉眼观多为灰色、质硬的实性病灶，常见囊变，坏死及出血少见。镜下为新生的分化较好的纤维型和肥胖性星形细胞，组织结构疏松，细胞分化较好，核异形较少，罕见血管内皮增生、出血。20～40 岁为发病高峰，也可见于儿童，老年人少见，好发于额颞叶及脑干。临床症状主要为癫痫及颅内压增高症状，并可见因脑组织受压、浸润或破坏致局部神经缺失而引起的症状。

2. 影像表现

(1) CT：①平扫多为均匀低或等密度，少数为低等混杂密度。②多呈圆形或椭圆形，边界不清。③瘤周水肿较轻或无，占位效应多较轻。④15%～20%病灶内可见钙化，坏死、出血少见。⑤增强扫描无或轻度强化。

(2) MRI：①T_1WI 多呈等或略低信号，T_2WI 及 FLAIR 呈均匀高信号，少数呈 T_1WI 低等混杂信号，T_2WI 及 FLAIR 不均匀高信号(图 20-5)。②DWI 呈稍低信号。③MRI 显示病灶范围常大于 CT，病灶边界不清，较大时可沿脑白质束蔓延。④瘤周水肿较轻或无，占位效应多较轻。⑤增强扫描无或轻度强化。如出现强化，提示病灶向高级别进展。⑥MRS 显示肿瘤内 Cho 峰升高，NAA 峰降低，Cho/Cr 及 Cho/NAA 增高。

3. 鉴别诊断 主要需同急性脑梗死、脑内炎症等鉴别。①急性脑梗死：急性起病，病变范围多与脑血管供血范围一致。DWI 呈高信号。②脑炎：有感染史，病灶周围水肿明显，通常弥散受限。增强扫描呈斑片状强化。

（二）脑膜瘤

1. 病理与临床 脑膜瘤(meningioma)源于蛛网膜帽状细胞，位于脑实质外。好发于中老年女性，约占颅内肿瘤的 15%，仅次于胶质瘤。大部分位于幕上(约 85%)，以大脑凸面和矢状窦旁多见。病灶呈类圆形，边界清晰，可见钙化，血运丰富，广基底与硬脑膜相连。起病

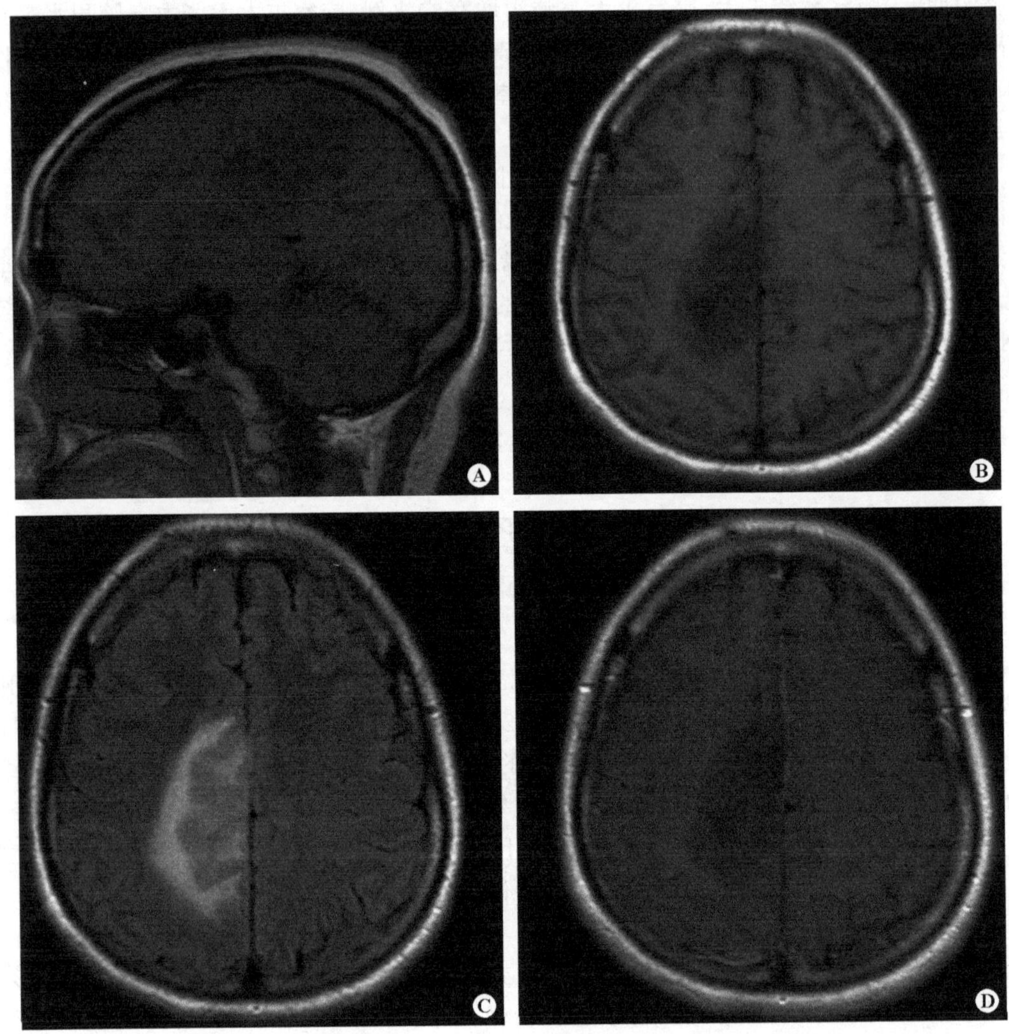

图 20-5 星形细胞瘤 MRI 图像

A. MRI 矢状面 T_1WI 和 B. MRI 横断面 T_1WI 显示右侧额顶叶占位，呈不均匀低信号；C. MRI 横断面 FLAIR 病灶呈稍高信号，周围轻度水肿；D. MRI 横断面 T_1WI 增强扫描显示病灶无明显强化

缓慢，病程长，初期约 1/3 患者无症状，随着肿瘤的增大逐渐出现颅压增高及局部神经定位症状和体征。

2. 影像表现

(1) DSA：①脑膜瘤血供特点是多由颈内外动脉分支供血，以颈外动脉分支供血为主。②肿瘤血管多呈日光状，实质期多明显染色，并可见瘤周引流静脉。③目前血管造影只用与介入性栓塞治疗，以利于手术的进行。

(2) CT：①肿瘤呈圆形、椭圆形，等、高密度肿块，20%～25%出现钙化，有时整个肿瘤可完全钙化，囊变、坏死少见。②肿瘤边界清晰，较大肿瘤或邻近静脉窦的肿瘤可出现瘤周水肿。③增强后呈明显均匀强化。④瘤体边缘与局部颅骨或硬膜广基相连。⑤骨窗可见邻近颅骨增生硬化、破坏，或两者皆有。

(3) MRI：①平扫 T_1WI 呈等信号，T_2WI 呈等、略高信号，信号可不均匀。②增强检查多呈明显均匀强化,可见病灶邻近硬膜增厚、强化,呈“脑膜尾征”(图 20-6)。③MRS 病灶内 NAA 峰消失,Cho 峰增高,Cho/Cr 的比值与肿瘤的增生潜能相关,在 15ppm 可出现脑膜瘤特征性的丙氨酸峰。

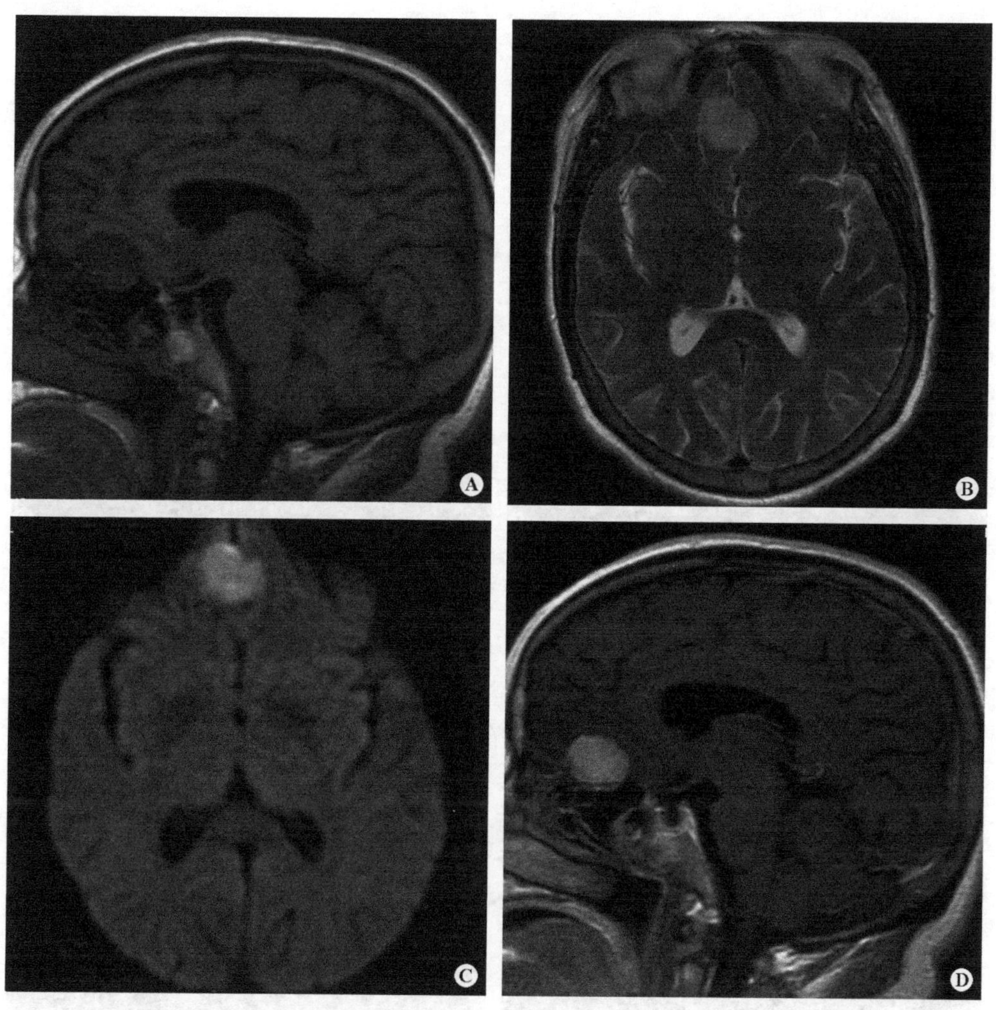

图 20-6 脑膜瘤 MRI 图像

A. MRI 矢状面 T_1WI 显示前颅底类圆形占位,呈低信号,邻近脑组织受压改变;B. MRI 横断面 T_2WI 显示病灶呈不均匀稍高信号;C. MRI 横断面 DWI 病灶呈不均匀高信号;D. MRI 矢状面 T_1WI 增强扫描显示肿瘤明显均匀强化

3. 鉴别诊断 典型脑膜瘤依据其影像学特征可作出正确诊断。不典型者需同血管外皮细胞瘤鉴别,后者多呈分叶状,周围水肿明显,邻近颅骨破坏。鞍区脑膜瘤应与垂体瘤鉴别,垂体瘤表现为自鞍内突入鞍上池的肿块,典型者呈“雪人征”(图 20-7),CT 呈等,稍高密度,MRI T_1WI 呈等或略低信号,T_2WI 多呈高信号,腺瘤较大时可囊变、坏死、出血;增强扫描肿瘤强化晚于垂体本身;薄层冠状面扫描有助于垂体微腺瘤的发现(图 20-8)。桥小脑角区脑膜瘤应与听神经瘤鉴别,后者肿瘤中心位于内听道口,并可见-蒂伸入内听道;平扫 CT 多呈等密度,MRI T_1WI 多呈略低信号,T_2WI 多呈高信号,CT 骨窗可见内听道扩大和骨质吸收,增强扫描,肿瘤较小时多为均匀强化,较大时可见囊变区,呈不均匀边缘强化(图 20-9)。

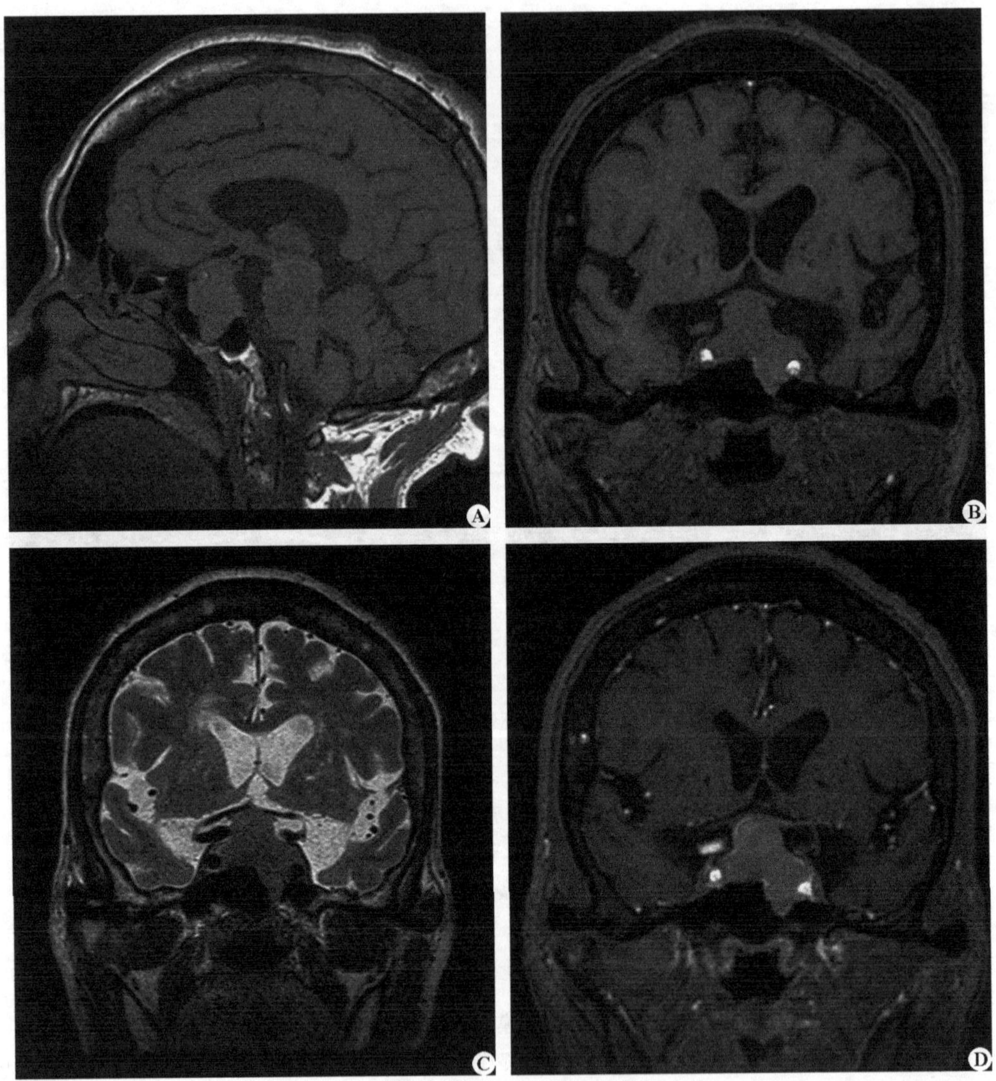

图 20-7 垂体瘤 MRI 图像

A. MRI 矢状面 T_1WI 显示鞍区不规则占位，呈等信号，病灶向下侵入蝶窦，向上致三脑室部分闭塞。并见颅板增厚；B. MRI 冠状面 T_1WI 显示病灶呈“雪人征”，向上突入三脑室，视交叉受压上抬，向下突破鞍底，侵入左侧蝶窦；C. MRI 冠状面 T_2WI 病灶呈等稍高信号；D. MRI 冠状面 T_1WI 增强扫描显示肿瘤轻度不均匀强化，部分包绕两侧海绵窦

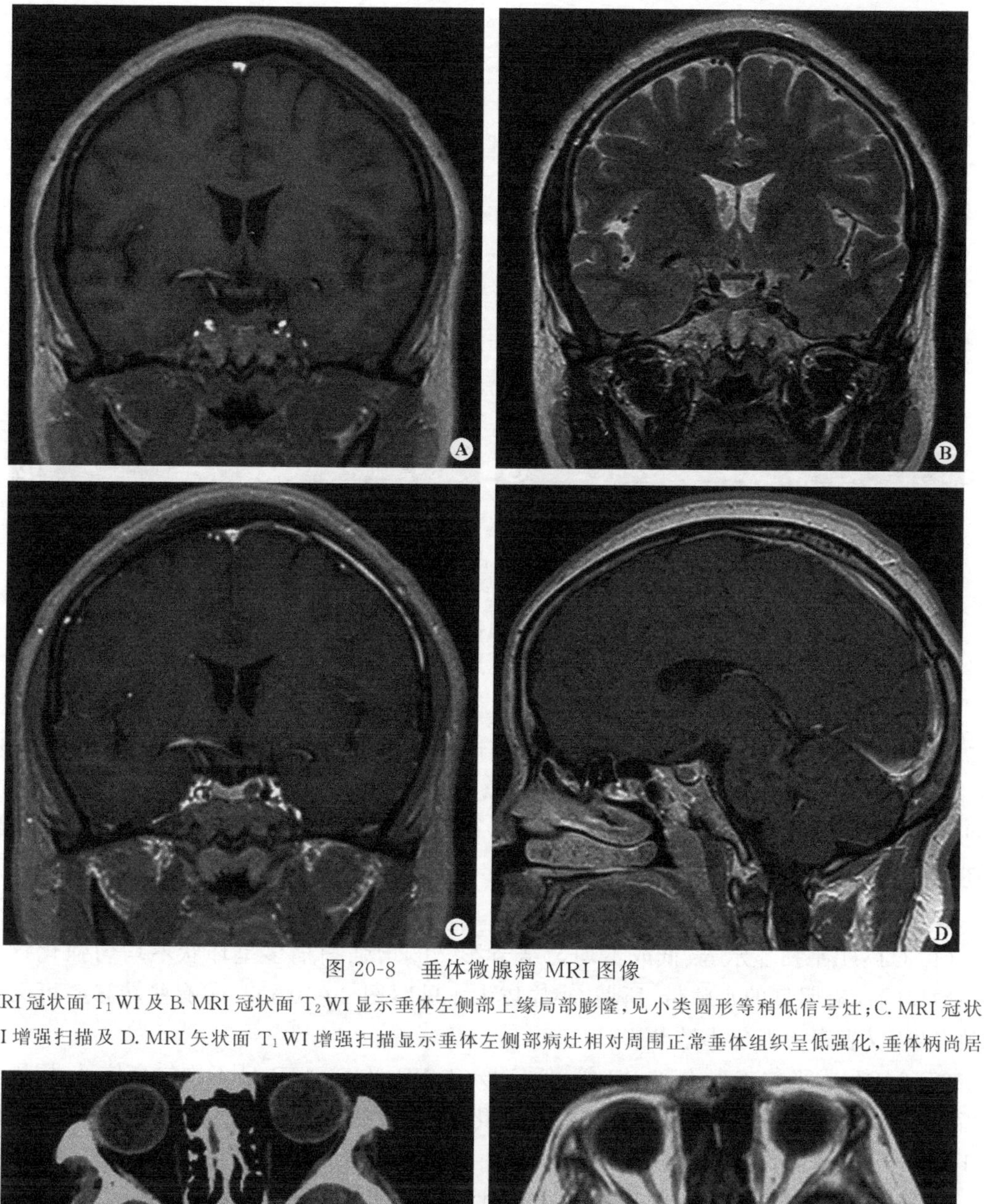

图 20-8 垂体微腺瘤 MRI 图像

A. MRI 冠状面 T_1WI 及 B. MRI 冠状面 T_2WI 显示垂体左侧部上缘局部膨隆，见小类圆形等稍低信号灶；C. MRI 冠状面 T_1WI 增强扫描及 D. MRI 矢状面 T_1WI 增强扫描显示垂体左侧部病灶相对周围正常垂体组织呈低强化，垂体柄尚居中

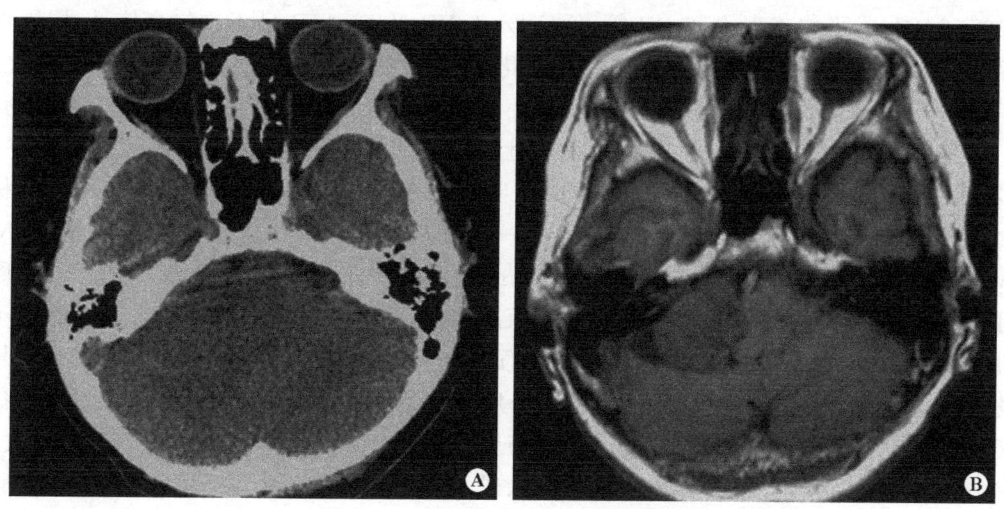

图 20-9 听神经瘤 CT 和 MRI 图像

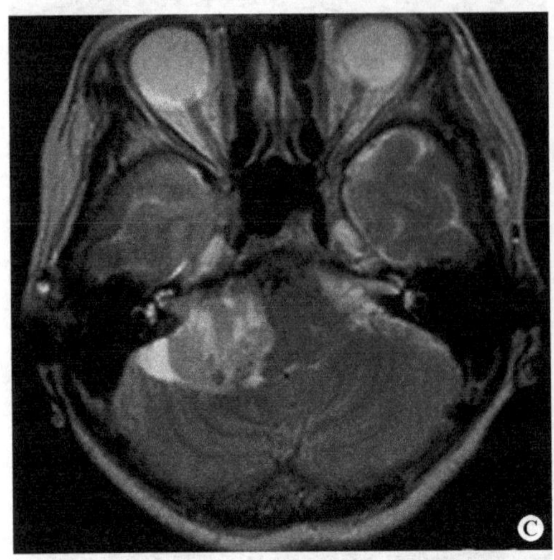
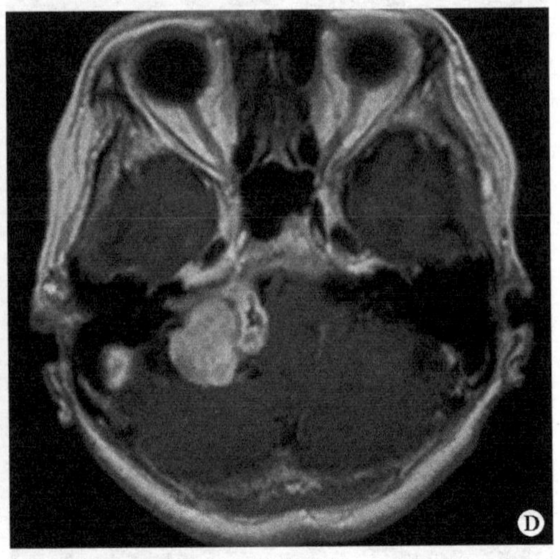

图 20-9 听神经瘤 CT 和 MRI 图像(续)

A. 横断面 CT 平扫显示右侧桥小脑角区等稍低密度占位,脑干轻度受压改变;B. MRI 横断面 T_1WI 病灶呈不均匀低信号,同侧听神经增粗;C. MRI 横断面 T_2WI 病灶呈不均匀高信号;D. MRI 横断面 T_1WI 增强扫描显示病灶明显不均匀强化,同侧听神经增粗、强化

(三) 转移瘤

1. 病理与临床 全身其他部位的肿瘤均可转移至颅内,以肺癌脑转移最常见,多见于40~50 岁间。80%的转移性肿瘤发生在幕上,其中以大脑中动脉供血区的灰白质交界区最常见。临床症状主要和发病部位有关,肿瘤占位效应使患者产生颅内压增高表现,小脑转移瘤还可导致共济失调。

2. 影像表现

(1) CT:①平扫显示等、低或不均匀结节影。②增强扫描多呈环状不均匀强化。③多数肿瘤周围伴有明显的水肿带,所谓“小瘤体大水肿”(图 20-10A)。④有些转移瘤可无瘤周水肿发生,仅表现为强化小结节影。

(2) MRI:①平扫表现为 T_1WI 等、低信号,T_2WI 及 FLAIR 呈不均匀高信号,周围伴明显指状水肿。②增强扫描多呈不均匀边缘强化,并能发现较小的转移瘤及软脑膜转移灶(图 20-10B)。③病灶多位于皮髓质交界区。

3. 鉴别诊断 原发肿瘤史、颅内多发病灶、呈“小病灶大水肿”的典型表现者诊断不难。转移瘤需与胶质母细胞瘤、脑脓肿、脑囊虫病鉴别。①胶质母细胞瘤多呈不规则花环状强化,边界欠清,DWI 强化实质部分呈高信号。②脑脓肿:脑炎期 CT 呈不均匀低密度,MRI T_1WI 呈稍低信号,T_2WI 呈高信号,增强后无或轻度脑回样强化,境界不清,形态不一,周围见明显水肿带,占位效应明显;化脓期病灶中心为坏死液化密度(信号),周围呈完整或不完整的环状影,最外为水肿带,增强后可见边缘强化;包膜形成期病灶中心呈脓液密度(信号),壁呈环状,形态规则,周围水肿减轻,增强后呈明显环形强化。临床上有畏寒、发热毒血症状可资鉴别。③脑囊虫病:脑实质型常位于皮髓质交界处,典型者内可见小结节状等密度(信号)头节,增强扫描多不强化,少数可呈结节状或小环状强化;脑室型于第 4 脑室、第 3 脑室或侧脑室内圆形、类圆形囊状影,边缘光滑,可致梗阻性脑积水;脑膜型于外侧裂池、鞍上池

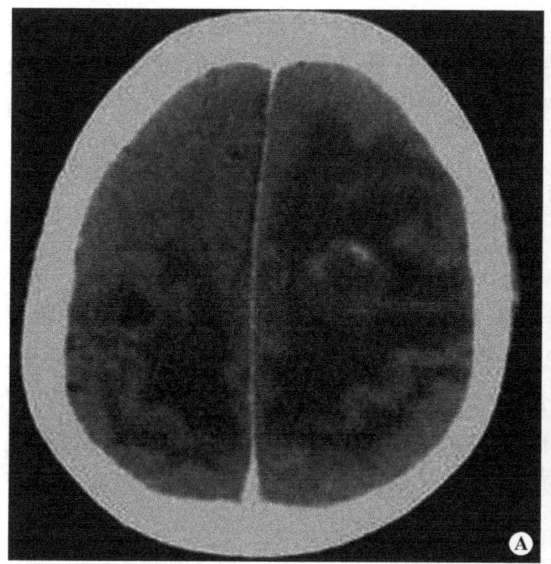

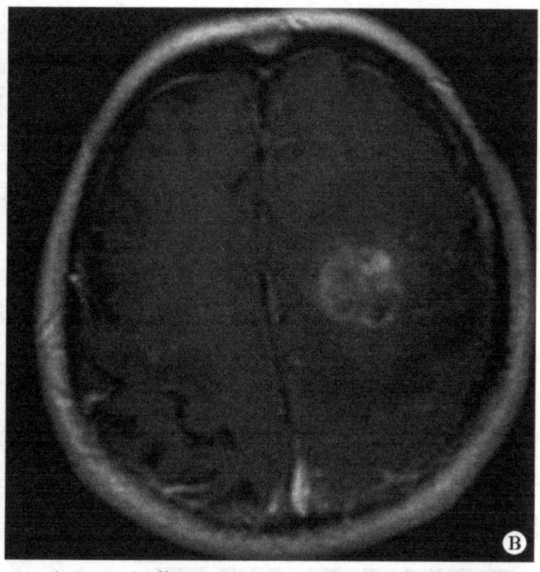

图 20-10 转移瘤 CT 和 MRI 图像

A. 横断面 CT 平扫两侧额叶皮层下大片低密度区，左侧额叶并见环状略高密度结节；B. MRI 横断面 T_1WI 增强显示左侧额叶病灶呈不均匀边缘强化，右额叶并见小结节状强化灶

等脑池内囊状影，增强后囊壁可有强化，MRI 显示比 CT 敏感。实验室检查血清及脑脊液囊虫补体结合试验可为阳性。

二、颅脑外伤

（一）脑挫裂伤、脑内血肿

1. 病理与临床 头颅受不同加速（减速）力的作用，致脑组织撞击颅板或硬脑膜皱褶而产生的脑组织碎裂、出血形成脑挫裂伤（contusion and laceration of brain）。多累及额叶，尤其为下端及周边部位。主要病理变化是脑组织碎裂、坏死、出血和水肿。常合并广泛的硬膜下血肿。病情轻重与脑挫裂伤的部位、范围和程度直接有关，出现损伤部位的神经定位体征及颅内压增高症状，严重者可出现脑疝。

2. 影像学表现

（1）CT：①表现因时间不同而呈多样化。②早期可无异常，或表现为斑片状、不规则低密度区，内常见点状高密度出血灶。③损伤后 24～48 小时可见斑片状高密度区，并有约 1/5 患者于原先无血肿的低密度区内见迟发血肿。④损伤几天后，病灶周围出现水肿，并见占位效应，随时间推移而逐渐减少至消失。⑤可同时显示并发的硬膜下血肿和骨折（图 20-11）。

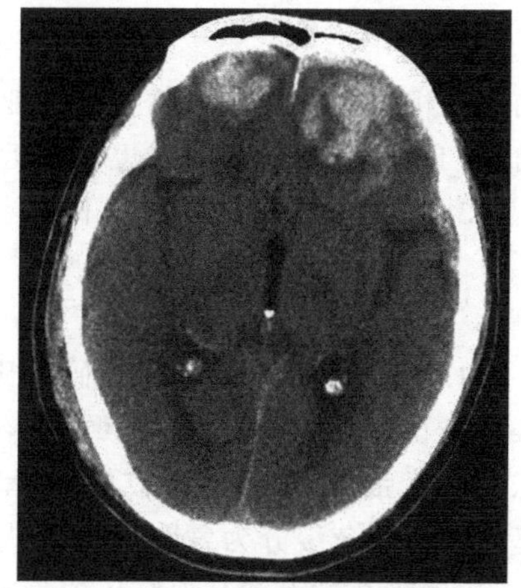

图 20-11 脑挫裂伤 CT 图像

CT 平扫显示两侧额叶高低混杂密度脑挫裂伤，并见左额颞硬膜下血肿

（2）MRI：①脑挫裂伤的 MRI 表现因脑水肿和出血的程度不同而各异。②非出血性脑挫伤时，呈 T_1WI

低信号，T_2WI 高信号。③伴出血时，其内信号变化与血肿期龄有关。④急性期血肿显示不如 CT 清楚，T_1WI 呈等信号，T_2WI 呈稍低信号。⑤亚急性和慢性期血肿显示比 CT 敏感，T_1WI 和 T_2WI 均表现为高信号。⑥慢性期软化灶形成时 T_1WI 呈低信号，T_2WI 呈高信号，周边可见含铁血黄素沉积所致低信号环。

3. 鉴别诊断 外伤病史明确，一般不需与其他病变鉴别。

（二）硬膜外血肿

1. 病理与临床 外伤后硬膜与颅骨内板剥离而出现腔隙，并为破裂血管的出血所填充，形成硬膜外血肿(epidural hematoma)。82%为急性，多为冲击点伤，约占各种外伤性血肿的 1/3，好发部位为颞顶区。由于硬膜与颅骨内板粘连紧密，故血肿局限呈梭形，血肿可跨越硬膜返折如大脑镰和天幕，但不跨越硬膜附着点如颅缝。85%～90%并发颅骨骨折，且 80%的骨折位于血肿同侧。患者于外伤后出现剧烈头痛，伴恶性、呕吐，甚至昏迷，典型者可出血意识的中间清醒期。

2. 影像学表现

(1) CT：①多位于骨折附近，不跨越颅缝，表现为颅骨内板下边缘锐利的双凸形或梭形高密度影，CT 值 40～80HU。②2/3 急性期硬膜外血肿密度均匀，约 1/3 病例密度可不均，呈高低混杂密度，提示活动性出血。③少数病人受伤时无症状，以后发生慢性硬膜外血肿，呈等密度，血肿时间较长时可见钙化甚至骨化，以包膜钙化多见；增强扫描可显示血肿内缘的包膜增强，有助于等密度硬膜外血肿的诊断。④可见占位效应，病变侧脑室受压，变形和移位，中线结构可移位(图 20-12)。⑤CT 骨窗可显示伴随的颅骨骨折。

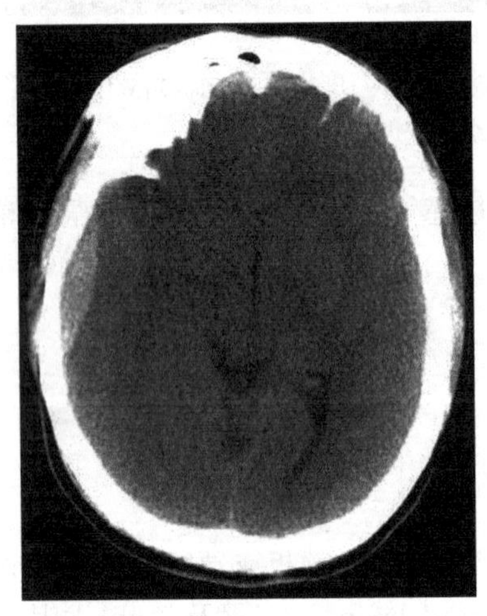

图 20-12 硬膜外血肿 CT 图像

CT 平扫显示右颞颅板下梭形高密度血肿

(2) MRI：①血肿呈双凸形或梭形，边界锐利，位于颅骨内板和脑表面之间，不跨颅缝。②血肿的信号强度改变与血肿的期龄有关。③急性期，T_1WI 血肿信号与脑实质相仿，T_1WI 呈低信号。④亚急性 T_1WI 及 T_2WI 均呈高信号。⑤慢性期 T_1WI 呈低信号，T_2WI 呈高信号。⑥患侧邻近脑皮质因血肿占位效应受压扭曲。

3. 鉴别诊断 需与硬膜下血肿鉴别(详见下文)。

（三）硬膜下血肿

1. 病理与临床 外伤后血管损伤出血，血液聚集于硬膜下腔形成硬膜下血肿(subdural hematoma)。常发生于额顶颞半球凸面，多由外伤后桥静脉或静脉窦损伤出血所致。由于蛛网膜无张力，血肿范围较广，多呈新月形，可跨颅缝分布，但不跨硬膜返折如大脑镰和天幕。按发病急缓分为急性(3 天以内)、亚急性(4 天至 2 周)及慢性(2 周以上)。患者多有昏迷、单侧瞳孔散大和其他脑压迫症状，严重者出现脑疝。慢性者外伤史常较轻，易忽略，颅内高压症状出现较晚。老年人自发性出血可类似脑梗死症状。

2. 影像学表现

(1) CT:①急性硬脑膜下血肿表现为颅骨内板与脑表面之间新月形或半月形高密度影,密度均匀,约 40%呈高低混杂密度,为蛛网膜破裂后脑脊液与血液混合所致或提示活动性出血(图 20-13)。②常伴有脑挫裂伤或脑内血肿,脑水肿和占位效应明显。③亚急性期可见血肿呈分层状。④慢性硬膜下血肿呈低密度,并可见脑萎缩及血肿包膜的增厚与钙化等(图 20-13)。

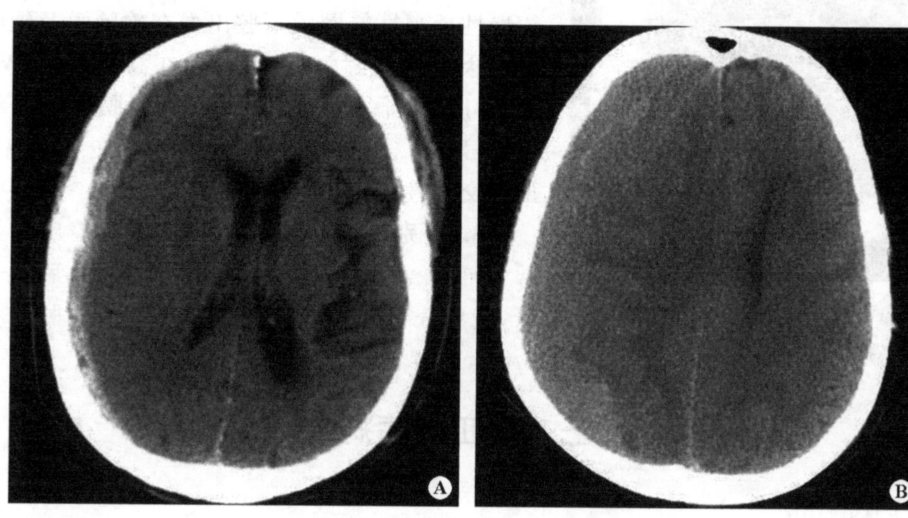

图 20-13　硬膜下血肿 CT 图像

A. CT 平扫显示急性硬膜下血肿,右侧额颞顶部颅骨内板下新月形高密度影,同侧灰白质界面内移,侧脑室受压,中线结构左移,并见左额皮下血肿;B. CT 平扫显示亚急性硬膜下血肿,右侧额顶部颅骨内板下新月形等稍高密度影,同侧灰白质界面内移,侧脑室体部消失

(2) MRI:①血肿呈新月形,其信号强度改变与血肿的期龄有关。②急性期血肿 T_1WI 呈等低信号,T_2WI 呈低信号。③亚急性期血肿 T_1WI 呈高信号,T_2WI 呈高或低信号;根据血肿内含顺磁性和抗磁性物质的含量而定,当血肿内含顺磁性物质多时,则血肿呈低信号,反之,血肿呈高信号改变,内可见液-液平。④慢性期 T_1WI 呈低信号,T_2WI 呈高信号。

3. 鉴别诊断　主要于硬膜外血肿相鉴别。①硬膜外血肿:呈梭形,不跨越颅缝,多位于颅骨骨折附近。②硬膜下血肿:呈新月形,范围较广,可跨越颅缝。

(四) 蛛网膜下腔出血

1. 病理与临床　外伤后出血填充于蛛网膜下腔内,形成蛛网膜下腔出血(subarachnoid hemorrhage,SAH)。单纯外伤性蛛网膜下腔出血,好发于对冲伤。常合并脑挫伤和(或)硬膜下血肿。蛛网膜下腔出血后,常引起脑血管痉挛。当血管痉挛严重或伴血管壁内出血时,可出现脑缺血及脑梗死。临床表现为外伤后的剧烈头痛、呕吐、意识障碍、脑膜刺激征等。蛛网膜下腔出血常致蛛网膜广泛粘连,而出现交通性脑积水。

2. 影像学表现

(1) CT:①主要显示脑沟与脑池内密度增高影(图 20-14),出血量大者则显示高密度的脑池与脑裂铸型。②出血 1～2 天,CT 检出率约 80%～100%,随着时间延长,检出率逐渐下降。③出血一般 7 天左右吸收,此时 CT 检查阴性,而 MRI 检查仍可发现高信号出血灶

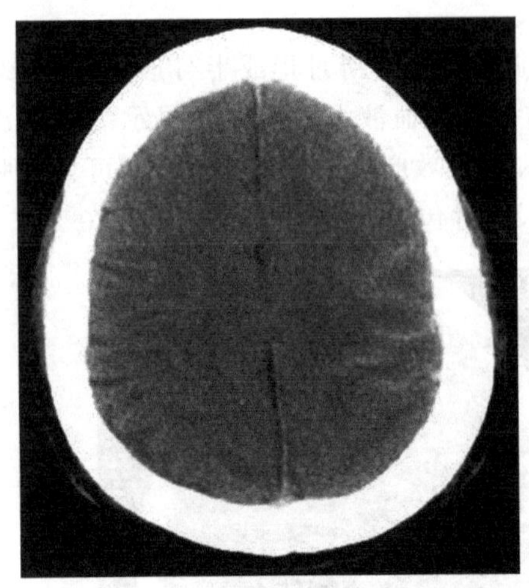

图 20-14 蛛网膜下腔出血 CT 图像
CT 平扫显示左侧额颞部脑沟增白

的痕迹。④蛛网膜下腔出血致脑血管痉挛，多发生于出血 2 周后，可见脑实质内片状低密度区。

(2) MRI：①对急性期蛛网膜下腔出血显示差。②亚急性期出血数天后红细胞溶解，释放出游离稀释的正铁血红蛋白，在所有成像序列中均呈高信号。③慢性反复性蛛网膜下腔出血在软脑膜及硬膜下会出现永久性含铁血黄素积聚，在高场强 T_2WI 上大脑、小脑、脑干、颈髓表面及脑室管膜面上呈清晰的低信号边。④部分病例随时间延长蛛网膜粘连，可出现交通性脑积水。

3. 鉴别诊断 急性期蛛网膜下腔出血需与正常大脑镰、小脑幕鉴别；前者边缘模糊，后者边缘清晰，境界分明。同时中线处的硬膜下血肿亦有别于 SAH，前者不能达到胼胝体的前后钳。

三、脑血管疾病

（一）脑出血

1. 病理与临床 脑出血(brain hemorrhage)指原发性脑实质出血。好发于 55～65 岁中老年人，男女发病无差别。多继发于高血压、动脉瘤、血管畸形、血液病和脑肿瘤等，以高血压性脑出血最常见。好发于基底节、丘脑、脑桥和小脑，易破入脑室。血肿演变分为急性期、吸收期和囊变期，各期时间长短与血肿大小和年龄有关。临床上起病突然，主要表现为剧烈头痛、头昏、恶心、呕吐、肢体无力、意识障碍、脑膜刺激征阳性等，临床症状与出血部位及出血量有关。

2. 影像学表现

(1) CT：①急性期血肿呈边界清楚的肾形、类圆形或不规则形高密度影，密度均匀，CT 值在 60～90HU 之间，不会高于 94HU，周围水肿带宽窄不一，局部脑室受压改变。②血肿破入脑室时，可见脑室内积血，少量出血表现为脑室内的高密度液-液平，大量出血时可见脑室内铸形。③出血进入蛛网膜下腔时，见邻近脑沟、脑池密度增高。④吸收期始于 3～7 天，可见血肿边缘变模糊，水肿带增宽，血肿密度从边缘向内呈向心性减低，血肿体积也逐渐缩小，小血肿可完全吸收。⑤囊变期始于 2 个月以后，较大血肿吸收后常遗留大小不等的囊腔，伴有不同程度的脑萎缩。⑥出血后 2 周，由于血肿周围的新生肉芽组织无完整的血脑屏障，增强扫描呈薄环状强化，可持续 3～5 个月(图 20-15)。

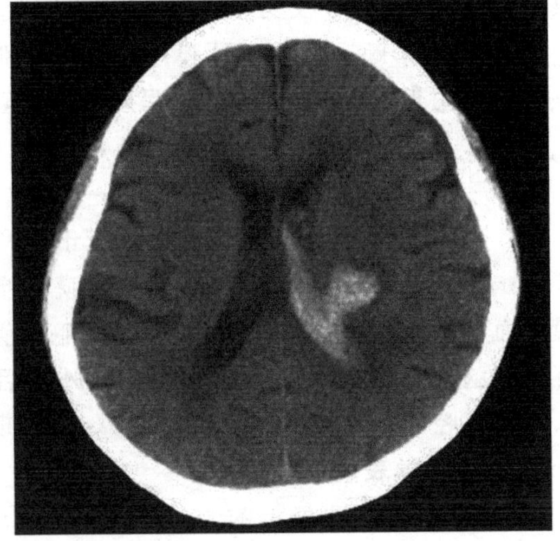

图 20-15 脑出血 CT 图像
CT 平扫显示左侧基底节区脑出血，并破入侧脑室

(2) MRI：①脑内血肿的信号随血肿期龄而变化。②急性期血肿显示不如 CT 清楚。③急性早期(24 小时内)，T_1WI 以等信号为主，略低或略高信号，T_2WI 呈等或略高信号，周围无水肿。④急性期(1～3 天)，T_1WI 呈等信号，T_2WI 呈略高信号，周围水肿带呈 T_1WI 低信号，T_2WI 高信号。⑤亚急性和慢性期血肿显示较 CT 敏感。⑥亚急性期(3 天至 2 周)，血肿于 T_1WI 及 T_2WI 均呈高信号，伴周围水肿。⑦慢性期，T_1WI 及 T_2WI 均呈高信号，T_2WI 并于血肿周围见低信号含铁血黄素环。⑧囊肿完全形成时 T_1WI 呈低信号，T_2WI 呈高信号，周边可见含铁血黄素沉积所致低信号环，同时伴有周围脑组织萎缩改变。⑨增强扫描表现同 CT 增强。

3. 鉴别诊断　需鉴别高血压性脑出血与肿瘤性出血、出血性脑梗死鉴别。①肿瘤性出血：CT、MRI 显示明确的占位病灶，增强后肿瘤组织强化。②出血性脑梗死：CT 显示原低密度梗死区内出现点状或斑片状高密度影。

视窗 20-1

脑血管意外

脑血管意外包括脑梗死和脑出血，属中医“中风”范畴，是由于气血逆乱，导致脑脉痹阻或血溢于脑。《中医病证诊断疗效标准》分为中经络和中脏腑两大类，前者又分为肝阳暴亢，风痰阻络，痰热腑实，气虚血瘀，阴虚风动等证，后者又分为风火蔽窍，痰火闭窍，痰湿蒙窍，元气衰败等证。

CT 和 MRI 是诊断脑血管意外的关键技术。众多学者研究发现中脏腑多为脑出血，中经络多为脑梗死，且前者病损范围较大，灶周改变显著，后者病损范围较小，灶周改变较少。也有学者发现闭脱症以脑出血多见，并且发现闭脱证一个很重要的客观指征是血肿破入环池，脑室系统。就某一部位或单一病种而言，有人发现老年腔隙性脑梗死主要为风痰瘀血证和气虚血瘀证，前者多位于内囊膝部和放射冠，后者多位于内囊后肢和放射冠。从定量角度有人发现壳核出血在 20～50ml、中线结构移位在 0.5～1.0cm 时多为风火上扰清窍证，而出血量在 50ml 以上、中线结构移位在 1.0cm 以上时多为痰湿蒙塞心神证和痰热内闭心窍证。从定位规律方面有人发现从中经络证到中脏腑闭证、脱证的病变部位从外围脑叶至脑干脑室所占比例逐渐增加。另外还有学者就中风先兆证和康复期进行了系统的研究。发现中风先兆证以皮质下动脉硬化性脑病表现为多见，伴有腔隙性脑梗死的患者复中率较高，中风后遗症几乎全部表现为病灶的软化和吸收改变。

(二) 脑梗死

1. 病理与临床　脑梗死(brain infarction)多见于 45～70 岁中老年人，约占全部脑血管病(卒中)的 60%～80%，男女之比为 3∶2。部分患者有短暂性脑缺血发作史或高血压动脉硬化史。病理表现为脑部血液循环障碍，缺血、缺氧所致的局限性脑组织缺血性坏死或软化。起病较突然，并在短期内进行性加重。临床症状与梗死区域的脑功能有关，常导致偏身感觉运动障碍、失语等。梗死区面积较大时可因脑水肿出现脑疝症状。腔隙性脑梗死为脑穿支动脉闭塞引起的小梗死，临床表现轻微。出血性脑梗死一般发生在脑梗死后 1 周左右，溶栓治疗时更常见，临床上在原有脑梗死基础上，症状加重。

2. 影像学表现

(1) CT:①多数于 24 小时内呈阴性表现,少数于 6 小时后显示为低密度区。②部分超急性期梗死 CT 表现为局灶性脑肿胀和基底节区结构模糊,灌注检查显示低灌注。③血管闭塞第二天,缺血区密度明显减低,其部位及范围与闭塞血管的供血区一致,同时累及皮髓质,多呈楔形或扇形。④1~2 周病变区密度均匀,边界清楚;2~3 周出现模糊效应;1~2 个月可呈水样密度,同时局部脑沟增宽,同侧脑室扩大。⑤大脑中动脉供血区梗死时,梗死的低密度脑组织可衬托出大脑中动脉水平段的高密度影,即"条带征"。⑥增强检查,梗死后 3~7 天至 4~6 周,病变区出现脑回样强化,第 2~3 周出现率最高。⑦腔隙性脑梗死多见于基底节、小脑和脑干,呈圆形、斑点状低密度灶,无占位效应,直径在 15mm 之内。⑧出血性脑梗死是脑梗死的特殊类型,呈大片低密度梗死灶中的斑点状高密度出血灶。

(2) MRI:①超急性期常规 MRI 呈阴性,弥散成像(DWI)呈高信号,ADC 值减低,灌注成像(PWI)呈低灌注状态。②当 PWI 显示的低灌注区与 DWI 高信号区不匹配时,两者间的不匹配区为"缺血半暗带"。③"缺血半暗带"的存在是进行溶栓治疗的理论基础,溶栓治疗可使"缺血半暗带"内脑组织转化为正常灌注区。④急性期呈 T_1WI 低信号,T_2WI 高信号,FLAIR 高信号,DWI 高信号,PWI 呈低灌注。⑤亚急性期常规序列表现同急性期,DWI 信号呈下降趋势。⑥慢性期 T_1WI,T_2WI 表现同急性期,FLAIR 呈低信号,DWI 呈低信号。⑦增强后表现同 CT。⑧腔隙性脑梗死多见于基底节、小脑和脑干,类圆形,大小在 15mm 以内,信号特点与脑梗死一致(图 20-16,图 20-17)。⑨出血性脑梗死时在梗塞病灶内见斑点状出血信号。

3. 鉴别诊断 缺血性脑梗死的低密度灶有时需与胶质瘤、转移瘤、脱髓鞘病变、脑积水脑白质间质水肿等鉴别。①胶质瘤、转移瘤:水肿位于肿瘤周围,与脑血管供血区无关,增强后可见肿瘤实体强化。②脱髓鞘病变:多见于多发性硬化、血管性脑白质病变、皮层下动脉硬化性脑病等。病灶大多位于脑室周围,其次为皮层下、胼胝体、脑干、小脑等。单发或多发,CT 呈斑片状低密度,MRI T_1WI 为低信号,T_2WI 为高信号,DWI 呈高信号,境界欠清,增强后边缘环状或弓形强化(图 20-18)。③脑积水脑白质间质水肿:两侧对称,分布于脑室周围,伴脑室系统扩大。

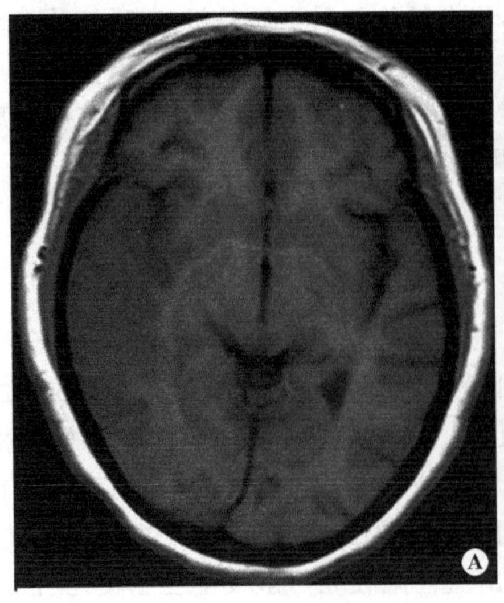

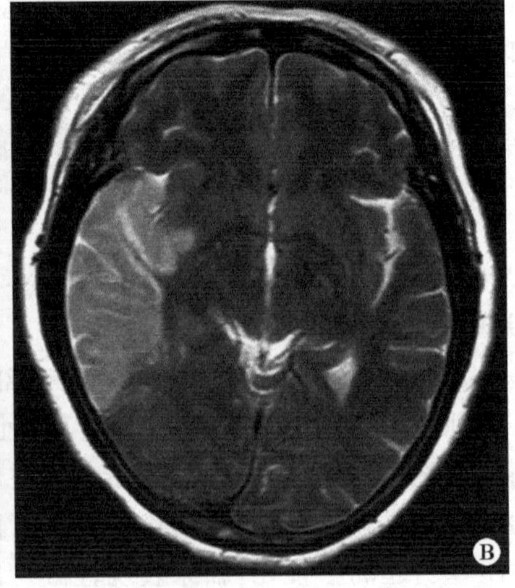

图 20-16 急性脑梗死 MRI 平扫图像

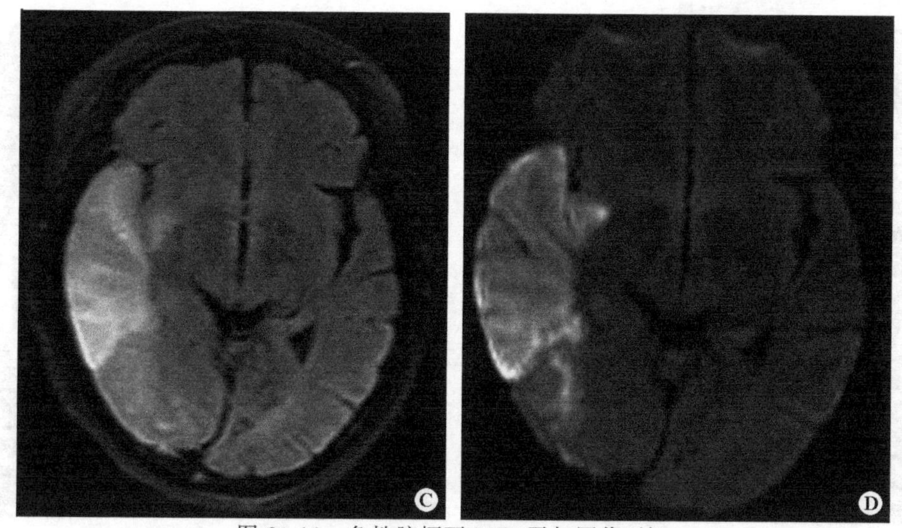

图 20-16　急性脑梗死 MRI 平扫图像(续)

A. MRI T_1WI 显示右侧颞叶及基底节片状低信号,局部脑组织肿胀,右侧侧脑室后角受压,外侧裂池部分闭塞;B. MRI T_2WI、C. MRI FLAIR 及 D. MRI DWI 均呈高信号

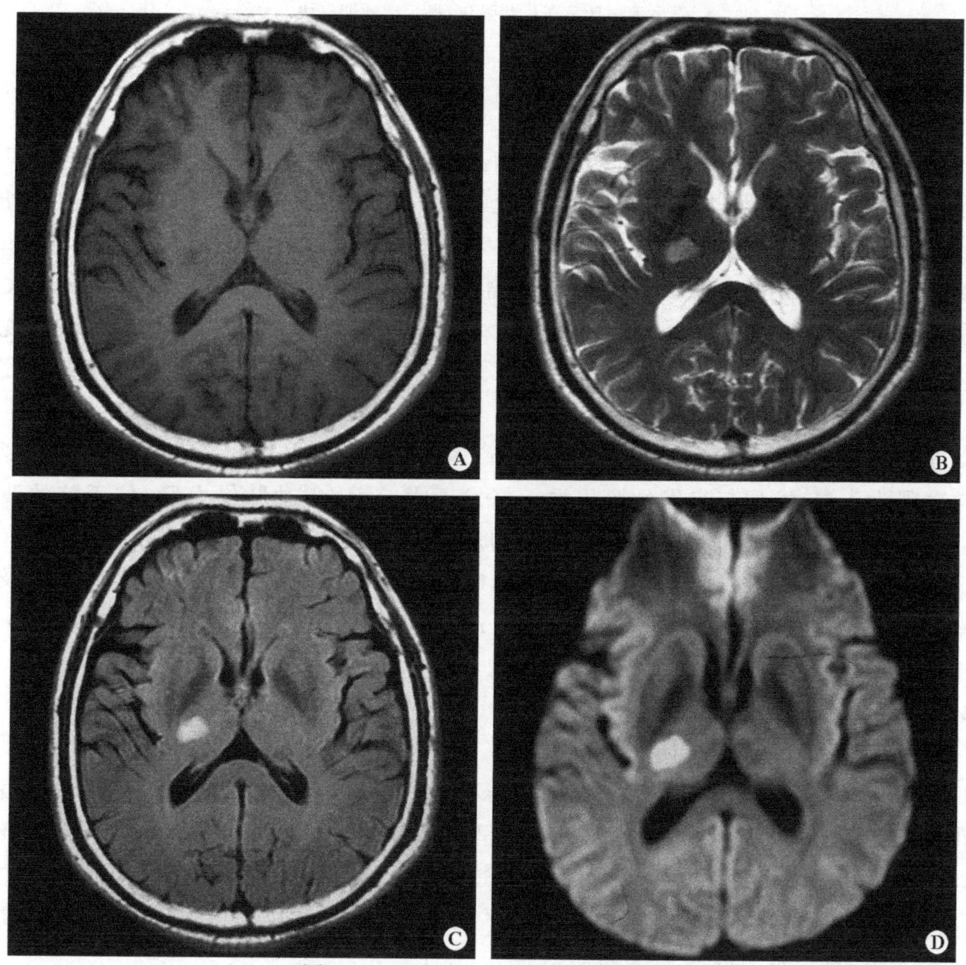

图 20-17　腔隙性脑梗死 MRI 图像

A. MRI T_1WI 显示右侧丘脑斑片状低信号灶;B. MRI T_2WI、C. MRI FLAIR 和 D. MRI DWI 均显示高信号

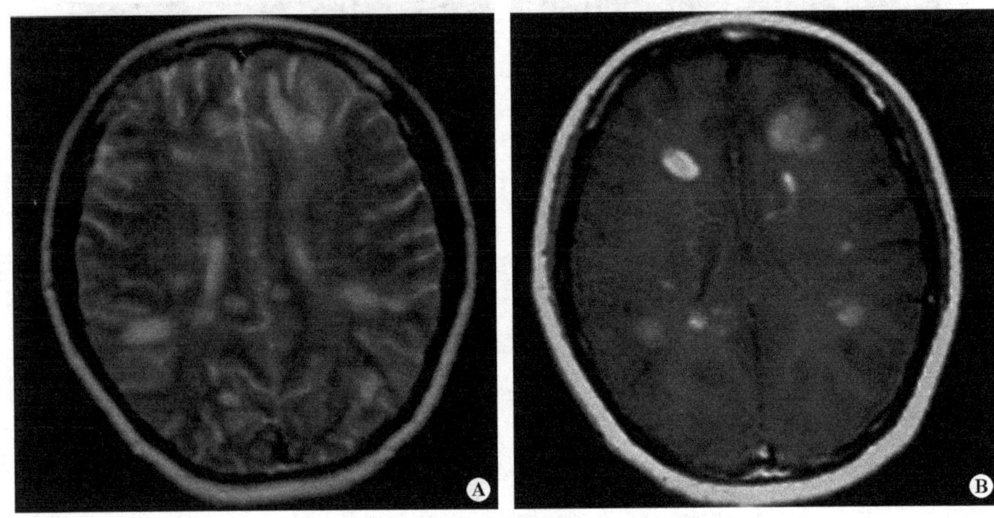

图 20-18 多发性硬化 MRI 图像

A. MRI 横断面 T_2WI 显示两侧侧脑室旁多发椭圆形高信号，分布与侧脑室垂直；B. MRI 横断面 T_1WI 增强显示病灶呈斑片状强化，提示活动期斑块

（三）动脉瘤与动静脉畸形

1. 病理与临床 动脉瘤(aneurysm)发病高峰年龄在 50～54 岁，女性略多见。根据病因可分为：先天性、损伤性、感染性和动脉硬化性。根据形态可分为：粟粒状、囊状、梭形、夹层和假性动脉瘤，90%的颅内动脉瘤为囊状。直径＜1.0cm 为一般性动脉瘤，1.0～2.5cm 为大动脉瘤，＞2.5cm 为巨大动脉瘤。动脉瘤发生以颈内动脉颅内段居多，其次为大脑前动脉和大脑中动脉，大脑后动脉较少见。绝大多数未破裂动脉瘤无临床症状，少数表现为压迫症状。动脉瘤破裂引起颅内出血，常于劳累或激动时发生，出血突然，表现为头痛、恶心、呕吐、颈项强直或部分意识障碍等。

动静脉畸形(arteriovenous malformation)多为 20～40 岁青年人发病，男性略多于女性。常表现为头痛、癫痫与自发性脑出血。好发于大脑前、中动脉供血区，位于脑的浅表或深部。由供血动脉、畸形血管团和引流静脉构成，畸形血管团内动静脉瘘形成，内可有血栓形成、钙化和变性，血管团间可有正常脑组织，畸形血管团周围脑组织可有变性、萎缩及含铁血黄素沉着。直径＜2.5cm 为小型，2.5～5cm 为中型，5～7.5cm 为大型，＞7.5cm 为特大型。

2. 影像学表现

(1) CT 表现

1) 动脉瘤：①无血栓形成的动脉瘤平扫多为均匀的圆形或椭圆形高密度，增强后呈均匀强化。②有部分血栓形成的动脉瘤平扫时呈不均匀的高密度环状，边缘可有壳状或弧状钙化，中心部分呈低密度；增强扫描，边缘高密度环无强化，而中心低密度区强化，呈“靶环征”。③动脉瘤破裂时可显示相应的蛛网膜下腔出血、脑内血肿等。④CTA 可显示瘤体部位、形态、大小、数目及与载瘤动脉的关系。

2) 动静脉畸形：①呈不规则的高、等、低混杂密度灶，大小不一，内可见点状、管状或小片钙化。②病灶周围无明显水肿，占位效应不明显，甚至有脑萎缩改变。③病灶较小时可呈阴性表现。④增强扫描呈团状强化，内可见迂曲血管影，并可显示病灶周围的供血动脉及粗大的引流静脉。⑤合并血肿时可有不同时期出血的表现及占位效应。⑥CTA 可直观地显示畸形血管团、供血动脉和引流静脉。

（2）MRI 表现

1）动脉瘤：①MRI 表现取决于瘤腔内血流速度、有无血栓形成、钙化及含铁血黄素沉着。②血流过快时，平扫 T_1WI，T_2WI 上，动脉瘤均呈圆形或椭圆形无信号区，周围可见搏动伪影，增强扫描瘤内无强化，瘤壁可强化。③血流较慢时，呈等、高不均匀信号，有强化。④巨大动脉瘤 MRI 能显示各种成分的混杂信号，如血流及涡流因流空效应呈无信号，瘤壁钙化呈无信号，血栓为高信号，含铁血黄素为低信号。⑤MRA 可显示瘤体部位、形态、大小、数目及载瘤动脉等（图 20-19）。

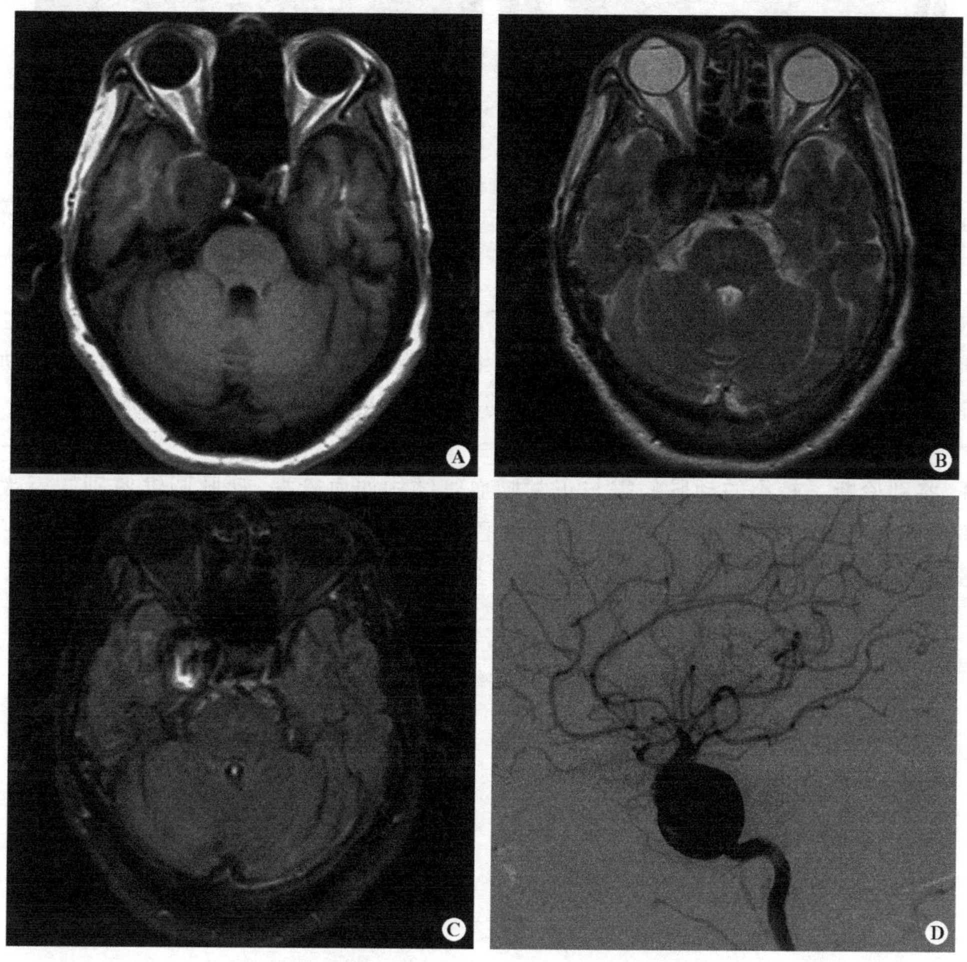

图 20-19　动脉瘤 MRI 和 DSA 图像

A. MRI T_1WI；B. MRI T_2WI；C. MRI FLAIR 显示右侧鞍旁类圆形无信号区，中心斑片高信号，周围并见搏动伪影；D. DSA 显示颈内动脉虹吸部动脉瘤

2）动静脉畸形：①表现为瘤内扩张流空的畸形血管团，T_1WI 及 T_2WI 均呈低信

号。②无明显占位效应，邻近脑组织可呈现不同程度的萎缩表现。③动静脉畸形伴出血时呈不同时期血肿表现，周围出现水肿，有时可见蛛网膜下腔出血。④增强扫描呈不规则、团状增强区，并可见迂曲扩张血管。⑤MRA 可见供血动脉、畸形血管团及引流静脉（图 20-20）。

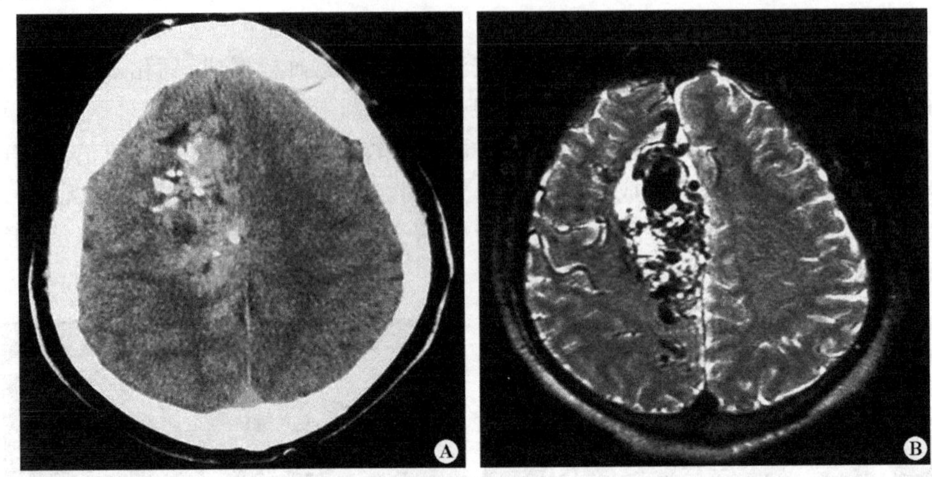

图 20-20 动静脉畸形 CT 和 MRI 图像

A. CT 平扫显示右侧额顶叶大脑镰旁等高低混杂密度影，内见点状钙化；B. MRI T_2WI 显示相应病变区扩张流空的畸形血管团，邻近脑实质内有高低混杂信号

(3) DSA 表现：①是诊断动脉瘤最主要手段，96％以上的动脉瘤均可借此确诊，也是动静脉畸形的确诊方法。②DSA 可明确动脉瘤生长方向和瘤颈（蒂）的解剖关系，显示动静脉畸形的部位、供血动脉、畸形血管团大小以及引流静脉，了解是否伴有动脉瘤、静脉瘤、动静脉瘘等。

3. 鉴别诊断 较小的动脉瘤需与正常脑血管结构如血管襻、动脉圆锥鉴别。巨大动脉瘤有时需与脑膜瘤、实质性颅咽管瘤或垂体瘤相鉴别。动静脉畸形需与海绵状血管瘤，血供丰富的胶质瘤，静脉性血管畸形及烟雾病等鉴别。

（王　嵩）

第二十一章　脊　髓

脊髓病变的诊治中影像学检查不可缺少，影像学为疾病的定性、定位诊断提供重要信息，特别是近年来 MRI 技术的发展，图像分辨力进一步提高，更利于细节的显示，并且用于头颅的多种功能磁共振技术正逐步推广应用于脊髓，为临床提供了更丰富的信息。

第一节　影像学检查方法和正常影像学表现

一、脊髓 CT 检查及正常 CT 表现

相较于 X 线平片，CT 检查可直接显示脊髓结构，且对周围骨性椎管结构显示更多细节。常规仰卧位扫描，先行定位片扫描，再进行横断面扫描，并可在薄层扫描后进行矢状面及冠状面图像重组。

正常脊髓 CT 平扫示脊髓位于椎管中央，借周围蛛网膜下腔内低密度的脑脊液衬托可显示脊髓的形态结构。颈髓横断面上呈椭圆形(图 21-1)，胸髓呈圆形，胸 9 至胸 12 椎体相应节段胸髓前后径稍增粗，在过了腰膨大段后，脊髓变细形成圆锥，圆锥向下逐渐变小，约至腰 1、2 平面，其下形成终丝止于骶 2 平面。正常椎管呈类圆、椭圆或近似三角形，由椎体、椎弓根、椎板和棘突围成。椎间孔呈裂隙状，位于椎管前外侧，有脊神经根通过。

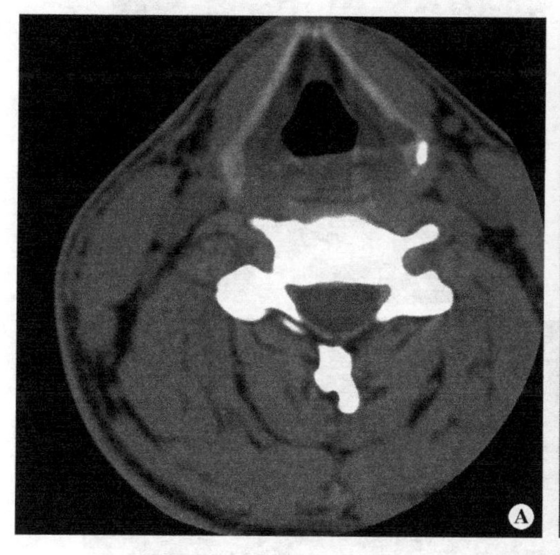

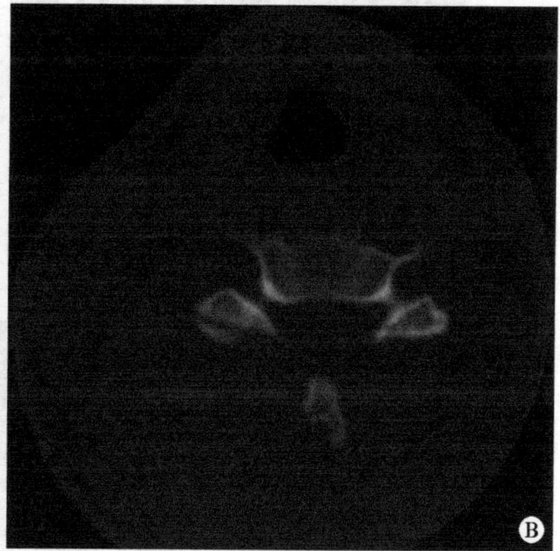

图 21-1 正常脊髓 CT 平扫图像

A. 横断面 CT 平扫软组织窗；B. 横断面 CT 平扫骨窗

二、脊髓 MRI 检查及正常 MRI 表现

相较于 CT 检查，MRI 检查软组织分辨率更高，可清晰显示脊髓、蛛网膜下腔及硬膜囊结构。脊髓 MRI 检查，一般采用横断面和矢状面扫描，必要时辅以冠状面扫描。常用 SE

T_1WI、FSE T_2WI，必要时辅以脂肪抑制技术。MRI 增强检查可提高脊髓病变的检出率和诊断正确率。近年来 DWI、DTI 及 MRS 技术正逐步应用于脊髓病变，图像质量亦不断提高。

正常脊髓 MRI 矢状面不受脊髓生理曲度的影响，可连续显示脊髓的全长及椎管前后缘病变(图 21-2)。脊髓位于椎管中心，呈中等信号，圆锥状，在颈膨大及圆锥部稍粗些。横断面脊髓灰质呈典型的蝴蝶形被白质包绕，在 T_1WI 上灰质信号较周围白质稍高，T_2WI 上较周围白质稍低(图 21-2)。脊髓周围有长 T_1 长 T_2 信号的蛛网膜下腔内的脑脊液环绕。脊髓的前后根均在蛛网膜下腔内，两者会合进入椎间孔。脊髓圆锥下方的蛛网膜下腔内可见马尾神经。硬脊膜呈线状低信号。硬膜外间隙较窄，内含血管、脂肪及结缔组织。椎间盘前静脉、椎后静脉以及吻合静脉分支 SE 序列常显示为流空信号，脂肪组织呈高信号，黄韧带呈低信号位于脊髓后方。脊椎椎体及椎弓根内呈中等信号。椎体和椎弓表面的骨皮质在 T_1WI 及 T_2WI 均呈低信号。冠状面可用于观察脊髓两侧的神经根和脊髓病变的形态。

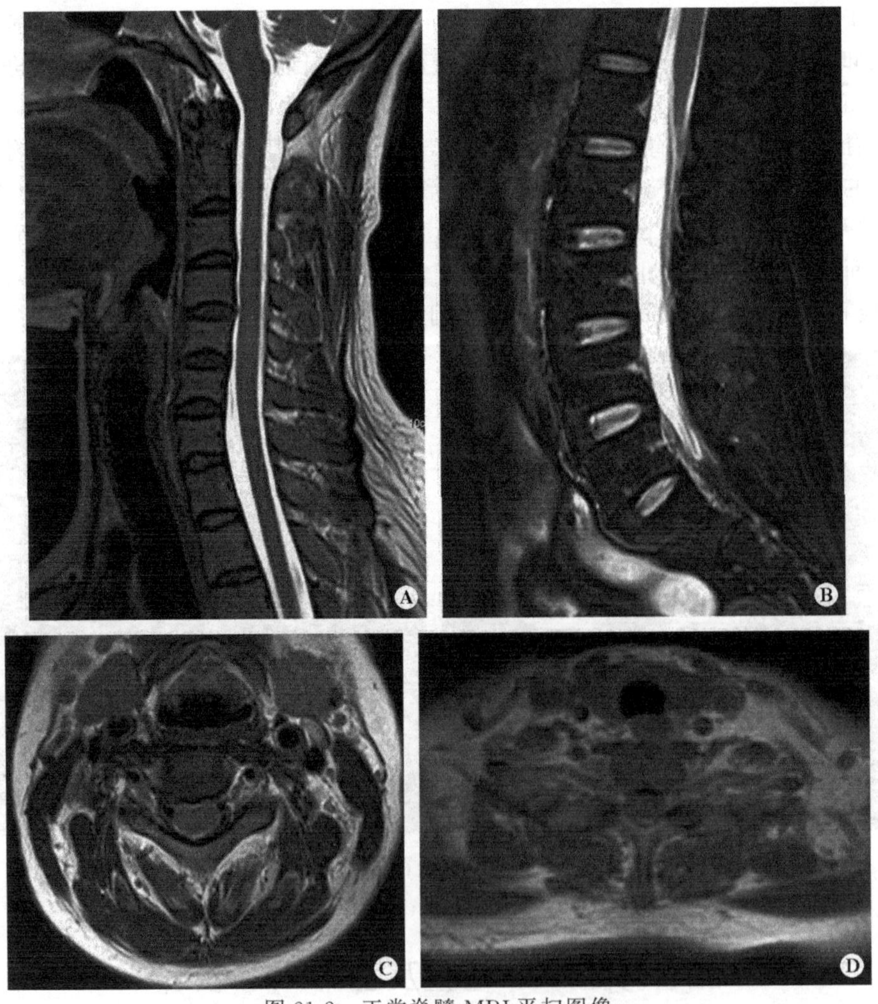

图 21-2　正常脊髓 MRI 平扫图像

A. 颈椎 MRI 矢状面 T_2WI；B. 腰椎 MRI 矢状面脂肪抑制 T_2WI；C. MRI 横断面 T_2WI 颈椎椎间孔层面，显示近端神经根；D. 胸椎 MRI 横断面 T_1WI

第二节　基本病变的影像学表现

一、椎管狭窄或扩大

CT 上椎管矢状径正常值下限为：颈椎椎管矢状径 11mm，腰椎椎管矢状径 12mm，低于此即为椎管狭窄。脊柱退行性改变及椎管内占位性病变均可引起椎管狭窄，压迫脊髓、神经根，引起一系列症状。椎弓根崩裂致椎体滑脱时，可见椎体与附件间距增大，椎管扩大。

二、椎间孔狭窄或扩大

脊柱退行性改变，椎间小关节骨质增生、椎间盘突出、小关节囊肥厚等均可引起椎间孔狭窄。腰椎椎间孔高度≤15mm，可考虑椎间孔狭窄。椎弓根崩裂致椎体滑脱时，椎体与附件分离，可见椎间孔扩大。椎间孔区肿瘤性病变，可压迫邻近骨质，使椎间孔扩大。

三、脊髓位置、形态异常

1. 位置异常　髓外占位性病变常推压或包绕邻近脊髓，脊髓不同程度移位。先天畸形，脊髓脊膜膨出时，可见局部脊膜、蛛网膜下腔甚至脊髓膨出椎管外，局部脊髓牵拉、移位。

2. 形态异常（占位、萎缩等）　髓内占位性病变，使得局部脊髓膨大、蛛网膜下腔狭窄或闭塞。髓外占位性病变常推压或包绕邻近脊髓，脊髓受压变形。脊髓萎缩，可为局限性或弥漫性，表现为脊髓体积缩小，中央管不同程度扩大，邻近蛛网膜下腔增宽。

四、脊髓密度、信号异常

以正常脊髓为参照，病灶密度/信号高于正常脊髓者为高密度/高信号，低于正常脊髓者为低密度/低信号，与正常脊髓相等者为等密度/等信号，两种或两种以上密度/信号同时存在为混杂密度/信号。

高密度病灶见于钙化、出血和某些实性肿瘤。低密度病灶见于组织的坏死、水肿（肿瘤、炎症、挫伤等），液性病灶（脊髓空洞、软化灶等）和脂类（脂肪瘤等）。等密度病灶常为出血性病灶的某一阶段和某些肿瘤病灶。

MRI 上大多数病灶呈 T_1WI 低信号，T_2WI 高信号；脂肪类病灶 T_1WI 及 T_2WI 均呈高信号；含顺磁性物质的肿块如黑色素瘤呈 T_1WI 高信号，T_2WI 低信号；钙化和骨化 T_1WI 及 T_2WI 均呈低信号，较细小的钙化和骨化 MRI 上常不能显示；出血的信号改变较复杂，与期龄有关，详见相关章节。

第三节 常见疾病的影像学诊断

一、椎管内肿瘤

（一）髓内肿瘤

占椎管内肿瘤的10%～15%。室管膜瘤及星形细胞瘤最常见。

1. 室管膜瘤

（1）病理与临床：室管膜瘤（ependymoma）起源于中央管的室管膜细胞或终丝等部位的室管膜残留，为成人最常见的髓内肿瘤，女性相对多见。好发于腰骶段、脊髓圆锥和终丝。肿瘤边界较清，46%可发生囊变。临床主要表现为局限性颈背痛，逐渐出现肿瘤节段以下的运动障碍和感觉异常。

（2）影像学表现

1）CT表现：①平扫呈低密度，脊髓外形膨大，多呈对称性，肿瘤与邻近正常脊髓分界尚清；近半数有囊变，偶见钙化。②肿瘤较大时，可压迫椎体后缘呈扇形压迹，椎管扩大伴椎间孔扩大。③瘤体两端可形成肿瘤性脊髓空洞。④增强扫描呈轻度强化或不强化。

2）MRI表现：①平扫T_1WI呈均匀等或低信号，T_2WI呈高信号，其内可见囊变、坏死、出血，呈相应的信号改变。②颈髓室管膜瘤的出血常位于肿瘤边缘，为其特征表现。③增强后肿瘤实质部分均匀强化，囊变坏死区无强化（图21-3）。

（3）鉴别诊断：主要需与星形细胞瘤鉴别，详见下文。

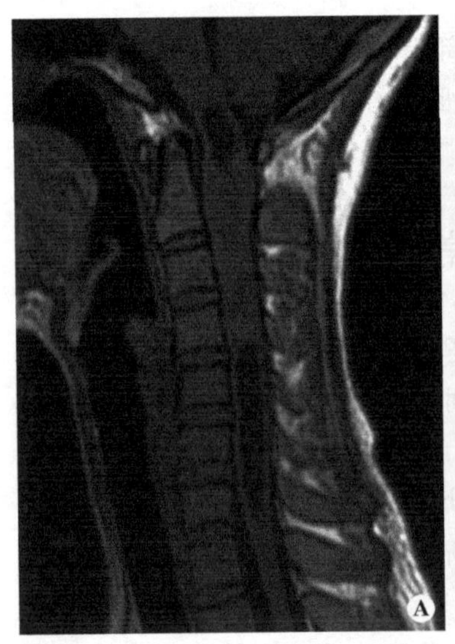

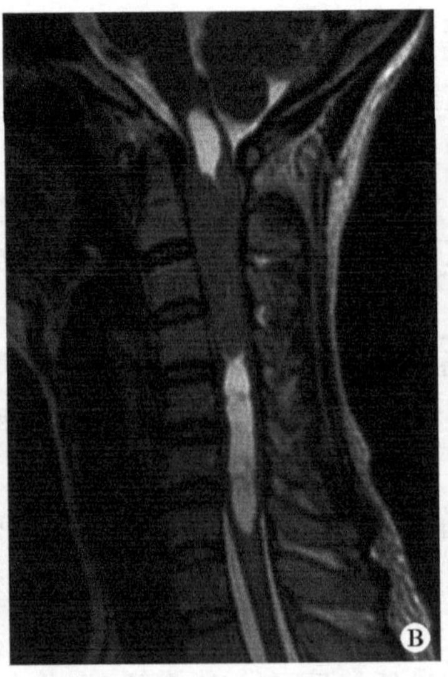

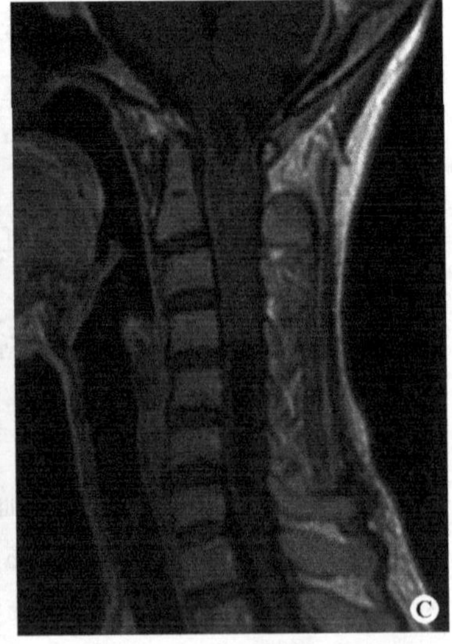

图21-3 室管膜瘤MRI图像

MRI矢状面T_1WI(A)、T_2WI(B)显示颈段脊髓内长条状等T_1、稍长T_2信号，边界欠清，病灶上下端伴有囊变；MRI矢状面增强T_1WI(C)显示肿块实质部分轻度斑片状强化

2. 星形细胞瘤

(1) 病理与临床:星形细胞瘤(astrocytoma)源于脊髓的星形细胞。发病率仅次于室管膜瘤,是儿童最常见的髓内肿瘤。平均发病年龄为 21 岁。颈胸段最多,呈浸润性生长,累及多个节段,甚至脊髓全长。肿瘤与正常脊髓无明显分界,38%可发生囊变。临床表现为局限性疼痛,晚期可引起脊髓功能不全的症状和体征。

(2) 影像学表现

1) CT 表现:①脊髓不规则增粗,肿瘤呈等或低密度,可见囊变、出血,钙化少见。②肿瘤边界不清,多累及多个脊髓节段。③增强扫描肿瘤呈轻度不均匀强化。

2) MRI 表现:①T_1WI 呈低信号,T_2WI 呈高信号,肿瘤内囊变、出血时信号不均。②肿瘤范围广泛,累及多个脊髓节段,常位于脊髓后部,呈偏心性生长。③增强扫描肿瘤呈不同程度强化(图 21-4)。

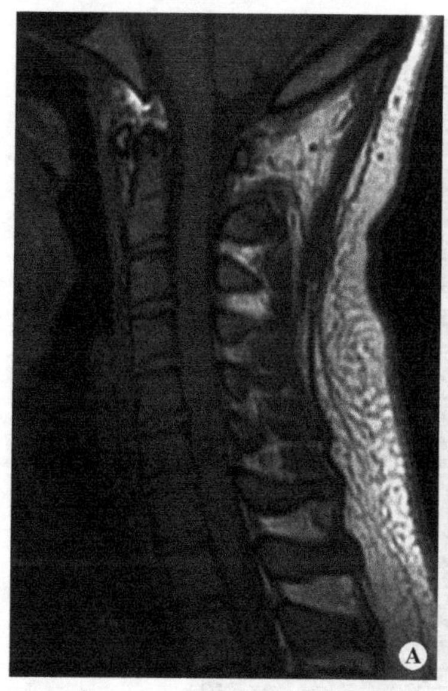

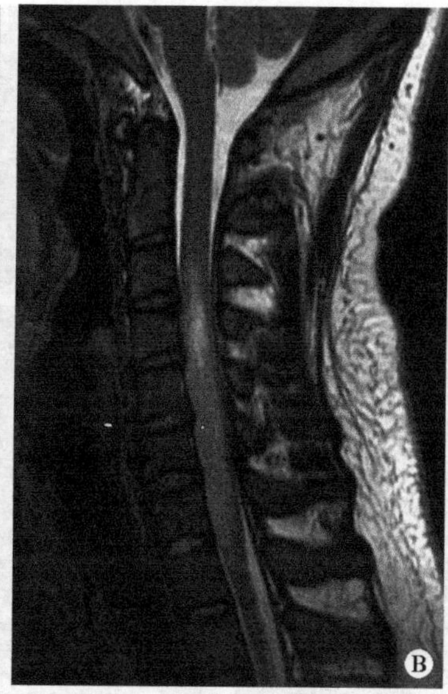

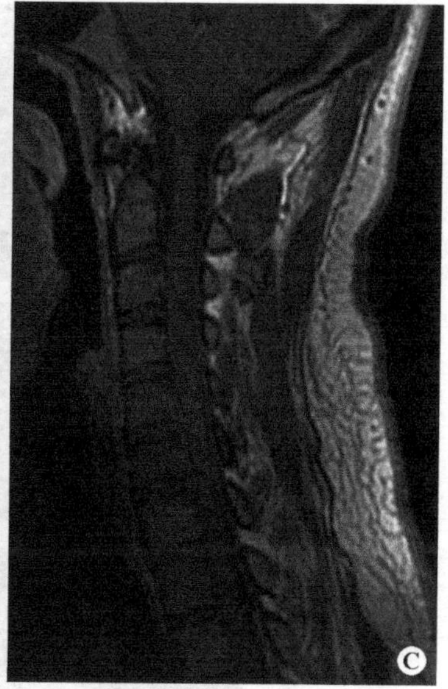

图 21-4 星形细胞瘤 MRI 图像

MRI 矢状面 T_1WI (A)、MRI T_1WI(B)显示颈段脊髓肿胀,内见长条状异常信号,T_1WI 呈稍低信号,T_2WI 呈不均匀高信号,边界欠清;MRI 矢状面位增强 T_1WI(C)呈不均匀斑片状强化

(3) 鉴别诊断:主要需同室管膜瘤及脊髓炎症等相鉴别。①星形细胞瘤:肿瘤范围广泛,累及多个脊髓节段,呈偏心性生长,囊变、出血多位于病灶内部。②室管膜瘤:肿瘤相对局限,脊髓肿胀呈对称性,出血常位于病灶边缘,瘤体两端可见脊髓空洞。③脊髓炎症:脊髓肿胀程度相对较清,呈斑片状异常信号,增强后轻度斑片状强化。

(二)髓外硬膜内肿瘤

1. 神经源性肿瘤

(1) 病理与临床:神经源性肿瘤(neurogenic tumor)包括神经鞘瘤和神经纤维瘤。以颈、胸段略多,呈弧立结节状,包膜完整,偏一侧生长,脊髓受压移位或变细。肿瘤易从硬膜囊向神经孔方向生长,相应神经孔扩大,延及硬膜内外的肿瘤常呈哑铃状。疼痛为最常见的首发症状。

（2）影像学表现

1）X线平片表现：椎弓根侵蚀破坏和椎间孔扩大最常见。

2）CT表现：①平扫呈略高于脊髓的密度。②相应脊髓受压变形向对侧移位，对侧蛛网膜下腔变窄。③肿瘤易向椎间孔生长，引起椎间孔扩大，呈哑铃状。④增强扫描呈中等度强化。

3）MRI表现：①神经鞘瘤 T_1WI呈等或稍高信号，少数为低信号，T_2WI呈高信号，可合并囊变、出血。增强后肿瘤呈均匀强化，合并囊变时呈不均匀强化。②神经纤维瘤 T_1WI呈等或低信号；T_2WI呈等或高信号，并可见"靶征"，即病灶中心呈低信号，周边呈环形高信号，中间低信号为胶原纤维组织，周边高信号为黏液基质成分；增强后呈多样强化，常见中央强化（图21-5）。

（3）鉴别诊断：需与脊膜瘤等鉴别，详见下文。

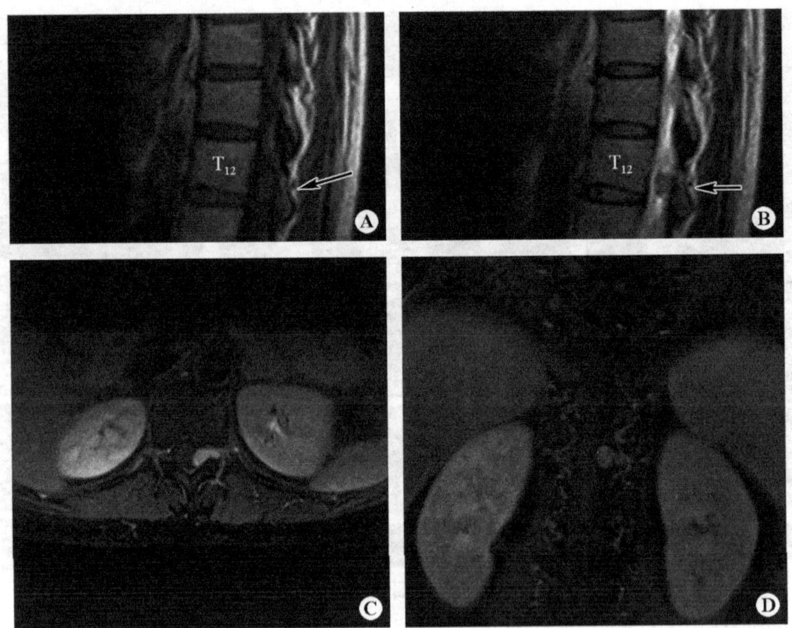

图21-5 神经鞘瘤MRI图像

A. MRI矢状面 T_1WI显示胸12相应节段髓外硬膜下小类圆形占位（↑），呈不均匀高信号；B. MRI矢状面 T_2WI显示病灶呈等稍低信号；C. MRI增强脂肪抑制 T_1WI扫描横断面；D. 冠状面显示病灶明显强化，向左侧椎间孔生长

2. 脊膜瘤

（1）病理与临床：脊膜瘤（spinal meningioma）是椎管内位列第二的良性肿瘤，好发于中年女性，单发多见。80%发生于胸段，其次为颈段。病理形态方面与脑膜瘤相似，约10%可见钙化，与脊髓分界清楚。临床症状酷似神经纤维瘤，只是患病年龄较高，神经根痛较少见。

（2）影像学表现

1）CT表现：①平扫呈椭圆形或圆形稍高密度，有完整包膜，肿瘤内可见不规则钙化。②邻近骨质可有增生改变。③增强扫描肿块呈均匀强化。

2）MRI表现：①平扫 T_1WI多呈等或略低信号，T_2WI呈等或稍高信号，钙化在 T_1WI

和 T_2WI 上均为低信号。②少数恶性脊膜瘤可突破硬脊膜长入硬脊膜外。③增强后肿瘤均匀强化，可见脊膜尾征（图 21-6）。

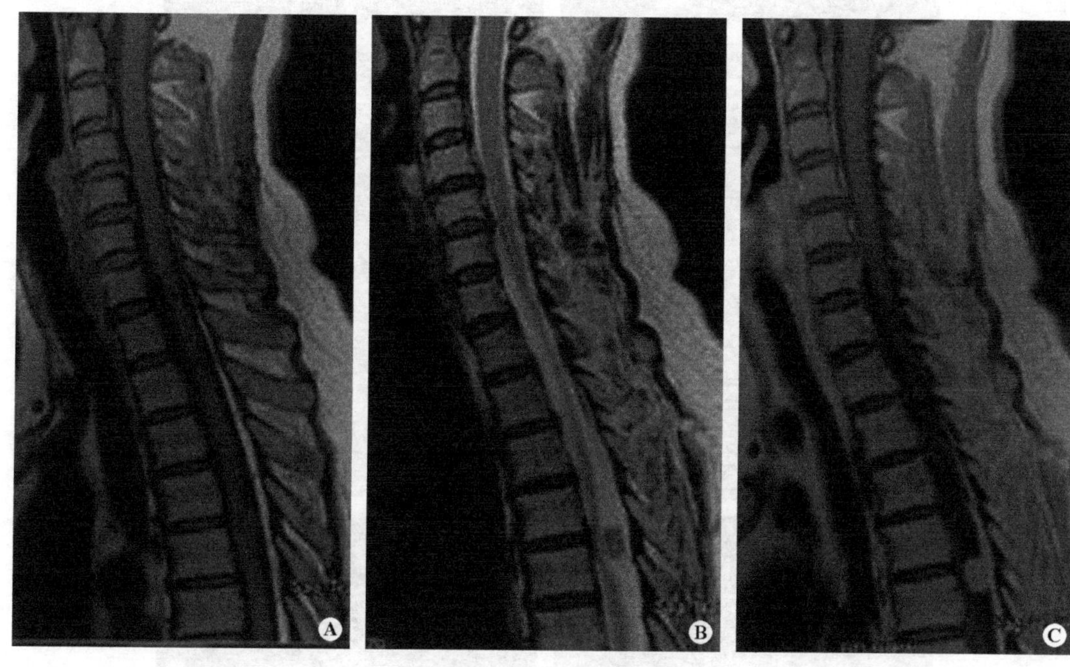

图 21-6　脊膜瘤 MRI 图像

A. MRI 矢状面 T_1WI 平扫；B. MRI T_2WI 平扫示胸 4～5 水平椎管内髓外硬膜下肿块，呈等 T_1、等 T_2 信号，脊髓受压向前移位，同侧上下方蛛网膜下腔增宽；C. MRI 矢状位 T_1WI 增强扫描显示肿块明显强化，广基底与脊膜相连

（3）鉴别诊断：需与神经源性肿瘤等相鉴别。①脊膜瘤：宽基底附于脊膜，内部信号多均匀，增强后均匀强化，可见脊膜尾征。②神经源性肿瘤：易向椎间孔生长，呈哑铃形，中心常见囊变。

（三）髓外硬膜外肿瘤

转移瘤

（1）病理与临床：转移瘤（metastasis）是硬膜外最常见的恶性肿瘤，多见于老年人，无性别倾向。儿童转移瘤多通过椎间孔侵犯椎管内，脊髓环形受压；成人易侵犯椎弓部分，继而累及椎体和椎旁组织。临床主要表现为背痛和进行性神经脊髓功能减退。

（2）影像学表现

1）CT 表现：①平扫示硬膜外软组织肿块，呈等密度，多向椎旁生长，有些肿瘤可穿破硬膜向硬膜下或髓内生长。②骨窗示椎体、椎弓根不同程度骨质破坏。③增强扫描肿瘤可强化。

2）MRI 表现：①平扫示硬膜外软组织肿块及椎体、椎弓根信号异常。②增强扫描肿瘤可强化，强化程度与形式因肿瘤类型不同而各异（图 21-7）。

（3）鉴别诊断：椎旁软组织肿块需与慢性肉芽肿性炎和软组织原发肿瘤相鉴别，骨质破坏需与慢性良性压缩性骨折相鉴别。

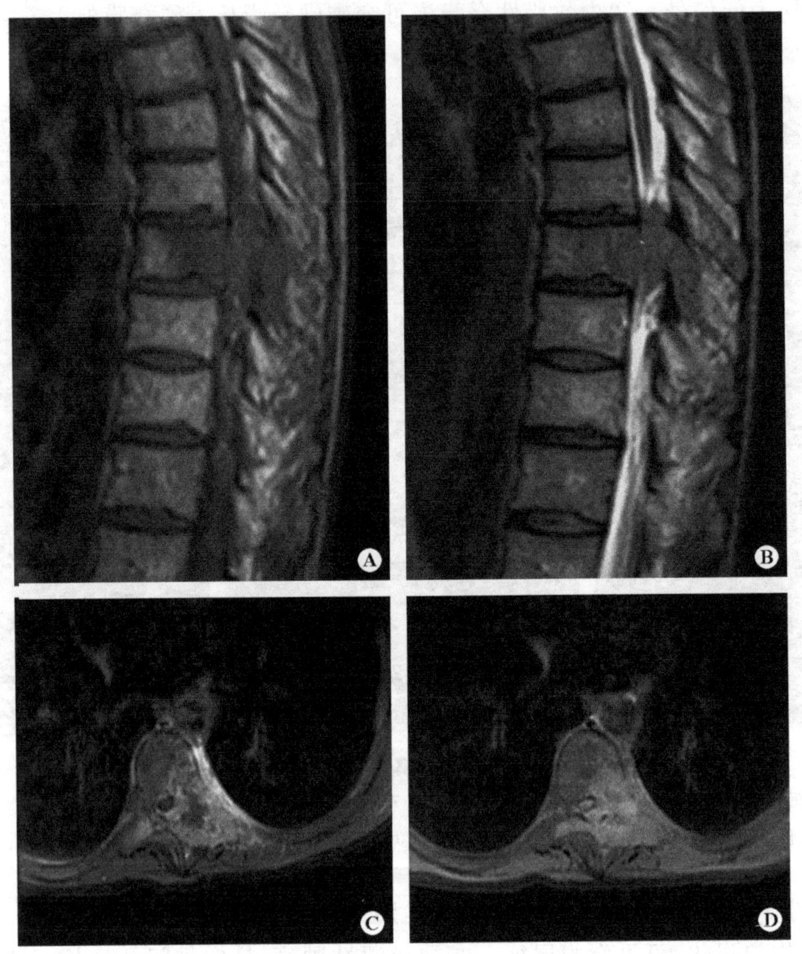

图 21-7 转移瘤 MRI 图像

A. MRI 矢状面 T_1WI 显示椎体、附件低信号灶，及相应硬膜外低信号肿块；B. MRI 矢状面 T_2WI 显示病灶呈等、稍高信号；C. MRI 横断面脂肪抑制 T_1WI 显示相应节段椎管狭窄，脊髓受压；D. MRI 横断面增强扫描 T_1WI 显示病灶不均匀强化，并累及邻近肋骨

二、脊髓损伤

1. 病理与临床 病理上，按损伤程度分为：脊髓震荡、脊髓挫裂伤、脊髓压迫或横断、椎管内血肿。脊髓震荡属最轻度的损伤，为短暂的脊髓功能抑制。脊髓挫裂伤常伴严重的脊柱骨折、脱位，髓内可见点片状或局灶出血，常合并水肿、液化坏死及蛛网膜下腔出血，病变多累及多个节段，严重者脊髓可部分或完全断裂。临床上，脊髓损伤的早期表现主要为脊髓休克，如为脊髓震荡则短期内可恢复正常，脊髓挫裂伤或部分断裂则功能不能完全恢复，脊髓横断时损伤平面以下运动和感觉均消失。

2. 影像学表现

(1) X 线：①平片显示椎体及附件有无骨折或滑脱、关节突有无绞索、椎管内有无碎骨片等。②脊髓造影可显示硬膜囊撕裂的位置、范围及脊髓受压改变。

(2) CT:①脊髓震荡多呈阴性表现。②脊髓挫裂伤表现为脊髓肿大、边缘模糊,髓内密度不均。③髓内血肿呈高密度,髓外血肿显示脊髓受压移位。④CT并可发现椎体及其附件的骨折、关节突绞索、椎管狭窄及椎管内碎骨片。

(3) MRI:①脊髓震荡多呈阴性表现。②脊髓挫裂伤表现为脊髓肿大,信号不均,T_1WI可见稍低信号,T_2WI见髓内不均匀高信号。③并发出血时,急性期T_1WI呈等信号,T_2WI呈低信号,亚急性期T_1WI及T_2WI均呈高信号,慢性期T_1WI呈低信号,T_2WI呈高信号,周围低信号含铁血黄素环。④脊髓横断时,MRI可清晰显示横断的部位、形态及相应的脊椎损伤。

3. 鉴别诊断 根据外伤病史及典型的影像表现,脊髓损伤诊断不难。外伤后脊髓空洞症需与脊髓软化灶及髓内肿瘤囊变相鉴别。

三、脊髓空洞症

1. 病理与临床 脊髓空洞症主要表现为髓内管状空腔形成,周围胶质增生。可分为交通性或非交通性两种。前者空洞与蛛网膜下腔相连,多为先天性,常合并Chiari畸形、脊髓脊膜膨出、脊髓纵裂等畸形;后者空洞不与蛛网膜下腔直接交通,可由外伤、肿瘤或蛛网膜炎等引起。

脊髓空洞症以颈髓和上胸髓最常见,可涉及延髓、下胸髓甚至全脊髓。好发于25~40岁,男性略多。主要表现为节段性分离性感觉障碍,即痛温觉消失而触觉存在;相关肌群的下运动神经元瘫痪,肌肉萎缩;若锥体束受累可出现上运动神经元损害表现。

2. 影像学表现

(1) CT:①髓内见边界清晰的低密度囊腔,CT值同脑脊液。②如空洞内蛋白含量较高时,呈等密度,平扫时可能漏诊。③如伴有脊髓肿瘤,可见脊髓不规则膨大,密度不均,空洞壁多较厚,增强扫描肿瘤实质可呈结节状、斑片状、环状强化。④外伤后脊髓空洞常呈偏心性,内可见分隔,增强后无明显强化。

(2) MRI:①矢状面可清晰显示空洞的全貌,呈脊髓中央的囊性空洞,T_1WI及T_2WI信号与脑脊液一致;交通性脊髓空洞症由于空洞内液体的搏动,呈现流空效应,T_1WI及T_2WI可均呈低信号。②横断面上空洞多呈圆形,有时形态可不规则或呈双腔形。③伴Chiari畸形的脊髓空洞多呈节段性或"串珠样";外伤性脊髓空洞多呈多房状或腊肠样;伴有肿瘤时,脊髓不均匀增粗,其内信号不均,空洞呈多发、跳跃状,增强后见肿瘤实质强化。

3. 鉴别诊断 主要是几种不同病因的脊髓空洞症之间的鉴别。

(王 嵩)

第六篇　头、颈部

第二十二章　眼 耳 鼻 喉

头颈部解剖结构和比邻关系复杂，影像检查对头颈部疾病的诊断常常具有决定性的意义。X线检查具有明显的局限性，目前头颈部疾病的影像学诊断主要依靠CT、MRI检查，宜根据解剖部位和病情的特点进行恰当的选用。CT适用于密度对比良好的部位，MRI因其较好的软组织分辨力和无辐射对软组织部位的检查具有优势。超声检查对眼球和颈部软组织病变有较大价值。

眼耳鼻喉影像的定性特征不多，影像检查的目的主要在于定位、定量、协助定性，是肿瘤手术和放疗前明确病灶范围、分级以及与邻近重要结构关系的主要依据。

第一节　眼

眼眶是由七块颅面骨构成的倒锥形结构，内含眼球、视神经、眼外肌、眶脂体、泪器等结构，经视神经管、眶上裂与颅中窝相通，经眶下裂与翼腭窝、颞下窝相通。眼球壁由巩膜、葡萄膜、视网膜构成，球内有晶状体和玻璃体。眼部影像学检查包括X线检查、超声、CT、MRI、DSA。

一、影像学检查方法和正常影像学表现

1. 眼的X线检查及正常X线表现　X线平片已基本淘汰，仅用于眼异物的诊断。X线泪道造影仍有其临床价值。

2. 眼的CT检查及正常CT表现(图22-1)　常规采用薄层螺旋扫描，多方位图像重组，软组织窗观察。外伤、疑有异物时采用HRCT技术，骨算法重建，骨窗观察。必要时增强扫描。

眼眶为骨性结构，内侧壁紧邻筛窦，眶内脂肪呈均匀低密度。眼球壁呈环形等密度又称眼环，眼球内部晶状体为致密凸透镜影，前后房和玻璃体呈水样密度。眼外肌呈梭形等密度，分布于眼球周边，构成肌锥。眼球外上方等密度类椭圆形影为泪腺，眼球后方视神经呈等密度经视神经管出眶入颅。

3. 眼的MRI检查及正常MRI表现(图22-1)　常规轴位、冠状位、沿视神经的斜矢状位扫描，基本序列为T_1WI、T_2WI，应用脂肪抑制技术。必要时增强扫描。

眼外肌、视神经、泪腺、眼环、晶状体均呈等信号。房水和玻璃体T_1WI低信号，T_2WI

高信号，眶内脂肪 T_1WI、T_2WI 均为高信号，脂肪抑制序列呈低信号。MRI 可显示视神经与视神经鞘之间的蛛网膜下腔。

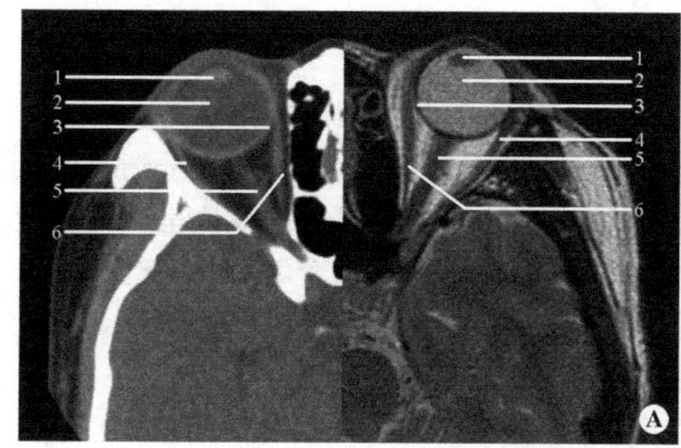

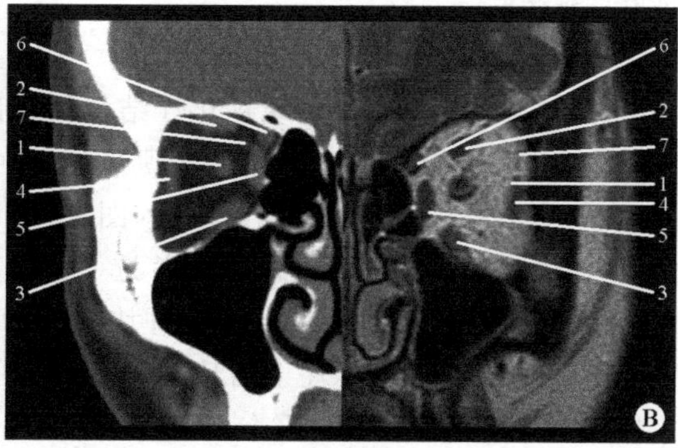

图 22-1　正常眼眶 CT(左侧)、MRI T_2WI(右侧)断面解剖图像

A. 横断面：1. 晶状体；2. 玻璃体；3. 眼球壁；4. 外直肌；5. 视神经；6. 内直肌；B. 冠状面：1. 视神经；2. 上直肌；3. 下直肌；4. 外直肌；5. 内直肌；6. 上斜肌；7. 眼上静脉

二、基本病变的影像学表现

1. 眼眶大小、形态、眶壁骨质异常　眼眶扩大见于占位性病变，眼眶浅小见于发育畸形；眶壁骨折见于外伤，骨质增生硬化见于骨纤维异常增殖症、扁平型脑膜瘤，骨质破坏见于恶性肿瘤，骨质缺失见于神经纤维瘤病、朗格汉斯细胞组织细胞增生症等；眶内肿块常见有海绵状血管瘤、神经源性肿瘤、淋巴管瘤等。

2. 眼球大小、形态、密度、信号异常　眼球增大见于球内肿瘤、青光眼、严重近视等；眼球缩小见于发育异常、眼球萎缩。眼球突出见于球后肿块、眼外肌病变、动静脉瘘、眶内血肿、鼻窦肿瘤推挤等；眼球内陷见于外伤后眶内脂肪脱出等。眼球变形见于外伤、术后、外压、进行性近视等。眼球密度增高见于球内肿块、出血等。眼环增厚见于各种葡萄膜肿瘤、炎症、球筋膜囊病变等，眼环分离见于视网膜脱离、脉络膜脱离，常伴膜下积液、信号异常。晶状体位置、密度或信号改变见于外伤后脱位、白内障，玻璃体密度或信号改变见于外伤、炎症、发育异常、异物等原因。

3. 眼球外结构(眼外肌、视神经、泪腺、眼睑)**异常**　眼外肌增粗见于甲状腺相关眼病、炎症、动静脉瘘等，眼外肌萎缩见于眼球运动神经麻痹，眼外肌内不规则的密度或信号改变见于甲状腺相关眼病时眼外肌脂肪沉积。视神经、视交叉增粗见于视神经肿瘤、炎症、颅高压等，视神经萎缩尚无确切标准，视神经变性 MRI 见 T_2WI 信号增高，视神经异常强化见于视神经变性、肿瘤、炎症。泪腺增大见于炎症和肿瘤，泪腺密度、信号改变见于肿瘤，泪腺移位多为前移，见于老年人或眶内压增高时。眼睑增厚见于甲状腺相关眼病、炎症、静脉回流障碍、肿瘤等。

三、常见疾病的影像学诊断

(一) 眼球肿瘤——视网膜母细胞瘤(retinoblastoma，RB)

1. 病理与临床　为婴幼儿最常见的眼内肿瘤，属常染色体显性遗传性疾病，75%为 3

岁前发病，10%双侧发病，也可伴发松果体或鞍上同类病变，临床特征性表现为“白瞳征”。视网膜母细胞瘤按生长方式分三种类型，依发病率高低为：突向玻璃体、视网膜下生长、沿视网膜蔓延生长。

2. 影像学表现

(1) X线表现：通过发现钙化灶结合临床诊断本病，对无钙化或细小钙化者无法诊断。

(2) CT表现：以眼球后部不规则软组织肿块伴针尖样或斑块状钙化为特征，钙化发生率90%左右，CT对发现钙化最敏感(图22-2)。静脉注射对比剂后软组织肿块呈不同程度强化，强化越明显预后越差。本病首选CT检查，观察眼外侵犯时可结合MRI检查。

(3) MRI表现：表现为结节样肿块，T_1WI等低信号、T_2WI等高信号，钙化部分T_1WI、T_2WI均为低信号，静脉注射对比剂后软组织肿块呈不同程度强化。

视网膜母细胞瘤的影像分期为：眼球内期(病灶局限于眼球内)、青光眼期(眼球增大，充满肿块)、眼球外期(蔓延眼球外，视神经、视交叉不规则增粗，明显强化)、远处转移期(血行转移到肝脏、骨骼等)。

3. 鉴别诊断

(1) 渗出性视网膜炎(Coats病)：为视网膜血管先天性发育异常，临床表现也可有“白瞳征”。发病年龄4～8岁，眼球大小正常，单眼发病，球后部分或全部玻璃体密度异常增高但不存在钙化(图22-3)，MRI显示为视网膜下积液或积血，其信号因所含成分比例不同(蛋白质、血细胞、胆固醇等)而异。增强后病灶无强化，脱离的视网膜呈线样明显强化。

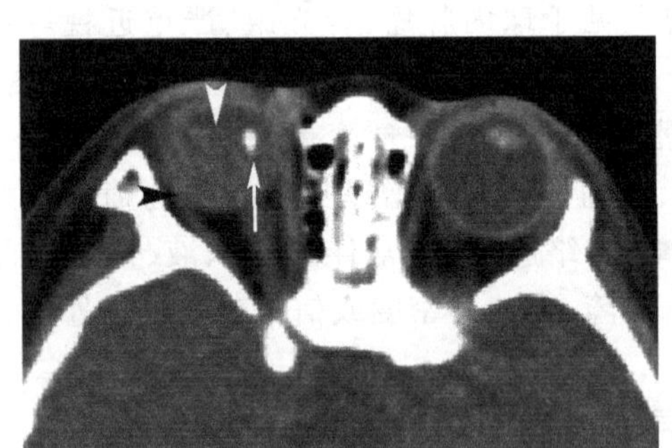

图22-2 右眼视网膜母细胞瘤CT平扫图像

箭头指肿瘤，箭指肿瘤内钙化

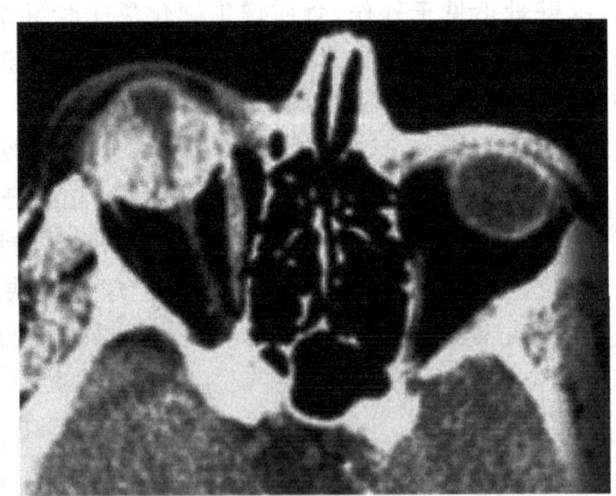

图22-3 渗出性视网膜炎CT图像

右眼视网膜下积液呈“V”形高密度

(2) 脉络膜恶性黑色素瘤(malignant melanoma of choroid)：多为中老年发病，单眼，表现为视力减退或视野缺损，可继发青光眼。肿瘤恶性程度较高，常早期发生血行转移。CT、MRI主要在于明确病变范围，有无眼球外扩散。影像表现为：①眼球壁局限性肿块，没有钙化；②肿瘤明显均匀强化；③常伴视网膜剥离而显示“双密度征”，即实质性肿瘤组织密度和浆液密度。MRI可显示为特征性的T_1WI高信号和T_2WI低信号(图22-4)，与一般恶性肿瘤信号刚好相反，增强时强化明显，也可显示出双信号征。

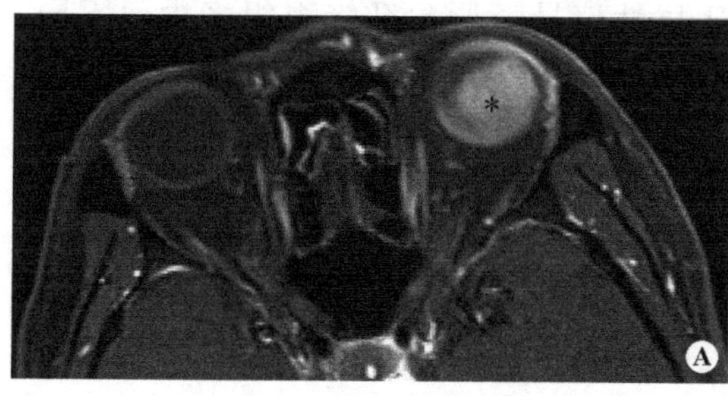

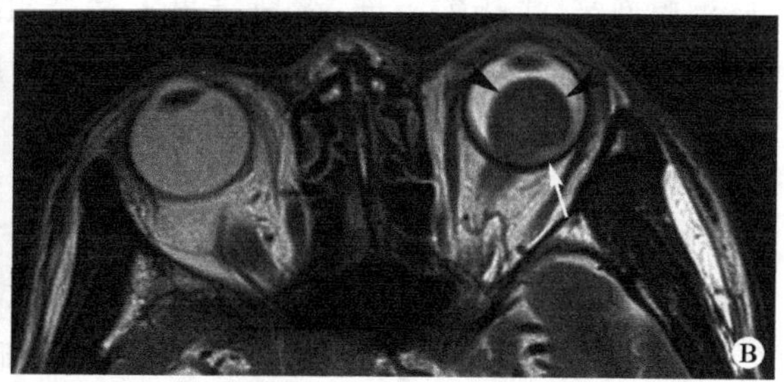

图 22-4 脉络膜恶性黑色素瘤 MRI 图像

A. MRI 横断面脂肪抑制 T_1WI 病灶呈高信号（*）；B. T_2WI 病灶呈低信号（▲），视网膜脱离（↑）

（二）眼眶肿瘤——海绵状血管瘤（cavernous hemangioma）

1. 病理与临床 海绵状血管瘤是成年人眼眶最常见的良性肿瘤，有完整包膜，主要表现为缓慢发展的中央型眼球突出，视力下降出现较晚，对眼球运动影响较小，病程较长。

2. 影像学表现 多数为肌锥内类圆形或浅分叶肿块，位于视神经的外侧，也可包围视神经生长。部分肿瘤可发生在肌锥外及视神经管、眶上裂等部位，多发性者可同时发生在眼眶内多个间隙，合并面部血管瘤。眼眶均匀或局部扩大，病灶边缘清晰，眶尖常留有正常脂肪形成的三角形低密度区，称“空三角征”。

（1）CT 表现：病灶呈类圆形软组织影，密度可均匀或不均匀，静脉石为海绵状血管瘤特征，但仅见于 10%的病例。

（2）MRI 表现：T_1WI 等信号、T_2WI 高信号，可见环状低信号包膜。

多期增强 CT 和 MRI 都呈始于局部区域的渐进性强化，此为海绵状血管瘤的又一特征（图 22-5）。病灶内可存在不强化区，为纤维组织或血栓形成。

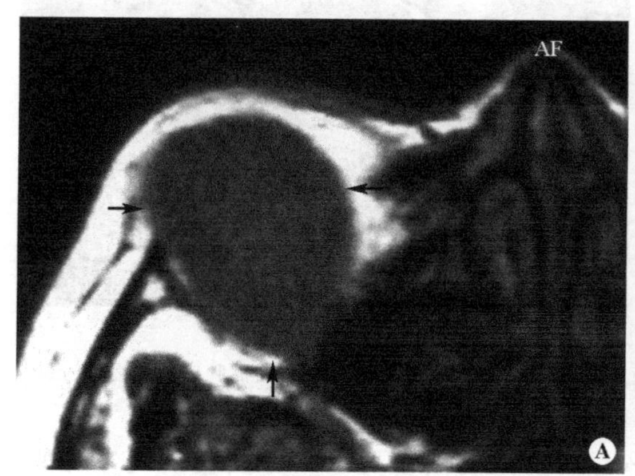

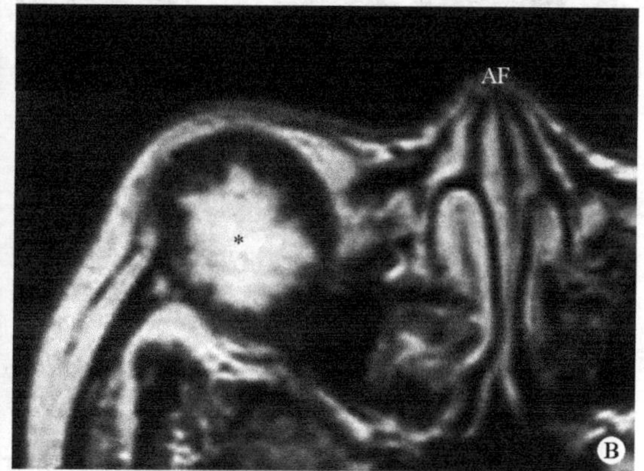

图 22-5 眼眶海绵状血管瘤 MRI 图像

A. MRI 横断面 T_1WI 平扫肿瘤呈低信号（↑）；B. 增强后渐进性强化，病灶中心区域首先强化（*）

3. 鉴别诊断

（1）眼眶炎性假瘤（orbital pseudotumor）：原因不明的慢性非特异性炎性病变，常见，好发于中年人，多为单眼发病，起病突然，进展较肿瘤迅速，有些可自然消退，有反复发作倾向，常见症状是突眼和疼痛，一般皮质激素治疗有效。CT 表现多样，分肿块型、弥漫型、眼外肌型、泪腺型等，病灶等密度，多数境界不清。MRI 病灶信号随所含纤维组织多少而不同，T_1WI 低信号、T_2WI 信号可高可低。MRI 显示眶外蔓延较 CT 好。

（2）眼眶神经鞘瘤（orbital neurilemmoma）：起源于三叉神经眼支和上颌支的雪旺氏细胞，多数良性。包膜完整，形状呈圆形、类圆形、梭形、哑铃形，内部多有囊变、出血。肿瘤可位于肌锥内、肌锥外或进入颅内，常见眶尖脂肪消失。典型表现为 CT 呈等密度伴内部低密度囊变区；MRI 呈等信号伴 T_1WI 低信号、T_2WI 高信号的囊变区，偶见伴 T_1WI 高信号出血灶。增强后病灶呈渐进性强化，但强化起始部位较海绵状血管瘤广泛。

（三）视神经肿瘤——视神经胶质瘤

1. 病理与临床 视神经胶质瘤（optic glioma）起源于视神经内胶质成分，多属良性的Ⅰ级星形细胞瘤，包膜完整，很少侵犯周围结构或发生远处转移。发生于眶内段最多见，有沿视神经侵犯的趋势，多见于 2～6 岁儿童，典型临床表现为学龄前儿童进行性视力下降伴眼球突出及视盘萎缩，眼球突出常发生在视力下降之后。

2. 影像学表现

（1）CT 表现：眶内段视神经纺锤形或不规则增粗，边缘光滑，平扫密度均匀，增强有不同程度强化。多有视神经管扩大，若累及视交叉呈“X”形。

（2）MRI 表现：较正常视神经 T_1WI 信号稍低、T_2WI 信号稍高，强化明显（图 22-6），约 1/4 病人合并有颅内视交叉及视放射肿块。MRI 为本病最佳检查方法。

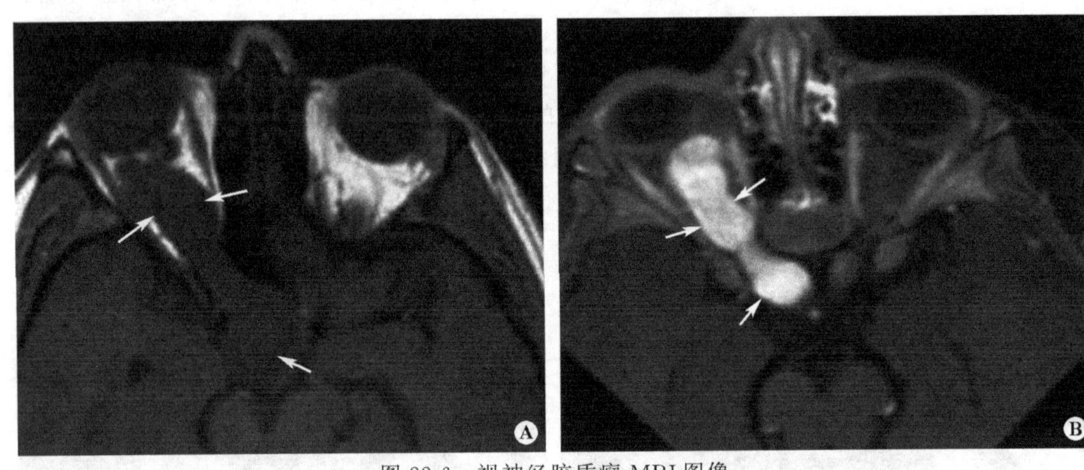

图 22-6 视神经胶质瘤 MRI 图像

A. MRI 横断面 T_1WI 平扫示病灶沿视神经生长，经眶尖进入颅内，呈略低信号；B. 增强扫描肿瘤明显强化

3. 鉴别诊断 视神经鞘脑膜瘤（optic nerve neurinoma）：多见于中年女性的良性肿瘤。生长缓慢，临床单眼视力下降，可有突眼，包膜完整，但易复发或恶变。CT 见视神经呈管状增粗，边缘较光滑，境界清楚，也可局部突破鞘膜呈偏侧性生长。肿瘤密度稍高于软组织，瘤内钙化常见，增强扫描肿瘤强化而中间的视神经强化不明显，可显示出典型的“双轨征”、“环征”。MRI 病灶 T_1WI、T_2WI 均为等信号，对钙化不敏感，MRI 增强扫描表现与 CT 增强类似（图 22-7），但对肿瘤与视神经的关系、视神经周边蛛网膜下腔的观察优于 CT。

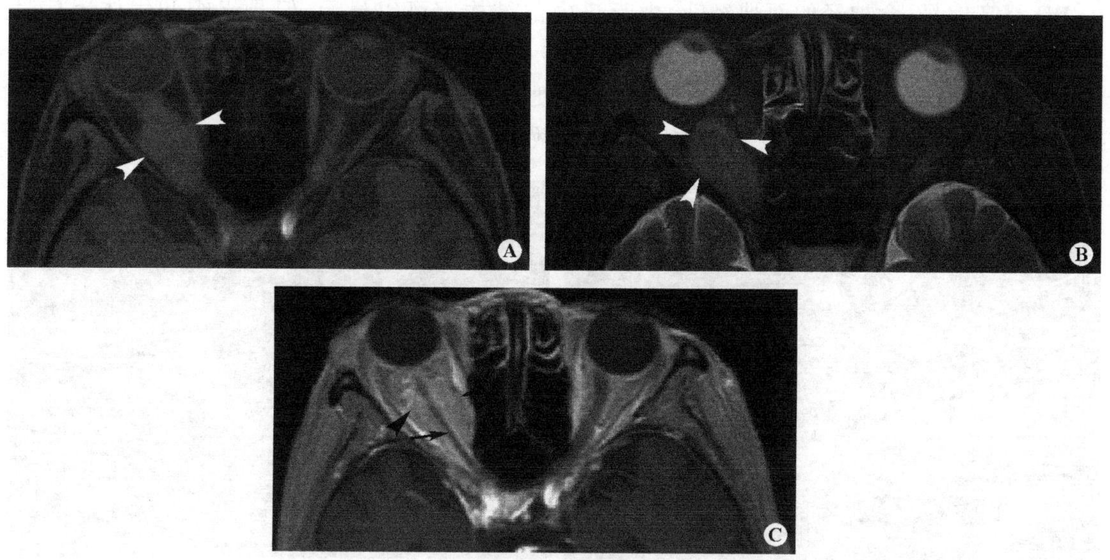

图 22-7　视神经鞘脑膜瘤 MRI 图像

A. MRI 横断面 T_1WI 平扫示肿瘤呈长椭圆形，等信号；B. T_2WI 平扫肿瘤呈等信号；C. T_1WI 增强肿瘤明显强化呈高信号(▲)，被肿瘤包绕的视神经呈等信号(↑)

第二节　耳

耳的主要结构位于颞骨内，颞骨分鳞部、鼓部、乳突部、岩部和茎突五个部分，耳相关的重要结构有：外耳道、中耳(包括听骨链)、内耳(包括迷路、内听道)、乳突、岩尖、面神经及面神经管、血管(包括颈内动脉管、颈静脉窝)。CT 侧重于显示颞骨正常骨性结构、解剖变异、畸形以及炎症、外伤和肿瘤导致的骨质改变等，MRI 对显示内耳膜迷路、软组织、蜗后听觉传导通路及颅内结构、血管性病变和岩尖与颅底骨髓的改变有优势。

一、影像学检查方法和正常影像学表现

1. 耳的 X 线检查及正常 X 线表现　因颞骨结构复杂而微细，X 线平片重叠较多，作用有限。目前基本仅用于人工耳蜗植入术后观察电极位置。DSA 检查主要用于血管球瘤的诊断和栓塞，乙状窦和颈内静脉血栓的诊断和治疗。

2. 耳的 CT 检查及正常 CT 表现(图 22-8)　常规螺旋 CT 薄层高分辨扫描，冠状位图像重组，根据需要可加特殊方位图像重组，后处理获得 MaxIP，MinIP，SSD、VRT 及 VE 等图像。发现肿块或排除炎症或肿瘤侵犯颅内结构时需做增强扫描。正常耳 CT 可见高密度的骨性结构与极低密度的含气外耳道、鼓室、鼓窦及乳突气房构成良好的天然对比，含液低密度的耳蜗、前庭、半规管和含神经的面神经管等与骨性结构也构成较好的密度对比，内耳道、耳蜗管、前庭导水管与颅脑结构对比清晰。

3. 耳的 MRI 检查及正常 MRI 表现(图 22-8)　常用序列：T_1WI、高分辨率 T_2WI、内耳水成像、FIESTA(CISS)等序列可以很好地显示内耳迷路和神经，含液的耳蜗、前庭、半规管

T_2WI 呈高信号，含神经的面神经管、内听道内部结构都可以显示，但骨组织和气体因信号极低难以观察。MRI 动脉成像主要用于进一步显示动脉瘤或动脉走行异常等，MRI 静脉成像主要用于明确或排除颈静脉球瘤、颈静脉与硬脑膜窦血栓形成等。发现肿块、怀疑内耳或神经炎症、怀疑炎症或肿瘤侵犯颅内结构等需做增强扫描。

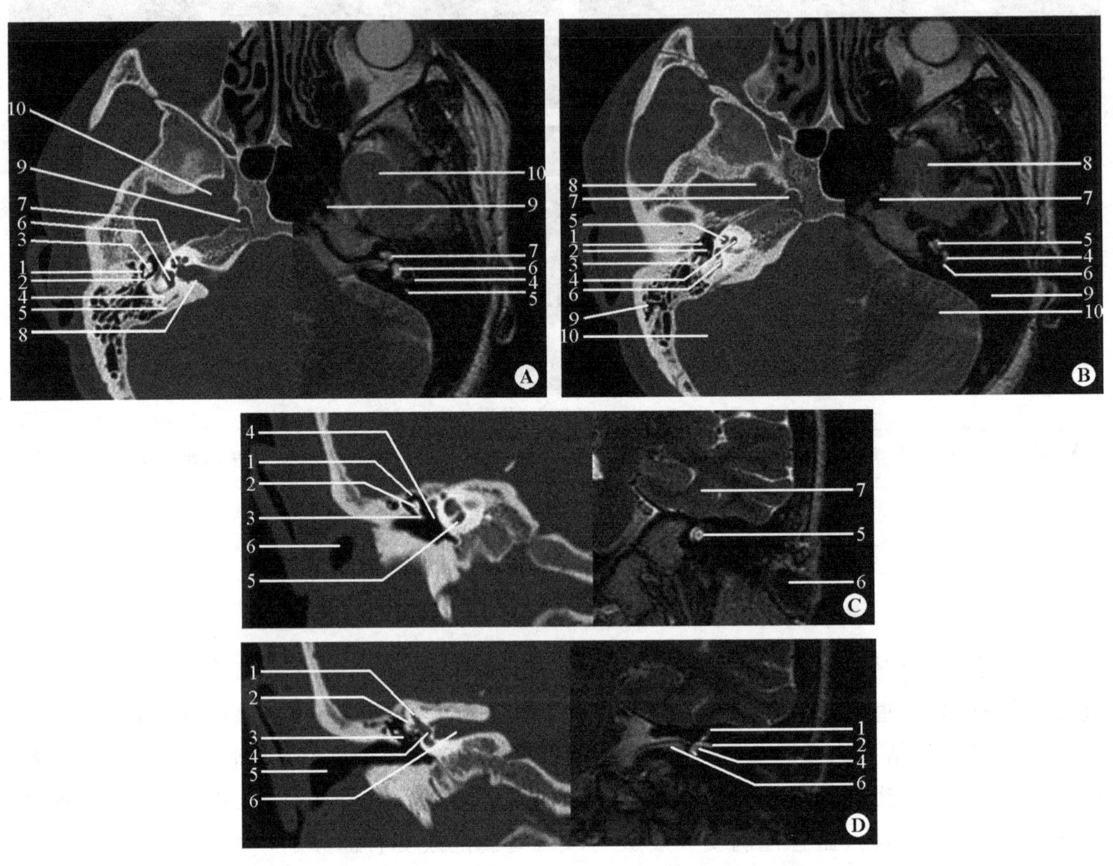

图 22-8 正常耳部 CT(左侧)、MRI T_2WI(右侧)断面解剖图像

A. 上鼓室层面横断面：1. 鼓室上隐窝；2. 砧骨体；3. 锤骨头；4. 水平半规管；5. 后半规管；6. 前庭；7. 耳蜗；8. 内耳道；9. 颈动脉；10. 颞叶；B. 耳蜗层面横断面：1. 锤骨柄；2. 砧骨长突；3. 镫骨；4. 前庭；5. 耳蜗；6. 后半规管；7. 颈动脉；8. 颞叶；9. 乳突气房；10. 小脑半球；C. 耳蜗层面冠状面：1. 上鼓室；2. 锤骨；3. 鼓岬；4. 中鼓室；5. 耳蜗；6. 外耳道；7. 颞叶；D. 前庭层面冠状面：1. 前半规管；2. 水平半规管；3. 中耳腔；4. 前庭；5. 外耳道；6. 内耳道

二、基本病变的影像学表现

1. 外耳道狭窄、闭锁、骨质破坏 狭窄、闭锁见于先天性发育异常、骨性肿瘤、耵聍腺瘤、胆脂瘤、炎症后纤维化、恶性外耳道炎、外耳道癌等。骨质破坏见于恶性肿瘤、恶性外耳道炎等。

2. 鼓室狭小、扩大、结构异常 鼓室狭小主要见于先天性发育异常，常伴有外耳道发育异常、听骨链异常。鼓室扩大见于胆脂瘤、肿瘤等。鼓室内结构异常可见于炎症、肿瘤、胆脂瘤、外伤等。

3. 内耳结构异常　往往为先天性内耳不发育或发育异常，可见于耳蜗、前庭、半规管、前庭导水管、内耳道等单个或多个结构异常，也可继发于外伤、骨病、炎症、出血、肿瘤等病变。

三、常见疾病的影像学诊断

（一）胆脂瘤型中耳乳突炎

1. 病理与临床　胆脂瘤型中耳炎继发于慢性中耳乳突炎，角化鳞状上皮脱落堆积形成胆脂瘤，常伴有肉芽组织，可混有胆固醇成分，对骨质的破坏较为严重，侵蚀中耳甚至内耳结构可引起混合性耳聋，甚至引起颅内外并发症，需要手术治疗。好发于鼓室上隐窝（Prussak's 间隙）和下鼓室。

2. 影像学表现

（1）CT 表现：乳突气化不良，鼓膜松弛部胆脂瘤 CT 显示上鼓室肿块伴盾板破坏，听小骨受压移位；鼓膜紧张部胆脂瘤 CT 常有鼓室、鼓窦入口和鼓窦扩大，骨壁光整清晰有硬化（图 22-9）。可有面神经隐窝受累、听小骨受压外移，有时见水平半规管、鼓室天盖、乙状窦破坏，增强后胆脂瘤无强化或仅边缘强化。CT 冠状位显示鼓膜松弛部胆脂瘤最佳。

（2）MRI 表现：中耳乳突结构显示不佳，胆脂瘤呈 T_1WI 等低信号、T_2WI 等高信号，适用于怀疑有迷路瘘或颅脑并发症时。

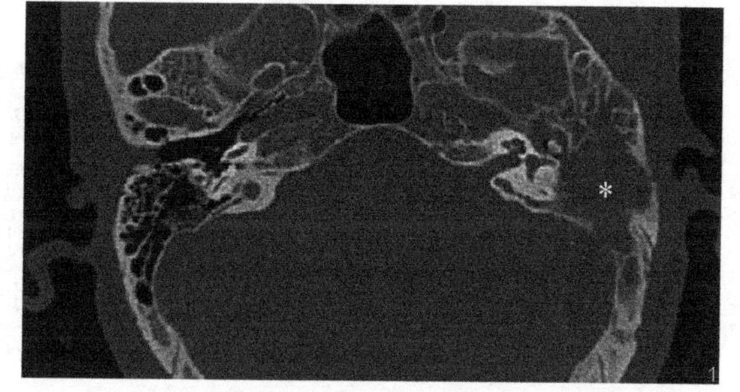

图 22-9　胆脂瘤型中耳乳突炎 CT 图像

左侧鼓窦明显扩大（*），邻近骨质破坏，边缘清晰

3. 鉴别诊断

（1）单纯型化脓性中耳乳突炎：炎症浸润局限于黏膜，CT 见乳突气化不良，鼓室、鼓窦、乳突气房密度增高，听小骨完整，无移位。MRI 见正常无信号的鼓室、鼓窦区及乳突气房呈 T_1WI 等低信号、T_2WI 高信号。

（2）肉芽肿型化脓性中耳乳突炎：又称坏死型或骨疡型，炎症侵入骨质深部，引起骨质坏死，同时有肉芽组织增生或息肉形成，CT 见乳突气化不良，鼓室、鼓窦一般无扩大，内部见斑块样条索状软组织密度影，听骨链完整或轻度破坏。MRI 呈 T_1WI 等信号，T_2WI 高信号，增强后有强化。

（二）外伤

1. 病理与临床　包括颞骨骨折、听骨链脱位、迷路瘘等，可引起传导性和（或）感音神经性耳聋。

2. 影像学表现　颞骨骨折分纵行（骨折线平行于岩骨长轴）、横行（骨折线垂直于岩骨长轴）和混合性骨折，骨折线可累及听骨链、面神经和迷路，纵行骨折易伴听小骨脱位（图 22-10），横行骨折可伴外淋巴瘘。HRCT 见听骨链骨折或脱位，三维重组、仿真内窥镜技术可直观显示，迷路出血可显示 CT 密度增高，MRI T_1WI 信号增高。

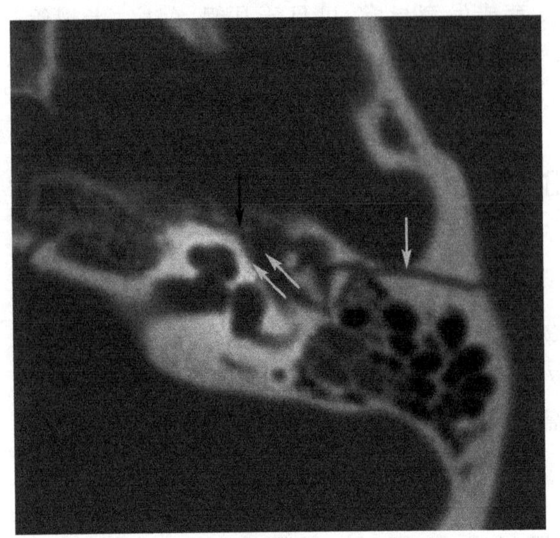

图 22-10 颞骨纵行骨折 CT 图像

骨折线(白↑)累及面神经管(黑↑),锤砧关节间隙增宽(↑↑),提示半脱位

(三) 肿瘤

外耳道癌、中耳癌

(1) 病理与临床:好发于老年人,少见,多继发于长期中耳炎,以血性分泌物和剧烈疼痛、听力减退为主要临床表现。

(2) 影像学表现

1) CT 表现:早期表现见外耳道或中耳腔内软组织密度肿物,增强后中等强化,形态不规则,听小骨有不规则破坏,早期中耳癌与胆脂瘤型中耳炎不易区分,后期肿块大、骨质破坏出现时易于明确诊断。

2) MRI 表现:外耳道癌、中耳癌呈 T_1WI 等低信号、T_2WI 高信号,对软组织和颅内侵犯的显示优于 CT,但对骨破坏不敏感。

第三节 鼻、鼻窦和鼻咽

鼻和鼻窦由多块不规则骨构成,鼻腔外侧壁有三个鼻甲、三个鼻道。鼻窦包括成对的上颌窦、筛窦、额窦和独立的蝶窦,正常鼻窦充满空气,其开口与鼻道相通。鼻咽部前接后鼻孔区,外邻咽旁间隙,顶后壁为颅底部分。外侧壁有咽隐窝、咽鼓管等结构,正常时双侧对称。

上述结构具备良好的自然对比,但因解剖复杂,X 线检查作为初步检查不够精确,渐为 CT 替代,唯鼻骨侧位片、鼻咽侧位片仍常用于诊断鼻骨骨折和大致了解鼻咽气道情况。CT、MRI 是鼻、鼻窦和鼻咽理想的检查方法,CT 可兼顾骨与软组织,随着鼻内镜手术的推广,鼻窦冠状位 CT 已成为术前常规检查,MRI 对软组织显示有优势,是鼻咽部病变的首选影像学检查。

一、影像学检查方法和正常影像学表现

1. 鼻、鼻窦和鼻咽的 X 线检查及正常 X 线表现 单纯鼻骨骨折 X 线片一般可以诊断,但与 CT 比较漏诊误诊率较高。

临床仍在使用的鼻窦 X 线检查常摄华氏位(Water 位)和卡氏位(Caldwell 位)片(图 22-11),可作为筛选,也可作为急性炎症的辅助诊断与疗效监测。

2. 鼻、鼻窦和鼻咽的 CT 检查及正常 CT 表现(图 22-12) 鼻、鼻窦和鼻咽 CT 检查是目前应用最普遍的影像检查方法,可同时显示相关部位诸多精细、复杂的解剖结构,CT 宜薄层横断面扫描,软组织窗和骨窗兼顾,鼻窦 CT 冠状面重组是显示钩突、筛泡、筛漏斗等结构的最佳方位。如有任何征象提示存在肿瘤、富血管病变或病灶累及窦外结构均应辅以增强扫描。

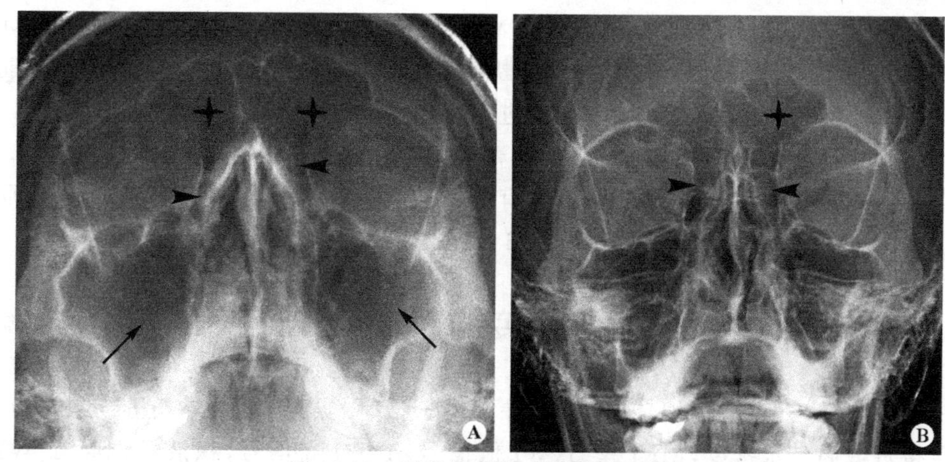

图 22-11　正常鼻旁窦X线平片图像

A. 华氏位；B. 卡氏位：星、箭、箭头分别指示额窦、筛窦和上颌窦

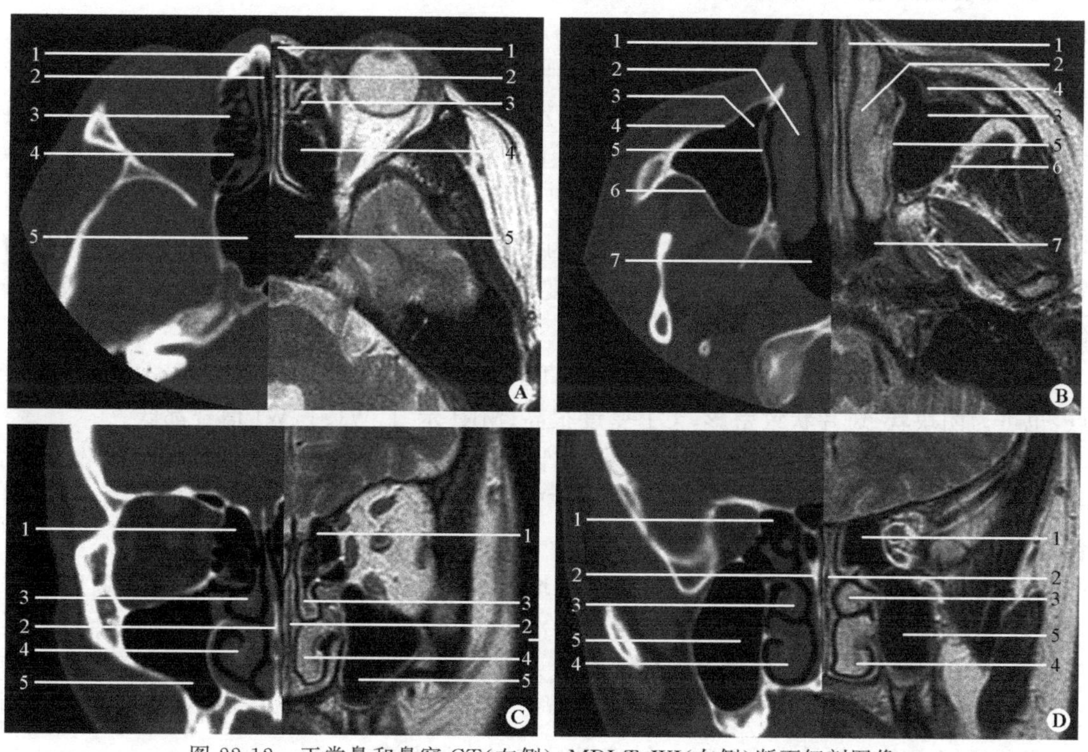

图 22-12　正常鼻和鼻窦CT(左侧)、MRI T_2WI(右侧)断面解剖图像

A. 蝶窦层面横断面：1. 鼻骨；2. 鼻中隔；3. 筛窦(前组)；4. 筛窦(后组)；5. 蝶窦；B. 上颌窦层面横断面：1. 鼻中隔；2. 下鼻甲；3. 上颌窦；4. 上颌窦前壁；5. 上颌窦内侧壁；6. 上颌窦外后壁；7. 后鼻孔；C和D. 冠状面：1. 筛窦；2. 鼻中隔；3. 中鼻甲；4. 下鼻甲；5. 上颌窦

正常CT表现：鼻、鼻窦和鼻咽基本两侧对称，鼻骨和鼻窦诸壁呈骨性密度，鼻甲为软组织围绕骨片结构，诸窦腔呈透亮的低密度气体影，均与眼眶比邻。鼻咽腔与后鼻孔连续，鼻咽壁为软组织结构，侧面有咽鼓管咽口、咽鼓管圆枕、咽隐窝从前往后依次排列，邻近颞下窝、咽旁间隙等结构显示清晰。

3. 鼻、鼻窦和鼻咽的 MRI 检查及正常 MRI 表现(图 22-12) 鼻、鼻窦和鼻咽 MRI 检查一般采用自旋回波序列 T_1WI、T_2WI,横断面和冠状面、矢状面成像,结合使用脂肪抑制技术。怀疑肿瘤或病变累及窦外结构时应进行增强扫描。

正常鼻骨、鼻窦骨壁 MRI 显示不佳,但鼻甲和邻近结构如翼腭窝、眼眶显示清晰。鼻咽壁及颞下窝、咽旁间隙等结构显示满意,具有优良的软组织对比。肌肉呈等信号,脂肪间隙呈高信号,骨与空气呈低信号,黏膜呈 T_1WI 低信号、T_2WI 等高信号。

二、基本病变的影像学表现

1. 窦腔积液 窦腔内见液体密度影,并可见气液平,见于炎症、外伤等。因成分不同,CT 密度接近或高于水密度,MRI 呈 T_1WI 低信号,T_2WI 高信号,积液黏稠时 T_1WI 信号增高。

2. 鼻窦黏膜增厚 沿窦壁内侧见沿壁走行的软组织密度影,CT 为等低密度,MRI 呈 T_1WI 低信号、T_2WI 高信号,主要见于炎症。

3. 鼻窦肿块 包括骨性肿块、软组织性肿块、息肉、囊肿等,其密度信号各有特点。骨性肿块 CT 密度高,MRI 示 T_1WI、T_2WI 信号都低。软组织性肿块密度、信号均接近于肌肉,若有囊变坏死区该区域 CT 密度下降,MRI T_2WI 信号增高,若伴出血该区域 MRI 信号复杂,恶性肿块一般具备侵袭性生长的特点。息肉 CT 密度接近于肌肉,MRI T_1WI 低信号、T_2WI 高信号,增强扫描无强化。慢性息肉因内部有纤维组织增生密度可增高,T_2WI 信号可降低。单纯囊肿境界光滑清晰,水样密度,T_1WI 低信号、T_2WI 高信号,囊液含大分子蛋白成分较多时 T_1WI 信号可增高。

4. 鼻窦钙化 见于骨性、软骨性肿瘤及真菌感染等,多为分布于软组织影内的致密斑点,也可为团块状、斑片状致密影, CT 密度很高,MRI 示 T_1WI、T_2WI 信号都低。

5. 鼻窦骨性结构异常 包括骨质增生、骨质破坏、窦腔受压膨大、骨壁压迫吸收等,见于骨原发性病变或继发于窦腔内炎症、肿瘤等病变。CT 对骨皮质的异常显示敏感,MRI 对骨髓改变更敏感。

6. 鼻咽壁增厚或不对称 弥漫性对称性增厚多见于炎症,不对称增厚常为肿瘤所致。

7. 鼻咽腔狭窄或闭塞 常因鼻咽壁增厚造成,多见于儿童腺样体增殖和成人肿瘤。

8. 咽旁间隙异常 包括咽旁间隙移位或消失。咽旁间隙移位多由占位性病变推挤造成,相应部位脂肪受压变形、移位,与邻近组织境界清晰;咽旁间隙消失由肿瘤侵犯或炎症引起,脂肪组织密度或信号模糊、消失,局部组织结构轮廓不清或无法分辨。

三、常见疾病的影像学诊断

(一)鼻窦炎

1. 病理与临床 鼻窦炎(nasal sinusitis)为临床常见病,由各种原因引起的一个或多个鼻窦内炎性改变,以化脓性鼻窦炎、变态反应性鼻窦炎常见。病理上可表现为窦腔内积液、黏膜增厚、黏膜下囊肿和炎性息肉改变。临床上常见症状有鼻塞、流涕、失嗅、头痛等,也可无明显症状。

2. 影像学表现

（1）X线表现：鼻窦腔密度增高或普遍混浊，有积液者立位或坐位水平投照可显示气液平面（图22-13）。黏膜增厚可见环壁均匀的条状致密影。黏膜下囊肿或炎性息肉呈结节状致密影。慢性炎症可见窦腔缩小、骨质增生而骨性窦壁增厚。

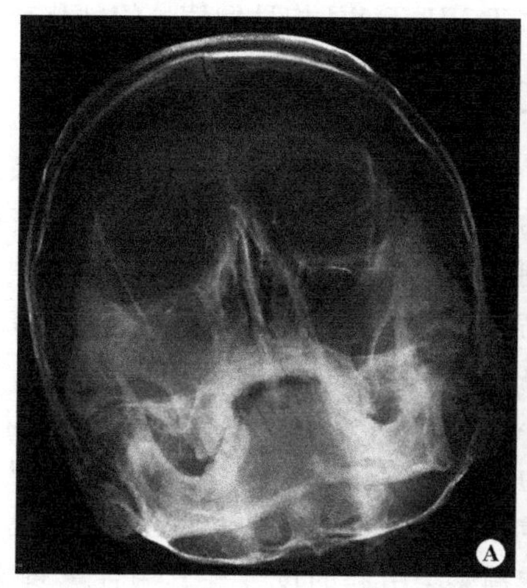

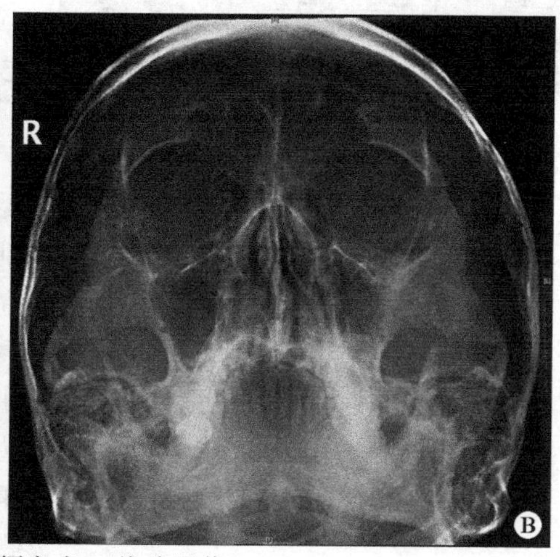

图22-13　上颌窦炎X线片图像

A. 右侧上颌窦密度增高，窦壁骨质完整；B. 左侧上颌窦积液，水平投照左侧上颌窦腔内见气液平面

（2）CT表现：CT更易显示窦腔积液的气液平面。黏膜增厚见环壁均匀的条状软组织密度。黏膜下囊肿或炎性息肉呈结节状软组织密度影，可充满窦腔（图22-14）。慢性炎症长期刺激也可导致窦壁增生硬化显示骨壁增厚致密、窦腔缩小（图22-15）。若是由真菌引起的变态反应，CT可见高密度的钙化影（图22-16）。一般CT检查足以明确诊断。其重要价值在于显示窦腔引流通道和结构情况，对术前计划的制定和防止手术并发症有较大帮助。

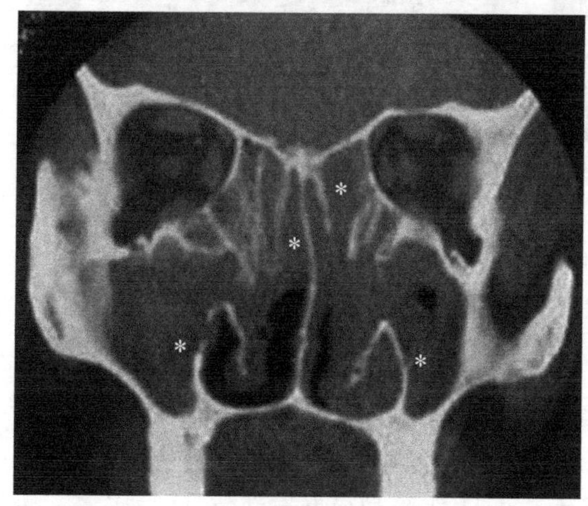

图22-14　变态反应性真菌性鼻窦炎CT冠状面重组图像

双侧鼻道、鼻窦充满息肉，窦腔扩大，骨质压迫吸收

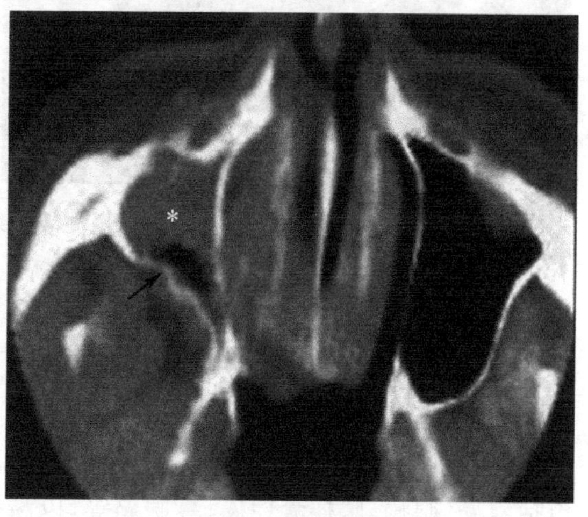

图22-15　化脓性上颌窦炎CT图像

显示右侧上颌窦密度增高，窦腔缩小；箭头指上颌窦骨壁炎性骨质侵蚀

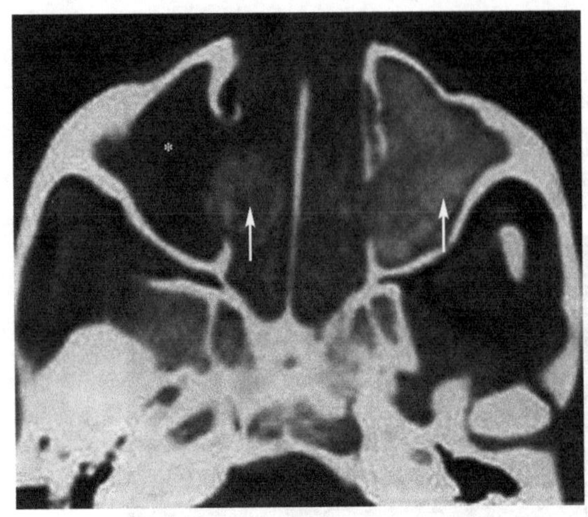

图 22-16 真菌性肉芽肿性鼻窦炎 CT 图像

双侧上颌窦腔内充满软组织密度，并见散在斑片状致密影，窦壁有增厚，为慢性刺激导致的骨质增生；箭指右侧鼻道、左侧上颌窦特征性钙化密度，星指示右侧上颌窦阻塞性炎症

(3) MRI 表现：窦内分泌物或黏膜下囊肿的 MRI 信号因其含蛋白质浓度的不同而变化，大多为 T_1WI 低信号、T_2WI 高信号。增厚的黏膜呈 T_1WI 等低、T_2WI 高信号，增强后黏膜强化明显。真菌感染时，软组织中含 T_1WI、T_2WI 均呈低信号的钙化或真菌菌丝有一定的特征性。MRI 对骨质改变不如 CT 敏感。

3. 鉴别诊断 慢性鼻窦炎窦腔内充满黏膜下囊肿或炎性息肉时应与鼻窦肿瘤鉴别，后者表现为软组织肿块，其 CT 密度稍高，MRI 信号 T_1WI 稍低或等，T_2WI 等或稍高，增强扫描均呈不同程度的强化。窦腔大小正常或扩大，恶性肿瘤见窦壁蚕食样破坏，边缘不整，甚至穿破窦壁侵犯邻近结构。严重糖尿病和免疫低下人群可发生毛霉菌或曲霉菌感染引起的侵袭性真菌性鼻窦炎，其生物学行为和影像表现都与恶性肿瘤相似，须结合临床诊断(图 22-17)。

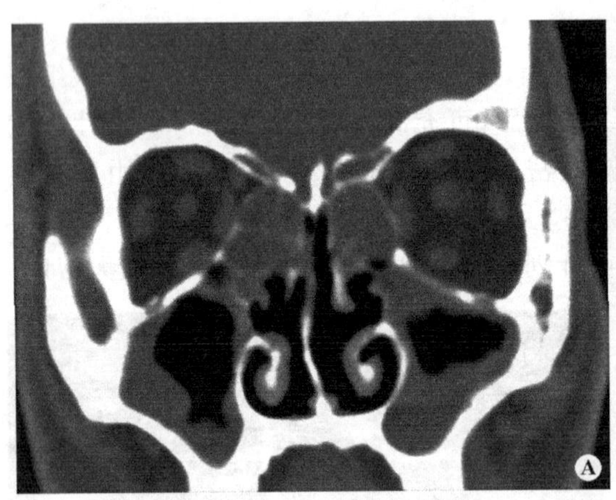

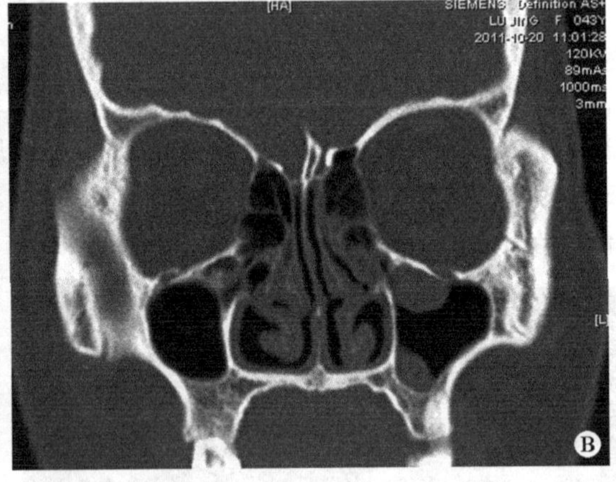

图 22-17 慢性鼻窦炎 CT 冠状面重组图像

A. 两侧上颌窦黏膜肥厚，沿窦壁带状软组织密度影，窦壁骨质完整。两侧筛窦充满稍高密度影；B. 左侧上颌窦囊肿，上、下壁各见一附壁结节样影

(二) 鼻窦癌

1. 病理与临床 鼻窦癌(carcinoma of paranasal sinuses)是鼻旁窦最常见的恶性肿瘤，包括鳞癌、腺癌、腺样囊性癌、囊腺癌等，以鳞癌最多见，上颌窦是最好发部位，筛窦次之。症状为鼻塞、涕中带血、面部麻木、肿胀、疼痛等，晚期可有眼部、口腔继发症状。

2. 影像学表现 主要征象为窦腔内软组织肿块伴窦壁及邻近结构的侵犯。

(1) X 线表现：早期类似鼻窦炎表现，晚期有明显骨质破坏方可提示诊断。

(2) CT 表现：一般呈等、低密度，内部可有坏死和钙化而呈低密度和高密度区，因常伴出血或感染，平扫不易分辨肿瘤的确切大小，增强后肿瘤轻中度不均匀强化，易与积液、出血区分。肿瘤呈浸润性生长，邻近骨壁常见虫蚀状骨质破坏，晚期累及邻近组织如眼眶、翼腭窝、颅内结构(图 22-18)，可伴有面颈部淋巴结转移。

(3) MRI 表现：癌肿呈等信号，有坏死、出血时 T_1WI、T_2WI 呈混杂信号区，钙化灶T_1WI、T_2WI 均为低信号。MRI 显示病变侵犯周围复杂结构的能力优于 CT，增强后显示细节更清晰，对骨的变化不如 CT 敏感。腺样囊性癌具有向周围孔道蔓延的特点，MRI 有时可显示。

3. 鉴别诊断

(1) 乳头状瘤(papilloma)：是最常见的鼻窦及鼻腔良性肿瘤，少数可恶变。好发于中老年人，常见于中鼻道外侧壁，多单侧发病，沿解剖结构蔓延侵犯鼻窦。肿瘤呈息肉样或乳头样，鼻窦腔、鼻腔受压膨大，CT 密度较高，内部可有点状钙化(图 22-19)，增强强化不均匀，呈脑回状表现。病灶表面不光整，"小泡征"有一定的特征性。邻近骨质受压变形、吸收或破坏，与恶性肿瘤有时鉴别困难。MRI 呈 T_1WI 等低信号、T_2WI 等高或混杂信号，缺乏特征性。

(2) 息肉(polyp)：鼻与鼻窦息肉多数发生于慢性炎症的基础上，常多发、带蒂，CT 见均匀低密度肿块影，增强后无强化，常伴鼻窦阻塞性炎症而无骨质破坏。

(3) 血管性肿瘤(angioma)：类型包括毛细血管瘤、海绵状血管瘤、静脉性血管瘤和血管内皮瘤，起源于鼻腔、鼻窦黏膜。多见于青壮年，临床反复鼻出血。CT 见软组织密度肿块，边缘可光滑或欠规则，密度较均匀，若伴钙化或静脉石为特征，MRI 呈 T_1WI 等低信号、T_2WI 等高信号，钙化或静脉石无信号。CT、MRI 增强后均强化显著，可因内部血流缓慢、血栓形成而强化不均，渐进性强化为海绵状血管瘤特点。早期骨质无改变，肿块较大时可有窦腔膨大扩张、骨壁压迫吸收。部分血管内皮瘤可有侵袭性，影像表现类似于恶性肿瘤。

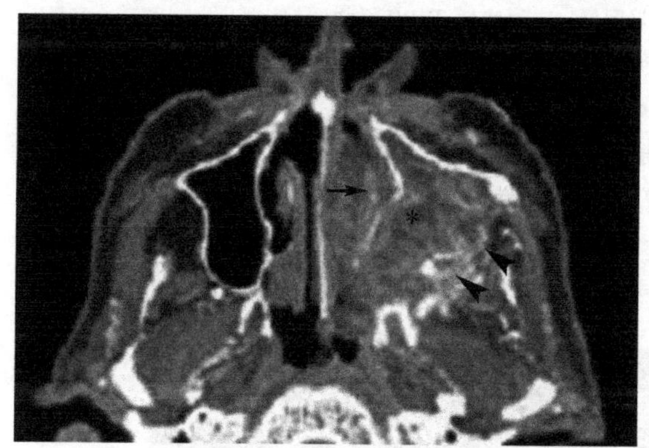

图 22-18　左侧上颌窦癌 CT 增强图像

病灶强化不均，左上颌窦肿瘤(*)，鼻道受侵(↑)，窦壁破坏，左侧翼腭窝受侵犯(▲)

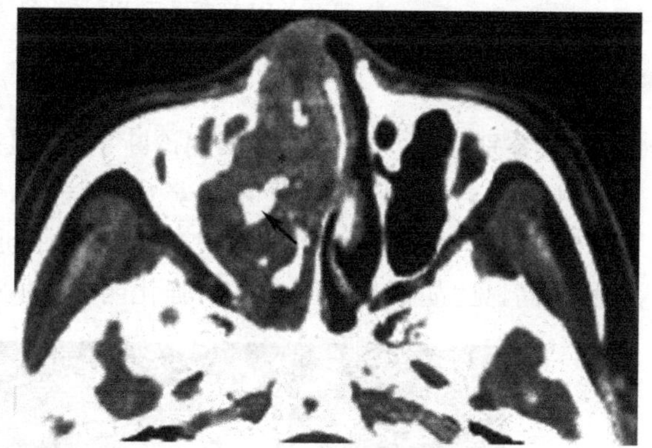

图 22-19　右侧中鼻道乳头状瘤 CT 平扫图像

右侧鼻道、上颌窦等高密度肿瘤(*)，伴内部斑片状钙化(↑)，上颌窦内侧壁骨质破坏

(三) 鼻咽癌

1. 病理与临床　鼻咽癌(nasopharyngeal carcinoma)占头颈部恶性肿瘤的 80%，病因与遗传、环境和 EB 病毒感染等因素有关，以鳞癌最多，好发于咽隐窝、鼻咽顶后壁和侧壁，早期可以无任何症状，仅见黏膜粗糙或轻微隆起，进展期除向腔内突起外，主要沿黏膜下生长，造成邻近结构的广泛侵犯，从而引起多种多样症状，常见如回缩血涕、鼻塞、耳闷、听力下

降、突眼、斜视、头痛、颅神经症状等。

2. 影像学表现 过去的影像检查以CT为主，近年学界公认首选方法为MRI。主要影像表现为：①咽隐窝变浅、消失。②鼻咽侧壁增厚、不光整，咽鼓管圆枕变形，咽鼓管咽口狭窄、闭塞。③腔内软组织肿块与周围结构境界不清，向周围各个方向侵犯，累及后鼻孔、鼻腔、鼻窦，咽旁间隙，眼眶，翼腭窝，颞下窝，颅底骨质，并可沿自然孔道入颅。④淋巴结增大出现早，常见咽后组和颈部淋巴结增大。⑤肿瘤侵犯咽鼓管可继发分泌性中耳炎。

CT表现：肿瘤为等密度，坏死区呈低密度，增强后病灶轻中度强化，有时边界不清。

MRI表现：肿瘤呈T_1WI低信号、T_2WI高信号，病灶强化显著（图22-20）。MRI分辨肿瘤侵犯范围、颅内侵犯与否较CT可靠，显示颅底神经和骨质的侵犯远比CT更敏感，MRI还可区分颅内肿瘤转移和放疗后改变。

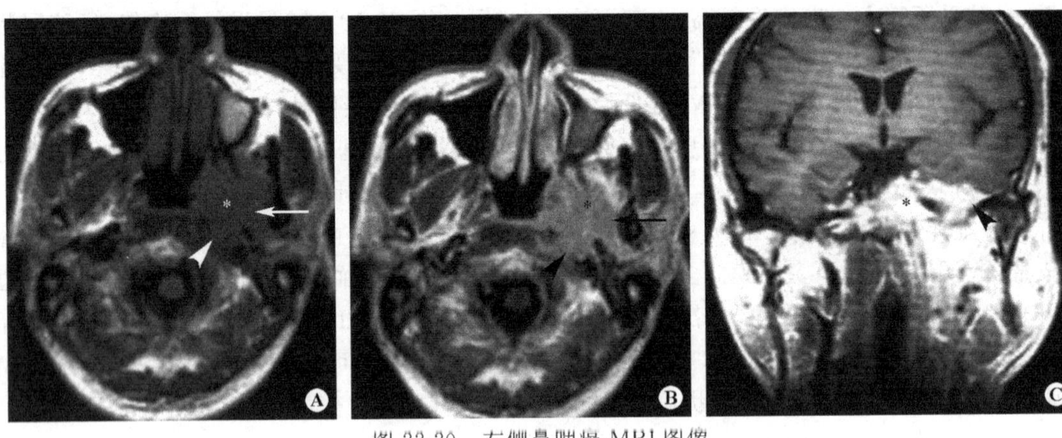

图22-20 左侧鼻咽癌MRI图像

A和B. MRI横断面T_1WI平扫和增强图像；C. 冠状面T_1WI增强图像

A和B. 肿瘤（*）侵犯左侧咽旁间隙（↑）、咽后肌群（▲）；C. 冠状位示肿瘤（*）侵入颅内（▲）

3. 鉴别诊断 典型的鼻咽癌诊断不难，但有时需要与青少年鼻咽纤维血管瘤鉴别。后者多见于男性青少年，有反复大量鼻出血病史，镜检见红色肿物，属侵袭性生长的良性病变。CT、MRI可见鼻咽部软组织肿块，沿间隙和孔道蔓延，可导致复杂的临床症状。MRI示T_2WI信号较高，见"胡椒盐"征，增强后强化明显（图22-21）。邻近骨质以受压为主，破坏较轻。

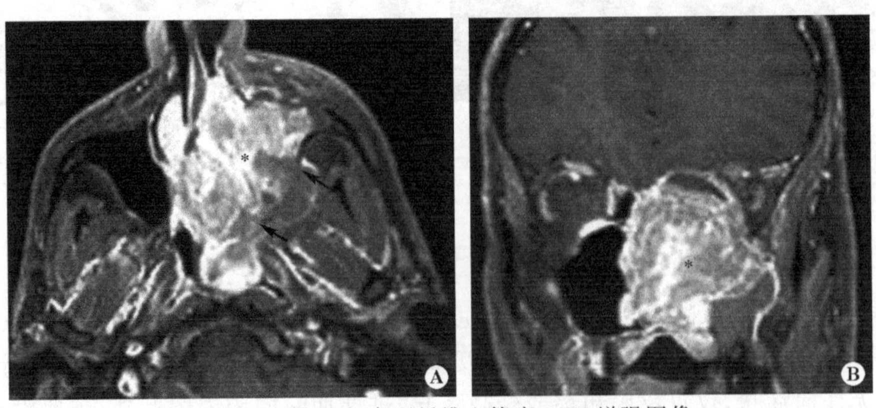

图22-21 青少年鼻咽纤维血管瘤MRI增强图像

A和B. MR T_1WI横断面和冠状面：肿瘤侵犯中后鼻道、左侧上颌窦、左侧颞下窝、翼腭窝，病灶强化明显

第四节　喉和喉咽

喉的范围从会厌软骨上缘至环状软骨下缘，可分声门上区、声门区和声门下区。喉咽紧邻声门上区，与喉部关系密切。喉和喉咽的主要结构包括多个软骨如会厌软骨、甲状软骨和环状软骨、杓状软骨等，软组织如杓会厌襞、假声带、声带，腔或间隙如喉室、会厌前间隙、声门旁间隙等。喉部X线显示结构不清，目前常规检查方法为CT，可以清晰显示喉和喉咽诸结构，MRI观察软骨和软组织较好，必要时可作为CT的补充。

一、影像学检查方法和正常影像学表现

1. 喉和喉咽的X线检查及正常X线表现　正侧位X线片因结构重叠难以分辨解剖细节，已经为CT取代。

2. 喉和喉咽的CT检查及正常CT表现(图22-22)　常规薄层轴位扫描加多方位重组，需要时可加扫发音相扫描声带观察运动情况，发现软组织肿块时加增强扫描。CT显示肌肉、韧带、黏膜、血管、淋巴结等各种软组织均呈等密度，软骨的密度接近于软组织，并随年龄增长而钙化导致密度增高，各脂肪间隙呈低密度。骨和增强后的血管呈高密度。

3. 喉和喉咽的MRI检查及正常MRI表现(图22-22)　MRI检查常规有轴位、冠状位、矢状位成像，正常喉部黏膜呈T_1WI等信号、T_2WI高信号，肌肉、韧带T_1WI、T_2WI均呈等信号，间隙内脂肪在常规T_1WI、T_2WI均呈高信号，脂肪抑制成像均为低信号。软骨在钙化前呈T_1WI等信号、T_2WI等高信号，骨与钙化的软骨组织T_1WI、T_2WI均为低信号。

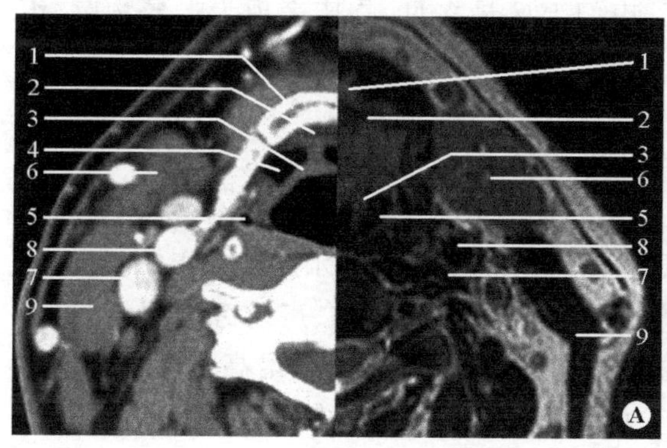
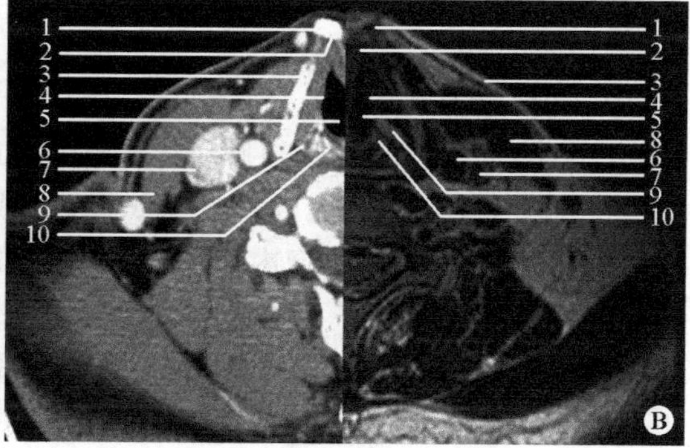

图22-22　正常喉部CT(左侧)、MRI T_2WI(右侧)横断面解剖图像

A. 会厌层面：1. 舌骨；2. 会厌前间隙；3. 会厌；4. 会厌谷；5. 梨状窝；6. 颌下腺；7. 颈内静脉；8. 颈内动脉；9. 胸锁乳突肌；B. 声带层面：1. 前联合；2. 融合的甲状软骨板下部；3. 甲状软骨板；4. 真声带；5. 声门；6. 颈总动脉；7. 颈总静脉；8. 胸锁乳突肌；9. 杓状软骨；10. 环状软骨

二、基本病变的影像学表现

1. 喉和喉咽腔狭窄或闭塞　见于肿瘤、外伤、炎症等。肿瘤引起的喉和喉咽腔狭窄或闭塞常为局限性、非对称性，外伤、炎症引起的喉和喉咽腔狭窄或闭塞常弥漫而对称，密度、

信号均匀。需要注意的是正常梨状窝在平静呼吸时可以表现左右不对称,但在发音相或做Valsalva动作时则应对称。

2. 喉和喉咽壁增厚、肿块 喉和喉咽壁增厚、肿块见于炎症、肿瘤、外伤、息肉等。常表现为梨状窝变浅、消失,会厌、杓会厌襞、假声带对称或不对称性增厚、肿块,CT呈软组织密度,肿瘤MRI呈T_1WI等信号、T_2WI等高信号,炎症、外伤引起的黏膜水肿呈T_1WI等低信号、T_2WI高信号。

3. 喉和喉咽周围间隙异常 会厌前间隙、声门旁间隙的移位或消失与软骨破坏同为肿瘤侵犯喉深部的标志,但间隙异常也可见于炎症。会厌前间隙富于淋巴组织,喉咽癌、声门上癌均容易侵犯会厌前间隙,表现为脂肪透亮影或高信号影变形、消失,或为肿瘤组织所占据。

4. 声带麻痹 两侧声带位置不对称,或一侧声带固定不动,平静呼吸和发音相位置无变化。

5. 喉软骨破坏 喉软骨钙化常不对称,有时难以与破坏鉴别。恶性肿瘤侵犯喉软骨表现为软骨轮廓破坏不连续,肿块突入髓腔、跨越软骨两侧,但CT有时表现为受累软骨密度增高。MRI显示软骨侵犯的敏感性和特异性都高于CT,已骨化的软骨皮质低信号,髓腔内脂肪高信号,肿瘤侵犯软骨时上述低或高信号区被中等信号的肿瘤组织所替代;未骨化的软骨在PDWI和T_2WI上仍呈中等或低信号,肿瘤组织则呈相对高信号。

三、喉癌的影像学诊断

1. 病理与临床 喉癌(carcinoma of the larynx)是喉部最常见的恶性肿瘤,以鳞癌为主,中年以上男性好发,与吸烟史有关。声门区、声门上区最多见,临床表现为喉异物感、声嘶、喉痛等。

2. 影像学表现

(1) X线表现:见软组织肿块突入喉咽腔或喉腔,细节观察不清。

(2) CT表现:表现为喉部软组织肿块,或声带、假声带不对称性增厚(图22-23)。CT所见病灶密度多数均匀,瘤内有坏死时呈等、低密度混合影,瘤周可有水肿及软组织浸润,静脉注入对比剂后肿瘤有不同程度的强化。晚期肿瘤侵犯会厌前间隙、声门旁间隙、环杓关节、喉软骨,可见声带固定、喉软骨破坏,破坏的喉软骨CT密度可下降或增高。肿瘤可局限于同侧或侵及对侧,后期伴颈部淋巴结肿大,CT增强判断淋巴结肿大较可靠。

(3) MRI表现:病灶T_1WI信号与肌肉相似,T_2WI呈等高信号,瘤内坏死区信号T_1WI更低、T_2WI更高,增强后肿瘤可有强化。深部侵犯表现为高信号的脂肪间隙消失,软骨破坏时正常软骨信号被肿瘤组织信号所代替。MRI平扫、增强均能明确显示淋巴结肿大。

根据肿瘤发生的部位,喉癌又分以下几种类型:

(1) 声门癌(约占50%～60%):声带呈不对称、不均匀增厚,病灶常见于声带的前中部(图22-26),平扫时肿瘤密度、信号与声带接近,增强后轻度强化,无特征性表现。

(2) 声门上癌(约占20%～30%):可发生于会厌顶部至喉室各处,病理分化程度较差,可见局部或弥漫的不规则增厚或肿块。早期就可有淋巴结转移,预后很差。

(3) 声门下癌(约占2%～6%):少见,起源于真声带至环状软骨下缘之间,临床发现时

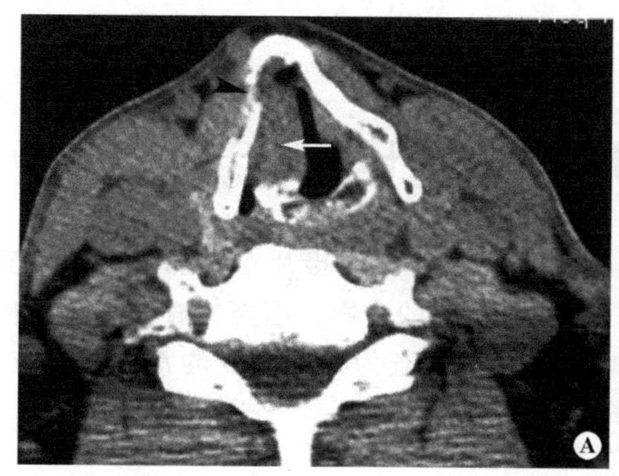
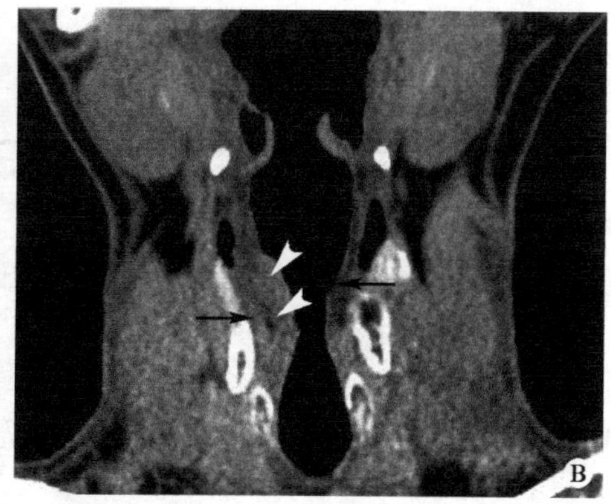

图 22-23　右侧声门癌 CT 图像

A. CT 横断面示两侧声带不对称，右侧声带增厚（↑），右侧甲状软骨前部骨质破坏（▲）；B. CT 冠状面示真假声带增厚（▲），右侧声门旁间隙受侵部分消失（↑），左侧正常透亮

常已至晚期，但 CT、MRI 检查较为敏感。CT 对声门或声门上癌侵犯声门下区的情况都能很好地显示。MRI 冠状位易于显示肿瘤及其向上下侵犯的范围、颈部软组织的范围。

（4）喉咽癌：又称下咽癌，多发生于梨状窝，淋巴管较为丰富，而且肿瘤的分化程度多较差，易出现淋巴结转移，亦易于向黏膜下扩散，向周围直接蔓延。

3. 鉴别诊断　声带息肉、乳头状瘤多位于声带前部，多呈边界清楚的软组织结节，CT 中等密度，MRI 呈 T_1WI 等信号、T_2WI 较高信号，一般带蒂，病灶局限，无喉深部结构侵犯，不影响声带运动。部分宽基底者有时与喉癌难以区分，依赖活检鉴别。喉部其他恶性肿瘤均较少见。

（黄德健）

第二十三章　甲状腺及甲状旁腺

颈部常见疾病主要为甲状腺疾病和淋巴结肿大。普通 X 线摄片对颈部软组织病变诊断价值不大；DSA 用于检查颈部的血管病变及介入治疗前的造影。超声检查是甲状腺疾病和颈部淋巴结的首选影像学检查方法。CT 平扫加增强检查为颈部病变的常规检查技术。MRI 检查具有任意方位成像和软组织分辨力高的优势。

第一节　影像学检查方法和正常影像学表现

一、CT 检查及正常 CT 表现

常规行颈部连续薄层平扫加增强 CT 扫描，可利用原始图像进行多平面重组。以软组织窗观察为主，必要时选择骨窗观察。

甲状腺位于颈前，分左右两侧叶和峡部。侧叶自甲状软骨中部至第 6 气管软骨环，峡部紧贴于第 2 至第 4 气管软骨环前方。由于甲状腺含碘量高，CT 平扫时其密度明显高于周围软组织，密度均匀，边界清晰。增强扫描时甲状腺腺体均匀明显强化(图 23-1)。

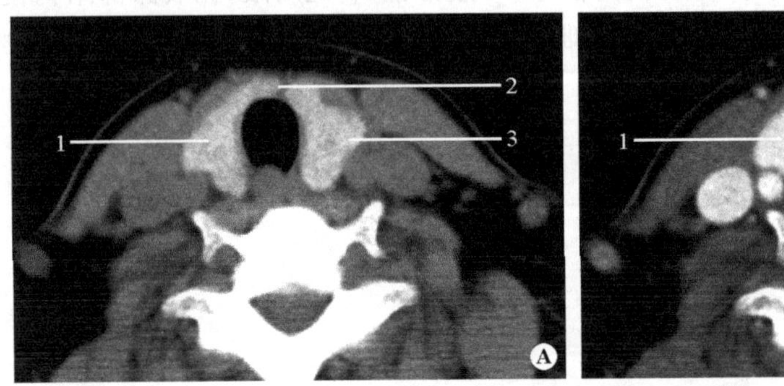

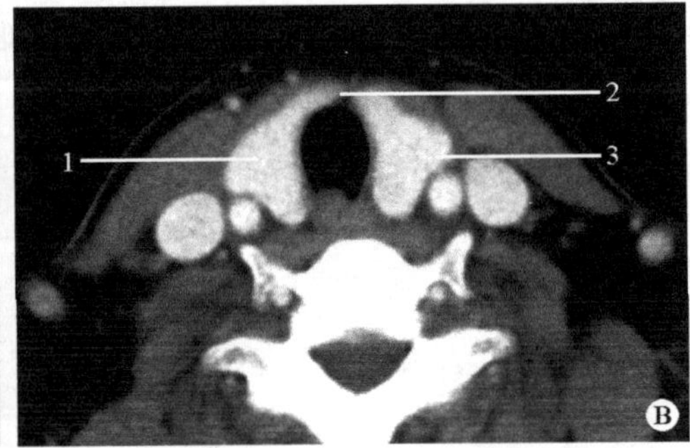

图 23-1　正常甲状腺 CT 图像

A. 甲状腺 CT 平扫图显示甲状腺呈均匀高密度，两侧基本对称；B. 甲状腺 CT 增强扫描图显示均匀强化；1. 甲状腺右叶；2. 甲状腺峡部；3. 甲状腺左叶

甲状旁腺通常位于甲状腺两侧叶的后方，上下极各一对。正常甲状旁腺因体积较小，CT 扫描难以显示。

二、MRI 检查及正常 MRI 表现

MRI 检查采用颈部线圈、SE 或 FSE 序列，平扫行横断面、冠状面或矢状面 T_1WI 和 T_2WI 扫描，层厚 4～7mm。发现病灶时进行 T_1WI 增强扫描。

正常甲状腺信号 T_1WI 略高于肌肉组织、T_2WI 明显高于肌肉组织(图 23-2)。

正常甲状旁腺 MRI 检查难以显示。

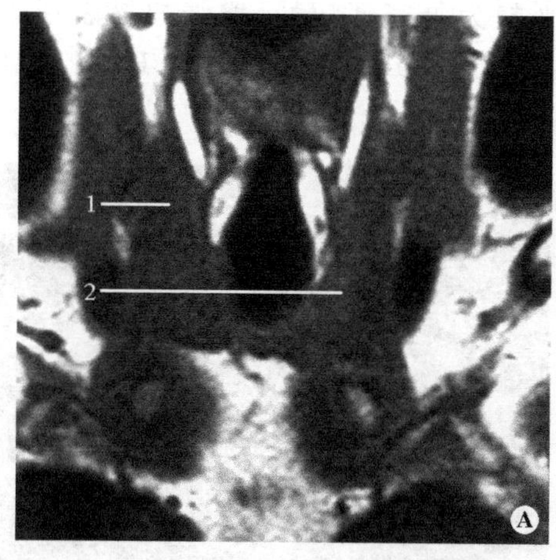

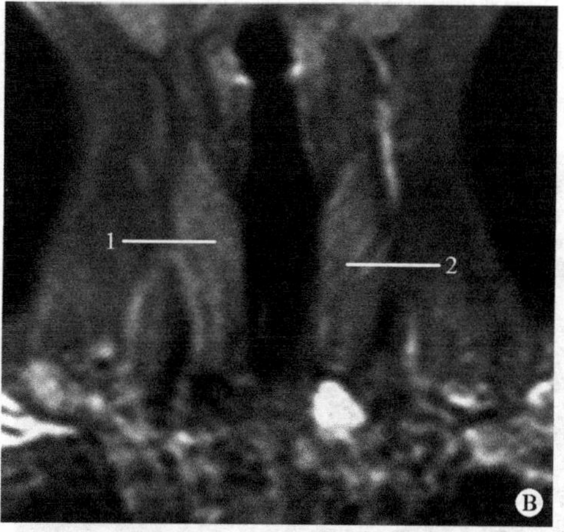

图 23-2　正常甲状腺 MRI 图像

A. T_1WI 冠状面平扫：甲状腺呈均匀等信号；B. T_1WI 冠状面增强扫描：甲状腺均匀强化。

1. 甲状腺右叶；2. 甲状腺左叶

第二节　基本病变的影像学表现

一、大小、形态异常

甲状腺肿或甲状腺炎，甲状腺可表现为弥漫性增大。甲状腺内肿块可出现甲状腺局限性增大、边缘不规则，见于甲状腺腺瘤、结节性甲状腺肿、甲状腺癌等。

甲状旁腺增生，多表现为两对甲状旁腺不同程度增大。

二、位置异常

甲状腺于胚胎发育时可产生异位甲状腺组织。多见于颈前正中，上起舌根，下至胸骨柄后或前上纵隔；偶尔见于喉、气管、心包等部位。异位甲状腺组织可发生甲状腺肿和肿瘤。

三、密度、信号异常

甲状腺和甲状旁腺的钙化，CT 为点状、小片状高密度影，MRI 各序列均呈低信号。甲状腺的占位，CT 为低密度，MRI 表现为 T_1WI 低至高信号不等，T_2WI 多为高信号。

四、颈部淋巴结肿大

颈部淋巴结直径大于 8mm，可认为颈部淋巴结增大，增大的淋巴结位于颈部各间隙内，见于炎症、结核、转移、淋巴瘤等。CT 平扫为等密度病灶，增强扫描表现为均匀或不均匀、环形强化（图 23-3）。MRI 检查肿大淋巴结 T_1WI 呈低信号，T_2WI 呈高信号（图 23-4）。

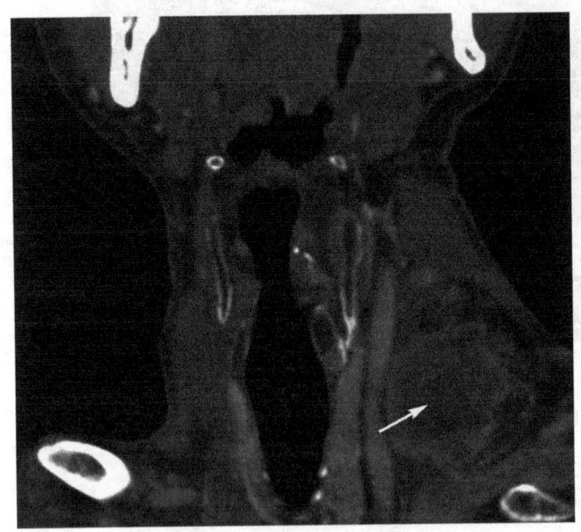

图 23-3 颈部淋巴结肿大 CT 增强冠状面重组图图像
左颈部肿大淋巴结不均匀强化（↑）

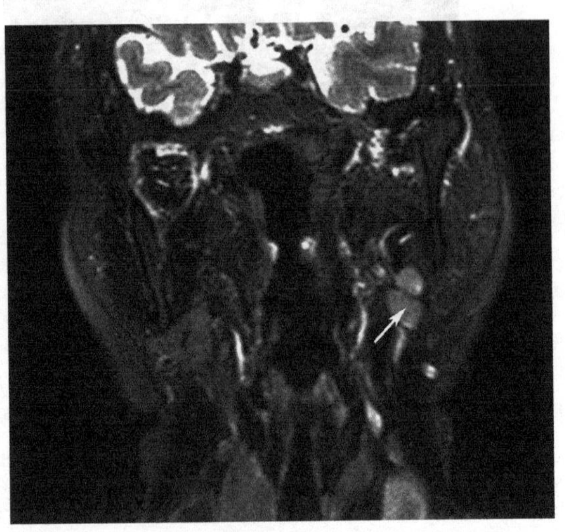

图 23-4 颈部淋巴结肿大 MRI 冠状面 T_2WI 图像
左颈部肿大淋巴结呈结节状高信号影（↑）

第三节 常见疾病的影像学诊断

一、甲状腺肿瘤

1. 病理与临床 甲状腺肿瘤（thyroid tumor）分为良、恶性。良性主要是甲状腺腺瘤，约占甲状腺疾病的 60%；恶性为甲状腺癌，约占头颈部肿瘤的 34.2%，以乳头状癌为多见。常见于 20～40 岁的青年女性，可引起声音嘶哑、呼吸困难，恶性肿瘤易发生淋巴结转移。

2. 影像学表现

(1) CT 表现：甲状腺腺瘤表现为圆形或类圆形的低密度影，边界清楚，增强后不强化或轻度强化。甲状腺癌多呈不规则的低密度影，边界不清，其内可见散在钙化及更低密度坏死区，可有颈部淋巴结肿大，增强扫描病灶呈不均匀明显强化，淋巴结多呈环状强化（图 23-5）。

(2) MRI 表现：T_1WI 腺瘤为境界清楚的低、等或高信号（图 23-6）；腺癌呈境界不规则的低-中等信号。T_2WI 病灶均为高信号。形态特征同 CT。

3. 鉴别诊断 甲状腺癌与甲状腺腺瘤应相互鉴别（图 23-6）。

二、甲状腺肿

1. 病理与临床 甲状腺肿（goiter）是由甲状腺激素合成不足，引起垂体促甲状腺激素增多，刺激甲状腺滤泡上皮增生，滤泡肥大所致。一般不伴有明显的甲状腺功能异常，多见

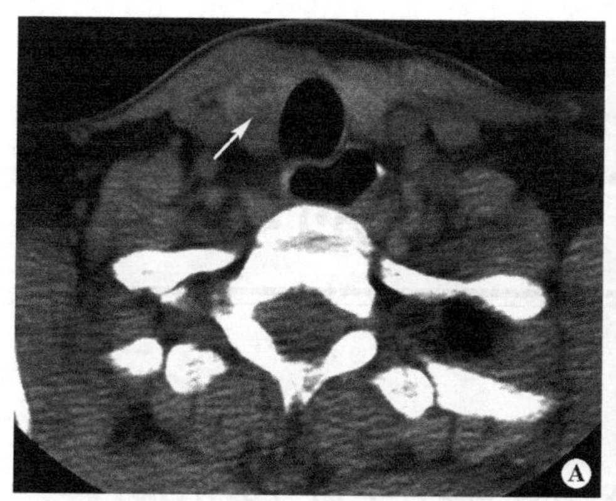
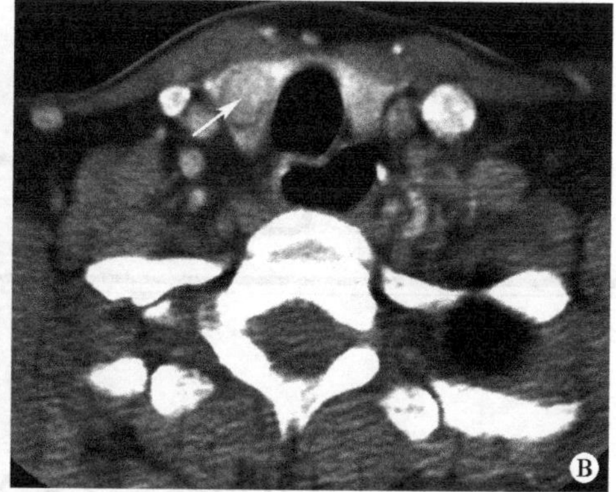

图 23-5　甲状腺癌 CT 图像

A. CT 平扫显示甲状腺右侧叶类圆形低密度灶；B. 增强 CT 扫描示病灶不均匀强化

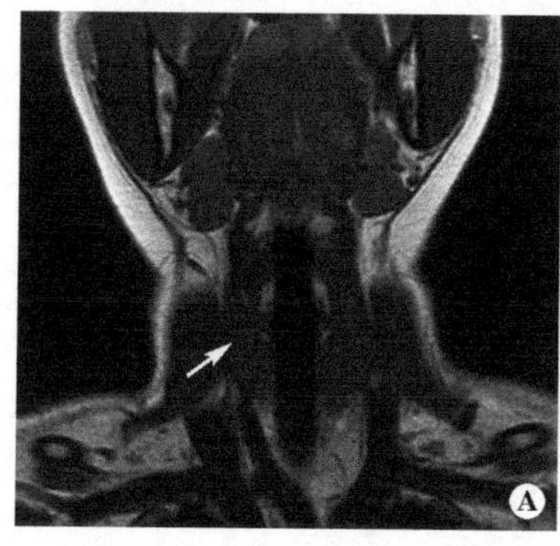
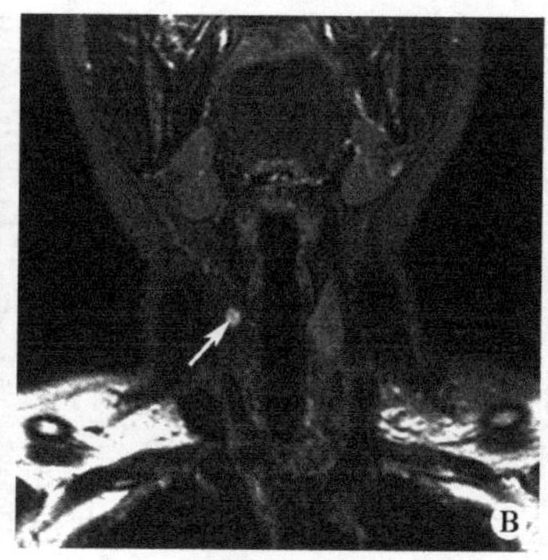
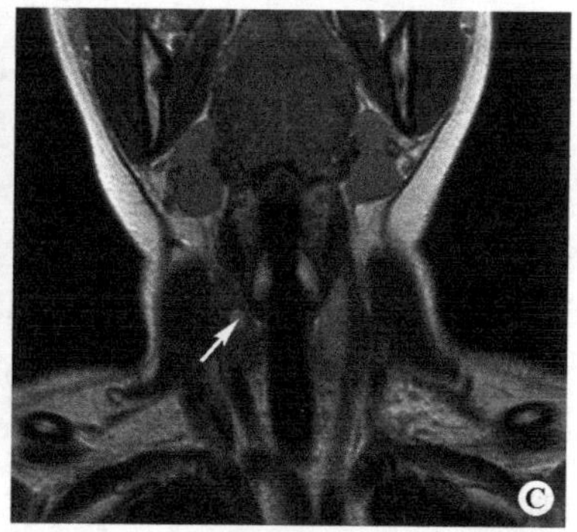

图 23-6　甲状腺腺瘤 MRI 图像

A. MRI 冠状面 T_1WI 显示甲状腺右叶小类圆形稍高信号影；B. T_2WI 呈高信号；C. T_1WI 增强扫描，病灶均匀强化，边缘光整

于缺碘地区，20～40 岁青年女性好发。偶尔发现或表现为颈前肿块，甲状腺明显肿大可产生气管压迫症状。

2. 影像学表现

（1）CT 表现：甲状腺弥漫性肿大，其内见单发或多发低密度结节，边缘有时可见钙化。增强扫描低密度结节无或轻度强化（图 23-7）。

（2）MRI 表现：在弥漫性肿大的甲状腺中可见局灶性异常信号影，T_1WI 呈高低混杂信号，T_2WI 多为高信号。

3. 鉴别诊断　甲状腺肿应与甲状腺肿瘤和甲状腺炎进行鉴别。

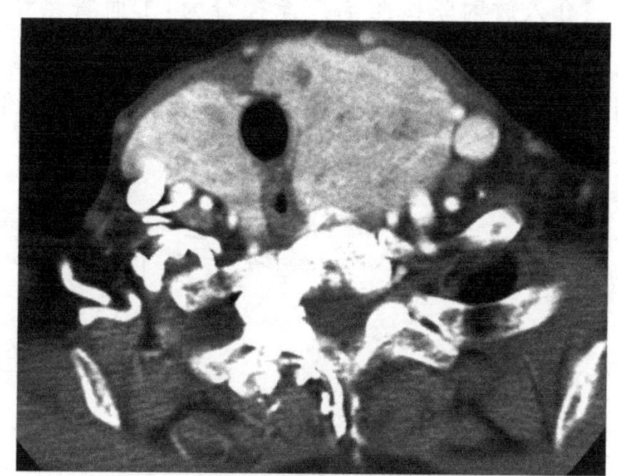

图 23-7　甲状腺肿 CT 增强图像

甲状腺弥漫性肿大，CT 增强后明显强化，其内见多发小低密度灶

（耿　坚）

第七篇　介入放射学

第二十四章　介入放射学基础知识

第一节　概念与分类

一、概　　念

介入放射学(interventional radiology)是以影像诊断学为基础,在影像设备的引导下,利用穿刺针、导管、导丝及其他介入器材,对一些疾病进行治疗或取得组织学、细胞学、细菌学、生理与生化资料以明确病变性质的学科。是20世纪70年代初期以Seldinger技术为基础而发展起来的,属于微创医学,与内科、外科并列为三大治疗学。

二、分　　类

介入放射学按照治疗途径分为:①血管系统介入放射学。②非血管系统介入放射学。

按照操作技术分为:①经皮导管灌注术。②经皮导管栓塞术。③成形术。④经皮穿刺引流术。⑤经皮针刺活检术。⑥消融术。⑦其他:如下腔静脉滤器置入术、取石术、取异物术等。

第二节　设备与器材

一、影像监视设备

介入放射学的操作需要在影像设备的监视下进行,监视手段有X线透视(包括DSA)、超声、CT、MRI等。X线透视因实时显像,并带有DSA功能,应用范围最广,已成为血管介入和部分非血管介入的主要监视手段。超声因实时多方位显像,使用方便,无放射性损伤等优点在非血管介入中应用较多。

高压注射器作为DSA成像系统的附属设备可以控制对比剂注射的总量、压力、流速等,主要用于血管造影。

二、专用器材

介入放射学有很多专用器材，常用的有穿刺针、导管、导丝、导管鞘、支架、滤器等。

1. 穿刺针　用于建立操作通道，分动脉穿刺针、静脉穿刺针、淋巴管穿刺针、肝胆管与泌尿道穿刺针等。针的差别在于粗细、长短、是否带针芯与针鞘、针尖形状等。用于成人血管穿刺以 7cm 长为宜，儿童常用 4cm。用作肝胆道或泌尿道则为 15～20cm。介入放射采用薄壁针，成人股、腋、肱动脉常用 18G 穿刺针，儿童股动脉及成人桡动脉多用 19G 穿刺针。

2. 导管　根据用途分为造影导管（部分亦可用作药物灌注及栓塞治疗）、引流导管和球囊扩张导管（图 24-1）等。导管出厂时已根据用途做成各种形态（图 24-2），以便操作时选用。导管一般具有如下特性：良好的弹性记忆和可控性、表面光滑摩擦系数小、耐高压高流量造影、导管内外层抗凝性好、无毒无抗原性、不透 X 线等。导管的规格通常以其外径的粗细划定，习惯上以 F(French）或 Fr 表示（1F 约相当于 0.333mm）。随着介入技术及产品性能的提高，现在常用 4F、5F 导管，并可在导管内再插入 3F 以下的微导管。

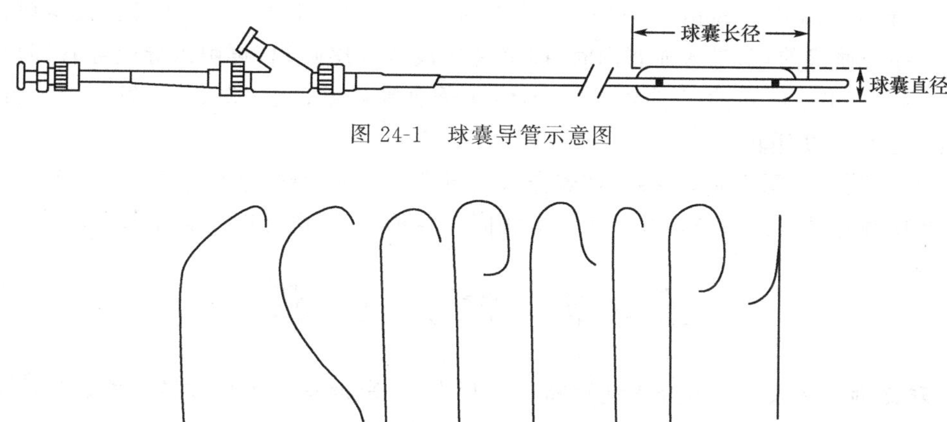

图 24-1　球囊导管示意图

图 24-2　不同形状的血管造影导管

3. 导丝　导丝是引入导管或引导导管选择性插入的器材。导丝细而长，头端分直型、弯型与 J 型。导丝表面有特殊涂层，如敷有 Teflon 以减少导丝在导管内活动的摩擦力，有防止表面形成微血栓的肝素膜。而超滑导丝是由一根超弹性合金丝作核心层，表面敷以光滑的亲水复合物，在水（血）中它的摩擦阻力极小，具有良好的顺应性。介入操作中还用到一些特种导丝，如超硬导丝（最常用的为 Amplatz 导丝）、软头导丝（如 Bentson 导丝）、交换导丝、微导丝等。

4. 导管鞘　导管鞘是穿刺后在导丝和扩张管的配合下，将导管鞘置于血管或通道内，便于导管进出或更换，可减少对血管和局部组织的损伤。

5. 支架　支架是支撑狭窄管腔以达到恢复管腔流通，广义上包括用于非血管系统的内涵管和用于血管及非血管系统的金属支架。

6. 滤器　滤器是为预防腔静脉系统栓子脱落引起肺动脉栓塞的一种装置。

第三节 Seldinger技术原理及方法

Seldinger技术是由Sven Ivar Seldinger于1953年著文介绍的血管穿刺技术，一般分为经典Seldinger术和Seldinger改良法。下面简述Seldinger技术动脉穿刺方法和步骤。

(1) 局部皮肤消毒，铺巾。

(2) 穿刺局部麻醉。

(3) 扪及欲穿刺动脉的搏动，确定穿刺点后，用尖头手术刀片切开皮肤1～2cm。

(4) 左手食指、中指固定穿刺动脉近侧并指引穿刺方向，右手持穿刺针，经皮肤切口穿刺动脉，穿刺针与皮肤成30°～45°，当针尖触及动脉时，快速进针，如有突破感则标明已进入动脉腔内，但常会同时穿透动脉前后壁。

(5) 拔出穿刺针内芯，如无血液喷出，则应缓慢向外拔针，直至有动脉血自针尾喷出。

(6) 经针尾插入导丝并深入血管内20cm以上，以确保不会滑出。在穿刺点近端压住导丝，拔出穿刺针。在导管进入以前用手压住穿刺点，以防出血或形成血肿。

(7) 沿导丝送入导管。导管插到位后进行造影或其他操作。

1974年，Driscoll对Seldinger技术进行改良，用不带针芯的穿刺针直接经皮穿刺血管，当穿刺针穿破血管前壁，进入血管内时，即可见血液从针尾喷出，再引入导丝导管即可。改良法和经典Seldinger术的区别是，前者不用穿透血管后壁，成功率高，并发症少。目前以Seldinger改良法使用较多。

最初，该技术只用于血管穿刺，随着介入放射学技术的发展，已被广泛用于各种腔、道的置管。经皮静脉穿刺方法与动脉穿刺基本相同。各种腔、道也可用类似技术置管。

第四节 常用药物

1. 对比剂 在大多数的介入性诊断和治疗中，造影剂是必不可少的药物，目前多使用非离子型造影剂，一般用量为2～3ml/kg，最大用量可达5ml/kg。使用时要注意有无过敏史和肾功能情况。

麻醉镇痛药 利多卡因，主要用在皮肤穿刺点局麻、周围神经阻滞、与对比剂混合以减轻动脉造影时疼痛。用量用法：局麻采用皮下浸润麻醉，成人最大量为4mg/kg。与对比剂混合应用的配置浓度为0.2%。

2. 镇静药 地西泮，用于镇静、治疗癫痫。术前用药：5～10mg口服或2～3mg静脉注射。

3. 止血药 ①氨甲苯酸(止血芳酸)，用于出血的全身治疗和穿刺操作造成的出血的治疗。用量用法：0.1～0.3g/次，溶于5%葡萄糖注射液或生理盐水10～20ml中缓慢注射，每日最大量0.6g。②酚磺乙胺(止血敏)，防治各种手术前后的出血。用量用法：0.25～0.5g肌注或静脉注射，口服0.5～1.0g/次，2次/日。③鱼精蛋白，用于中和肝素，按1mg中和100U肝素的剂量计算用量，静脉缓慢注入。④凝血酶，用于消化道出血及穿刺局部的止血。用法：局部喷雾或贴敷创面，消化道出血适量口服。

4. 溶栓药 ①尿激酶，为最常用的溶栓药，主要用于急性血栓的溶栓治疗。用量用法：

首剂量 3 万～6 万 U 团注，继以 25 万～50 万 U 加入 500ml 生理盐水中静脉滴注。②链激酶，用于急性血栓的溶栓治疗。首剂量 5 万 U 团注，继以 2500～5000U/h 静脉滴注维持。③组织纤溶酶原激活剂，有促进纤溶酶原转化为纤溶酶，特异性溶解血栓，全身出血之副作用小。用量用法：首剂量 5～10mg，继以 0.5～1.0mg/h 动脉内灌注，总量最大为 50mg。

5. 抗凝药　①肝素，抑制凝血酶的产生，妨碍纤维蛋白原变为纤维蛋白。用法：团注或静脉滴注，用于导管冲洗，术中肝素化和术后抗凝。②华法林，治疗血栓栓塞性疾病及溶栓、成形术后抗凝。2.5～5mg/d 口服，根据凝血酶原时间进行个体调整。③阿司匹林，抗血小板药，主要用于血管成形术后抗凝。口服，40～100mg/d。

6. 血管收缩药　①肾上腺素，主要影响小动脉和毛细血管，对皮肤、黏膜、内脏的血管作用较强，适合于经导管缓慢注射治疗消化道出血。②加压素(垂体后叶素)，主要用于控制肺出血和消化道出血。用量用法：0.1～0.2U/min 持续灌注，最大 0.4U/min。

7. 血管扩张剂　①罂粟碱，扩张血管，解除动脉痉挛。30～60mg/次，生理盐水稀释后动脉缓慢注射或静脉泵入。②硝苯地平，血管成形术时预防或治疗动脉痉挛，10mg 口服或舌下含服。

介入中常用抗肿瘤及抗生素类药物请参考相关专业书籍。

（夏淦林）

第二十五章　血管介入技术

血管介入技术(vascular interventional technique)是在医学影像设备的导引下，利用穿刺针、导丝、导管等器械经血管途径所进行的诊断与治疗操作。

第一节　经导管药物灌注术

经导管动脉内药物灌注(transcatheter arterial infusion，TAI)是通过选择性插管经导管将药物直接注入靶动脉，达到局部治疗的一种方法。同时，还可以减少体循环和正常组织的药物分布，降低全身副作用。

一、常用器材、选用原则

1. 介入器材　常规器材包括血管穿刺针、导丝或超滑导丝和血管造影导管；特殊器材包括灌注导丝、同轴导管、球囊阻塞导管、全植入式导管药盒系统。

2. 选用原则　根据治疗目的及部位、病变不同，选用适合的导丝、导管及给药系统。

二、技术要点

超选择性插管至靶血管，根据需要灌注不同药物。其中血管收缩治疗需要注意血管加压素的剂量和注射速率；动脉内化疗术注意化疗药物的选择；经导管溶栓术需将导管直接插入靶器官闭塞血管的血栓内注入溶栓剂。

三、临床应用

1. 适应证

(1) 血管收缩治疗：适应于多种原因和疾病引起的上、下消化道出血。

(2) 动脉内化疗术(intra-anterial chemotherapy，IACH)：适应于动脉导管能抵达的实体肿瘤；不宜切除恶性肿瘤的化疗、术前辅助化疗、各种恶性肿瘤切除术后复发的预防性化疗等。

(3) 经导管溶栓术(transcatheter thrombolysis)：用于血栓形成或血栓脱落所致的血管栓塞。

2. 禁忌证

(1) 血管收缩治疗：冠心病，肾功能不全，高血压，心律失常。

(2) 动脉内化疗术：恶病质、严重心肝肾功能不全预计难以承受术后反应者。

(3) 经导管溶栓术：近期脑出血者；消化性溃疡活动性出血期；具有出血倾向者；严重高

血压者；近期实施外科手术者；严重心、肝、肾功能不全者；有并发症的糖尿病者等。

3. 介入基本程序　采用 Seldinger 技术，超选择性插管至靶动脉分支，采用一次性冲击疗法灌注药物；对于动脉内化疗术患者或可保留导管一周，连续性灌注，或用球囊导管阻断肿瘤血供，再灌注化疗药，或采用植入式导管药盒系统灌注化疗。

4. 治疗效果与临床评价

(1) 血管收缩治疗：总有效率 52%～90%，复发率 15%～30%。

(2) 动脉内化疗术：其治疗效果优于静脉内化疗。

(3) 经导管溶栓术：治疗时间窗是溶栓治疗成功的关键，溶栓时机越早越好。血管开通率在 70%～90%，症状好转率可达 100%。

第二节　动脉栓塞术

经导管动脉栓塞术(transcatheter arterial embolization，TAE)是将某种物质通过导管注入靶动脉内并使之阻塞以达到治疗的目的。栓塞疗法是介入性放射学中的一项重要内容，并已为临床普遍接受。

一、常用器材、选用原则

1. 栓塞材料(embolization materials)　各种栓塞物质因栓塞的血管部位和性质不同，达到闭塞血管、阻断血流的效果就不同，所以根据栓塞目的选择适当的栓塞物质，才能达到预期目的。理想的栓塞剂应具备的条件：无毒、无抗原性、有好的生物相容性、无严重生物反应，如炎症、过敏等；能在透视下显影，以利观察；容易通过导管注入；易得、易消毒，制备方便，价格便宜；应具有各种规格，以能栓塞粗细不同之血管；不在体内分解，以免进入体内循环；能包含某种药物按时释放，起化疗栓塞作用等。栓塞剂种类，按物理性状分固体性、液体性；按栓塞血管部位分为外围性(远端、末梢栓塞剂)和中央性(近端栓塞剂)；按能否被机体吸收，分为可吸收性和不可吸收性；按栓塞血管时间的长短，分为长期(1 月以上)、中期(48 小时至 1 个月)、短期(48 小时以内)；按栓塞剂的特性可分为物理性、化学性与生物性三种。目前常用的栓塞材料有如下几类：

(1) 生物栓塞物质

1) 血凝块：自体血凝块是最早使用于临床的栓塞物质之一。容易取得，弹性好，便于从导管中注入。不存在生物适应性问题。是一种短期作用栓塞剂，可在 6～24 小时分裂消散。栓塞血管时间为 24～48 小时，主要用于控制小动脉出血，如胃肠道少量出血。

2) 冻干硬脑膜：此材料制备容易，不被吸收，是目前可塑材料中较好的一种。为片状，使用时裁成小微粒，与稀释的对比剂一起注入，无不良反应。

(2) 海绵类

1) 明胶海绵(gelatin sponge)：是一种无毒、无抗原性的蛋白胶类物质。它的优点是安全、无毒性、取材容易、使用方便，是目前临床应用最多的栓塞剂之一。栓塞血管时间为 2～4 周，属于一种中效栓塞剂。按需剪成条状或颗粒状，可机械性阻塞血管，并可造成继发性血栓形成。可用于控制各种出血，效果较满意。主要用于栓塞肿瘤、血管性疾病和控制出血。

2）聚乙烯醇(polyvinyl alcohol,PVA)：属永久性栓塞剂，PVA 的优点是组织相容性好，无毒性，在体内有永久性的栓塞作用，栓塞后纤维组织可很快长入聚乙烯醇内，虽然其价格较高，但栓塞充分，疗效好，主要用于肿瘤、硬膜动静脉瘘、脊髓动静脉瘘的栓塞治疗。

(3) 碘化油(iodized oil)：长时间栓塞 20～50μm 以上的肿瘤血管，而在正常肝组织内易于清除，有利于发现小肝癌。也可作为化疗药物载体和示踪剂，主要用于肝癌的栓塞治疗。

(4) 簧圈类(coil)：为永久性、中央性栓塞物，有不锈钢弹簧圈、铂金微弹簧圈、电解脱弹簧圈、机械解脱弹簧圈 4 种，主要用于动脉瘤、动静脉血管畸形的栓塞治疗。

(5) 组织坏死剂：具有损伤血管内皮、溶血、诱导血栓形成的作用，达到毛细血管水平栓塞。可用于肿瘤、精索静脉曲张、胃冠状静脉曲张的栓塞治疗。

1）无水乙醇(absolute ethanol)：是一种良好的血管内组织坏死剂，主要优点是取材方便，操作简便，可通过很细的导管注入，具有强烈的局部作用而无严重的全身反应。

2）鱼肝油酸钠(varicocid)：系不饱和脂肪酸钠盐，呈弱碱性。具有强烈的溶血作用和诱导血小板聚集作用。

(6) 粘胶类：异丁基-2-氰基丙烯酸酯、正丁基-2-氰基丙烯酸酯，属组织黏合剂，为永久性栓塞剂，主要用于颅内动静脉畸形的栓塞治疗。

(7) 微粒、微球、微囊类：均指直径在 50～200μm 大小的颗粒状栓塞剂，用于栓塞毛细血管床或前小动脉。含化疗药或放射性物质的微囊或微球主要用于肿瘤的化学性、放射性栓塞治疗。

(8) 可脱落球囊(detachable balloon)：主要用于颅内动脉瘤、颈动脉海绵窦瘘的栓塞治疗。

(9) 中药类

1）白芨：收敛止血，消肿生肌。用于咳血吐血，外伤出血，疮疡肿毒，皮肤皲裂；肺结核咳血，溃疡病出血。是一种广谱抗癌药，其干燥粉末消毒后与造影剂混合成糊状，经导管注入肿瘤供血动脉内，不仅可机械性地栓塞动脉血管，阻断血流，而且有抑制肿瘤细胞、止血和抑制革兰阳性菌的多重功效。

2）鸦胆子油：有小毒。具有清热解毒，截疟，止痢，腐蚀赘疣之功效。是中药抗癌剂，同时具有血管栓塞作用，常制成微囊。常与碘油、阿霉素等混合使用，选择性地滞留于肿瘤血管中，对癌肿具有栓塞、治疗及阻止建立侧支循环的双重治疗作用。

(10) 物理因素

1）电凝法：以插入靶血管内的导丝为阳极，在体表相应部位置放一阴极板，然后通以直流电，通过电凝作用，使凝固的血液和组织栓塞血管。优点是定位准确，但有击穿血管壁的危险，且费时较多，不能栓塞细小分支、栓塞后易建立侧支循环为其缺点。故目前还在实验阶段。

2）热栓塞：将盐水、葡萄糖液或对比剂加热至 100℃，通过导管，以 3ml/s 速度注入至靶血管内，发现注入后 1～3 天有血栓形成，2 周后出现机化，最后导致血管永久性闭塞。

2. 介入器材 常规器材包括穿刺针、导丝、导管、导管鞘或扩张管；特殊器材包括同轴导管系统、球囊阻塞导管等。

3. 选用原则 在使用中，必须保证能够在 X 射线或其他影像手段下显影，释放或留置的全程必须在 X 射线或其他影像手段监视下完成，否则易造成异位栓塞、过度栓塞或栓塞物质反流。

二、技术要点

采用 Seldinger 技术，经动脉造影明确靶动脉或动脉损伤的部位及程度后，行超选择性插管至靶动脉分支，以适当的速度注入适量栓塞物质使靶动脉达到不同程度闭塞。根据栓塞材料、栓塞目的、部位、器官血流动力学的不同，其方法也不同。对恶性肿瘤的栓塞常与化疗药物局部灌注合并使用，称之为化疗性栓塞（transhepatic arterial chemoembolization，TACE），同时可用碘化油与明胶海绵相交替的“夹心蛋糕”式栓塞方法，直至血流中断为止。

三、临床应用

1. 适应证

（1）止血：TAE 可控制体内多种原因引起的出血，包括外伤性的肝、脾、肾、骨盆、胸腔出血；手术后、活检术后等医源性出血；各种病因引起的胃肠道出血、泌尿道出血、胆道出血、阴道出血、咯血、鼻出血等，超选择性动脉造影栓塞术具有诊断和治疗的双重作用，为出血开辟了一种行之有效的微创治疗途径。

（2）治疗血管性疾病：包括各部位的动静脉畸形、动静脉瘘和动脉瘤。

（3）治疗肿瘤

1）手术前辅助性栓塞。

2）栓塞治疗：包括姑息性和相对根治性栓塞治疗。前者适于不能手术切除的恶性富血管肿瘤，可改善患者生存质量及延长患者生存期。后者用于少数良性富血管肿瘤如子宫肌瘤、鼻咽血管纤维瘤、肝血管瘤和极少数恶性肿瘤。

（4）器官灭活：包括内科性脾、肾切除和中止异位妊娠。前者通过导管栓塞脾或肾动脉来消除或抑制亢进的脾功能及肾分泌生物活性物质的功能，后者通过动脉灌注甲氨蝶呤加栓塞术中止异位妊娠。

2. 禁忌证　难以恢复的肝、肾衰竭和恶病质患者；不能超选择性插入靶动脉者或靶动脉有重要器官附属支者，可能发生严重并发症者；导管端部前方有重要的非靶血管不能避开，栓塞后可能造成某重要器官功能衰竭者；导管未能深入靶动脉，在栓塞过程中随时有退出可能者。

3. 介入基本程序　局麻下，采用 Seldinger 技术穿刺股动脉，4F 或 5 F Cobra、Yashiro 导管行选择性动脉插管，注入非离子型对比剂 15 ml 行 DSA，每秒摄片 3～4 帧，包括动脉期、实质期和静脉期。DSA 检查明确部位后，在导丝引导下，将导管尽可能超选择插至靶动脉内，选用适量栓塞材料透视下以适当的速度进行栓塞，直至被栓塞的血管血流停止。栓塞后即时造影证实供血动脉中断、闭塞，对比剂外溢、假性动脉瘤、动静脉瘘等征象消失，除了栓塞部位外，其余部位血液灌注良好后拔管。术后观察病情变化。

4. 治疗效果与临床评价　只要操作技术成功，TAE 治疗出血、血管性疾病、肿瘤及器官灭活疗效肯定。超选择性动脉栓塞术，为不同类型的出血提供了一种迅速有效止血、尽可能保护靶器官功能、挽救生命的诊疗手段。但严重肾出血栓塞后能否长期保留肾功能、是否导致肾性高血压病等，有待于扩大病例进一步临床观察与研究。子宫动脉栓塞术后的疗效评价，主要是观察子宫及肌瘤体积变化和临床症状改善情况。血管内栓塞是治疗脑动脉瘤较理想的方法，具有微创、安全可靠、效果确切的特点。

第三节　经皮腔内血管成形术

经皮腔内血管成形术(percutaneous transluminal angioplasty，PTA)是指经皮穿刺插入导丝、球囊导管、支架等器械，对狭窄或闭塞的血管进行扩张和再通的技术。可用于全身动脉、静脉、人造或移植血管，是临床治疗血管狭窄闭塞性疾病的首选方法。包括了球囊血管成形术和经皮血管内支架成形术(percutaneous transtuminl angioplasty and stenting，PTAS)。

一、常用器材、选用原则

1. 介入器材　常规器材包括导管鞘、穿刺针、导丝和血管造影导管；特殊器材包括超长导丝、超滑导丝、超硬导丝、双腔球囊扩张导管、预扩张导管、球囊充胀压力表；支架。

支架类型：支架是由人体可植入材料，用金属丝编织或激光融刻成网状筒形结构。按释放机制不同分3类：①自扩式支架，支架本身具有弹性，释放后在管腔内自行扩张。②球囊扩张式支架，支架本身不具有弹性，但具有可塑性，使用时套在球囊导管上，置入狭窄部位后，扩张球囊使支架被动扩张至一定直径，支撑病变部位。③热记忆式支架，由镍钛合金制成，具有形状记忆功能，在合适温度下(25～35℃)可自行张开到原来形状，支撑血管。操作简便，支撑力强。按支架表面处理情况不同也分3类：①裸露型支架，表面经抛光处理。②涂层型支架，表面涂有肝素等物质，有利于减少血栓形成。③覆膜型支架，在金属支架的外表被覆可降解或不可降解的聚合物薄膜。

2. 选用原则

(1) 所选球囊直径与狭窄段两端正常管径相对应或稍大1～2mm，球囊长度应超过狭窄长度1～2cm。技术成功标准为狭窄病变两端血管压力差＜2.7kPa(20mmHg)，病变处残存狭窄＜20%。如治疗中连续三次扩张后仍残存狭窄＞30%，应放置血管内支架。

(2) 对于支架来说，应选择合适的支架，一般动脉系统选网状支架，静脉系统选Z型支架，根据其属性放置支架。

二、技术要点

导丝通过狭窄段为操作关键。对完全性闭塞者，需先打通血管。术前、术中、术后采取抗凝措施。

三、临床应用

1. 适应证　不同原因所致的血管狭窄或闭塞。(理想的适应证为中等大小至大血管的局限、孤立、短段狭窄或闭塞，也适用于多发和分散的短段狭窄或闭塞。)血管内支架植入术常用于颈动脉主干及其分支、冠状动脉、腹主动脉及其分支、四肢动脉、腔静脉等血管狭窄、闭塞、动静脉瘤；偏心性狭窄不适于做球囊扩张成形者；PTA 后再狭窄、闭塞者。

2. 禁忌证 导丝和导管未能通过血管狭窄或闭塞段；广泛性血管狭窄；大动脉炎活动期；肝、肾功能不全，凝血机制严重异常，具有严重出血倾向。严重心律失常，心功能不全。

3. 介入基本程序 局麻，Seldinger 插管，血管造影，以明确狭窄部位、狭窄长度、狭窄程度，以及侧支循环等情况。根据血管造影表现，可以估计血管形成术成功的可能性，并可决定选用扩张球囊或支架的直径和长度。一般以血管狭窄近端正常管腔直径为选用的球囊直径，较实际放大 1mm，"轻度过扩"效果更好。球囊导管扩张的过程包括狭窄血管段预扩张、球囊导管置入、充盈球囊和球囊抽空，通过再次血管造影和测压进行评估，一般可见狭窄的血管段已扩张，血流通畅，病变两端压力差下降或消失。在 PTA 成功后，完全抽瘪球囊，缓慢退出球囊导管。

对于血管内支架置入术者，先行病变血管球囊扩张成形术。对于急性血栓所致的血管闭塞，应先行溶栓治疗，再行 PTA。退出导管，沿导丝送入血管内支架系统装置，抵达病变部位后，按说明放置内支架。再次引入血管造影导管，行选择性血管造影，观察血管内支架的通畅情况。

4. 治疗效果与临床评价 治疗效果取决于病变部位、性质、程度、患者年龄、基础疾病、术者的经验等。随着介入技术的逐渐成熟，PTA 总的治疗效果与外科手术相当，且创伤小，操作相对简单。可以有效地开通狭窄动脉，提高血管开放率，并改善症状，临床成功率高、并发症少，近、中期疗效满意。需对更多病例进行长期疗效观察，进一步探讨腔内技术的特点，并结合新器材的应用，进一步完善对血管闭塞病变的治疗及提高疗效。

第四节　腔静脉滤器植入术

经皮腔静脉滤器植入术(percutaneous vena cave filters implanting)是预防上、下肢及盆腔静脉血栓形成后肺动脉栓塞的一种治疗技术。本节以下腔静脉滤器植入术为例讲述。

一、常用器材、选用原则

1. 介入器材 常规器材包括血管穿刺针、导管鞘、导丝、猪尾形导管和下腔静脉滤器装置。

2. 选用原则 下腔静脉滤器是一种用金属丝制成的器械，通过特殊的输送装置放入下腔静脉，阻挡血流中较大的栓子。

二、技术要点

先行下腔静脉造影，以了解其大小、通畅否、肾静脉位置，经右颈内静脉或右股静脉途径，在双肾静脉开口水平以下的适当位置，放置合适的临时性或永久性滤器。

三、临床应用

1. 适应证 下肢静脉、盆腔静脉、下腔静脉等血栓形成，有可能或已经造成肺栓塞者；复发性肺动脉栓塞而不能接受抗凝治疗或抗凝无效者。预防性地放置滤过器。

2. 禁忌证 严重凝血功能障碍；严重心肝肾功能不全；下腔静脉、双侧股静脉或右侧颈内静脉闭塞。

3. 介入基本程序 首先选择入路，以股静脉或右侧颈内静脉为穿刺入路。如选择股静脉应避开有血栓形成的一侧。穿刺成功后置入猪尾导管做下腔静脉造影。根据下腔静脉不同直径选用不同型号腔静脉滤器，通过输送器置滤器于肾静脉与髂静脉之间下腔静脉内，释放结束后，造影了解滤器与腔静脉的相对位置及腔静脉血流情况。对无抗凝禁忌的患者，术后抗凝溶栓治疗。

4. 治疗效果与临床评价 经过不断改进，腔静脉滤器植入术已成为预防深静脉血栓(deep vein thrombosis，DVT)后导致肺栓塞的有效方法，应用日益广泛。预防性应用腔静脉滤器可使肺栓塞发生率、复发率显著下降，因此而致死亡病例明显减少。

（邢东炜）

第二十六章　非血管介入技术

所谓非血管介入技术，指的是通过非血管途径(经自然孔道进入消化道、呼吸道、尿道，或经皮直接穿刺各部位器官)所进行的介入诊治操作。其临床应用广泛，如食管和胆道等非血管腔道的扩张成形和支架植入、输卵管性不孕症的介入再通、椎间盘突出症的介入治疗、各部位囊肿脓肿的经皮穿刺引流、实体肿瘤的经皮穿刺消融等。

第一节　非血管性腔道扩张成形术

一、常用器材、选用原则

1. 球囊导管　是非血管性腔道扩张成形术中的基本器材。所用的球囊导管结构与血管成形术的球囊导管相同或近似，根据各种腔道的不同，设计有多种规格，球囊大小为 6～40mm，长度 2～10cm。球囊导管的选用应与目标腔道相称。

2. 支架　为防止球囊扩张后腔道回缩塌陷而再次狭窄或闭塞，可通过放置放支架而达到目的。主要有“Z”形金属支架及网状金属支架两种，此外还有螺旋状金属支架及塑料内涵管支架等不同的种类。支架选用的原则：支架大小、长度和支撑力应与需成形的腔道相适应，能保证撑开管腔；能牢固地贴附于管腔壁上，防止滑脱和移位；支架材料能耐受置入部位体液如胃酸、肠液、胆汁、尿液的长期浸泡，并尽可能防止肿瘤通过网眼侵入支架腔内，不至于短期内失效；为了封堵伴有管腔瘘的管腔狭窄，应选用合适型号的覆膜支架。

3. 导丝　一般为必备器材，其作用是引导球囊导管或支架到达目标腔道；在输卵管，导丝可直接起到开通和扩张阻塞或狭窄的管腔目的。导丝的选择，在长度、直径和支撑力应与其目的相一致。

4. 选择性导管及输送鞘等　根据不同的目的选用。

二、技术要点

1. 术前应明确诊断　术前除需全面地了解病史、症状与体征之外，一般应通过常规 X 射线造影、超声、CT 或 MRI 检查明确诊断。对目标腔道存在狭窄或阻塞的部位、范围和程度应有全面的了解。

2. 选择合适的介入途径　食管、气道、泌尿道等，可经自然开口如口腔、鼻腔、尿道口等作为入路进行介入操作。胆管则往往需要经皮肝穿刺的途径进入，但如有术后 T 形管留置，也可经 T 形管进入，有时也可通过内窥镜从十二指肠降段开口逆行进入。

3. 麻醉与术前用药　根据进入途径和目标腔道的不同，选择不同的麻醉方式如局部浸润麻醉、表面喷雾麻醉或全麻。术前适当应用镇静、镇痛及减少分泌物的药物对介入操作的顺利进行可以起到重要作用。

4. 严密监控下进行介入操作 介入器械应保证在真正的管腔之内，球囊充盈要达到预期效果，支架的位置良好并完整覆盖病变段。

5. 术后处理 应全面监护病人情况。消化道扩张后头2～3天应进流食、半流食，逐渐过渡到软食和普通饮食；胆管、泌尿道扩张后需置管引流。

三、临床应用

1. 适应证

(1) 消化道：先天性狭窄，如贲门失弛缓症；放疗、烧伤、药物灼伤所致的食管狭窄；术后吻合口狭窄；肿瘤浸润或外压所致狭窄等。

(2) 气道：先天性气管支气管狭窄；气管软化和气道塌陷；放疗后或术后吻合口狭窄；肿瘤浸润或外压所致狭窄等。

(3) 胆管：良性狭窄，如术后、放疗后或结石所致狭窄；恶性狭窄，如胆管癌和肝脏、胆囊、肝门部或胰十二指肠区恶性肿瘤侵犯、压迫胆管造成狭窄或阻塞。

(4) 泌尿道：良性狭窄，如前列腺增生、手术创伤、结石、放疗后、感染、先天性及腹膜后纤维化所致狭窄；恶性狭窄，如腹盆部恶性肿瘤侵犯、压迫输尿管造成狭窄或阻塞，膀胱癌所致尿道梗阻等。

(5) 输卵管：输卵管阻塞性不孕症特别是近中段输卵管阻塞者。

(6) 鼻泪管：泪囊炎或外伤所致鼻泪管狭窄。

2. 禁忌证

(1) 严重心肝肾功能不全。

(2) 严重凝血功能障碍和出血倾向。

(3) 穿刺部位感染或全身感染。

(4) 良性狭窄一般不适用支架植入术。

(5) 输卵管壶腹部远端和伞段阻塞、输卵管结核或术后闭塞不适宜行再通术。

3. 介入基本程序

(1) 球囊成形术：①在影像设备引导下，经腔道自然开口或经皮穿刺将导丝引入目标腔道；②经导丝引入导管进行造影，判明狭窄或阻塞的程度及范围；③设法将超滑导丝通过目标管道的狭窄或阻塞处；④根据情况选用合适的交换导丝替换超滑导丝，并将合适型号的球囊导管沿交换导丝送入病变段；⑤透视监控下将对比剂经球囊导管侧腔注入使球囊的“腰部”消失，抽空后隔3～4分钟再次充盈扩张，可重复2～4次；⑥抽空球囊后退回球囊导管至原狭窄段近端，经中腔注射对比剂进行造影复查，治疗成功后即可撤除球囊导管。

(2) 支架植入术：①～③步骤同上；④根据需要选用扩张器或稍小的球囊导管进行预扩张并可换入超硬导丝；⑤沿导丝将选定型号的支架连同专用输送装置一并送至管腔狭窄处；⑥摄取影像，确认支架位置是否能够覆盖狭窄段；⑦在电视透视严密监控下撤除支架输送装置，将支架置放到位，多方位摄片并对管腔进行造影，判断支架置放是否成功；⑧如支架位置和扩张良好，即拔除器材、结束操作。

4. 治疗效果与临床评价 非血管性腔道球囊扩张成形和(或)支架植入术往往能够起

到立竿见影的效果，患者的临床症状消失或明显改善；腔道通畅后的形态学表现也可以在术后的造影复查中得到明确而客观的评价。有些病例如贲门失弛缓症等可能需要反复多次的球囊扩张术。支架植入后也有发生移位、脱出、断裂或支架内再闭塞的可能。

第二节　经皮穿刺造影及引流术

一、常用器材、选用原则

1. 穿刺针　为必备器材，有多种型号，大小长度各不相同，以带有针芯和塑料套管的套管针为常用。应根据所穿刺的部位、器官和病变的不同进行选择，如胆管或肾盂等应选择细针，浅表的脓肿、脓胸、尿潴留的巨大膀胱等则可用粗针。

2. 导丝　如需后续置入引流导管，则为必备器材，注意与穿刺针相配套。

3. 引流导管　当囊腔较大或需较长时间持续引流时，应备有引流导管。引流导管为多侧孔导管，前端常为猪尾状或蘑菇状以防滑脱。引流导管粗细的选择应根据引流液黏稠度不同来决定，稠厚的脓液或血肿血凝块宜用较粗的多侧孔引流管。

二、技术要点

1. 导向设备选择　作为定位穿刺和引流的影像导向设备，超声、CT 比较常用；在有术前 CT 或 MRI 图像指导下，电视透视也能胜任，且能实时观察造影表现。MR 设备因需要专用穿刺针等磁兼容性器材，目前应用很少。

2. 穿刺通道设计　穿刺通道应尽量避开占位性病变、正常的生理管道和邻近脏器，并有利于后续的引流。

3. 严密监视，随时复查　穿刺过程应在影像导向设备监视下进行，并根据造影等影像资料及时修正穿刺深度和角度。

4. 药物应用　术前适当应用镇静、止痛、解痉等药物可以有效减轻术中患者的不适，从而配合良好。囊肿引流者囊腔内可用无水酒精固化囊壁，脓肿引流者在脓腔内应用纤维蛋白酶与各种抗生素能够起到方便引流、促进愈合的作用。

5. 妥善固定　留置引流管应妥善固定，可通过绑扎缝线或应用固定盘进行固定，并嘱病人避免牵拉引流管，以防脱出。

三、临床应用

1. 适应证

（1）人体腔道阻塞所致的体液积聚：如胆道梗阻引起的阻塞性黄疸、泌尿道梗阻所致的肾积水和尿潴留等。

（2）炎症、外伤等引起的体腔积液：如胸腔积液、血胸、脓胸、心包积液、腹腔积血或盆腔脓肿等。

（3）实质脏器病变：如肝、脾、肾等的脓肿或巨大囊肿。

2. 禁忌证

(1) 严重心肝肾功能不全。

(2) 严重凝血功能障碍和出血倾向。

(3) 无症状的肝肾小囊肿及少量胸、腹腔积液。

3. 介入基本程序 不同部位的不同性质病灶，其穿刺造影和引流术的程序有所不同，以下以经皮肝穿胆道引流术(percutaneous transhepatic cholangic drainage, PTCD)为例，描述如下。

(1) 消毒、局麻：患者仰卧、根据原有影像资料并透视观察，选定穿刺点后，术区消毒并作穿刺点局麻。

(2) 经皮穿刺：选用15～20cm长的套管针先刺入皮下，透视下调整针尖方向，患者屏气状态下迅速将针直接插至拟定的位置和深度。

(3) 经套管造影：拔除金属针后，如有胆汁经套管流出，则代表穿刺成功，即经套管注入对比剂观察胆道的扩张和阻塞情况。

(4) 送入导丝：在透视下旋转推进导丝以尝试通过阻塞段，并尽量争取通过胆总管进入十二指肠；如多方尝试仍不能通过阻塞段，则将导丝引导到扩张较明显而又有利于引流的胆道分支内。

(5) 置入引流导管：退出套管针，根据需要选用合适的引流管沿导丝置入目标位置。为方便插入引流管，可用扩张器对穿刺道逐级扩张，并可经最后一次扩张管换入超硬导丝。

(6) 妥善固定：通过绑扎缝线或应用固定盘将引流导管固定，外接引流袋，并嘱病人避免牵拉引流管，以防脱出。

4. 治疗效果与临床评价 经皮穿刺造影及引流术简便安全，成功率高，疗效可靠。利用穿刺针和引流导管等简单器材，可以实现对全身各部位的正常管道、体腔或器官组织内的病理性积液或淤积的生理性体液进行穿刺抽吸、引流，达到减压和治疗的目的。通过局部造影以及对抽出或引流出的液体进行细胞学、细菌学和生化检测，能够方便地对病变作出定量和定性诊断，并指导临床用药，从而进一步提高临床疗效。

第三节 经皮穿刺减压、取出与充填术

本项技术实际上包含多种具体的介入治疗技术，如经皮椎间盘切吸术、结石处理技术、椎体成形术及椎体后凸成形术等。

一、常用器材、选用原则

1. 穿刺针 为必备器材。根据部位和治疗目的不同，选择不同类型和型号的穿刺针，但一般比经皮穿刺引流所用的穿刺针要粗。

2. 骨水泥 作为椎体成形术等应用的填充物，聚甲基丙烯酸甲酯(PMMA)和磷酸钙骨水泥(CPC)是比较常用的骨水泥，为增强其不透X线性能，一般需在其中加入对比剂。

3. 专用注射器 为填充骨水泥，需要使用专用注射器，否则无法注入黏稠度很大的骨水泥。

4. 其他 如椎间盘切吸套装、激光发生装置、取石网篮、专用扩张球囊、Sky骨扩张系统及椎间盘镜等，须根据治疗目的不同而选择。

二、技术要点

1. 术前诊断明确　根据临床及影像学检查确定诊断，明确部位和程度。

2. 设计穿刺策略　根据不同情况及目的，评估病变部位、椎体塌陷程度、椎体破坏范围及皮质完整性等，设计进针点位置、路途、角度、深度等。

3. 良好的影像导向　穿刺和治疗过程应在影像设备引导下进行，务必显示清晰。

4. 注意监护　本项介入操作术中因机械刺激或骨水泥等的影响，可能造成血压下降等情况出现，应注意监测心率、血压、血氧饱和度等指标，以便及时处理。

5. 其他　根据治疗目的的不同，各不一样。如椎体成形术在骨水泥配置比例、注入速度和拔针方面都有要求，否则可能造成失败。

三、临床应用

1. 适应证

(1) 椎体骨髓瘤、淋巴瘤、血管瘤、转移瘤等引起椎体压缩、疼痛明显者可行椎体成形术。

(2) 骨质疏松严重并引起压缩性骨折可选择经皮椎体后凸成形术。

(3) 椎间盘突出症保守治疗无效者可选择经皮椎间盘切吸术。

(4) 胆道或泌尿路结石可尝试经皮穿刺置入简单器械进行直接取石、碎石等介入处理，避免大开放式外科手术。

2. 禁忌证

(1) 患者体质虚弱，不能耐受介入操作者。

(2) 出凝血功能障碍，有出血倾向者。

(3) 全身或穿刺局部感染者。

(4) 椎体后缘骨质破坏而不完整者不应采用经皮椎体成形术。

(5) 椎间盘突出但伴有明显骨质增生、椎管狭窄或黄韧带肥厚明显者不宜采用经皮椎间盘切吸术。

3. 介入基本程序

不同部位和不同治疗目的的具体操作程序有所不同，以下以经皮椎体成形术为例进行介绍。

(1) 消毒、局麻：患者仰卧（颈椎）或俯卧、侧卧（胸腰椎），根据原有影像资料并透视观察，选定穿刺点后，术区消毒并作穿刺点局麻，浸润至骨膜。

(2) 穿刺入路选择：根据病变部位与局部椎体具体情况选择穿刺途径：颈椎区的穿刺多选择前外侧入路；胸椎区的穿刺多选择经横突上的椎弓根旁入路；胸腰区的穿刺以选择椎弓根入路为宜。

(3) 经皮穿刺：在C形臂X线机监视下，患者屏气，术者迅速将含套管的10～15G穿刺针直接插至拟定的位置和深度，抵至骨膜，正侧位像证实穿刺针针尖位于椎弓根的妥善位置，然后在X线监视下沿椎弓根方向逐渐进针（有时需借助于外科锤的帮助），直至针尖抵达椎体的前中1/3交界处。

(4) 注射骨水泥:正侧位双向证实穿刺针到位后,即可调配骨水泥,并用专用注射器将其注入椎体内。必须强调的是注射过程一定要在透视监控下进行,以观察填充情况并防止外溢和渗漏。

(5) 拔针:观察到骨水泥在椎体内的分布达到预期目的后,将穿刺针退至骨皮质处,插入针芯,旋转穿刺针,在骨水泥硬化前拔针。

4. 治疗效果与临床评价 经皮穿刺减压、取出与充填术均属于微创性操作技术,具有不出血或少出血、损伤轻微、操作简便、安全性高、疗效确切的特点。

据文献报道,经皮椎间盘切吸术术后当天痊愈占60%,术后一周痊愈占20%,术后1个月痊愈占10%,与开放手术效果相当,且克服了开放手术后引起的脊柱不稳定、神经根损伤等并发症的发生。经皮椎体成形术后,大部分患者在术后三天即有不同程度的疼痛减轻,总的疼痛减轻率在60%~100%之间。经皮椎体后凸成形术后90%患者在术后一周疼痛明显减轻,还能恢复椎体的高度,改善后凸畸形。

第四节　经皮穿刺活检

经皮穿刺活检术(percutaneous puncture biopsy)是指在影像设备监视下,经皮穿刺体内脏器或组织,以取得细胞学或组织学标本,达到肿瘤细胞学或组织病理学诊断目的的介入技术。

一、常用器材、选用原则

经皮穿刺活检术的常用器材为活检穿刺针,且为必需器材。活检穿刺针种类和型号较多,应根据目的不同慎重选择。

活检穿刺针可分为抽吸活检针、切割活检针及特殊活检针(如骨组织活检针)等。

二、技术要点

1. 导向设备选择 根据病变所在的部位、大小、深度以及医生的熟练程度等综合考虑,肝肾等实质脏器可优先选择超声、CT作为导向设备,肺和骨活检可采用CT、电视透视进行导向,MR因无射线危害是今后的发展方向。结合超声和电视透视等两种以上的影像设备配合引导可以增加成功率。

2. 穿刺通道设计 穿刺通道应尽量避开重要脏器和正常的生理管道,并能够以尽量短的路径到达病灶。

3. 严密监视,多点取材 穿刺过程应在影像导向设备监视下进行,使穿刺针到达所设定的目标位置进行取材;为了提高活检准确率,应在病灶内进行多点取材。

三、临床应用

1. 适应证

(1) 明确全身各部位特别是实质性脏器占位性病变的组织学类型。

(2) 鉴别肿瘤与非肿瘤、良性与恶性、原发性与转移性肿瘤，以确定治疗方案。

(3) 长期慢性的浸润性病变也可通过活检进行病理学分型。

2. 禁忌证

(1) 严重心肝肾功能不全。

(2) 严重凝血功能障碍和出血倾向。

(3) 无法避开重要脏器。

3. 介入基本程序

(1) 针吸活检法：常规消毒、铺巾、局麻后，采用薄壁细针（如 Chiba 针、Turner 针等）插入病变组织内，确定位置合适后退出针芯，接上注射器，在病灶范围内一边旋转提插一边通过负压抽吸以取得细胞学材料。

(2) 切割活检法：常规消毒、铺巾、局麻后，采用切割活检针（如 Trucut 针、Unicut 针、自动活检枪等）插入病变组织内，确定位置合适后，分别推进针芯和针套，利用针套刃口和内针凹槽的相对运动以切取小块组织，之后再将切割针整体退出；自动活检枪则是推进针芯进入病灶后按动枪栓，将针套快速弹射出去切割病变组织。

(3) 旋切活检法：主要用于骨骼病变的活检，基本方法与切割活检法类似。即在导向设备引导下将旋切针的套针准确穿刺抵达病变区骨面，穿过骨皮质，拔出针芯，从套针内置入旋切针至病变，在同一方向加压拧旋几次或电动旋切出病变组织并送病理检查。

4. 治疗效果与临床评价　经皮活检术是一种简便、安全、有效的介入诊断手段，对于需要获得病理学诊断而又无法通过生理管道系统进行细胞、组织学标本采集的各器官组织病变特别是实质性占位病变，均可应用本技术。一般来说，良性病变的活检诊断准确率可达95%以上，恶性病变诊断准确率亦在90%以上，因而非常有利于针对性治疗方案的制订。

（王芳军）

第八篇 超声成像

第二十七章 超声原理及技术

超声波为机械波，是声波的一种，是人耳无法听到的频率高于 20kHz 的声波，简称超声。超声波现象发现于 18 世纪，1842 年，奥地利物理及数学家多普勒（Christian Johann Doppler）发现并阐述了多普勒现象，1880 年，法国居里兄弟发现压电现象。基于此，超声的医学基础正式确立并于上世纪中叶迅速发展成为临床重要的检查手段，从筛查到甄别乃止治疗，应用广泛，作为一种经济而且可靠的检查和治疗手段，临床医生如何更好应用此技术对临床诊断正确率和治愈率有着至关重要的影响。

第一节 超声成像的基本原理和设备

一、超声的基本物理学特征及基本原理

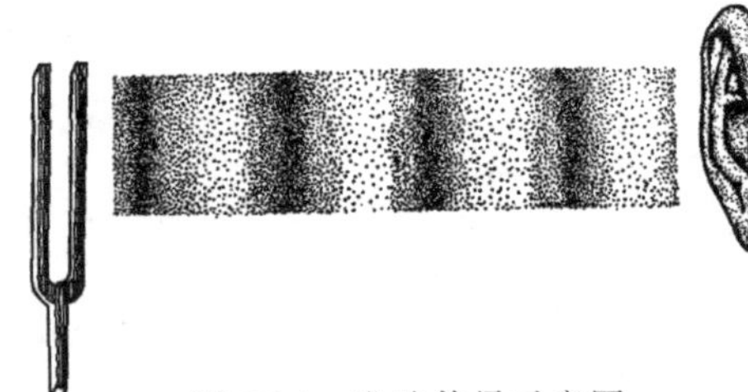

图 27-1 音波传导示意图

1. 波动特征 超声波具有机械波的一切特征，表现出周期性的压缩与弛张的变化（图 27-1）。

2. 波型 常见的波型有纵波、横波、剪切波、表面波、板波等，软组织中的主要传播方式为纵波，但是在骨组织及骨骼表面等特殊组织和部位，可出现横波和表面波等传播方式，而剪切波多用于近些年出现的“弹性成像”等新技术（图 27-2）。

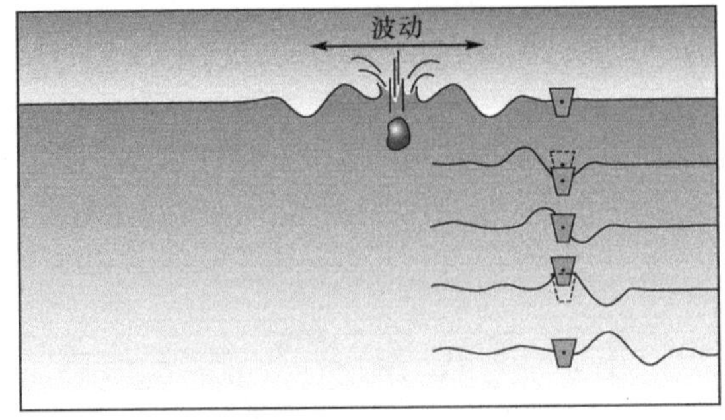

图 27-2 波传递示意图

3. 方向性　医用超声波由于其高频率及短波长的特点，故而拥有类似高频电磁波的方向性特征。

4. 反射和透射　超声波在传播的过程中，经过一个界面时，由于前后介质的不同，传播的方向发生变化，一部分能量由界面处返回前介质，即反射(reflection)，另一部分能量穿过界面，进入第二个介质，为透射(transmission)。声能于界面处反射和透射之和守恒，等同于入射能量，但反射量取决于界面前后的声阻差异。所谓声阻，即声阻抗率(acoustic impedance)，等于介质的密度与超声在该介质中传播速度的乘积。

设 Z 为声阻，ρ 为密度，C 为声速，则：$Z=\rho\times C$

密度越大的物质，声阻抗率越高，声阻抗差值越大，反射越强。

5. 折射　超声波在传播中，经过两种不同介质形成的界面时，进入第二介质的波束传播方向发生改变的过程，即折射(图 27-3)。

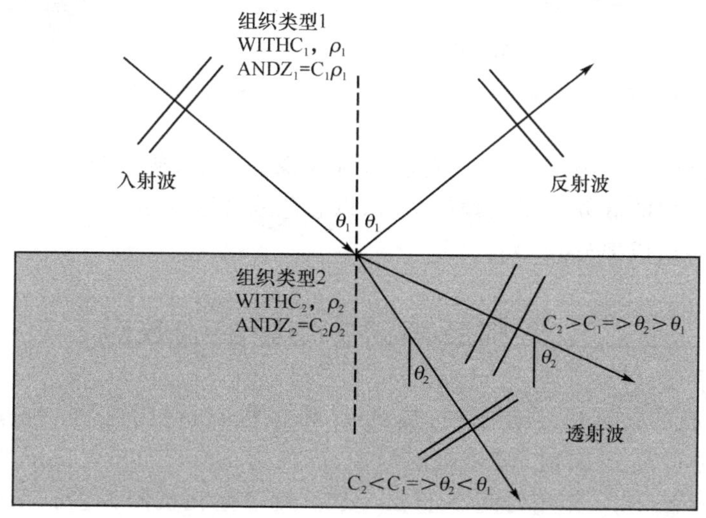

图 27-3　反射透射原理图

6. 衍射和散射　物体界面直径小于波长，超声波的传播方向将发生偏离，在绕过物体以后又以原来的方向传播，此时反射回波很少，这种现象叫衍射。因此波长越短超声波的分辨力越好。如果物体直径大大小于超声波长的微粒，在通过这种微粒时大部分超声波继续向前传播，小部分超声波能量被微粒向四面八方辐射，这种现象称为散射。

7. 吸收与衰减　超声波在介质中传导时由于介质质点之间产生内摩擦，这个过程可以使声能由机械能转化为热能而被组织吸收，这种现象即为声能吸收，声能吸收是超声能量衰减的原因之一。与超声波的频率、介质性质、传播的距离以及环境温度有关；此外，超声的反射、散射等，都能使原声束方向上的声能减弱。因此有多个高反射界面的组织，如肺、骨骼、肠道等，声能的衰减较明显，而质地均一的组织呈现低衰减性，如人体各腔室内的液体、血液等。

8. 多普勒效应　运动物体相对探头移动时，单位时间内接收的波的周期数(f')发生改变(图 27-4)，相向运动时，接受到的每秒周期数增高，背向运动时，接受到的每秒周期数降低，频移(f_d)为回声频率与发射超声频率间的差值。

(1) 连续多普勒和脉冲多普勒：连续多普勒(continuous-wave Doppler, CWD)的声波发射是连续的，特点是检测范围广，多用于血管及心脏等血流流速测量；而脉冲多普勒(pulse-wave Doppler，PWD)是脉冲式发射，所以具有良好的距离分辨力，主要用于观察特定位置的血流形态(图 27-5)。

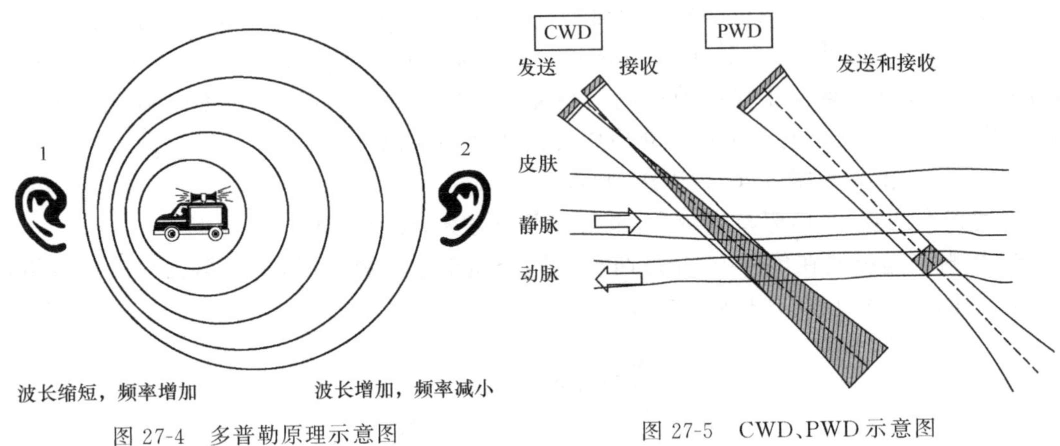

图 27-4 多普勒原理示意图

图 27-5 CWD、PWD 示意图

(2) 组织多普勒：在传统的彩色多普勒血流成像基础上，通过改变多普勒滤波系统，以检测心肌运动时产生的低频高振幅频移信号，以彩色或者脉冲多普勒的形式表现，是目前心脏超声检查的重要组成部分。

二、入射超声对生物组织的效应

超声生物效应的物理机制有 3 种：热机制、机械机制、空化机制。一般认为声强小于 $10W/cm^2$、作用时间大于 1s 时，以热机制为主；声强为 $100 \sim 1000W/cm^2$ 时以机械机制为主；声强大于 $1000W/cm^2$、作用时间小于 ms 级时，则以空化机制为主。在安全阈值内的超声能量是无害的，而且无剂量累积效应，而超过安全阈值后可能产生生物效应。

三、超声诊断原理及常用超声诊断设备

1. 医用超声诊断原理简述 超声仪器就是通过超声探头(图 27-6)发射和接收超声波，经过处理，在屏幕上形成图像。在超声诊断仪中探头是一种声电换能器(transducer)，同时兼有超声波发射器和接收器的功能。超声探头以逆电装置(为电脉冲转变成声脉冲)发射超声波，通过与人体组织复合的阻抗作用产生回波；由正压电装置(声脉冲变成电脉冲)接受回波，形成图像(图 27-7)，用材料多为压电陶瓷及压电晶体等，新兴的微型集成二维阵电容式超声换能器正在开发，相信不久将会广泛应用于临床。

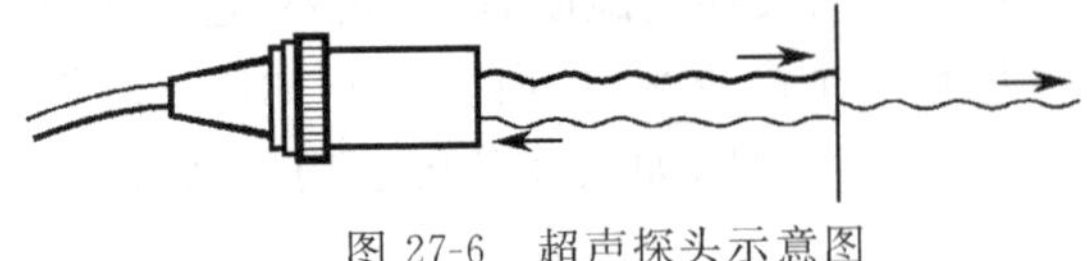

图 27-6 超声探头示意图

2. 常见设备及新技术

(1) A 型超声诊断仪：幅度调制型仪器，目前仅用于眼科检查，并且在绝大部分地区濒临淘汰。

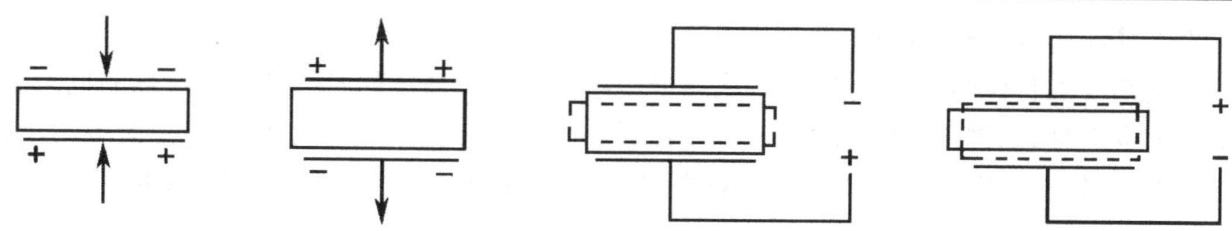

图 27-7　压电效应示意图

（2）M 型超声诊断仪：反映一维的空间结构，能够显示界面厚度、距离、活动方向和速度与心动周期的关系，目前一般作为二维彩色多普勒超声心动图仪的一种显示模式设置于仪器上。主要用于心脏及大血管的内径测定及心脏特殊结构的观察。

（3）B 型超声诊断仪：辉度调制型仪器，亮度随着回声信号大小而变化，反映人体组织二维切面断层图像。B 型超声诊断仪显示的实时切面图像，真实性强，直观性好，容易掌握，已成为超声诊断最基本最重要的设备。

（4）D 型超声诊断仪：即多普勒超声诊断仪，此类仪器是利用多普勒效应原理，对运动的脏器和血流进行探测。目前用于心血管诊断的超声仪均配有多普勒功能，分脉冲式多普勒和连续式多普勒。

（5）彩色多普勒血流显像仪：简称彩超，包括二维切面显像和彩色显像两部分。在显示二维切面的基础上，将彩色血流的信号叠加于黑白的二维结构上，可根据需要选用速度显示、方差显示或功率显示。

（6）3D 超声：3D 超声是一种新兴的检查技术，需要特殊探头，或者普通探头应用特殊程序及手法，将按照顺序于垂直探头扫查方向角的二维图样经计算机分析处理，形成立体的声像图。分为静态和实时两种，可观察感兴趣区域的表面静态或运动形态，多用于产科的胎儿观察及心脏观察等。

（7）超声造影技术：超声造影技术是目前超声诊断领域最前沿的技术之一，利用注射入血管的特制的具有增强对比性能的药剂（采用特殊材料被覆的微气泡），在特定成像条件下对血管形成高对比成像，是目前唯一的血池成像，可以对感兴趣区域的血管床和血流分布形成令人满意的成像效果，在肿瘤诊断中具有重要意义（图 27-8）。

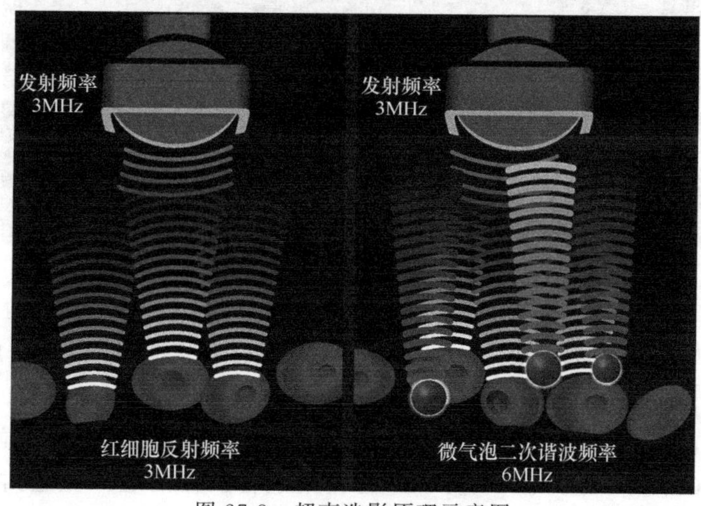

图 27-8　超声造影原理示意图

(8) 导向超声及超声治疗：导向超声及超声治疗也称为超声介入。通过超声的引导，利用特定具有声反射特性的器械操作，可大大降低一些常规临床高难的或高风险的治疗的危险度，并且具有安全性、微创性、可观察性、可重复性、低医疗费用等特点。目前已经成熟的应用于临床的各个领域，并可良好替代部分外科手术，常见的有各种引流术、穿刺术及消融术等。

第二节 超声技术与声像图特点

医用超声仪器的探头发射出超声波进入人体，通过各种组织器官，形成复杂的具有人体组织声学特征的超声波回声信号，经过一系列声能与电能的转换，模拟信息与数字信息的转换，最终在荧光屏上显示为不同类型和特点的图像，成为声像图。

一、超声声像图的分类及特点

1. 灰阶超声 监视器上像素的变化过程是表现为从黑到灰再到白色的渐变，称之为灰度，灰度的等阶叫作灰阶(grayscale)，正常人眼能清晰分辨16灰阶。灰阶越多的仪器，二维图像越细腻。利用快速扫描技术，如果每秒能显示24帧乃至更多的图像，就可以形成连续动态的图像，此技术即为实时成像，而医用超声的动态图像就称为实时二维灰阶超声断面图。

2. M型超声 M型超声显示体内各层组织相对于体表(探头)的距离和随时间变化的曲线，主要用于心脏检查，是心脏和大血管检查诊断和测量的主要手段之一(图27-9)。

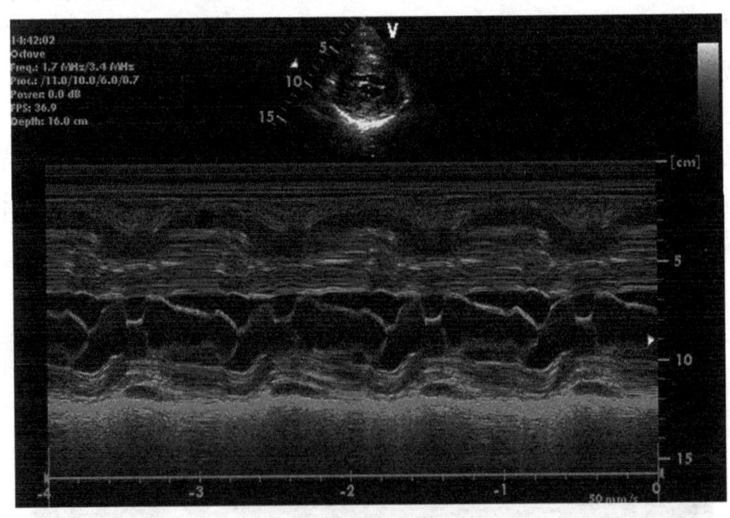

图27-9 M型超声声像图

3. 彩色超声 流动的血液中的血细胞散射体形成的多普勒频移图像，用红、蓝、绿颜色及混合色标记血流的方向及性质，用颜色的亮度标记血流速度，称为彩色多普勒血流成像(color Doppler flow imaging，CDFI)；通常情况下，红色系代表朝向探头的血流，蓝色系代表背离探头的血流(图27-10)。CDFI技术广泛应用于各脏器的超声检查，检测脏器血流分布、心脏的血流状态，为病变性质鉴别、各种血管病变诊断提供重要佐证。

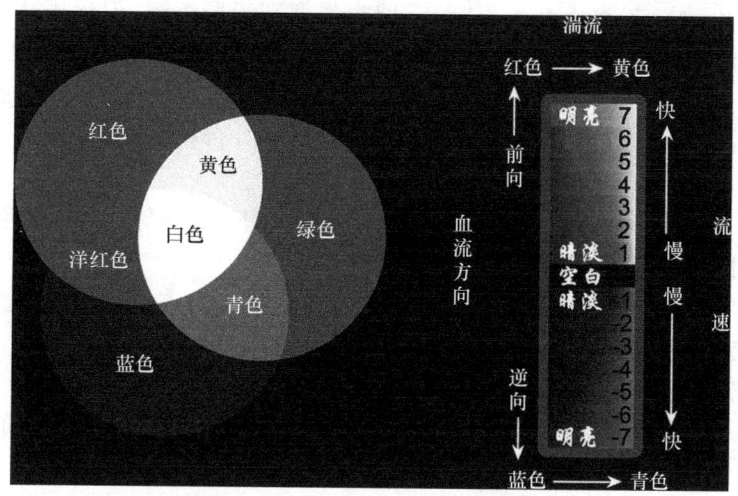

图 27-10　CDFI 原理示意图

4. 非多普勒彩色血流流速成像　该技术是一种根据声束追踪红细胞群与探头间的位移所致回声的时间改变，然后计算出血流方向及流速，并以彩色调制成像的方法。

二、超声声像图的描述

超声描述是一种相对主观的描述，根据监视器上所获得的声像图的明暗程度来区分回声强弱，并人为地把回声强度分为强回声、等回声、无回声三种，并细化出高回声、弱回声和低回声来进行详细描述，正常人体软组织的内部回声由强到弱排列如下：肾窦＞胎盘＞胰腺＞肝脏＞脾脏＞肾皮质＞皮下的脂肪＞肾髓质＞脑＞静脉血＞胆液和尿液（图 27-11）。

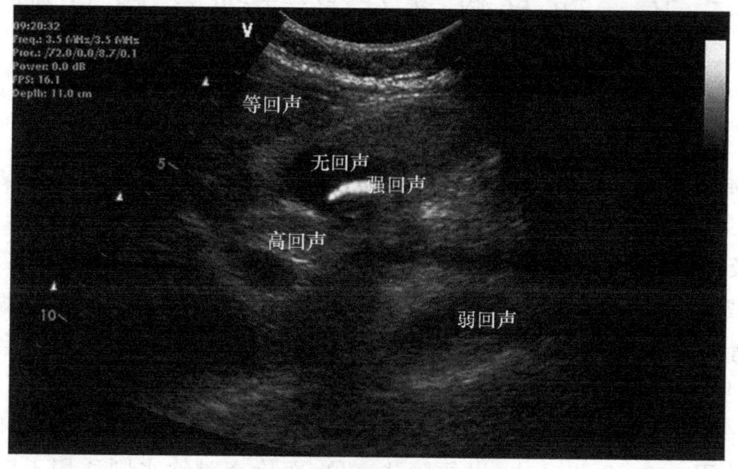

图 27-11　超声回声强度图

1. 强回声（strong echo）　为回声强度中最高等级，形成的原因为该界面上发生了强力反射（perfect reflection，指声特性阻抗差别极大的界面，反射系数可达 98%以上），常发生于软组织或液体与骨组织、钙化组织、气体的界面上，辉度上为最明亮的部分，由于强回声的形成特点，后方可能会伴有声影。

2. 高回声(hyperechoic,hyper echo) 回声强度高于肝组织,但远未达强回声程度,内部细节多可辨,例如肝脏内的部分增生结节、大多数血管瘤、错构瘤和部分肿瘤等。

3. 等回声(iso-echo) 以正常肝实质的回声强度相近的回声作为等回声的标准,尽管不同仪器设备对同一个人的声像图都不尽相同,但是同一台仪器上,以此为标准,却可以得到类似的描述,可以有效避免回声不可量化的问题。

4. 低回声(hypoechoic,hypoecho) 常态增益调节下,低于等回声,但明显高于无回声的表现,例如肾髓质、淋巴结、部分肿瘤和转移瘤等。

5. 弱回声(weak echo,few echo) 回声强度略高于无回声,可因仪器增益调节过低而呈现无回声状态,但是略提高增益,即可看到该区内的稀少的细微回声表现,后方少见明显增强。多为深部淋巴结的声像图表现。

6. 无回声(anecho,echoless) 为回声强度中最低等级,在组织间、脏器内、腔室及管道中,呈现一个无任何回声的分布区,辉度表现为最暗,多为清晰液体的特征性表现,后方多见回声增强,可见于血液、体腔内的液体、膀胱中的尿液、眼球内的房水等。

回声分布的描述:实质性脏器的回声影像可描述为:均匀、不均匀;病变组织可描述为:均质、非均质。

回声形态的描述:根据其在监视器上的表现,进行具体描述,例如针状、片状、团状、环状、带状、线状、簇状等。

特殊征象:某些病变声像图具有特征性,故而为其形象化命名,例如靶环征、平行管征、驼峰征、彗星尾征等。

彩色多普勒血流显像还可对脏器内或肿块内、外及外周血管的空间分布、走向、多少、粗细、形态以及血流速度等多项参数加以显示。

第三节 超声检查注意事项及超声测量

一、超声检查注意事项

1. 检查前准备 多数脏器检查前不需特殊准备,但是对于某些脏器及某些特殊疾病则必须准备。

(1) 空腹及禁烟:包括不进食、不饮水、不抽烟,主要用于胆系、胰腺检查,对于小儿幽门肥厚性狭窄及成人型胃潴留更为重要;必要时,可嘱患者低脂饮食三日后空腹。

(2) 排空胃肠道:经直肠超声检查必须排空肠道,另外结肠内容物可能会影响的部分脏器如胰腺、后腹膜、腹腔大血管、盆腔淋巴结等的检查。

(3) 饮水:分为检查前饮水及检查时饮水两种,检查前饮水多见于盆腔脏器检查,须提前一小时左右饮用600～800ml水,以便膀胱充盈;而检查时饮水则适用于胃及透声不好患者的上腹部及后腹膜检查。

(4) 检查前休息及相对恒温环境:部分周围血管疾病对于患者本身情况及周围情况较为敏感,一定时间的休息及保持相对恒定舒适的室温,有助于检查的准确性及重复性。

(5) 停药:部分可影响待查器官的药物(例如扩血管药物将影响循环系统检查、利胆药物将影响胆囊收缩功能的检测等),检查前需履行告知义务并在患者主管医生允许和观察下停药 4 小时以保证检查的准确性。

2. 耦合剂　耦合剂(coupling gel)是一种半凝胶样物质,用以涂布在超声检查区域,降低探头与检查区之间的声阻抗,使探头发射的超声功率以尽可能大的限度射入体内,亦使体内反射及散射的可接收的回声最大限度的传回至探头(图 27-12)。涂布耦合剂是超声检查的过程中的重要组成部分。

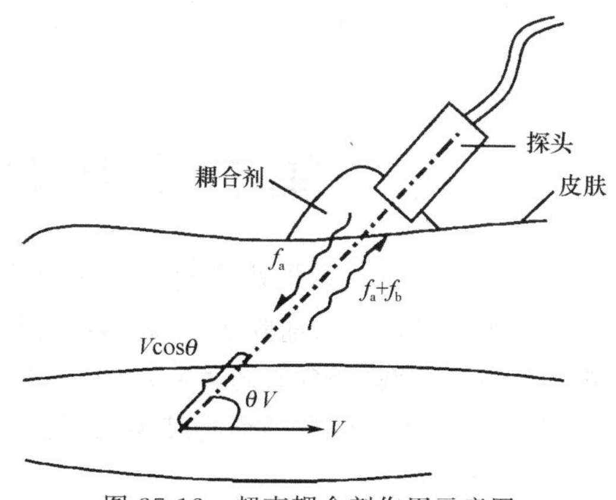

图 27-12　超声耦合剂作用示意图

3. 体位　检查时,需根据检查目的不同,解剖结构的不同,根据超声的物理原理和待观察区域的结构位置,选择不同的体位进行观察;常见体位有平卧位、左侧及右侧卧位、半卧位、坐位及立位、左侧膝胸卧位、膝胸位及截石位等。

二、超声测量

超声的成像特点以及现代计算机技术的突飞猛进,使其具有良好的可测量性、重复性,是常规临床检查及各种科研工作中的重要组成部分。常规超声仪器可测量的内容有:径线测量、周长测量、面积测量、体积(容积)测量、时间测量、流速测定、加速度测定、流量测定、压力阶差的测定等,在各种和超声医学相关的课题中,超声测量的数据具有重要的意义。

(程蓉岐)

第二十八章　超声心动图

1954 年 Edler 等创建了超声心动图检查法（echocardiography），五十余年来，这一技术已有长足的进步。目前除 M 型超声心动图之外，又出现了二维超声心动图、脉冲和彩色多普勒超声心动图、经食管超声心动图、三维超声心动图、心脏声学造影以及血管内超声等多项新方法，为临床诊断各种心脏疾患提供了极有价值的信息。

第一节　正常超声心动图

一、常规超声心动图

（一）M 型超声心动图

主要用于观察心瓣膜及室壁的运动，测量心脏及大血管的内径（图 28-1）。成人 M 型超声心动图正常参考值见表 28-1。

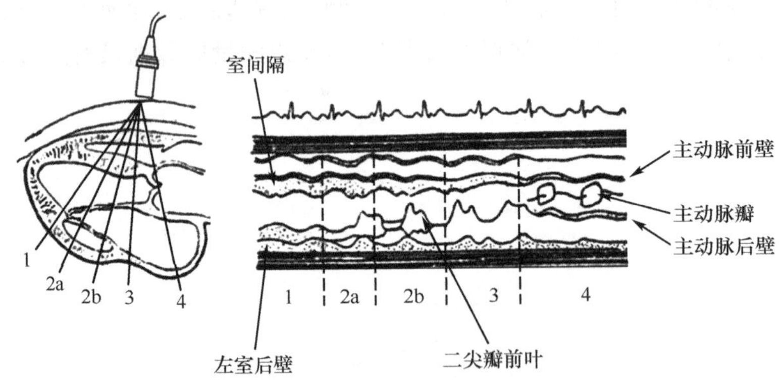

图 28-1　心前区心脏纵轴扫查示意图

1 区：心尖波群；2a 区：心室波群；2b 区：二尖瓣前后叶波群；3 区：二尖瓣前叶波群；4 区：心底波群

表 28-1　成人 M 型超声心动图测量参考值

项目	正常参考值（mm）	项目	正常参考值（mm）
舒张期主动脉根部内径	20～37	舒张期左心室后壁厚度	6～11
收缩期左心房内径	19～40	舒张期左心室流出道内径	21～38
舒张期左心室内径	35～56	二尖瓣 E 峰—室间隔距离（EPSS）	0～10
收缩期左心室内径	21～38	左心室射血分数（LVEF）	56%～81%
舒张期室间隔厚度	6～11	左心室内径缩短分数（LVFS）	28%～44%

注：ED＝舒张末期；ES＝收缩末期。

（二）二维超声心动图

1. 左心室长轴观 显示右心室、左心室、左心房、室间隔、主动脉、主动脉瓣与二尖瓣。（图 28-2）

2. 大动脉根部短轴观 显示主动脉根部及其瓣叶、左心房、右心房、三尖瓣、右心室、肺动脉瓣、肺动脉近端、肺动脉主干及分支、左冠状动脉主干等（图 28-3）。

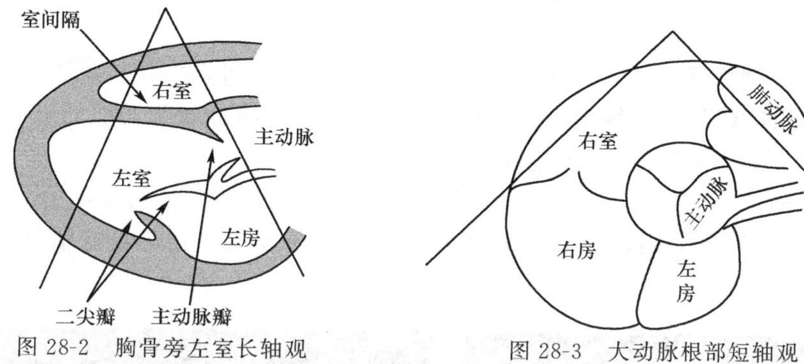

图 28-2　胸骨旁左室长轴观

图 28-3　大动脉根部短轴观

3. 二尖瓣水平短轴观 显示左、右心室腔、室间隔与二尖瓣口等(图 28-4)。

4. 乳头肌水平短轴观 显示左心室壁活动及乳头肌状态等(图 28-5)。

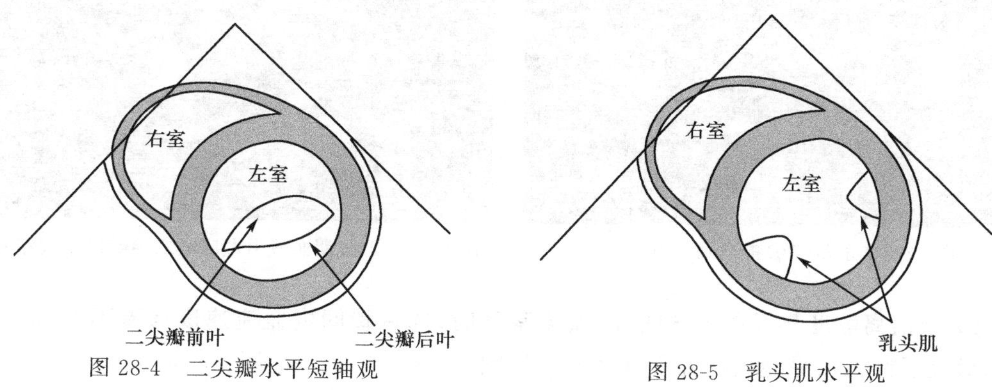

图 28-4　二尖瓣水平短轴观

图 28-5　乳头肌水平观

5. 心尖四腔观 显示左右心房、左右心室及二尖瓣和三尖瓣(图 28-6)。若探头向上稍斜，扫描平面经过主动脉根部，即为心尖五腔观。

6. 胸骨上凹主动脉弓长轴观 显示主动脉弓及其主要分支与右肺动脉等(图 28-7)。

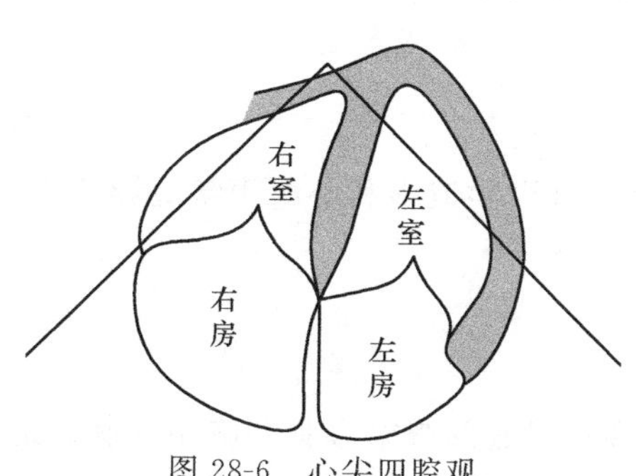

图 28-6　心尖四腔观

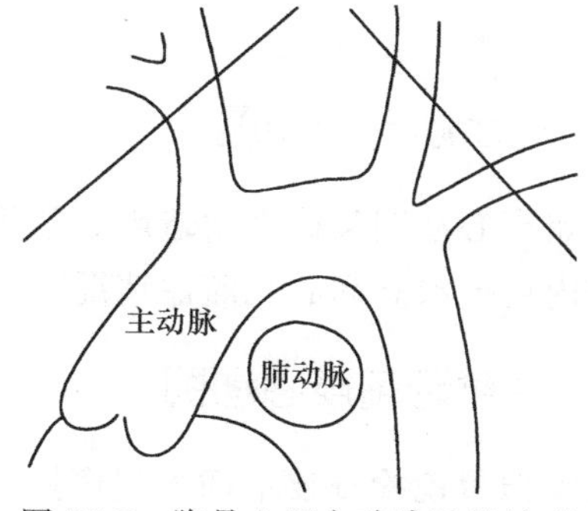

图 28-7　胸骨上凹主动脉弓长轴观

（三）多普勒超声心动图

1. 频谱多普勒——以时间流速曲线的形式表达

（1）频谱时相：观察曲线上各个波型的出现时间及持续时间，了解位于舒张期或收缩期。

（2）频谱方向：基线上方的曲线提示血流朝向探头；基线下方的曲线提示血流背离探头。

（3）频移幅度：频移幅度与血流速度成正比，故由频移幅值可以推算血流速度。

（4）时间流速曲线形态：曲线形态反映血流的性质。层流者曲线与基线间有一空窗；血流紊乱者（湍流或涡流）曲线与基线间空窗消失（图 28-8）。

2. 彩色多普勒

（1）在心脏超声检查中用彩色多普勒来判断血流方向及状态并可粗略估计血流速度（图 28-9）。

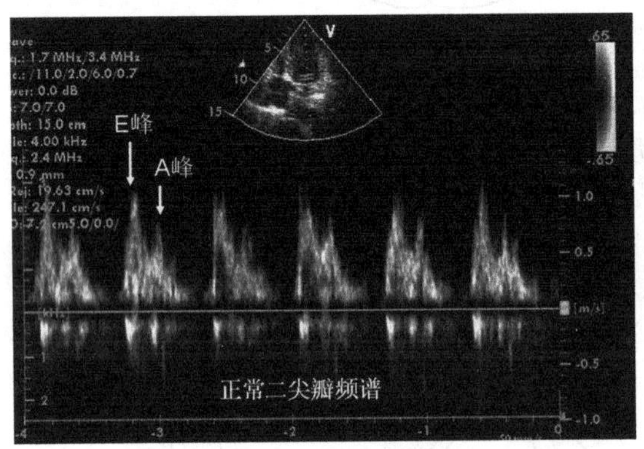

图 28-8 正常二尖瓣口血流频谱

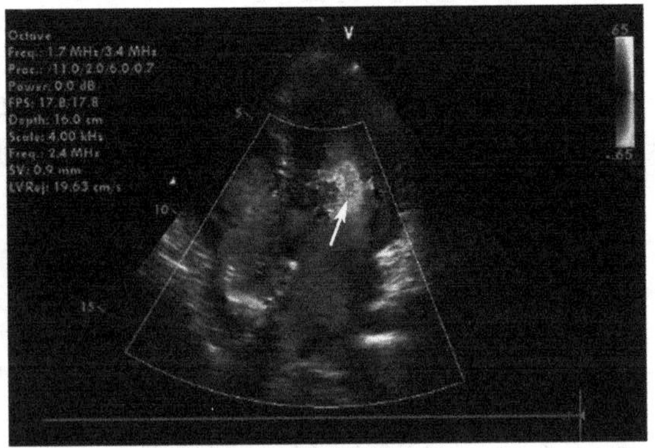

图 28-9 舒张期血液由左房经二尖瓣口流入左室图

（2）频谱离散度与五彩镶嵌图像：血流紊乱时，同一瞬间内血流速度参差不齐，离散度极大，形成了红、黄、绿、蓝、青五彩镶嵌的血流图像。

（3）血流范围：可显示某一血流的起止、长度和宽度、面积大小等，有助于瓣膜反流与异常通道分流的估计。

二、特殊检查方法

（一）对比超声心动图

对比超声心动图又称声学造影。常用方法有心脏声学造影和心肌声学造影 2 种。分别观察心腔内血流状态和心肌灌注情况。

（二）经食管超声心动图

采用类似胃镜检查技术插入超声探头，经食管及胃底部观察心脏和胸主动脉。适用于：

（1）常规经胸壁超声检查显像困难者，如肥胖、肺气肿等。

(2) 经胸壁超声检查难以显示的部位，如左心耳等。

(3) 经胸壁超声检查所获信息可能有限的病种。

(4) 手术过程中监测心功能，心脏手术的术前即刻诊断和术后即时评价。

(三) 负荷超声心动图

负荷试验诱发心肌缺血过程中，用二维超声心动图检测新发生的或较原有程度加重的局部室壁运动异常。

三、心脏功能的超声简述

(一) 收缩功能

1. 流量指标　$SV=V_d-V_s=D_d^3-D_s^3$ 式中 $V_d=D_d^3$：左心室舒张末期容量；$V_s=D_s^3$：左心室收缩末期容量。校正公式为：$V=7.0D^3/(2.4+D)$。正常参考值：65±17ml。

2. 泵功能指标

(1) 左心室射血分数(LVEF)$EF=(V_d-V_s)/V_d$。

(2) 左心室缩短分数(LVFS)$FS=(D_d-D_s)/D_d\times100\%$。

(二) 舒张功能

1. 时间指标　二尖瓣 E 峰减速时间(DT)：正常参考值：190±20ms。

2. 流速指标(二尖瓣口血流速度)

(1) E 峰峰值速度(V_E)：正常参考值：0.80±0.20m/s。

(2) A 峰峰值速度(V_A)：正常参考值：0.50±0.20m/s。

正常 E 峰峰值速度和 A 峰峰值速度比值大于 1.0。

第二节　常见心脏疾病的超声诊断

一、二尖瓣病变

慢性风湿性心脏病是二尖瓣病变的主要原因，随着人口老龄化，退行性改变亦成为二尖瓣病变的重要原因之一。

1. 二尖瓣狭窄

(1) 病理与临床：正常二尖瓣质地柔软，瓣口面积 $4cm^2$。严重机械性循环障碍，大都发生在瓣口面积缩小到正常值的 1/4($1\ cm^2$)或以下，瓣口狭窄程度达到正常直径的一半时，临床才有症状。主要病理改变为瓣叶在交界处互相粘连、融合，以及瓣膜增厚、粗糙、硬化，瓣环病变腱索缩短、粘连。临床上，由于二尖瓣狭窄，使得左房血流进入左室阻力加大。如狭窄到一定程度时由于左心房压力的增高，导致肺静脉和毛细血管压力增高，形成肺淤血，继而出现呼吸困难、咳嗽、咳血、声音嘶哑、吞咽困难等症状。

(2) 超声表现

1) 左心房增大，肺静脉增宽。

2) 二尖瓣开放受限，开放幅度小，瓣口面积变小。轻度狭窄，瓣口面积 $1.5\sim2.0cm^2$；

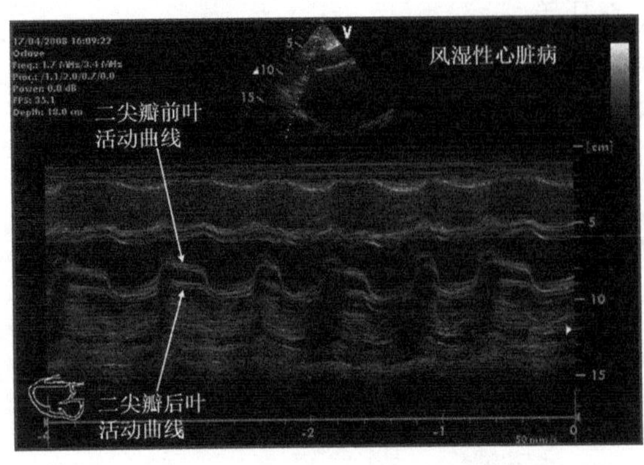

图 28-10 二尖瓣狭窄 M 型超声图

中度狭窄，瓣口面积 1.0～1.4 cm^2；重度狭窄，瓣口面积＜1.0 cm^2。

3）M 型超声示二尖瓣前叶曲线呈城墙状，后叶活动与前叶同向（图 28-10）。

4）脉冲多普勒示二尖瓣血流速度明显增快。彩色多普勒示舒张期五彩镶嵌的喷射性血流信号从二尖瓣口射向左心室。

（3）并发症：房颤，发生率 40％～50％；左房血栓，发生率 25％。

2. 二尖瓣关闭不全

（1）病理与临床：以关闭不全为主要病变的风湿性二尖瓣疾患，约占二尖瓣病变的 1/3，其中约半数为单纯关闭不全，另一半则合并狭窄。风湿性心内膜炎所致的瓣膜瘢痕及其挛缩，引起瓣膜组织缺少，是造成关闭不全的常见原因；腱索缩短，瓣膜硬化限制了瓣膜的活动，也是产生关闭不全的原因。反流血流使左房扩张，舒张早期左心室充盈迅速及充盈过度，也发生扩张，最终可导致左心室的充盈性心力衰竭。临床上，轻度二尖瓣关闭不全者常无症状，较重的病例由于肺动脉高压及低心排量，故常感到疲乏无力或体力活动时心悸，呼吸困难。75％的患者发生房颤。病变后期，可有肺水肿、咯血和右心衰的症状。

（2）超声表现

1）二尖瓣可增厚、缩短或钙化；乳头肌功能不全，二尖瓣收缩期不能退至瓣环水平；二尖瓣脱垂时瓣叶常肥大及过长，收缩期瓣体部分呈吊床样脱垂入左心房腔；腱索断裂时瓣叶活动幅度大，呈连枷样甩动。

2）左心房、左心室增大。

3）脉冲和彩色多普勒在二尖瓣左心房侧于收缩期可见反流信号。

二、主动脉瓣病变

1. 主动脉瓣狭窄超声表现

（1）主动脉瓣叶增厚、回声增强，有时为二叶或四叶瓣畸形，瓣口面积变小，＜2.0 cm^2，可并发左心室肥厚。

（2）多普勒超声心动图表现

1）定性诊断：脉冲多普勒在主动脉瓣上测及收缩期高速射流的时间流速曲线；彩色多普勒发现收缩期五彩镶嵌的细窄喷射样湍流束通过主动脉瓣口进入升主动脉。

2）定量诊断：①测定瓣口面积：轻度狭窄，瓣口面积 1.6～1.1cm^2；中度狭窄，瓣口面积 1.0～0.75cm^2；重度狭窄，瓣口面积＜0.75cm^2。②跨瓣压差：轻度狭窄时平均压差 25～30mmHg；中度狭窄时平均压差 30～60mmHg；重度狭窄时平均压差＞60mmHg，最大压差达 150mmHg。

2. 主动脉瓣关闭不全超声表现

（1）主动脉瓣可增厚、纤维化、钙化，有时为二叶瓣或四叶瓣畸形，舒张期瓣叶不能合拢，间隙>3 mm 以上。

(2) 二尖瓣开放时可呈半月形，M 型超声心动图可见舒张期扑动。

(3) 主动脉增宽，左心室增大。

(4) 彩色多普勒示舒张期自主动脉瓣口的反流信号进入左心室流出道，大量反流时，反流可延伸到心尖附近。脉冲多普勒可见正向的反流时间流速曲线。

三、心 肌 病

心肌病(cardiomyopathy)可分为原发和继发性两大类，本章节主要阐述原发性心肌病(primary cardiomyopathy)，也称特发性心肌病，是指一组病因不明、以心肌病变为主要表现的心脏病。

1. 肥厚型心肌病 肥厚型心肌病(hypertrophic cardiomyopathy，HCM)分为梗阻型和非梗阻型，又称特发性肥厚型主动脉瓣下狭窄，是一种以心肌肥厚为主要表现的、有遗传和家族倾向的心肌病，其特点是左室和室间隔呈非对称性肥厚，室腔缩小，流出道狭窄，收缩功能亢进和舒张功能明显受损。

(1) 病理与临床：大部分病例的左室室间隔和游离壁呈非对称性肥厚，心肌重量明显增加，室间隔的基底部的肥厚尤为显著。肥厚部的心肌排列紊乱，心肌纤维增粗和增生，肥厚心肌的收缩性能下降，甚至消失，顺应性低下。临床上，本病男女间有显著差异，大多在30～40 岁出现症状，随着年龄增长，症状更加明显，主要有呼吸困难，严重者呈端坐呼吸或阵发性夜间呼吸困难；心绞痛，劳累后发作。胸痛持续时间较长，含化硝酸甘油不但无效且可加重；晕厥、头晕；心悸，左侧卧位时尤甚。

(2) 超声心动图表现

1) 二维和 M 型超声心动图表现

A. 左心室壁肥厚，多为非对称性，以室间隔中上部增厚最为明显，室间隔异常增厚，舒张期末的室间隔厚度>15mm，室间隔与左心室后壁厚度比值>1.5∶1 有诊断意义。也有表现为对称性肥厚、心尖部肥厚、乳头肌水平肥厚或左室后侧壁肥厚，还有的伴有右室肥厚。

B. 肥厚的室壁运动可低下，一般≤5mm，而其他各段室壁代偿增强。

C. 梗阻型时左心室流出道狭窄，二尖瓣前叶的腱索收缩中期向前运动(systolic anterior motion，SAM)现象，主动脉瓣可见收缩中期半关闭现象。

D. 心肌组织声学特征改变 肥厚的室间隔中常见大小不等的斑片状或毛玻璃状异常回声。

E. 左室舒张功能异常。

2) 多普勒超声心动图表现：梗阻型时在左心室流出道多普勒可见收缩期射流。

3) 彩色多普勒超声表现：在左心室流出道显示有湍流现象。

2. 扩张型心肌病

扩张型心肌病(dilated cardiomyopathy，DCM)是心肌病中最常见的一个类型，约占全部心肌病的 70%以上。

(1) 病理与临床：全心扩大，一般以左心扩大为主。各房室腔和房室瓣环普遍扩大。心肌呈广泛性或灶性坏死、变性和纤维化，心内膜增厚，可伴有心腔内附壁血栓，多位于心尖部。临床大多表现为顽固的，或进行性加重的心力衰竭和各种心律失常，预后差。临床上，主要体征是心脏扩大、奔马律、肺循环和体循环淤血征。

（2）超声心动图表现

1）二维和 M 型超声心动图表现：①全心扩大，以左心明显。②室壁活动普遍减低，各项心功能指标普遍下降。

2）多普勒超声心动图表现：心腔内血流速度减慢，E、A 峰比例呈假性正常表现。也可因通过房室瓣口的血流量明显减少，而表现为 E、A 峰幅度明显降低。

3）彩色多普勒超声表现：大多合并二尖瓣和其他瓣膜的反流。

四、先天性心脏病

1. 房间隔缺损 房间隔缺损(atrial septal defects，ASD)是常见先天性心脏病，发病率居先天性心脏病的首位，约占 26%。按胚胎学来源可分为继发孔型和原发孔型，前者约占 95%。

（1）病理与临床：正常左心房压力高于右心房，当房间隔缺损时，心房水平由左向右分流，小缺损分流量少，右房、室扩大不明显。多数分流量较大，使右心容量负荷过重，导致右心系统扩大。严重病例后期肺小血管受损，肺动脉压升高，右室、右房压力升高，心房水平可出现右向左分流或双向分流。临床上常见有活动后心悸、气短、疲劳等症状。当有严重肺高压引起右向左分流时，出现紫绀。

（2）超声心动图表现

1）二维超声：①房间隔线状回声带中出现缺失；②右房增大、右心室腔增大。

2）多普勒超声心动图表现：于房间隔缺损口右房侧示左向右分流。

3）彩色多普勒超声表现：显示心房水平有过隔的血流束，呈红黄色或多彩镶嵌状。

2. 室间隔缺损 室间隔缺损(ventricular septal defect，VSD)是常见先天性心脏病之一，发病率居先天性心脏病的第二位，约占 23%。

（1）病理与临床：室间隔缺损所致心内左向右分流及分流量的多少是病理生理的基础。分流量的多少取决缺损的大小、心室间的压差。缺损面积在 $1cm^2/m^2$(体表面积)以上，导致肺动脉高压，右室压力升高，收缩期左向右分流速度降低，分流量减少，右室舒张压升高，室水平出现双向分流称艾森曼格综合征。临床上，缺损小者，可无症状。缺损大者，症状出现早且明显，影响发育。有心悸气喘、乏力，易发生肺部感染。严重时可发生心力衰竭。有明显肺动脉高压时，可出现紫绀，本病易患感染性心内膜炎。

（2）超声心动图表现

1）二维超声：①室间隔回声局部失落；②常伴有左、右心室容量负荷过重及肺动脉高压征象。

2）声学造影：右室、右房显影，通常无右向左分流，右室压升高者，于右室显影后，舒张早期少量造影剂过室间隔缺口进入左室流出道。

3）多普勒超声心动图表现：于室间隔缺损的右室面及缺损口内，测及收缩期高速正向或双向充填型时间流速曲线右室侧示左向右分流。

4）彩色多普勒超声表现：收缩期以红色为主的异常血流束自左室经室间隔缺损口进入右室。

3. 法洛四联症 法洛四联症(tetralogy of Fallot)是紫绀型先天性心脏病中最多见的一种畸形。其主要病理改变有4种:主动脉根部增宽右移骑跨、肺动脉狭窄、室间隔缺损与右室肥厚。前三项为原发病变,最后一项为继发性改变。

(1) 病理与临床:在胎心发育过程中,由于动脉干内主、肺动脉隔出现异常的向右移位,导致肺动脉口狭窄,而主动脉根部则明显增宽。此类患者因肺动脉狭窄,血流不易通过,右室压力升高,与左室压力接近或相等,故与一般的室间隔缺损不同,由左向右的分流不占优势地位。在收缩期右室一部分血液与左室血液同时向增宽的主动脉根部内喷射,而后进入体循环。此时因主动脉的血液内混有未经氧合的右室血液,血氧饱和度降低,故出现紫绀。临床上,大部分病例于出生后数月出现发绀,重症者出生后即有发绀,活动后气促,患儿常感乏力,活动耐力差,在剧烈活动,哭闹或清晨刚醒时可有缺氧发作:患儿突然呼吸困难、发绀加重,严重者可致抽搐、昏厥。体征可见发育较差,胸前部可能隆起,有紫绀与杵状指(趾)。

(2) 超声心动图表现

1) 二维超声:①主动脉前壁与室间隔连续中断,有一较大的室间隔缺损,缺损位置高;②主动脉增宽、上移,骑跨于室间隔上;③肺动脉狭窄 肺动脉瓣口狭窄及(或)右心室漏斗部狭窄,或主肺动脉狭窄;④右心室肥厚。

2) 声学造影:注射对比剂后可见右室内出现对比剂,血液在舒张期经缺损处进入左室。收缩期左右室含对比剂的血液同时进入主动脉。本病与普通室间隔缺损不同之处是,收缩期左室血液一般不向右室分流。

3) 多普勒超声心动图表现:于室间隔缺损处的分流,并可检出右心室流出道内的异常湍流。

4) 彩色多普勒超声表现:于收缩期见一以红色为主的血流束,从左室流出道进入主动脉。同时见自右室侧一蓝色血流束经室间隔缺损处,亦进入主动脉。收缩期右室流出道内见一束五彩镶嵌的异常湍流信号。

五、高血压性心脏病超声表现

(1) 左心室心肌重量增加。

(2) 左心室壁肥厚

1) 对称性(向心性)肥厚。

2) 扩张性肥厚。

3) 非对称性肥厚。

(3) 左心房扩大,多系轻度。

(4) 舒张功能异常,且早于收缩功能异常。

(5) 高血压病早期,左室壁运动可增强。

六、其他心脏疾病

1. 心包积液超声表现

(1) 心包脏层和壁层之间见到无回声区。

(2) 大量心包积液时,可出现心脏摆动征。

(3) 慢性心包积液时，积液内可出现条絮状或线带状反射，可能系纤维素物质的沉积所致。

(4) 心包填塞时，可出现心腔受压变小或右心房、右心室壁内陷等征象。

2. 心脏肿瘤超声表现

心腔内黏液瘤最多见。心房黏液瘤的蒂多位于房间隔卵圆窝附近，舒张期突入到左心室，收缩期又退回左心房内。

（何　峥）

第二十九章 腹部脏器超声诊断

第一节 肝脏、胆道、胰腺的超声诊断

一、肝 脏

超声检查能了解肝脏的大小、形态及内部回声变化。对肝内弥漫性病变如肝硬化、脂肪肝超声可明确诊断。肝脏淤血、不典型血吸虫病肝损害，声像图上有相应的改变，但为非特异。对肝内 3mm 以上的囊性占位病变能清晰显示，如肝囊肿、多囊肝等。对肝内实质占位病变 如肝癌、肝血管瘤等有较高的诊断价值，是首选的影像诊断方法。

（一）正常肝脏的声像图

肝脏形态近似楔形，被膜整齐光滑，呈细线状高回声，肝左叶外缘角及下缘角小于 45°，右叶下缘角小于 75°，肝右叶斜径小于 140mm，内部回声分布均匀，呈细小点状低回声。肝实质内可见管壁回声较强的门静脉及管壁回声较弱的肝静脉，正常的门静脉内径 10～13mm，肝静脉内径 6～10mm。

彩色多普勒除可清晰显示门静脉、肝静脉外，还可显示肝动脉。门静脉为红色入肝血流信号，流速曲线呈连续低速血流，随呼吸运动可有轻微的起伏，流速 15～25cm/s。肝静脉为蓝色离肝血流信号，流速曲线呈基线以下负向为主的波形，一般呈三相型。肝动脉为红色入肝血流信号，收缩期色彩明亮，舒张期色彩暗淡，正常肝动脉内径 2～6mm，收缩期峰值流速 57～66cm/s，阻力指数（resistance index，*RI*）小于 0.65。

肝脏超声造影表现：肝脏由肝动脉和门静脉双重供血，肝实质血供 70%来自门静脉，30%来自肝动脉，自外周静脉注射造影剂后，首先经肝动脉灌注肝脏，然后再经过一次微循环，汇聚于门静脉，二次灌注造影，使肝脏呈现特异性的动脉相、门脉相及延迟相。根据肝脏与肝内病灶，不同时相的造影增强特点及时间-强度曲线分析，可显著提高肝脏局灶性病变的诊断敏感性及准确率。

（二）病理声像图

1. 肝囊肿（liver cyst） 肝内可见一个或数个无回声区，呈圆形或椭圆形，囊壁菲薄，后壁及后方回声增强，侧壁回声失落（图 29-1）。当囊肿合并出血或感染时，囊内出现细小点状回声，囊壁增厚，模糊不清。彩色多普勒显示囊肿内无血流信号。

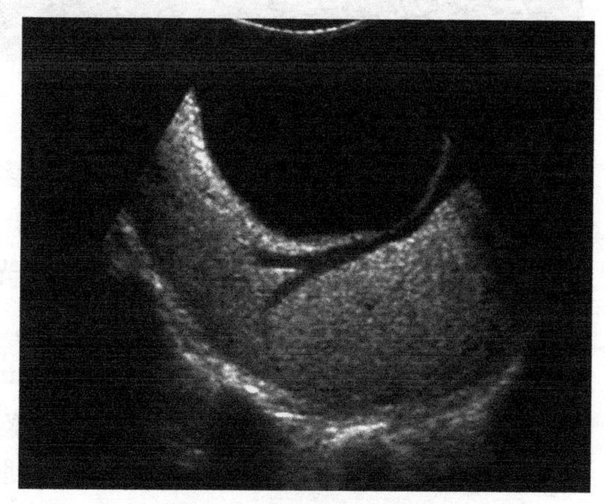

图 29-1 肝囊肿声像图

2. 肝脓肿(hepatic abscess) 病变早期呈分布不均匀的低回声或等回声区,边界欠清晰。随着病变进展,脓肿内出现坏死液化,表现为圆形或不规则形的无回声区,内壁不平整,边缘不光滑,后方回声轻度增强。当脓肿逐渐愈合时,肉芽向脓肿内生长,无回声区内可见较多点状或团状强回声。治愈后,无回声区消失。彩色多普勒显示液化前病灶内可见动脉血流信号,液化后脓肿周边可检出较丰富的血流信号,但血管形态正常,多呈动脉、静脉流速曲线,血流动力学参数无异常。

3. 肝癌(hepatic carcinoma) 肝癌声像图较复杂,典型的原发性肝癌有以下特点:①直接征象:肝实质内出现一个、数个或弥漫分布的异常回声团,可为低回声、等回声、高回声或混合型回声,以低回声多见。当肿瘤发生液化坏死时,呈不规则无回声区(图 29-2)。小肝癌的周边常有弱回声晕,较大的癌肿后方常有衰减。②间接征象:肿瘤所在的部位肝叶呈非对称性肿大,形态失常,肝脏锐利的下缘角变钝,接近肝包膜的肿瘤灶使肝包膜隆起,形成"驼峰征"。肿瘤压迫肝内血管时,可见血管扭曲或推移等征象。压迫肝内胆管时,可使肝内胆管扩张。晚期病例可于门脉或肝静脉内出现癌栓的实质性回声。彩色多普勒显示 90%以上的肿瘤内可检出供血血管,绝大多数为动脉型流速曲线。

4. 转移性肝癌(metastatic hepatic carcinoma) 指原发灶从肝外转移至肝内的肿瘤。以多发结节常见,也可单发(图 29-3),回声强度随原发灶不同有一定差异。低回声型见于各种癌瘤的肝转移。高回声型多见于胃肠道及泌尿系肿瘤肝转移。"靶环"征见于各种肝转移灶,以胃肠道肿瘤来源多见。无回声型常见于具有分泌功能的转移性腺癌。钙化型常见于胃肠道和卵巢肿瘤的肝转移。彩色多普勒显示转移性肝癌多数病灶血供不丰富,部分病灶周围血管环绕,少数病灶表现为血供丰富。

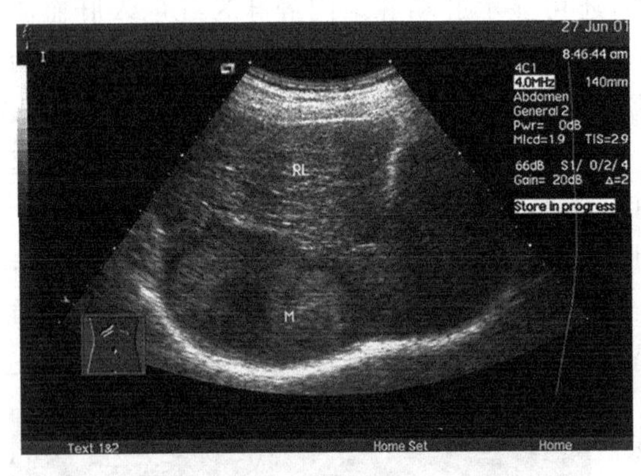

图 29-2 原发性肝癌声像图

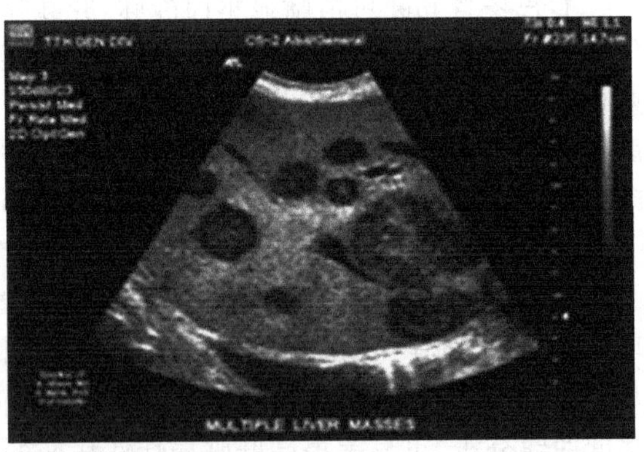

图 29-3 转移性肝癌声像图

5. 肝硬化(cirrhosis of liver) 是由多种原因引起的肝实质慢性广泛损害,最后导致肝细胞变性坏死,纤维组织增生,肝细胞再生,假小叶形成等病理性改变。声像图特征:①肝脏不大或缩小,肝脏各叶比例失调,包膜不光滑,呈波浪状或锯齿状改变,肝内回声弥漫性增强、增粗,呈结节状。②肝静脉扭曲变细。③合并门脉高压时,出现脾大、门脉系统血管扩张。门脉内径大于 14mm,脾静脉大于 10mm。肝硬化失代偿患者,可于肝肾隐窝,胆囊旁等处见到腹水无回声区。由于血浆白蛋白浓度降低,还可见胆囊壁水肿增厚呈"双边"征。彩色多普勒显示门脉内血流速度减慢,肝动脉因代偿,血流速度加快。

6. 脂肪肝(fatty liver) 引起脂肪肝的原因常见于肥胖与营养不良、慢性酗酒、糖尿病、慢性肝病及某些药物中毒。分为弥漫型脂肪肝及非均匀型脂肪肝，以前者多见。其声像图表现为肝脏弥漫性增大，表面光滑，边缘变钝，实质回声增密、增强，深部回声衰减，肝内管道结构模糊不清。

二、胆道系统

超声能动态观察胆道内的病变，是胆道疾病首选和最佳影像学检查方法。适应于胆囊炎、胆管炎、胆道结石、胆囊息肉样病变、胆道实质占位病变的诊断。

（一）正常胆道系统声像图

胆道系统是肝脏分泌胆汁排入十二指肠的管道结构，分为肝内和肝外两部分。肝内胆系由毛细胆管、小叶间胆管以及逐渐汇合成的左右肝管组成。肝外胆系由肝总管、胆囊、胆总管组成。

胆囊呈梨形，通常位于肝脏面的胆囊窝内，长 70～90mm，前后径多不超过 30mm，大于 40mm，提示胆囊肿大，囊壁厚度小于 3mm，轮廓清晰，囊壁亮线光滑整齐，胆囊内胆汁呈无回声，后壁回声增强。肝内左、右肝管为内径约 2mm 的无回声管状结构，管壁呈线状高回声，位于门静脉左、右支的前方，二级以上的肝内胆管分支，一般难以清晰显示。肝外胆管分为上下两段，上段相当于肝总管和胆总管十二指肠上段。超声检查中，肝外胆管上段为位于门静脉前方的管道，与门脉平行呈双管结构。下段因肠道气体干扰，有时不易清晰显示。正常肝外胆管内径 4～7mm，老年人肝外胆道内径可以略大。

（二）胆道系统常见疾病的声像图

1. 急性胆囊炎(acute cholecystitis)　病变初期仅见胆囊轻度增大，囊壁略增厚等非特异性改变。发展为化脓性胆囊炎时，胆囊增大，轮廓模糊，囊壁增厚超过 3mm，可因水肿呈“双边”征(图 29-4)，常伴有胆囊结石。当发生穿孔时，可见囊壁局部外膨或回声缺失，胆囊周围局限性积液以及包裹的大网膜回声。

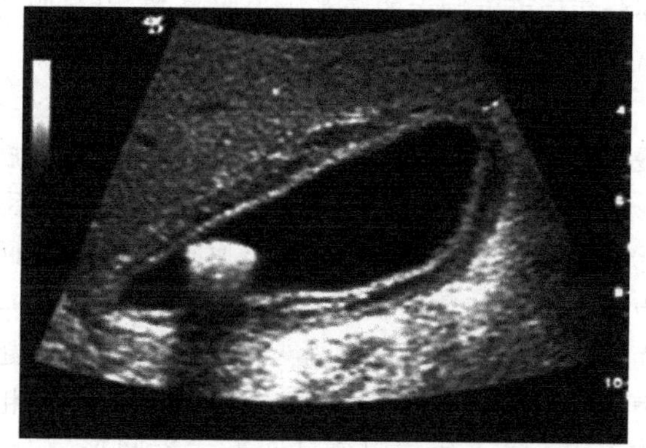

图 29-4　急性胆囊炎伴结石声像图

2. 慢性胆囊炎(chronic cholecystitis)　轻者仅表现为胆囊壁稍增厚或胆囊结石。严重者可出现胆囊肿大(胆囊积液)或胆囊萎缩。胆囊收缩功能不同程度的下降。

3. 胆囊结石(gallstone)　典型胆囊结石声像图有三大特征：①囊腔内可见一个或多个形态稳定的强回声团。②后方伴声影，即结石强回声后方的无回声暗带(图 29-4)。③强回声团随体位改变沿重力方向移动。

不典型结石的声像图表现：①充满型结石：胆囊无回声区消失，表现为胆囊轮廓前壁半月形或弧形强回声带，后伴明显声影。为囊壁、结石、声影三联征。②无典型声影的结石：直径小于 2mm 或疏松结石，后方不出现声影，需与胆泥淤积鉴别。③泥沙样结石：结石颗粒细小,仅表现为胆囊后壁线稍增厚,粗糙,回声增强,伴声影,改变体位沉淀层可移动、可变形。

三、胰　　腺

超声能显示胰腺的大小、形态,内部回声变化,了解胰管有无增宽,周围有无积液等。胰腺癌、阻塞性黄疸首选超声检查。

(一) 正常胰腺声像图

胰腺形态分为腊肠型、蝌蚪型及哑铃型三种,分为头、颈、体、尾四部分。胰腺边界光滑整齐,成年人胰头前后径小于 30mm,胰体和胰尾前后径小于 25mm,胰腺实质呈均匀细密的点状回声,回声强度与肝脏相似或稍强。随着年龄的增长,回声强度逐渐增加。胰管位于胰腺实质内,横贯胰腺全长,内径小于 3mm。

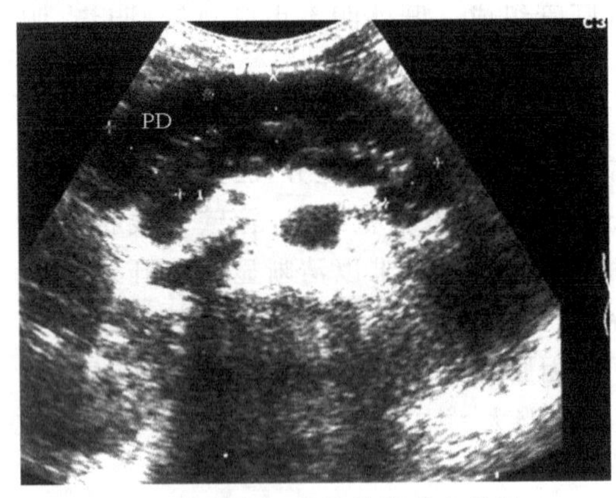

图 29-5　急性胰腺炎声像图

(二) 病理声像图

1. 急性胰腺炎(acute pancreatitis)　诊断本病主要依靠临床表现及血液生化指标,超声可提供病理分型的部分依据。声像图表现为:①胰腺弥漫性或局限性肿大,轮廓不清。②实质回声不均匀,水肿时可见不规则的无回声或低弱回声区(图 29-5)。③局灶性坏死时实质内见不规则的增强回声。出血坏死性胰腺炎可于胰腺周围或腹腔内出现不规则的无回声区。部分病例可因肿大的胰头压迫胆总管,引起胆管扩张。急性胰腺炎时,胃肠道积气较多,超声检查常难以清晰显示胰腺。

2. 胰腺癌(cancer of pancreas)　多数发生于胰头部,以单发实质性肿块多见,少数呈弥漫型或多发结节型。声像图表现:①肿块部位胰腺肿大或膨出,偶见弥漫性肿大而失去正常形态。②肿块多呈分叶状或不规则形,边界不清,轮廓不整,向周围组织呈蟹足样浸润。③肿块多数呈低回声,出现出血坏死时呈强回声斑点。④多数肿瘤后方回声衰减(图 29-6),而黏液腺癌后方回声增强。⑤弥漫型胰腺癌超声显示胰腺弥漫性肿大,形态僵硬,内部回声粗细不均。⑥小的胰腺癌呈圆形或类圆形,病灶呈低弱回声,边缘光滑,后方无衰减。癌肿压迫周围脏器时,可出现挤压现象。如胰头癌压迫胆总管下段时,可致肝内胆管、胆总管、胰管扩张及胆囊肿大。门脉及下腔静脉可因受压而变形移位。当有腹主动脉旁淋巴结或肝脏转移时,可见圆形或椭圆形的低回声病灶。

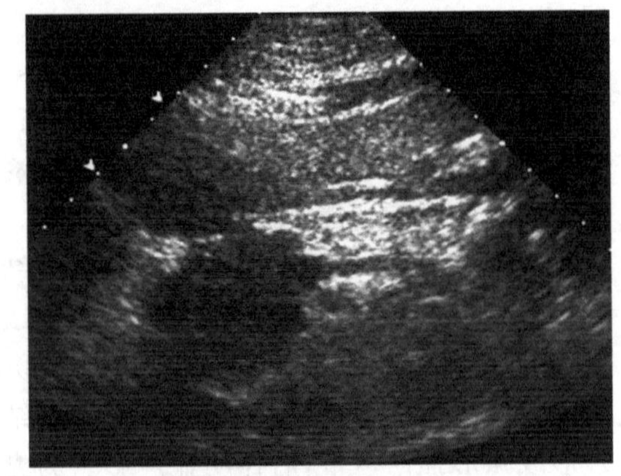

图 29-6　胰头癌声像图

第二节　泌尿系统的超声诊断

超声检查对泌尿系结石、肿瘤及先天畸形如肾缺如、异位肾、马蹄肾、双肾盂、膀胱憩室等为首选的影像检查方法。观察移植肾有无并发症发生，判断前列腺有无增生等，对炎性病变无特异性，需结合临床。

一、肾　　脏

（一）正常肾脏的声像图

肾脏形如蚕豆，长径 90～120mm，宽 40～60mm，厚 30～40mm，由肾实质与集合系统共同构成，肾实质分为皮质和髓质，皮质在外层，厚 0.5～0.7cm，部分伸入髓质的乳头间，称为肾柱，髓质由 15～20 个肾椎体构成。中心部分包括肾盏、肾盂、肾血管及肾窦内脂肪共同构成集合系统。肾包膜光滑清晰呈高回声，肾皮质呈低回声，髓质呈弱回声，集合系呈高回声。彩色多普勒显示肾段、肾叶及弓形小血管分布，肾动脉起始段内径 5～6mm，峰值流速 50～150cm/s，阻力指数 0.6～0.7。

（二）病理声像图

1. 肾积水(uronephrosis)(图 29-7)　尿路梗阻使尿液潴留于肾盂、肾盏内。梗阻在上尿路时，引起单侧肾积水，梗阻在下尿路时，引起双侧肾积水。根据积水程度不同，声像图表现如下：①轻度肾积水：集合系分离前后径 13～15mm。此时应双侧对照，如双侧均有轻度积水，应排除膀胱过度充盈引起，应排尿后复查。如为单侧，多为病变所致。②中度积水：集合系分离前后径＞20mm，肾盂、肾盏均有显著的扩张。③重度肾积水：肾体积增大，肾实质变薄，肾盂、肾盏重度扩张，呈相互连通的多房囊状结构或调色蝶状，此时需与多囊肾鉴别，多囊肾的无回声互不相通。

2. 肾结石(renal stone)　当肾结石直径＞3mm 时，其声像图与胆道结石相似，表现为结石的强回声及后方清晰的声影(图 29-7)。当较小的结石在肾盂内，不伴有肾积水时较易漏诊。

3. 肾囊肿(renal cyst)　典型的囊肿呈圆形或椭圆形无回声区，囊壁薄，光滑整齐，后壁及后方回声增强。当囊肿巨大时，由于肾实质受压变薄，加之输尿管也受压梗阻，与重度肾盂积水较难鉴别。

4. 肾肿瘤(renal tumor)　以恶性居多，分为肾实质肿瘤和肾盂肿瘤，肾实质肿瘤以肾细胞癌多见，肾盂肿瘤约占肾肿瘤的 15%，以乳头状瘤和移行上皮癌多见。以肾细胞癌为例，声像图表现为：①肾外形改变：较大者肿瘤常致肾外形失常，呈局限性增大，表面不平。②肾实质内出现圆形或椭圆形的占位性病灶，以低回声多见，少数呈高回声，发生坏死液化时呈囊实混合性回声。③肿瘤周围的肾窦或肾实质被压移位、变形。④彩色多普勒显示：分为丰富血流型和少血流型。丰富血流型又分为周边血流为主和内部血流为主两种。前者可见瘤体周边包绕的彩色环，并向内部延伸(图 29-8)。后者可见瘤体呈彩球状，血流速度增快。少血流型者仅在瘤体内检出散在的点状或短棒状血流信号。

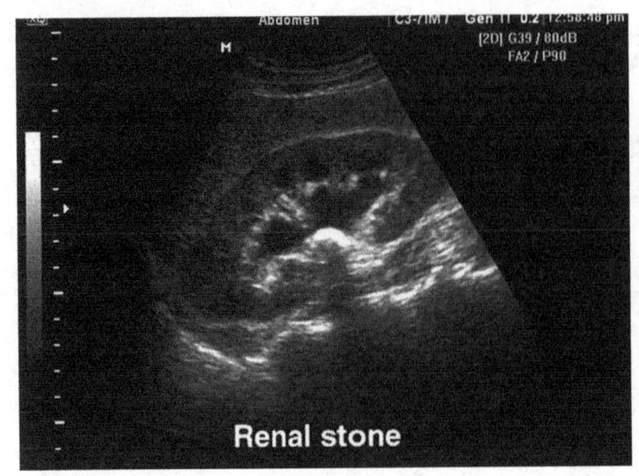

图 29-7 肾结石伴积水声像图

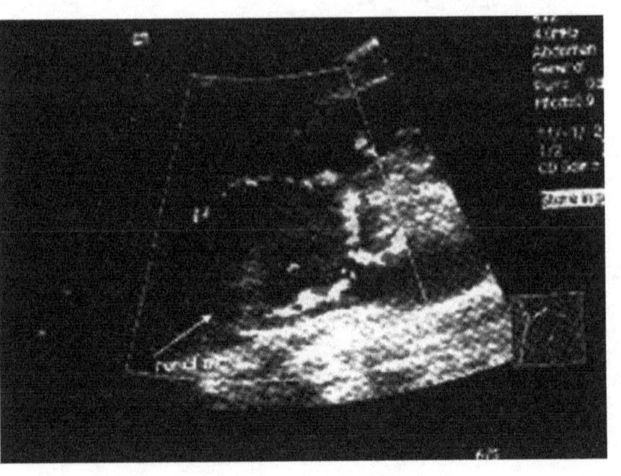

图 29-8 肾癌声像图

二、膀 胱

(一) 正常膀胱声像图

横切呈圆形或椭圆形,纵切略呈三角形。膀胱壁呈强回声带,光滑连续完整,无凹凸或中断现象,与周围组织分界清晰,厚度<3mm,(未充盈时<5mm),膀胱内尿液呈无回声。

(二) 病理声像图

1. 膀胱结石(bladder stone) 与胆囊结石相似,在膀胱无回声区内可见一个或多个强回声团,后方伴声影,随体位改变强回声团在膀胱腔内移动。超声检查能敏感地显示直径3mm以上的膀胱结石。对直径3mm以下的结石,如数量少无堆积,容易漏诊。

2. 膀胱癌(carcinoma of urinary bladder):是泌尿系肿瘤中发病率最高的肿瘤,其最多见的是移行上皮乳头状癌,占膀胱癌的90%。多发生于膀胱三角区近输尿管开口处,通常表现为突向膀胱腔内的肿块,呈乳头状或菜花状,可单发或多发。根据肿瘤附着部膀胱壁完整性判断肿瘤对膀胱肌层的浸润程度,如肿瘤附着部膀胱壁轮廓明亮、整齐、完整,表明肿瘤未浸润肌层。如附着部膀胱壁轮廓不明显,零乱不整齐或连续中断,表明肿瘤已浸润肌层。超声对膀胱肿瘤的检出率与肿瘤部位及大小有关。对于颈部、顶部的肿瘤或直径小于5mm的肿瘤容易漏诊。彩色多普勒显示几乎所有的膀胱肿瘤均能检出血流信号。

三、前 列 腺

前列腺是男性生殖系统中最大的附属实质性腺体,呈栗子形,位于膀胱下端的尿道前列腺部。

(一) 正常声像图

前列腺纵切呈三角形,横切呈扁圆形,内部呈低~中等强度回声,包膜完整,成人前列腺最大横径约40mm,前后径约20mm,上下径约30mm。多数学者认为,根据前列腺疾病的发生部位、从组织学的角度，采用前列腺内腺与外腺的分区方法。内腺区为前列腺基底至精阜之间的尿道周围腺体组织，属内层结构。外腺区则位于前列腺的边缘和后部，包绕内腺，内外腺之间为外科包膜（图 29-9）。

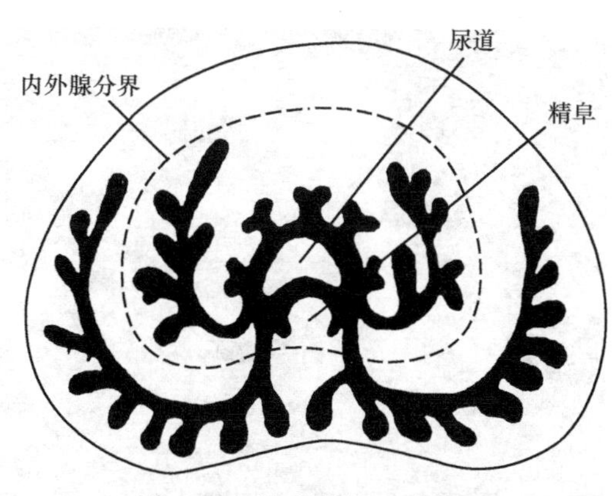

图 29-9　前列腺分区示意图

（二）病理声像图

前列腺增生症（prostatoplasia）：前列腺增大，以前后径增大明显，变成近圆球形，向膀胱腔内突出。以内腺增生为主，外腺萎缩变薄。如合并结石、钙化时，可见内外腺交界处散在的点状或团状强回声，后方伴声影。多数病例在前列腺内出现低回声或中等回声的增生结节，边界清晰整齐。增生导致长期下尿路梗阻时，可见膀胱壁粗糙不光滑，并见增厚的肌小梁及假憩室，膀胱残余尿量增多，双侧肾积水等。

第三节　妇科超声诊断

超声检查对某些妇科疾病，尤其是肿块的诊断，具有重要的实用价值，是目前妇科最常用的检查方法。通过超声检查了解子宫与卵巢的大小、形态及位置，判断是否有畸形及肿瘤，确定宫内节育环是否存在及位置情况，了解盆腔肿块的物理特性及与子宫、卵巢的关系，鉴别巨大囊肿与腹水等，还可在超声引导下，对某些肿块作诊断性穿刺活检或治疗。

（一）正常盆腔声像图

子宫纵切呈梨形，横切呈椭圆形，成人女性子宫长 70～80mm，左右径 40～50mm，前后径 30～40mm，表面光滑清晰，内部呈分布均匀的低回声，内膜线居中，内膜厚度随月经周期变化，育龄期妇女，子宫内膜厚度不超过 14mm，绝经后妇女，子宫内膜厚度不超过 5mm。

（二）病理性声像图

1. 子宫肌瘤（hysteromyoma）　是女性生殖器中最常见的良性肿瘤。根据肌瘤与子宫肌壁的关系，分为肌壁间肌瘤、浆膜下肌瘤、黏膜下肌瘤三种。声像图表现：①子宫增大或出现局限性隆起，致子宫形态失常。②肌瘤结节多数呈圆形低回声（图 29-10）。③子宫内膜因受压而移位。④肌瘤变性时，内部回声多样，如囊性变内部呈无回声，脂肪变性呈高回声，钙化时则呈强回声。⑤彩色多普勒显示肌瘤周围呈环形或半环形血流信号，内部可见少许血流信号。

2. 卵巢赘生性肿瘤　①浆液性囊腺瘤：直径一般 50～100mm，多数为单房，囊壁薄而光滑，边界清晰，内部为无回声区，后壁及后方回声增强，巨大的浆液性囊腺瘤应与腹水鉴别。②黏液性囊腺瘤（图 29-11）：为圆形或椭圆形的无回声区，直径多大于 100mm，囊壁厚，但光滑，可有分隔带及乳头状回声。③皮样囊肿（畸胎瘤）：声像图表现较复杂，可呈囊性、实质性或囊实混合性肿块，以后者多见。病灶边界清晰，上半部呈点状细密回声，下半部为无

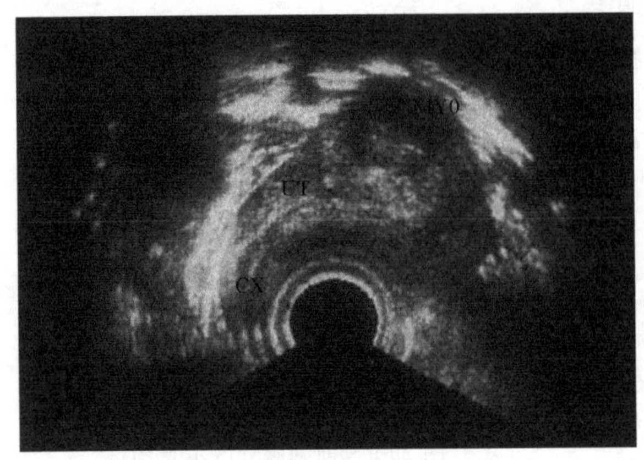

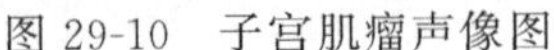
图 29-10　子宫肌瘤声像图

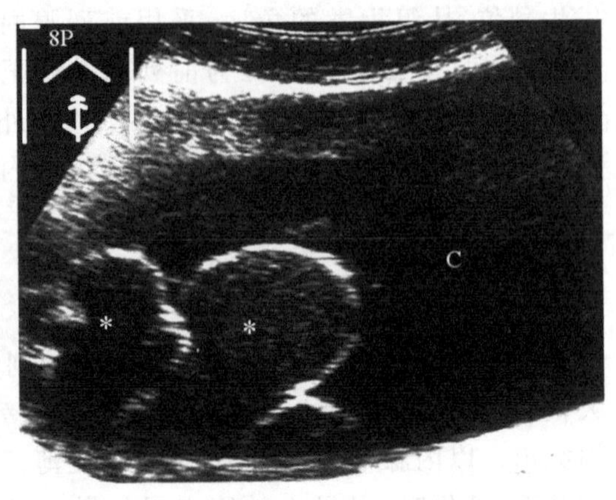

图 29-11　卵巢黏液性囊腺瘤声像图

回声,系皮脂性液体及毛发组成的脂肪分层图像。有时还可见由牙齿、骨骼、毛发产生的强回声,后伴声影。部分病灶囊内为均质性黏稠皮脂。其声像图易与实质占位病变混淆。彩色多普勒显示内部无血流信号。

（童仙君）

第三十章　其他部位的超声诊断

应用高频超声探头能清晰显示浅表器官 如甲状腺、乳腺、腮腺、颌下腺及睾丸的大小、形态，内部回声情况，了解其有无肿大、内部回声是否均匀、有无囊性或实质性占位病变。

第一节　甲　状　腺

（一）正常声像图

甲状腺位于颈前，正常甲状腺前后径 10～20mm，上下径 40～50mm，左右径 20～25mm，峡部厚度＜4mm。甲状腺形态呈蝶形，包膜完整，边界清晰，边缘规则，两侧叶对称，中间由峡部相连，内部呈分布均匀的中等回声。

（二）病理声像图

1. 甲状腺功能亢进(hyperthyroidism)　甲状腺对称、均匀性肿大，内部呈分布均匀或不均匀的中低回声，一般无结节。彩色多普勒超声显示血流信号丰富，呈“火海征”。

2. 结节性甲状腺肿(nodular goiter)　甲状腺呈不均匀、非对称性增大，内见多个结节，多数呈中高回声，也可呈低回声，囊性变呈无回声，结节周边一般无包膜。彩色多普勒超声显示血流信号丰富，有时绕结节而行。

3. 甲状腺腺瘤(thyroid adenoma)　病灶呈圆形或椭圆形，边界清晰，包膜完整，内见低回声、等回声或囊实混合性回声。彩色多普勒超声显示腺瘤周边见环状分布的动静脉血流信号(图 30-1)，肿瘤所在侧的甲状腺上动脉峰值流速高于健侧。

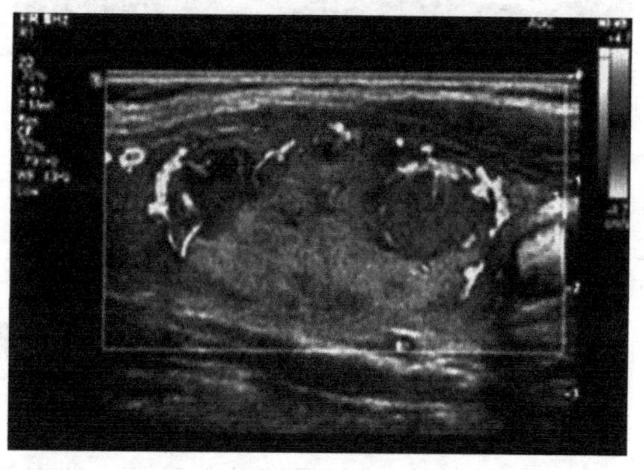

图 30-1　甲状腺腺瘤声像图

第二节　乳　　腺

（一）正常声像图

乳腺浅层皮肤呈光滑弧形的高回声带，厚度 2～3mm，皮下脂肪呈低弱回声，库柏氏韧带呈三角形强回声带，腺体包括腺叶及导管，腺体呈中高回声，导管呈管状无回声，乳腺的深面为深筋膜、胸大肌及胸小肌。超声检查时应与健侧乳房比较，以便发现病变。

（二）病理声像图

1. 乳腺增生症　乳腺增生症(mastopathy)即乳腺小叶增生，根据病理基础的不同阶段及形态变化，分为三型：

（1）单纯性增生：小叶内滤泡及末梢导管增生，声像图显示乳腺组织增厚增粗，小叶间纤维组织结构紊乱，轮廓不清，境界模糊。典型者乳腺组织可表现为“斑马”状条状无回声，末梢导管呈小囊状扩张。

（2）囊状小叶增生：单纯的腺管发展导管上皮增生、管腔扩大、形成大小不一的含淡黄色浆液的囊肿。声像图表现为受累乳腺组织内可见圆形或椭圆形的无回声区，囊壁光滑，囊液透声好，后方回声增强。囊肿之间的组织回声较高，同时可见多条低回声带，边界多较清晰。

（3）腺型纤维瘤：小叶内管泡及纤维结缔组织中度增生，小叶增大甚至融合成块，腺管多而密，呈肿瘤状。声像图表现腺体增厚，回声不一。浅表层多呈低回声团块，可不规则，深层呈增强的条索状回声，排列紊乱，多发生于双乳头外下侧。

2. 乳腺纤维瘤 乳腺纤维瘤（breast adenofibroma）是乳腺最常见的良性肿瘤，其声像图表现为肿块，呈圆形、椭圆形或分叶状的低回声，长轴与腺体平行，内部回声均匀，多有包膜，边界清晰，后方无衰减。发生变性、钙化时，可表现为形态不规则，内部回声不均匀，此时与乳腺癌鉴别较困难。彩色多普勒超声显示多数纤维瘤内无血流信号或仅见点状或棒状血流信号。

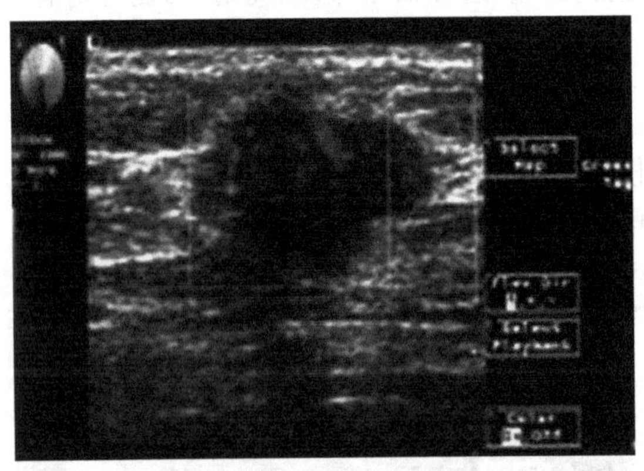

图 30-2 乳腺癌声像图

3. 乳腺癌 乳腺癌（breast cancer）是发生于乳腺导管上皮及末梢导管上皮的恶性肿瘤。声像图的共同特点：①肿块形态不规则，边界不清晰，无包膜，边缘呈齿状或蟹足状，向周围组织浸润性生长。②内部以不均匀低回声多见。后方多有声衰减。③同侧腋窝淋巴结转移。④彩色多普勒显示肿块中央及周边可见条状或网状血流信号（图 30-2），阻力指数多＞0.65。

第三节 阴囊及睾丸

阴囊为一袋状物，正中有阴囊隔，将阴囊分为左右两部分，各含睾丸、附睾及精索等，精索内包含输精管、动脉及蔓状静脉丛。超声可清晰显示睾丸、附睾的大小、形态、内部回声，判断有无隐睾、睾丸有无扭转、有无肿瘤；附睾有无肿大，有无囊肿，有无鞘膜积液、精索静脉是否曲张等。

（一）正常声像图

左右阴囊内容物对称，睾丸长径 35～50mm，宽 20～35mm，厚 15～25mm，轮廓清晰，边缘光滑，内部为细小均质的中等回声，血流信号呈点状、条状或扇形分布。附睾位于睾丸的后外侧，呈蝌蚪形，头部回声与睾丸相似或略高，体尾部回声略低于睾丸，睾丸鞘膜腔内有少量液体，蔓状静脉丛内径≤1.8mm，瓦氏呼吸动作时，无反向血流信号。

（二）病理声像图

鞘膜积液（hydrocele testis）：以睾丸鞘膜积液最多见，声像图表现为患侧阴囊内片状无回声包绕睾丸、附睾(图 30-3),当无回声区内有点状、带状或絮状回声时提示有感染或出血等。精索鞘膜积液,则无回声包块位于睾丸上方,在精索周围。

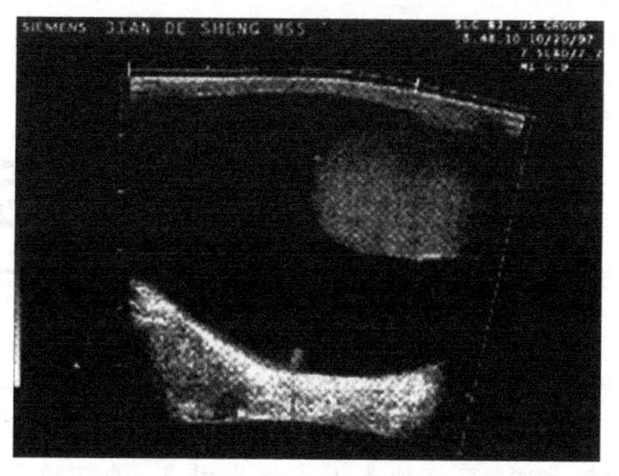

图 30-3　睾丸鞘膜积液声像图

第四节　周围血管病变

超声检查可清晰显示血管的走形、管径,观察动脉内膜有无增厚,有无斑块形成及斑块的形态与性质,判断管腔狭窄的程度与范围。了解有无血管畸形、静脉血栓等,并判断静脉瓣功能是否正常。

(一) 正常声像图

二维超声:纵断面扫查动脉管壁呈两条平行的带状回声,管壁分三层,内膜呈中等回声,纤细光滑,连续性好。外膜呈明亮的高回声,两者间呈低弱回声,内～中膜厚度小于 1mm。静脉管壁薄,探头加压后管腔能压瘪,静脉瓣纤细,多呈双瓣型。彩色多普勒显像血流充盈于整个管腔内。流速曲线显示颈动脉呈双峰搏动性曲线,四肢动脉呈三相波(第一个波为心脏收缩引起的前向高速血流,第二个波为舒张早期的反向血流,第三个波为舒张晚期的前向低速血流)。肢体静脉呈单向低速流速曲线,颈静脉受右心房影响呈期相性流速曲线。

(二) 病理声像图

动脉硬化(arteriosclerosis):病变动脉内至中膜厚度＞1.0mm,内膜不光滑,回声增强,斑块突向管腔,斑块分为脂质性、纤维性及钙化性斑块,回声强度依次增强,斑块内出血时,出现不规则低回声区,有血栓形成时管腔内可出现强度不等的实质性回声(图 30-4)。彩色多普勒显示斑块处彩色血流充盈缺损。当斑块致局部狭窄＞50%,狭窄处流速加快,出现湍流信号。四肢动脉粥样硬化严重者,三相波中的第三个波消失。当发生极重度狭窄＞90%或管腔闭塞时,无彩色血流信号显示。

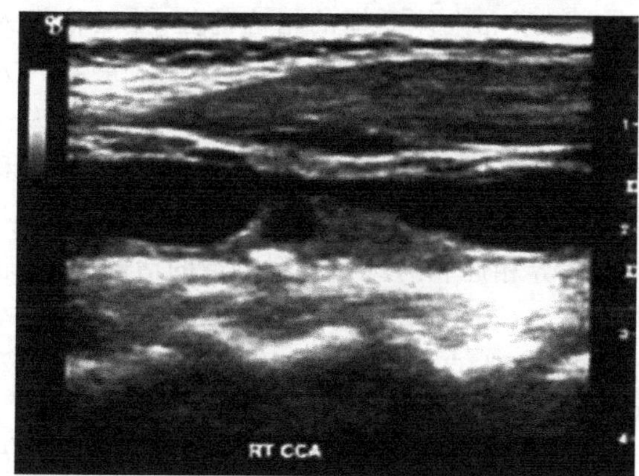

图 30-4　动脉斑块声像图

(童仙君)

第九篇 中西医结合影像学

中医是中华民族数千年文明的结晶，为中华民族的繁衍昌盛做出了杰出贡献。为促进中医发展，更好地为人类健康服务，借助现代科技手段使其在定性、定量方面取得共识是中医发展的当务之急。医学影像学是现代科学技术与医学密切结合的产物，利用医学影像学探索中医基础理论和临床实践具有较为广阔的发展空间。中西医结合影像学正是我国学者在此领域进行系列探索基础上逐渐形成的边缘学科，为使更多学者参与这一有益人类健康的事业，本章摘其要点，简要介绍有关内容。

第三十一章 中医和西医结合的理论认识

第一节 西医和中医的区别

西医学是以解剖学为基础，着重研究人体的形体器官和化学构成，而缺乏对人的整体考察，在病因学和治疗学上，则着力寻找有形的致病因子和人体受损的精确部位，然后依靠人工合成药物或其他治疗手段，直接排除病因并修复被损的人体部件。西医学的发展与西方文化密切相关，西方文化把世界看作物理的世界，习惯将主体与客体对立起来，同时以人作为万物的尺度，主张征服自然。西方人有向外的思维趋向，关注事物在空间中的继续运动和物理变化。

中医学是以整体观为基础，将人体作为与自然界相迎和的具有思想感情的活的个体，着重从整体上研究其功能结构关系，而不是机体的器官实体。在治疗方面着重于开启人体本能，它不是直接针对病之所在，而是帮助人恢复和提高人自身具有的调节能力，调动和激发人的生命潜能，从而实现祛病健身。这正是天人合一、主客相融在治疗学上的具体体现。

西医和中医区别的核心问题是思维问题。站在西医学的角度似乎很难理解为什么仅仅通过诊脉就能够判定体内的疾病；而对于像经络、腧穴这样的问题，更是觉得不可思议。自然科学发展史告诉我们，暂时说不明白的理论并不等于就是落后和淘汰的理论。在无线电被发现之前，谁能想象发送机和接收机之间可以进行通信？功能有其承担者，结构关系的实现也有其介质，但它们往往是看不见摸不到，它们是无形之虚。然而它们是真实的本根存在，且是决定宇宙生命的关键所在。经络、腧穴等中医理论就目前的科学技术来讲虽然离看得见摸得着还有一定距离，但临床治疗效果是谁也不可否认的，这一点正是我们应该加大力度对中医深奥理论进行探索的理由。

第二节　西医和中医的联系

一、现代医学模式强调服务对象的整体性与中医理论体系的整体观

现代医学模式是 20 世纪七十年代世界卫生组织提出的生物-心理-社会-环境模式。这种新的医学模式改变了人们的思维方式，对“病人”和“疾病”的认识，更加注重服务对象的整体性。现代医学模式的提出是西医认识到自身缺陷结果。西医对疾病的认识多注重微观，强调解剖结构和化学构成的改变，而忽视所研究对象是活动变化、且与日月天时相适应的有机整体。西医的缺陷正好是中医的优势，中医学所关注的不是机体的器官实体，而是人体作为活的整体的功能结构关系，认为人体生命活动是机体在内外环境的作用下，由多种因素相互作用而维持动态的相对平衡过程。人体功能状态是机体对内外环境反应的外在表现，包含了人体生命活动的丰富信息。中医学从认识和掌握人体功能状态的变化规律入手，应用整体、系统的科学思维方法，形成了中医学独特的思想内涵——整体观。因此从这个角度讲中医理论体系是现代医学模式的原始体现，整体观是中医和西医殊途同归的具体体现。

中医学作为一种以中国传统文化为基础、注重天人合一、阴阳平衡的养生保健、防病治病的独特医学科学体系，在保持固有特点的同时，应该走现代化的道路，保持开放性的发展模式，与现代科学、现代医学结合，以客观、规范、定量、精确为基本要求，将中医学的某些概念、理论作客观化、定量化转移，采用实验、实证、分析的方法，开展中医学的“实质”研究、“物质基础”研究等，以现代科学阐述中医学阴阳、脏腑、经络、气血、证等抽象概念，因此现代医学模式的提出有利于促进中医理论体系的发展。

二、循证医学提倡的个体化治疗与中医理论体系的辨证论治

循证医学提倡医生将个人的临床实践和经验与从外部得到的、最新的可靠研究证据、最好的临床治疗方案结合到每一位具体的病人进行临床决策，强调个体化治疗，这与中医学的精髓——辨证论治有异曲同工之处。中医是通过对疾病表现的外在征象，司外揣内，推测演绎疾病的病因、病性、病位，归纳出“证”的概念，从宏观上把握疾病某阶段机体的整体状态，并结合病人的体质、居住地区、生活嗜好、思想情趣等情况综合考虑，强调因人而异，辨证组方。循证医学的诊治模式改变了西医以治病为主的传统诊治模式，强调治疗整个病人而非单个指标，对疾病的疗效判断也由宏观的、结局性指标或预后指标替代以前微观的、中间性指标。新的诊治模式注重病人的整体性、人与环境的统一，这种以人为本的指导思想和中医学的实践和理论思维不谋而合。中医学一直以无数开放、复杂、巨系统的人及其健康与疾病作为认识和改造的对象，强调人体局部与整体、个体与环境的统一。

三、研究对象的同一性与“病”“证”之间的相关性

医学从起源和发展的角度可分为西医和中医，但医学作为研究和认识人类生命现象本

质的科学理论体系，其宗旨是阐明人类疾病过程的本质及其变化规律，探索诊治疾病的有效方法，研究的共同对象都是人与疾病。西医对人类疾病过程研究和认识的基本单元是“病”，中医的基本单元是“证”。辨证论治和辨病治疗分别是中医和西医诊治疾病的基本模式。中医 “证”和西医“病”的概念虽有所区别，但认识方法和治疗原则有很多相似的地方。第一、都有明确的病理基础。西医是依据症状、体征、各种辅助检查、实验室检查等全面掌握病人的临床资料，确定疾病的部位、性质、原因、发展变化趋势，然后确定疾病类型和名称。中医是依据审察内外、四诊合参的方法，对病人所出现的临床表现从整体上进行分析判断，辨析人体正气盛衰和致病邪气强弱，发病表里部位及其相互关系，分析疾病的病机，然后确定疾病的证型或证候。第二、都有明确的治疗目的。西医的治疗基础是建立在对人体部位的结构病理、系统病理生理、遗传过程、免疫活性、内分泌和物质代谢认识的基础上，有针对性的使用物理、化学或有机化学的方法，对病理过程中的某个环节和阶段进行控制或阻断，以达到有效治疗的目的。中医是依据病因、病机、病位，确定辨证论治体系，在治则范围内因证组方，即在把握疾病发生、发展变化过程中不同阶段的证候群（证型变化）的基础上，辨证论治，截断病情的进一步发展，以达到有效治疗的目的。第三、都有对疾病转归的明确认识。西医通过消除致病原因，改变病理状态，使疾病消失、人体趋向生理常态。中医也一样，通过扶正祛邪，调整阴阳平衡以消除致病原因，改变病理状态，使疾病消失、人体趋向生理常态。由于研究对象的同一性，决定了中医和西医在认识方法和治疗原则上有其相似性，因此，“病”“证”之间必然有着内在的本质联系。

四、中医“证”的本质与西医的基本病理过程

中医“证”的含义是指疾病发展过程中某一阶段的病理概括，是辨证论治体系的重要组成部分，包括病因（风寒、风热、瘀血、痰饮等），病位（如表里、腑脏、经络等），病性（如寒、热等）和邪正关系（虚、实），反映了疾病发生过程中该阶段病理变化的综合状态。虽然中医“证”的数目有限，但“证”是建立在基于古代朴素唯物辩证法而形成的辨证论治体系基础之上，且随着时代发展而不断完善。正因如此，虽然证的数目有限，但可概括和总结人体各种疾病发生、发展的病理变化规律。2003 年传染性非典型肺炎的成功救治从现实层面也证实了辨证论治体系的超前性和“证”的科学性。中医学的“证”和西医学的基本病理过程极其相似。西医学的基本病理过程是指多种疾病过程中可能出现的共同的、成套的功能、代谢和结构的变化，如炎症、休克和弥漫性血管内凝血。这些基本病理过程有些属临床综合征范畴，如休克，心力衰竭，弥散性血管内凝血等。比较西医学的基本病理过程或临床综合征与中医学“证”的含义，我们不难发现它们存在许多共同特征：一是都无特异性。“病理过程”与“证”本身无特异性，但却是构成特异性疾病的基本组成部分；同一个“证”与“病理过程”，可见于不同的疾病，同一种疾病的不同阶段，又可出现不同的“证”与“病理过程”。二是均呈横向发展。“病理过程”与“证”横贯于数以万计的不同疾病之中，以其共同的、成套的规律性组合，反映着机体内在的机能、代谢和形态结构的异常变化以及疾病过程中的症候群、综合征。三是同属治疗单位。“病理过程”是西医确定治疗原则的主要依据；“证”则是传统中医确定治疗原则的唯一依据。“病理过程”与“证”结合，为中西医结合临床诊疗的科学有序性及个体化治疗原则提供了理论基础。四是皆具层次性。“病理过程”具有整体的、系统的及细胞

与分子的层次之分；“证”具有由表入里，由经络达脏腑的六经辨证、卫气营血辨证等不同的临床思维层次。五是数量都有限。中医和西医临床面对的病种繁多、类型不一、病期各异，各有其特殊性，但所需处理的主要是一些数量有限的“病理过程”及与之相关的“证”。通过上述比较分析，我们不难发现中医学理论中“证”的本质应属于西医学理论中基本病理过程或临床综合征的范畴。中医学有关“证”和“证候”的区别就像西医学有关临床综合征和综合征分类诊断一样，休克与感染性休克是两个不同的概念，后者属辨明了疾病属性的综合征分类诊断，可选择有针对性的治疗方案对疾病做出有效的治疗，而前者则否。八纲证中未与病因、病位、病机联系的“证”（如寒证，热证）属临床综合征，已辨明了病因、病位、病机的“证”（如外感风寒证，脾胃湿热证）属综合征分类诊断。“证”属临床综合征，“证候”属综合征分类诊断，二者是不同的概念。

（张东友）

第三十二章　影像医学与中医学结合的基础

一、影像医学发展历程与基本特征

影像医学的发展与自然科学密切相关，自然科学新技术革命使影像医学的发展具有如下基本特点：不同成像源的发现，使影像医学经历了从单一到多元化的发展特征，从 X 射线诊断发展到核素成像、超声成像以及磁共振成像，使放射诊断学演变为影像诊断学。计算机技术的不断进步，图像重建技术日益完善，使影像医学从二维空间显示到四维空间动态观察人体内部结构，给影像诊断带来了崭新的视角。影像设备的进步，使影像医学成为物理、化学、分子生物学等学科参与研究生命科学最有效的手段，它不仅能反映机体病理解剖学的信息，亦能反映组织的微循环、细胞的代谢、细胞膜功能等方面的信息，成为目前唯一对活体进行无创性功能研究的方法。介入放射学的建立和发展，使影像医学彻底改变了单一的诊断学模式，而成为临床治疗型学科。由于基础科学的发展，影像医学已由原来单一成像技术、仅局限于形态学诊断的学科发展到今天众多影像技术、兼顾形态、功能诊断和临床治疗组成的综合性学科。这种变化对影像医学的诊断方式以及医学的发展已产生重大影响。影像医学特征具备功能可视化的先决条件，决定了影像医学是研究中医学理论的得力工具。

二、中医辨证与影像医学诊断的思维共性

辨证论治是中医理论体系的主要特点，是中医诊疗中的精粹，中医学的“证”是机体对病因的整体反应状态，是疾病某一时期、某一个体的临床表现和内涵，在同一个体，不同时期各种不同的“证”可以互相转变、互为因果，是相对的临床概念，它可以指导临床诊治。虽然中医学“证”的诊断与影像医学诊断理论体系不同，但有许多共性。第一是宏观性、整体性。“证”是生物、心理、社会等致病因素作用于人体的整体层次反应状态的总和，但多从机体宏观的外在表象来观察生命活动过程和疾病变化过程。影像医学诊断是通过发现各种异常的影像信息，密切结合临床而得出诊断，因此也具有宏观性和整体性。如腰椎发现骨质破坏，结合患者有肺癌手术史，因此对于椎体的病理改变在诊断思维上首先应考虑转移性病变，这就是从整体上和宏观上把握诊断。第二是动态性、阶段性。“证”是人体整体疾病反应状态的动态过程，具有明确的、连续的阶段性。影像医学诊断也具有这类特征，如肝脓肿的影像学表现随着病程不同可分为蜂窝组织炎期、脓肿形成初期、脓肿形成期，其影像学表现迥然有别，因此影像医学诊断也具有动态性和阶段性这一特征。第三是物质性、信息性。“证”不论是机体反应状态或是证候、综合征等，都是人体内所包含的物质或能量的转化状态，都有其物质基础，也是人体自稳状态反馈调控的信息传输。影像医学所观察到的各种异常影像信息都有明确的病理解剖基础，是大体病理表现的投影。所有影像医学诊断都是建立在病理的基础上，都具有其物质性和信息性。第四、相对模糊性和笼统性。由于确定“证”的四诊

所见具有一定的主观性，导致“证”的判断标准具有相对的模糊性和笼统性。影像医学诊断也具有类似特征，影像信息虽具客观性，但多只是病变发展过程中的瞬间记录，并且没有两个影像信息完全相同的患者，因而每一次诊断过程都是一次独特的主观思维过程，难免导致影像医学诊断的提出具有“概然性”。由于影像信息本身的限度、疾病的复杂性、诊断的概然性，使影像医学诊断具有相对的模糊性和笼统性。

中医辨证与影像医学诊断存在的思维共性为影像医学在中医基础理论和临床实践研究提供了较为广阔的发展空间。

（张东友）

第三十三章　影像医学在中医现代化进程中的作用

一、影像医学为中医临床辨证论治提供直接客观依据

辨证论治是中医的精髓之一。中医临床辨证主要是通过望、闻、问、切四诊获得资料，由于中医发展历程中注重哲学思维，结合科技滞后，中医的望、闻、问、切并未涉及影像医学。影像医学的建立和发展，使我们借助科技手段可以看到原来无法用肉眼观察到的很多生理和病理现象，例如胃肠道的蠕动、血流的速度和方向、器官中肿块的大小、密度和血供等。影像医学提供的这些征象为中医辨证提供了丰富的新信息。

望者，望其形也，影像医学所得到的图像（“形”）是要医生来“望”的，因此影像医学检查所提供的客观信息，属于中医“望诊”的范畴，可看作是中医望诊的延伸。例如咳嗽，肺实质内看到渗出或实变，符合中医的实证；如果没有渗出或实变，看到肺纹理稀疏，肺的运动度减低，是肺功能不全，符合中医的虚证，用这些客观指标来判断咳嗽是实证、还是虚症，是实中夹虚，还是虚中有实都能得到规范统一的判断，避免了中医辨证以主观分析为主、缺乏客观指标的不足。

在疗效判断方面，影像医学同样可提供翔实的客观依据，以咳嗽为例，用影像医学手段动态观察肺部渗出病变的吸收来判断治疗效果比用发热、咳嗽是否减轻来判断疗效更加客观。在辨证论治方面，影像医学也可充分展示其优势。中医对黄疸的认识，仅通过一些间接表现分为阳黄和阴黄，但无法分清是结石抑或肿瘤所致。实际上这两种情况都属于实证，实证当以祛邪为治疗原则。中药排石和手术摘除肿瘤都属于祛邪的治疗方法之一。影像医学检查可明确黄疸是由结石还是肿瘤所致，对黄疸的中医辨证进行了必要的补充，并可以帮助确定正确的治疗方案。这些例子足以说明影像医学可以为中医辨证论治提供仅靠望、闻、问、切所不能提供的信息，而且这些信息客观可靠，准确直观，既可定性，又可定量，更易被人接受和认可。

二、中医基础理论研究中影像医学具有良好发展空间

中医要发展，必须首先从丰富和发展中医基础理论做起，这是中医现代化的必经之路。影像医学在丰富和发展中医基础理论方面起着重要作用。丰富中医理论的重点就是要对中医理论进行证实和修正。许多中医基础理论仅仅存在于文字记载和叙述，缺乏真实解剖证据。如中医三焦理论只有功能的详细描述，缺乏解剖具体记载，张发初以 X 线检查探讨中医的三焦：认为在解剖方面人体胸腔、腹膜内腔、腹膜外腔与上、中、下三焦相对应，并从功能方面提出：胸腔有关组织协助心、肺器官，起到呼吸和循环的功能，与上焦主温煦的作用相仿；腹腔内众多的淋巴管和乳糜管，协助脾、胃、肝、胆、小肠、担负消化系统的吸收运输功能，

与中焦主腐熟作用相当；下焦是参与肾、膀胱、大肠共同完成大小便的排泄功能，与下焦主决渎的作用相当。此研究以X线寻找"三焦"的解剖基础和生理功能，试图将中医"三焦"理论与现代医学相结合，把三焦作为一个综合性的功能单位或者是几个内脏功能结合来看待，形象客观，这对中医实质研究，开拓新的思路具有重要价值。中医基础理论的一些研究热点如辨证论治机理研究、脏象活体结构和功能机制研究、药物归经和升降沉浮理论研究、经络走向和实质研究、穴位解剖和功能研究等，影像医学都可以充分发挥其自身优势，参与其中，而且这些方面也都有一些成功的范例。因此可以说影像医学在中医基础理论研究中具有良好的应用前景和发展空间。

三、影像医学与中医学结合研究加快中医现代化进程

许多中医理论一直以来仅仅限于理论上的阐述，缺乏客观解剖的证据。因此丰富和发展中医理论的工作之一就是对中医理论的证实和修正。如果我们能够应用影像医学的手段证实中医基础理论，并对错误的部分进行修正将会促进中医现代化进程。

针刺效应与大脑功能活动密切相关，无论中医和西医都承认这一事实。中医文献记载十四经脉都"入脑"，但是由于古代先贤们对脑组织没有解剖分区的概念，因而没有这些经脉入脑后具体位置的描述。随着解剖学的发展，对经络入脑后的精确定位研究有利于对针灸原理的进一步探讨，也有利于中医基础理论的完善。有人利用fMRI技术分别对足阳明胃经、足太阳膀胱经、足少阳胆经、足太阴脾经的原穴、合穴刺激后进行脑功能成像的实验研究，探讨针刺不同经脉原穴、合穴引起的脑功能变化及其各功能区在脑内定位的异同、分布规律，寻找经络入脑后的分区定位，以解释各经脉临床治疗效果与脑功能区的相关性。研究发现刺激不同经脉上的穴位确实可引起脑内相对固定的激活区域，可以认为这些区域就是这几条经脉入脑后的归宿，研究过程中同时还发现针刺每一条经脉的穴位既可产生相对固定的脑功能激活区域，还可产生相对固定的脑功能抑制区域，证实了针灸刺激具有双向调节作用。利用现代科学技术手段可以完善和丰富中医理论，客观上讲现代科学技术的发展，包括影像医学的发展，加快了中医现代化的进程，同时也发展了中医学。

（张东友）

第三十四章　影像医学与中医学结合的研究思路

一、影像医学在中医证型客观化研究中的应用

影像医学在中医证型客观化研究中主要有两种思路:第一种思路是中医辨病与辨证相结合,这种研究适合于某些特定的中医病名,如中风病其临床表现类似于现代医学的急性脑血管病,因此有人用影像医学(CT 或 MRI)研究急性脑血管病的病变性质、部位、范围及伴随改变,并与中风病的证型对照分析,探讨中风病不同证型的影像学区别。中风病是中医的病名,而中经络、中脏腑是中风病的证型。如有人从病变性质角度研究发现中脏腑多为脑出血,中经络多为脑梗死,且前者病损范围较大,灶周改变显著,后者病损范围较小,灶周改变较少。还有人研究发现闭、脱证以脑出血多见,并且发现闭、脱证一个很重要的客观指征是血肿破入环池、脑室系统。从单一病理角度有人研究发现老年腔隙性脑梗死主要为风痰瘀血证和气虚血瘀证,前者多位于内囊膝部和放射冠,后者多位于内囊后肢和放射冠。有人从病变部位和病变范围研究发现壳核出血在 20～50ml、中线结构移位在 0.5～1.0cm 时多为风火上扰清窍证,而出血量在 50ml 以上、中线结构移位在 1.0cm 以上时多为痰湿蒙塞心神证和痰热内闭心窍证。有人从定位规律角度研究发现从中经络证到中脏腑闭证、脱证的病变部位从外围脑叶至脑干脑室所占比例逐渐增加。

第二种思路是西医辨病与中医辨证相结合,这种思路实际上是应用影像医学手段客观反映某一疾病随病机变化而出现的病理过程。如大叶性肺炎随着病机的变化,先后可出现邪袭肺卫型(卫分证)、热壅肺气型(气分证)、逆入心包型(营分证)、余邪未尽型,其相应的临床表现明显不同,病理过程也会出现相应的改变,有人研究发现大叶性肺炎中医证型与 X 线表现之间有一定的内在联系。X 线胸片上呈淡薄片状渗出阴影改变者有 93.33%病例属卫分证型(即邪袭肺卫);呈肺叶完全实变者 81.94%的病例属气分证型,呈消散者(与前片比较,病灶有吸收好转)有 90.10%病例属余邪未尽型。属营分证型(即逆入心包)的病例在 X 线胸片上大多数呈实变,临床表现与西医学的中毒性肺炎颇为相似。

多年的中西医结合临床实践证实西医辨病与中医辨证相结合这种研究思路优势十分明显,既符合中医辨证论治的原则,又可显著提高临床疗效,研究结论易于推广。2003 年传染性非典型肺炎的成功救治就是采用这种方法,其成功的治疗经验得到世界卫生组织的充分肯定。可以说目前这种研究思路已得到大多数学者认可,并被当今主流医学所接受。

二、影像医学在中医药基础理论研究中的应用

影像医学在中医基础理论研究方面也发挥着重要作用。归经是中药理论的重要组成部分,是指药物主要作用于某经或某脏,从而发挥对该经或该脏证候的治疗作用。小柴胡汤在临床上主要应用于胸胁苦满,“但见一证便是”,但其归经机理一直是笼统和抽象的。有学者

通过 B 超观测“胸胁苦满”患者的胆道系统声像图，宏观观察方剂与“证”相对应的影像表现，通过分析包含于“证”中的病态和由方剂所改善的过程来推测方剂的药理作用，揭示了小柴胡汤能入胆经，佐证了中药归经理论的科学性。还有学者研究冰片作为引经药的主要机理是改善血脑屏障。

脏象学说是中医的主要理论之一，但其活体结构和功能机制一直困扰现代学者，也是中医被人诟病的主要原因。脏象学说主要从功能角度阐述人体各脏腑常态和病态，因此兼具形态与功能特征的影像医学是研究中医脏象学说的理想手段。脏象学说认为，心主血脉，为君主之官，心气虚时会出现乏力、气短等虚象，有学者通过超声心动图研究冠心病的心功能表现，发现属心气虚者均有不同程度的左心功能不全，而属脾气虚和肾气虚者则左心功能正常。还有学者研究发现心血管疾病表现心虚证患者的左室舒张功能除心血虚组外，均有不同程度的左室舒张功能异常，随着舒张早期血流速度(E)的减低及舒张晚期血流速度(A)、A/E 比值、等容舒张期(IVRT)的增高，心虚证程度加重的规律为：气阴两虚上述指标改变最为明显，心阳虚、心气虚、心血虚依次递减。影像医学兼具形态与功能诊断的特征，对促进中医理论体系的升华具有重要意义，尤其是在中医基础理论方面的研究值得更多学者去探索、完善和补充。

三、影像医学在针灸临床与理论研究中的应用

针灸学是中医学的重要组成部分，中医学认为经络是人体内运行气血的通道，穴位是脏腑、经络之气输注入体表的特定部位。但经络和穴位作用机理的现代诠释仍存在较大困难。有学者研究在针刺委中穴的同时依次压迫殷门-承扶、膈俞-肝俞、大杼-天柱的中点和大肠俞、肾俞、膈俞、肺俞、昆仑等 8 个经线穴点及其对照组非经线穴点，采用 TCD 观察压迫前后及解除压迫后对椎动脉血流变化情况的影响。结果显示针刺委中穴同时压迫经线穴点可明显阻断针刺效应，而压迫非经线穴点对照组则不能阻断针刺效应。由此可见压迫膀胱经不同段的经线穴点均可阻断针刺效应，且这种阻断效应只有施加在经线上才能表现出来，说明膀胱经的循经性和可阻滞性，提示针刺过程中外周确实可能存在某种“循经行进的实质性过程”。关于经络循经感传现象，有学者采用核医学示踪技术观察到放射性示踪迁移轨迹与相应的经络路线基本相符，同时作者还发现单纯线条状示踪轨迹多在健康人或与疾病无明显关系的经络上出现，反之则易观察到分支、弯曲等异常的示踪图像，提示示踪轨迹的形态分析有可能为脏腑—经络诊断提供有用的信息。关于经络功能的整体性，有学者采用彩色经颅多普勒(TCD)为检测手段，针刺足太阳膀胱经不同节段上的 5 个经穴点和经线上的 4 个非穴点，观察发现两者对椎-基底动脉的血流速度均可产生明显的影响，从而表明足太阳膀胱经不同节段上的穴点有着一致的临床效应，其经脉功能具有整体性。

近几年发展起来的脑功能成像技术是研究针刺中枢机制的有效手段，与结构成像不同，它可以反映机体的功能信息。中医学对人体生理和病理认识的切入点是从功能入手，功能可视化手段对于针灸机制研究具有特殊意义，对揭示经络学说的奥秘和实质具有重要价值，为人们全面理解针灸深奥理论起到了一定作用。由于整体观贯穿于整个中医理论体系，因此影像医学应用于针灸机制研究，必须将人体作为一个开放的整体，系统研究针刺作用机制，不仅要考虑到针刺穴位引发的脑功能活动，还必须考虑针刺引起的脑功能改变通过物

质、能量、信息渠道输送到外周，控制和调节外周器官的各种活动。

足三里穴属于足阳明胃经，在治疗胃肠疾病方面有较广泛的临床应用，从功能角度入手，足三里穴的效应器官和中枢实质分别有人进行过研究，为针刺足三里穴治疗胃肠疾病提供了可视性客观依据。如有学者以 X 线透视为手段，观察足三里穴对胃功能的影响，并与非胃经穴(臂臑，侠白等)以及非经非穴对照点进行比较。结果表明针刺对胃蠕动波、幅度、胃的张力和排空时间确有影响，针刺足三里穴的效果比针刺其他非胃经穴位或对照点更为显著。还有学者以脑功能成像技术为手段，发现针刺足三里穴可引起与内脏有关的皮质下植物神经中枢如视丘下部和室旁核葡萄糖代谢增加，以功能可视化技术再现针刺足三里穴对胃肠疾病治疗作用的中枢机制。最近有学者以脑功能成像与血清胃泌素水平变化探讨针刺足三里穴的作用路径，发现针刺足三里穴可引起植物神经中枢和大脑边缘系统局部脑区兴奋，同时血清胃泌素水平发生明显改变，验证了针刺的传入-中枢-传出轴的完整性。

四、影像医学在中医中药疗效评价方面的应用

中医在疗效评价方面是通过望、闻、问、切四诊，观察临床症状的改善以评价疗效，同样也面临着和辨证一样的缺陷，主观判断为主，客观依据不足。以影像医学作为评估疗效的依据比单纯依靠症状改善来判断疗效更为客观和准确。如有学者通过高频彩色多普勒超声观察中药化瘀消斑汤对颈动脉粥样斑块的治疗效果，发现该方药对单纯软斑块效果最佳，混合斑块效果次之，单纯硬斑块效果不明显。超声检查提供了客观依据，证实了消瘀化斑汤是一种治疗动脉粥样硬化斑块的有效中药组方。

针灸治疗是中医特色疗法之一，其疗效毋庸置疑，但多以病人自觉症状改善为主，缺少客观依据。有学者尝试以影像医学进行探讨。如有人以经颅多普勒(TCD)观察针刺风池穴对脑动脉的影响，发现针刺前血流速度增高者，针刺后血流速度较前有所降低；针刺前血流速度降低者，针刺后血流速度明显提高，经颅多普勒(TCD)客观、实时观察到针刺风池穴对脑血流的双向调节作用。还有学者用 B 超观察中脘穴和足三里穴穴位封闭治疗对早期(病程 1 天)胆总管蛔虫病患者的胆道系统改变，发现大部分病例治疗后虫体下降 20mm 以上，部分病例虫体完全退出，胆总管扩张得到不同程度缓解，部分病例还可见到蛔虫蠕动。B 超十分直观地显示了穴位治疗后患者在症状缓解的同时虫体在胆总管的移位状态和胆总管扩张的缓解情况。

五、影像医学在中医脉象标准化研究中的应用

中医脉诊已有悠久的历史，是中医诊断疾病的特有方法之一，由于脉象的复杂性，常使脉象诊断缺乏客观量化标准。现代医学已经认识到血流波形与心泵功能、血管弹性及顺应性、血容量和血液黏滞度等密切相关，血液在血管内流动是机体生命活动较重要和灵敏可靠的信息源。其推动力起源于心泵，而动脉树是一个与心泵连通的密封管道系统，管道内具有梯度状态的充盈压。因此，近年来采用超声技术、血液流体力学、彩色脉冲多普勒等技术对血流速度波信息进行分析，研究血流速度与脉象和中医辨证的相关性，是当代学者又一新的研究方向。如有学者采用超声多普勒血流图，研究冠心病心气虚患者的脉象，结果发现心气

虚病人寸口脉的血流速度明显减慢，这一结果与祖国医学“气为血帅，气行则血行，气止则血止”的理论是一致的。还有学者用彩色多普勒对高血压的弦脉和非弦脉进行研究，发现弦脉的血流速度明显高于非弦脉，且有不同程度的心脏形态学改变。还有学者比较阴虚阳亢型及非阴虚阳亢型弦脉的超声改变，发现脉弦而有力辨证属阴虚阳亢者，其脉象血流频谱高而尖，第一峰大于第二峰，整个频谱充盈饱满；而脉象沉弦细辨证属肝肾两虚者，其脉象血流频谱较低钝，第一峰小于第二峰，整个频谱瘦小，中心部分充盈欠佳，且阴虚阳亢弦脉患者，左心室后壁舒张厚度明显高于非阴虚阳亢者。目前的研究结果虽然离脉象诊断客观量化标准尚有一定距离，但影像医学参与脉象标准化研究将起到积极的促进作用。

六、中医学在提高影像医学技术质量方面的应用

影像技术质量与影像诊断的准确性密切相关，利用中医理论，采用中药或针灸等方式缩短检查时间、减轻病人痛苦可提高影像技术质量。如有学者选用厚朴、枳壳、木香等药，并配伍健脾、化痰、和胃中药，制成汤剂作为胃肠道超声对比剂，因其具有理气健脾、化痰和胃等功效，具有较强的除气作用，能成功地排除胃内残留物、黏液及气体干扰，可获得较理想的胃声像图，从而提高了胃部疾病无创性检查的诊断质量。胃肠钡餐检查是上消化道疾病常用检查方法之一，常于硫酸钡中加入粘合剂如阿拉伯胶以提高其黏附作用，有利于钡剂附着于胃肠黏膜，以提高病变的显示率。有学者以中药白芨替代阿拉伯胶，其优点是粘合性好、黏膜图像清晰、价格低廉，更重要的是中药白芨入胃肠道还有止血作用。还有人应用榴芨煎剂（石榴皮，白芨煎剂）加入硫酸钡中进行钡灌肠检查，也取得了满意效果。榴芨煎剂主要成分白芨含有黏液质，能止血，石榴皮主要含有鞣酸，也含有黏液质，都具有良好的粘合作用，因而能良好地显示结肠黏膜，而且无鞣酸易引起腹痛等副作用。也有人以针灸理论为指导，针刺某些特定穴位如三阴交，采用补法可获得抑制输尿管收缩的功效，可增加肾盏肾盂、输尿管的显影浓度，延长显影时间，以达到免除腹压，改进分泌性肾盂造影方法，提高泌尿系疾病的诊断质量。运用中医学理论和方法提高影像医学技术质量是影像医学与中医学结合的典范，此类研究在国内开展较早，应用较广，有些研究成果在临床仍发挥较大作用，如利用番泻叶泻下功效清洁肠道，有利于提高腹部摄影质量；应用大黄缩短肠系检查时间等。

七、中医辨证论治与针灸在介入放射学的应用

介入放射学和中医学的结合丰富了中医的治病途径，同时也促进中药剂型的改革。如羟基喜树碱、白芨、去甲斑蝥素、莪术油、华蟾素、鸦胆子油、康莱特、丹参等中药介入治疗恶性肿瘤都取得了可喜的成绩。另外运用中医学理论，辨证施治，可辅助提高介入治疗疗效。如采用中药益气、活血、散结等治法配合介入化疗，可提高肿瘤近期缓解率、病人的生存质量、生存周期和机体免疫力。采用健脾理气方法如茵陈蒿汤可有效缓解肝动脉插管化疗和栓塞所引起的肝损伤等毒副作用，缩短疗程，疗效显著。采用中药配合针灸方法治疗肝癌介入栓塞后综合征如发热、腹痛、恶心、呕吐、呃逆等，均取得了较好疗效。

中医药在非肿瘤介入治疗中也起到了积极作用。如在股骨头缺血性坏死动脉灌注中、西药介入治疗的同时，辨证论治，内服活血化淤与补益肝肾气血之中药，在临床上取得了较

好疗效。在急性胰腺炎介入治疗的基础上，内服攻下、解毒、活血化淤的中药，减轻胰酶的全身毒性反应，改善症状，缩短病程。如大承气汤的攻下作用能减轻全身炎症反应，降低多器官损害的发生率和程度，还能较快恢复胃肠道功能，改善毒血症状，减少细胞因子和炎性物质的过度产生，有利于胰腺炎患者的康复。另外在输卵管阻塞性不孕症介入治疗、冠心病介入术后再狭窄的防治方面，根据病因病机，辨证组方，结合中药内服，也取得了可喜成果，提供了新的治疗途径。

八、中医学在影像医学其他相关领域中的应用

影像医学提供的信息多是病变发展过程中大体病理改变的瞬间记录，病变的发展不仅造成组织器官病理解剖即形态学的改变，同时还会产生病理生理功能的变化，单纯依赖静态影像资料作为诊断依据必然导致偏差。有作者以针刺足三里穴配合低张药物穴位注射观察胃窦部狭窄能否缓解以鉴别病变的良恶性，当针刺后狭窄解除说明狭窄是痉挛所致，为良性病变如胃窦炎，反之针刺后持续狭窄应考虑有胃窦癌侵犯胃壁所致可能。此方法的运用将影像医学从形态学诊断引入到生理学范畴，扩大了影像医学的观察领域。

中医药应用于影像医学领域还扩大了影像医学检查的适应证，并将影像诊断与临床治疗有机结合。对于肠梗阻患者以往大多强调不可造影检查，尤其是钡剂的应用。有学者采用中西医结合方法口服钡剂大承气汤，进行消化道造影检查，从而明确诊断，有利于指导临床治疗，且造影效果优于碘剂造影法。大承气汤作为造影检查的载体，是针对六腑痞塞不通的病机特征，根据六腑以通为用，以降为顺的生理特性，采用攻下通腑的方法促使梗阻缓解，大承气汤中的君药大黄具有泻下、攻积、清热泻火、解毒、活血祛瘀、利胆退黄等功效，经与其他药物配伍，能增强肠道蠕动和推进功能。本方法的特点是将治疗与诊断相结合，既用大承气汤攻下通腑治疗为主，配合胃肠减压、调节水电解质平衡的积极保守疗法，同时又采用间断 X 线摄片，动态观察造影剂的通过情况作为客观指标，并结合临床的严密观察，从而使治疗收到满意效果。对需要中转手术的病人选择适宜手术时机提供客观依据，从而避免了因延误手术而造成严重后果。

中医学是世界传统医学的杰出代表，影像医学是现代科技发展与医学相结合的产物，中西医结合体现了不同文化包容发展的精神，是传统与现代相结合的整合医学的典范。中西医结合影像学研究由来已久，但其结合点一直是困扰中西医结合工作者的一个难点，本篇简单介绍二者结合的理论认识及意义，并以前人研究实例简单介绍研究思路，但需明确的是中西医结合工作任重而道远，尤其是影像医学的发展突飞猛进，新技术不断涌现，既是挑战，又是机遇，有待于更多医学工作者做更深入的研究，以推动中西医结合事业不断向前发展，促进人类文明和进步。

（张东友）

主要参考资料

白人驹,张雪林．2010. 医学影像诊断学．第 3 版．北京:人民卫生出版社
柏树令．2001. 系统解剖学．北京:人民人生出版社
鲍润贤．2010. 中华影像医学(乳腺卷). 第 2 版．北京:人民卫生出版社
曹来宾. 1998. 实用骨关节影像诊断学. 济南:山东科学技术出版社
戴汝平．2000. 心血管病 CT 诊断学．北京:人民卫生出版社
戴万享．2007. 诊断学基础．第 2 版．北京:中国中医药出版社
杜颖,徐志瑛．2008. 循证医学与中医辨证．浙江中医药大学学报,32(5):580～581
高元桂,蔡幼铨,蔡祖龙．2004. 磁共振成像诊断学．北京:人民军医出版社
耿道颖,冯晓源．2004. 脑与脊髓肿瘤影像学．上海．人民卫生出版社
何望春．2002. 比较影像诊断学．北京:人民卫生出版社
胡永生．2001. 现代乳腺影像学诊断．北京:科学出版社
金征宇．2005. 医学影像学．北京:人民卫生出版社
兰宝森．2002. 中华影像医学头颈部卷．北京:人民卫生出版社
林礼务．1991. 现代超声临床诊断．厦门:厦门大学出版社
刘政治．2002. 论中医理论体系与现代医学模式的关系．长沙民政职业技术学院学报,3(3):76～78
彭红芬,张东友．2007. 针灸影像学研究进展．中国中西医结合影像学杂志,5(4):287～290
戚仁铎．1979. 诊断学．北京:人民卫生出版社
申维玺,孙燕．2004. 中医诊断和治疗疾病的现代医学原理．医学与哲学,25(1):55～56
石木兰．2003. 肿瘤影像学．北京:科学出版社
谭惠斌,张蔚,刘海滨等．2009. 以脑功能成像与血清胃泌素水平变化来探讨针刺足三里穴的作用路径．中国中西医结合影像学杂志,7(4):241～243
王绪．2001. 放射诊断学．上海:第二军医大学出版社
王云钊. 2002. 中华影像医学:骨肌系统卷. 北京:人民卫生出版社
吴恩惠,冯敢生．2008. 医学影像学．第 6 版．北京:人民卫生出版社
吴恩惠．1995. 头部 CT 诊断学．北京:人民卫生出版社
吴恩惠．2003. 医学影像学．第 5 版．北京:人民卫生出版社
徐智章．2008. 现代腹部超声诊断学．北京:科学出版社
叶任高．2002. 内科学．第 5 版．北京:人民卫生出版社
张东友，曹相华，张志忠．2003. 中西医结合影像学概述．中国中西医结合影像学杂志,1(1):1～4
张东友，姜晓越，盖玉喆．2003. 中西医结合影像学现状与展望．中国中西医结合影像学杂志,1(2):69～72
张东友．2000. 中西医结合影像学．武汉:湖北科学技术出版社,165～176
张东友．2006. 影像医学如何为中医“证”求证．中国中西医结合影像学杂志,4(6):401～403
张东友．2007. 试析影像医学在中医现代化进程中所起的作用．湖北中医学院学报,9(1):78～79
张东友．2009. 医学影像学与中医学结合．中国中西医结合影像学杂志,7(1):1～4
张雪林．2007. 医学影像学．北京:高等教育出版社

张兆琪 . 2007. 心血管疾病磁共振成像 . 北京:人民卫生出版社

郑穗生,高斌,刘斌 . 2011. CT 诊断与临床 . 第 2 版 . 合肥:安徽科学技术出版社

周康荣 . 1996. 胸部颈面部 CT. 上海:上海医科大学出版社

周翔平 . 2008. 医学影像学 . 北京:高等教育出版社

周益群,张东友 . 2008. 中西医结合证型影像学研究进展 . 中国中西医结合影像学杂志,6(1):49～51

周永昌 . 2003. 超声医学 . 北京:科学出版社

朱力,郭玉林,龚瑞等 . 2004. 纵隔非肿瘤性病变的 CT 诊断 . 中国医学影像技术,20:24～25

Dillon WP. 1991. Imaging of central nervous system tumors[J]. Curr Opin Radiol,3(1):46－50

Green D, Parker D. 2003. CTA and MRA: visualization without catheterization[M] . Semin Ultrasound CT MR, 24:185－191

HIGGINS C B,ROOS A D 主编 . 程敬亮,张勇等主译 . 2008. 心血管 MRI 和 MRA. 郑州:河南科技出版社

Ohnesorge BM, Flohr TG, Becker CR, et al. 2007. Multi-slice and dual-source CT in cardiac imaging. 2nd. th. Springer,Verlag Berlin Heidelberg

Tomczak R, Kramer S, Fleiter T, et al. 2000. Diffusion and perfusion: principles and clinical use[J]. Rontgenpraxis,52:361－370

Tomura N. 2000. Imaging of tumors of the spine and spinal cord[J]. Nippon Igaku Hoshasen Gakkai Zasshi, 60(6):302－311

Townsend DW. 2008. Multimodality imaging of structure and function[J]. Phys Med Biol,53(4):R1－R39

Willems PW,Van-Den-Bergh WM,Vandertop WP,et al. 2000. An arachnoid cyst presenting as an intramedullary tumor[J]. J Neurol Neurosurg Psychiatry, 68:508－510